北京协和醫院
PEKING UNION MEDICAL COLLEGE HOSPITAL

第2版

内科住院医师手册

主　编　李　骥　夏　鹏
副主编　石　穿　徐天铭
主　审　吴　东

人民卫生出版社
·北京·

图书在版编目（CIP）数据

北京协和医院内科住院医师手册 / 李骥，夏鹏主编
. —2 版 . —北京：人民卫生出版社，2021.1（2025.4 重印）
ISBN 978-7-117-31152-6

Ⅰ. ①北… Ⅱ. ①李…②夏… Ⅲ. ①内科 — 诊疗 —
手册 Ⅳ. ①R5-62

中国版本图书馆 CIP 数据核字（2021）第 005842 号

北京协和医院内科住院医师手册
Beijing Xiehe Yiyuan Neike Zhuyuan Yishi Shouce
第 2 版

主　　编：李　骥　夏　鹏
出版发行：人民卫生出版社（中继线 010-59780011）
地　　址：北京市朝阳区潘家园南里 19 号
邮　　编：100021
E - mail：pmph @ pmph.com
购书热线：010-59787592　010-59787584　010-65264830
印　　刷：北京华联印刷有限公司
经　　销：新华书店
开　　本：787 × 1092　1/32　　印张：28.5
字　　数：650 千字
版　　次：2012 年 4 月第 1 版　　2021 年 1 月第 2 版
印　　次：2025 年 4 月第 2 次印刷
标准书号：ISBN 978-7-117-31152-6
定　　价：129.00 元
打击盗版举报电话：010-59787491　E-mail：WQ @ pmph.com
质量问题联系电话：010-59787234　E-mail：zhiliang @ pmph.com

编　委（按姓氏笔画排序）

王　曦　毛玥莹　石　穿　白　炜　丛　杨
刘　赫　阮戈冲　李佳宁　杨杏林　杨莹韵
张博为　陈茹萱　郑西希　赵丹青　柏小寅
夏　鹏　钱君岩　徐天铭　郭　帆　黄　璨
常　龙　董　润　蒋子涵　韩　菲　魏　冲

审阅专家（按姓氏笔画排序）

王林杰　江　伟　李　超　李　骥　吴　东
吴　炜　张　炎　张　遥　张　磊　张　黎
张上珠　邵　池　范俊平　夏　鹏　郭潇潇
曹　玮　曹欣欣　康军仁　葛郁平　程中伟
焦　洋

秘　书

刘　爽　赵冰彬

第 2 版总序

规范的住院医师培训体系是百年协和人才培养的“瑰宝”,该体系源自 20 世纪初北美医学教育改革产物的“霍普金斯医学教育模式”,与中国传统的“大医精诚”道德价值观相融合,强调知识、技能和素质的结合与统一,是医学临床专家形成过程的关键所在。北京协和医院在国内率先建立严格、规范、与国际接轨的住院医师培训制度,始终秉持“三基三严”、住院医师 24 小时负责制等优秀传统,注重素质培养与文化熏陶。

2012 年,由北京协和医院住院医师编写的北京协和医院住院医师手册系列书第 1 版正式出版,深受住院医师、主治医师及医学生们的喜爱,成为住院医师培训的重要参考书籍。在过去的 8 年时间里,医学知识更迭加速,循证医学理念已植根于青年医师心中,大量国内外诊治指南和共识不断更新,对于疾病发病机制的研究,以及新治疗技术的开展都取得了新进展。同时,全国住院医师培训制度逐渐成熟,培训体系不断完善,北京协和医院牵头成立“中国住院医师培训精英教学医院联盟”,推出“临床医学博士后培养”项目,发布我国首部“住院医师核心胜任力框架共识”,积极推进全国住院医师规范化培训水平的提升。

北京协和医院青年医师们怀揣对医学的热爱和对

科学的敬畏，对北京协和医院住院医师手册系列书进行了第2版修订，聚焦常见病的规范化诊治，从住院医师培训的角度阐述基本理论、基本知识及基本技能，融入了青年医师在北京协和医院临床工作中接触到的疑难、罕见及危重症病例的诊疗心得，是“严谨、求精、勤奋、奉献”的协和精神在青年一代传承的生动写照。

2020年，在抗击新冠肺炎疫情的战斗中。北京协和医院作为医疗卫生领域的“国家队”，第一时间派出186名队员出征武汉。战“疫”初期，在对新发疾病认识不清、没有特效药的情况下，北京协和医院援鄂抗疫医疗队的队员们抗击疫情的武器就是“基本功”，就是“三基三严”，这正是北京协和医院医学教育和人才培养的准则。我们相信本套书将成为广大住院医师必备的案头书，帮助他们成长为优秀的青年医师。

2021年，北京协和医院即将迎来百年华诞，本套书也是向协和百年献礼的书籍之一。作为中国住院医师规范化培训的实践者和先行者，北京协和医院将继续坚持高标准、高起点和严要求，搭建实践育人平台，不断探索，传承精进，竭力培养医学顶尖人才。我们非常欣慰地看到协和青年们始终朝气蓬勃、奋发有为，期待他们在迈向协和新百年的新征程中，不负韶华，砥砺奋进，为国家医学事业发展、服务人民百姓健康、实现中国梦贡献青春力量！

北京协和医院院长
赵玉沛院士

北京协和医院党委书记
张抒扬教授

2020年10月

序

获悉《北京协和医院内科住院医师手册》(简称手册)第 2 版即将出版,我感到非常欣慰。本书的编委或是直接参与支援武汉抗击新冠肺炎,或是在协和坚守临床工作一线,均展现出协和内科人扎实的临床业务能力和无私奉献的职业精神,我为他们感到骄傲,为协和内科培养出如此优秀的住院医师、主治医师感到自豪。

北京协和医院内科的住院医师培训制度即将跨越百年,她已经为我国培养了许多的内科学大家。年轻一代的内科住院医师充满了朝气和活力,一方面接受已积淀百年的协和内科住院医师培训体系的历练,另一方面也逐步成长为协和内科临床思维和文化的继承者及传播者。

自 2012 年第 1 版手册出版以来,重视三基三严的住院医师培训宗旨始终未变,变的是不断更新的疾病诊断标准、治疗规范,变的是层出不穷的临床研究进展及新型药物,变的是医疗大环境和特殊背景下全社会对于医疗工作的重视。如何让年轻医师在新时代信息更迭加速的背景下继续与“充满未知”的疾病斗争,增进人民健康福祉?我想协和内科持续坚持的原则是贯穿始终的,那便是临床医师要具备扎实的临床基本功、缜密的内科临床思维、过硬的身心素质及良好的沟通协调能力。只有这样，年轻医师才能胜任住院医师工作，才能具备今后更高层次临床工作所需要的临床领导力技能。

从编委名单上可以看出，在第1版出版时大部分第2版的编委还在见习或实习阶段，第1版手册带给他们知识，陪伴着他们成长。相信当他们在前辈撰写的文稿基础上修订、编写第2版时，不仅仅写入了国内外公认的疾病诊治意见，更倾注了自己从医学生成长为高年资住院医师的过程中积累的感悟和体会。

在阅读第2版的文稿时，我仿佛能看到年轻医师在患者床边忙碌的身影，能看到深夜苦读笔耕时的"专注"。我相信读者们会从第2版手册中获取更多的、更新的、更有价值的知识点，也能从中得到"协和内科临床思维"的熏陶。

任何事物都有它的局限性。此手册不可能包罗万象，不只在呈现关于疾病的最前沿的研究，更多的是基于"三基三严"去阐述知识点，结合已经在国内外指南中获得认可的知识点进行撰写。另囿于所有编者都是我们的住院医师，专科培训刚刚开始，难免在发掘疾病的关键点时存在偏差。另外北京协和医院是全国疑难病的诊治中心，他们自然而然会更关注系统疾病的脏器表现、会有多学科协作的体验，也会把更多的兴趣放在疾病的诊断和鉴别诊断中，在手册中会列出一些罕见病、疑难病，希望能对广大读者对认识罕见病和疑难病有更多的帮助。

在此，希望我们的住院医师努力工作、不断成长，为百年协和、为我国人民的卫生健康事业贡献更多的内科力量。

北京协和医院内科学系主任　张奉春

张奉春

2020年10月

前 言

距离北京协和医院建院100周年还有不足1年，我们协和医院内科的青年医师倾情编写《北京协和医院内科住院医师手册》第2版，献礼百年协和。此时新型冠状病毒肺炎疫情在全球蔓延，幸而有无数医务工作者的无私奉献，我国的疫情防控整体向好。在抗击疫情的医疗工作中，内科基本功的重要性再一次得到印证。

在北京协和医院领导的大力支持下，《北京协和医院内科住院医师手册》在2012年出版，至今已印刷近7万册，并获得“2012~2013年度全行业优秀畅销书”的荣誉。过去8年中，此书已经成为许多年轻医师、医学生的案头书、工具书，陪伴着许多住院医师度过了紧张的漫漫值班夜。

与第1版编写团队的组成结构相同，第2版编者均为年轻的内科住院医师，审阅专家为各专科的高年资主治医师或副主任医师。所有编者结合8年来相关疾病的诊治进展及在协和内科诊疗实践中的所识所感，在第1版基础上完成了本版的编写。既有传承又有发扬。首先，立足“三基三严”，重视知识点的更新。其次，贴近临床，服务临床，重视读者获取知识点的方便性及快捷性。再次，体现协和内科疑难罕见疾病诊治的内科临床思维，重视系统性疾病的脏器累及、多学科协作。最后，体现国内外公认的最新进展，增加诊疗的新技术、新药物。

在第2版出版之际，感谢第1版的作者王林杰、公小蕾、冯云路、朱祖懿、刘颖娴、江伟、李超、杨华夏、杨德彦、吴迪、张遥、张上珠、荀丽娟、周佳鑫、郑威扬、孟婵、赵久良和彭琳一，感谢第1版的审阅专家王迁、王颖轶、田庄、朱慧娟、刘永太、刘震宇、关鸿志、李剑、邵池、沈航、范洪伟、郑可、翁利、高鹏、焦洋，以及第1版的主编、第2版的主审吴东教授。没有第1版编者打下的良好基础，就没有第2版的顺利成书。

还要感谢北京协和医院领导、团委青年工作部的小伙伴，以及内科、内分泌科、神经内科领导及同事对本书的大力支持，感谢大内科主任张奉春教授为此书的第1版和第2版作序。

感谢第2版所有的编者及审阅专家，是你们在繁重的临床及科研工作之余、在疫情肆虐的大环境下，积极奉献，参与本书的编写及审阅工作。此书不仅融入了您们宝贵的经验，还有您们对医学事业的热爱，我们希望能把知识和爱传递给每一位读者。作为此书的主编，我们也感谢家人，特别是2019年底我们两家都“添新丁”，感谢她们为家庭默默地、无私地付出。

囿于能力和学识所限，本书中定有不妥甚至谬误之处，恳请广大读者批评指正。临床医学的道路注定充满荆棘，但我们知道，我们不会永远独行，只要有爱，就有永恒。

李骥 夏鹏

2020年6月北京

第1版总序

"住院医师制"是现代医学发展的必然结果。该制度最初发轫于欧洲,后传入美国,20世纪初美国 Johns Hopkins 大学医学院加以改革和完善,使之成为现代医师培养体系不可或缺的一环。1921年北京协和医院以 Johns Hopkins 医学院为模板,建立了正规化的住院医师培训体系,成为该领域的国内先行者。90年过去了,目前协和仍然保留了这一宝贵传统,其要旨在于帮助住院医师打下坚实全面的临床基础,掌握独立工作的临床经验,使之初步具备一定的科研和教学能力,从而为各三级学科输送优秀人才。在历史上,住院医师培训始终是协和人才培养的核心内容,一代医学大师如张孝骞、林巧稚、曾宪九等都脱胎于该体系。

当前,全国范围内正探索建立住院医师培训制度。但由于各地区发展水平存在差异,目前还处于摸索阶段,缺少成熟的范例,更难以做到全国的整齐划一。有鉴于此,我们有心将协和多年来的经验和成果作初步总结,以就教于医界同道。展现在读者面前的这四本《北京协和医院住院医师手册》,正是我们的住院医师们自发编写,并由上级医师审阅修订后的成果。协和年轻的住院医师们在辛勤工作之余，总结自己的临床心得，结合医学领域的最新进展，借鉴医界前辈的宝贵经验，聚沙成塔，集腋成裘，终于完成了这一丛书的编著，展现了他们的临床能力和学术水平。

该丛书可用于相关专业住院医师的培训教材，也可作为高年资医师的参考读物。由于经验和学识尚有不足，住院医师们的著述可能会有一定的瑕疵，但他们代表着临床医学事业的未来。在这些年轻人身上，我们看到了热情、专注、纯粹和奉献的职业精神。我们期待着他们不断提高，继续传承和发扬协和传统，为人民健康事业作出更大贡献，将来在世界舞台上奏响中国医学的华彩乐章！

敬请国内同道不吝指正。

北京协和医院院长
赵玉沛院士

北京协和医院党委书记
姜玉新教授

2012 年 2 月

第1版序

由北京协和医院内科住院医师及部分青年主治医师编写的《北京协和医院内科住院医师手册》即将问世。首先，我为他们能在繁忙的住院医师工作中完成这本书而感动和骄傲。

尽管时过境迁，世态变化，科技飞速发展，但北京协和医院内科住院医师的培训90多年来始终坚持"三基三严"的原则，住院医师都经历过艰苦锻炼，他们的训练是全方位的，他们少有休假，甚至几年都没有节假日，有的时候三四天就一个夜班，而第二天还要"连轴转"。有些人因为这样或那样的原因离开了这个队伍，而大多数人仍在默默坚持着，这是因为他们已经坚定了为医学事业献身的崇高理想，做好了为实现这个理想而艰苦工作的思想准备，所以他们是好样的。也正因如此，北京协和医院内科的住院医师才得以快速成长，无论在内科哪个领域，多数人都能成为栋梁。

在阅读这本书的时候，他们中间许多人不时浮现在我的脑海，有生气勃勃的形象，也有忙碌疲惫的身影。临床医学是一个来不得一丝一毫浮华的学科，作为医生必须耐得住精神上的寂寞、忍受得了物质上的贫乏。在任何时候都不能被外面花花世界所迷惑、片面追求虚名、追求物质享受，而要一步一个脚印踏踏实实地工作，从医的那天起就坚持学习不止，否则就无法成为人民信得过的医师。作为一个好的医师要全面发展，所谓全面就是不仅医德高尚，还要医、教、研样样精通。因此，我们在做好医疗工作的同时，还要善于发现问题，总结经验。这本书就是住院医师经历培训的亲身感受，并参考国内外相关资料总结撰写而成，对住院医师的学习有很大帮助。特别是第一章的第一、二节和第十五章，正是他们如何做好一个住院医师的总结，虽然文字不多，但比较全面地从住院医师的人文素养角度作了概括，包括心理素质、为人品质和日常工作要求。这些内容有助于提高住院医师（特别是队伍中的新人）做好进入临床前的各方面准备，熟悉工作流程，尽快进入角色，确保做好本职工作。这本书还包括了需要住院医师掌握的各种操作技术、常见症状和急症的处理，方便住院医师能尽快查找到相关内容，提高业务能力。

我希望我们的住院医师努力工作、尽快成长，只有经历艰苦的锻炼才能成为合格的医师，这没有任何捷径可寻。

北京协和医院内科主任、免疫内科主任

张奉春

2012年2月

第 1 版前言

北京协和医院内科的住院医师制度伴随协和走过了90年，历经时代变迁而始终不曾褪色。当前，全国住院医师培训正在紧张有序的开展，作为协和的年轻一代，我们都从住院医师阶段走来，在协和传统的感召下提高、成长。总结我们的经验、心得乃至缺憾，不仅是为了记录自己成长的轨迹，更是为了向全国的住院医师同道们贡献绵薄之力，这是我们编写本书的由来。

而这需要从另一本书说起。2008年，由当时的内科住院医师们编写的《协和内科住院医师手册》就是在这个方向上迈出的第一步。该书在国内引起了巨大反响，迄今销量已接近10万册，一度供不应求。更让我们感动的是，全国各地的读者向我们提出了大量中肯的建议，其中最普遍的意见是：该书内容精炼、实用性强是其一大特色，但受篇幅所限，该书对很多重要的理论问题仅能点到为止，难以充分展开论述，因此教学作用尚未得到充分发挥。

本着不断总结和提高的原则，这本《北京协和医院内科住院医师手册》是原书的“升级版”，在大幅度改写内容的同时，继承了原书“精要、实用、注重时效、有协和特色”的主旨，尽量做到形式活泼、内容丰富。与原书创作路线一样，编写人员均为内科住院医师，均在临床一线工作。作者们结合住院医师培训纲要,从临床实践和教学的角度出发,总结自身工作中的点滴积累,查阅大量文献和经典教科书,在短时间内完成了编写工作。与原书一样,我们也邀请了各专科的主治医师对全书进行审校,以保证内容的质量。

本书采用大量的表格、流程图,以增加可读性;突出"接诊要点",以利于临床实践;引入"精粹",提炼临床工作的宝贵经验(clinical pearls),以利读者举一反三,不断总结提高。本书除症状学、循环、呼吸、消化、感染等常规章节外,还增加了"工作规范"、"循证医学基础"两章,使本书更全面、更具使用价值。

本书作为培训辅导书,其主要读者对象为接受内科培训的住院医师,以及工作在临床一线的实习医师和进修医师,也可供高年资医师参考。

在本书出版之际,衷心感谢医院领导、内科学系、内分泌科及神经内科等兄弟科室的大力支持和指导。感谢人民卫生出版社编辑部李向东老师的信任、宽容和支持,感谢出版社编辑团队的不懈努力,正是他们的付出,才使得我们有信心完成本书的编写。

囿于能力和学识所限,本书中定有不妥、甚至谬误之处,恳请广大读者批评指正。借用《希波克拉底誓言》中的一句话与全国同道们共勉:"生命短暂,医术恒久;危机易逝;经验危险;决定不易"(Life is short,and Art long;the crisis fleeting;experience perilous,and decision difficult)。临床医学的道路注定充满荆棘,但我们知道,我们不会永远独行。

吴　东　李　骥

2012年2月　北京

目 录

第一章 工作规范

第一节　怎样成为优秀的内科住院医师

什么是优秀的内科住院医师？只有先明确这个问题，才能谈得上怎样成为优秀的内科住院医师。一直以来围绕这一问题进行过许多次讨论，不同的医师有不同的见解和侧重，往往主要基于个人经验，且缺乏有效的成长培养途径。随着时代的发展，对住院医师的能力和要求也是不断变化的。如很难想象若干年前，对于内科住院医师获取医学信息的能力会有如此高的要求。那么什么才是优秀内科住院医的“金标准”？1999 年以来，美国国家科学院相继公布了多个关于医疗质量和患者安全的报告，这使得美国重新审视毕业后医学教育问题。首当其冲面临的问题是“培养什么样的人”。根据不同层次患者的健康服务需求，在广泛调研的基础上，目前将这一个问题转化为住院医师胜任力的定义。胜任力（competence）是衡量一个人达到特定预期能力的指标。胜任力不仅包括掌握知识、技能和态度，还要求将这些能力在临床环境中加以应用，以实现最佳效果。根据美国毕业后医学教育认证委员会的定义，胜任力包括医学知识、患者医疗和操作技能、人际交流和沟通技巧、基于实践的学习与提高、基于职业体系的医疗实践、职业精神 6 个维度的内容。2018 年 9 月北京协和医院牵头的中国住院医师培训精英教学医院联盟对这个问题也给出了“中国答案”，填补了我国在这一领域的空缺。在自我评估和专家调研的基础上，提出了 6 点胜任力框架，是对优秀内科住院医师所应具备特质的部分反映。

一、职业素养

职业素养即具备医生的专业精神（professionalism）。对患者要有基本的同理心和责任心，这可能是行医的基础。如果对他人的痛苦十分冷漠,抑或自始至终毫无责任心,则不建议选择医生作为自己的职业。吃着四联抗幽门螺杆菌治疗药物的患者出现了食欲缺乏(纳差)、呕吐,你怀疑患者出现了药物性肝损伤。患者肝功能检查结果证实了你的猜测。此时的你是为自己的判断正确而感到惊喜呢?还是能和患者一样为药物的不良反应而感到不适?这就是职业素养上的差距。同样,对系统的改进能力也是职业素养的一部分。内科住院医师应该学习基本的患者安全和医疗质量基础知识,积极发现患者安全隐患,协助病房改进系统,让我们的患者更安全。

二、知识技能

知识技能主要是基于实践的学习与提高。临床学习不同于学校的理论教学,很多知识不是从书本上来的,而是从患者中来的。这一点非常重要,你会发现许多原来看起来不怎么会考试的同事,进入临床后如鱼得水,处理危重患者游刃有余,而有些原来学习成绩优秀的同事则不能适应临床学习的特点,书本知识掌握得很好,但是到患者身上就不灵了。本质上还是没有学会从患者身上学习。内科住院医师应该结合临床实例学习的特点,一方面复习书本上的基础知识,另一方面通过多种渠道获取有关疾病诊治的前沿知识。

三、患者照护

在日常病房查房工作中要有良好的管理能力,具备较强的执行力。譬如,在上级医师查房过程中制订患者的诊疗计划时,要认真用文字记录今日计划。如果有异议,应该在早查房时当面请教、协商,否则应该严格执行当天的计划,并在晚查房时积极反馈,形成计划 - 执行 - 检查 - 处理(PDCA)闭环管理。另如,今日拟定某心力衰竭患者出入量达到负 1 000ml 平衡,早查房时发现该患者近 3 日对利尿剂反应不佳，且患者对于限水的医嘱依从性很差，评估后认为难以达成此前目标，应第一时间和上级医师协商。如上级医生采纳意见，修正为负 500ml 平衡，之后应该严格执行上午的决议，并在晚查房时汇报出入量情况。如果因病情变化需要调整目标，应随时请示上级医师，而不是到晚查房时发现患者正平衡了 500ml，还提出各种借口来搪塞无法达到预期目标的事实。

四、沟通合作

医患沟通是一种特殊的职业化的沟通。固然，每个人表达能力存在差异，但经过专业化的培训后，住院医师应该掌握倾听、非言语表达、共情等技能，完成告知坏消息、解释病情、处理愤怒患者等基本任务。常见情况是，有些年轻医生把医患沟通和日常沟通混为一谈，没有认识到其特殊性。此外，还常常为患者不能理解自己工作的辛苦而感到委屈和沮丧。实际上，住院医师要认识到许多患者处于社会隔离和生命安全受到威胁的状态，在这样的疾病背景下，心理状态也会发生相应变化。这就要求住院医师跳出心理对抗的圈子，更加理性地认识这一点，并以职业化方式与患者及其家属进行良好的沟通，从而有助于做好医患共同决策，制订最佳的诊治方案。同时，要学会团队合作，作为团队成员要互相帮助、共同成长，不要为了多值一个班、多收一个患者斤斤计较。

五、教学能力

临床工作中内科住院医师要承担医学生的临床带教工作，因此优秀的内科住院医师应具备较好的教学能力。这种教学能力是带领医学生从临床实践中学习的能力。以前说的 See one，Do one，Teach one 就是一个很好的临床带教的范例。在临床带教中要做到教学相长，一方面要向医学生传授知识，另一方面是通过主动学习促进对疾病的认识及理解。譬如，住院医师应该掌握一分钟教学法（one minute preceptor）等教学法来开展临床带教。

六、终身学习

终身学习包括自我提高、循证医学、审辩思维等，这些只有通过持续学习和提高才能达到。只有保持终身学习的能力，才能更好地面对未知的新发的疾病，才能更好地应对已知疾病出现的新问题。譬如，今年的“新型冠状病毒肺炎（新冠肺炎）”已造成全球数百万人感染，数十万人去世，其给坚守一线临床工作的住院医师带来了巨大的挑战，只有立足于“三基三严”并不断学习，才能更清晰地认识疾病，才有可能战胜病魔。

在上述六大能力的基础之上，协和的内科住院医师培养还强调“三基三严”及“临床领导力”。三基即基本理论、基本知识、基本技能，三严为严格要求、严格组织及严谨态度。临床领导力的培养制度在协和也早已形成，譬如内科总住院制度、内科病房轮转期间的小组长制度、全科医学系的小组长制度及博士后教学项目中的小组长制度，旨在更全面地培养优秀内科住院医师，让他们能够脱颖而出，能统筹、协调、管理低年资住院医师及见实习医师的工作，能在临床工作中逐渐独当一面。只有具备优秀领导力的高年资内科住院医师，才有机会在激烈的“内科总住院医师”的竞选中胜出。

（赵丹青，审阅：李骥）

第二节　值班原则

值班是锻炼住院医师独立工作能力的重要环节。

值班住院医师是病房的主要管理者,需要及时发现急危重症患者并给予适当的处理,并完成值班期间的病房日常管理工作。内科住院医师的值班岗位包括内科病房和急诊。

一、病房值班原则

1. 了解患者

(1)需了解所有患者的病情梗概,每次值班时必须至少查看一次全病区患者,必须床旁看患者,必要时记录基线生命体征,并对重点患者进行重点查体,譬如消化内镜操作患者的腹部体征、心力衰竭患者的心脏查体、呼吸衰竭患者的心肺查体等。

(2)把握主要矛盾:重点掌握危重症患者、有病情变化或刚进行有创操作的患者及有潜在疾病进展的高风险患者。

(3)获取临床资料的途径:认真听取交班,查看交接班记录;主动向主管医师询问;对重点患者床旁问诊、重点查体,翻阅病历资料。

(4)发现有潜在风险的患者,要早期处理:例如心肺功能不稳定的患者出现便秘,应尽快给予通便治疗。

(5)高度重视新发症状和体征:例如发热原因未明的糖尿病患者排便时肛周痛可能是肛周脓肿造成的。腹水患者突发腹痛,引流液由清亮变为黄色浑浊,很可能是出现了消化道穿孔。

2. 了解病房和队友

(1)了解病房抢救设备、常备药品、监护仪器及转运危重患者的途径。

(2)医护配合:开临时医嘱要及时通知护士。值班期间除非必须,否则尽量避免调整长期医嘱。和护士一起做好病房的安全工作,及时发现安全隐患,例如患者及家属院内吸烟、过多家属探视及不必要的陪护、病区内非法用电等。

3. 了解何时及如何寻求帮助。值班医师不能解决所有问题,在有疑问时应及时寻求上级医师帮助。在患者突发病情变化(如猝死、休克、意识障碍),危重患者转运,开具重要医嘱,病区存在安全隐患(如病区突然停电、呼吸机断电、负压或氧源故障)等情况下均需第一时间向上级医师汇报。

4. 及时有效的沟通,认真履行告知义务。出现病情变化适时向家属交代病情,让家属对患者情况有客观的认知。

5. 及时交接班,不留"尾巴"

(1)做好书面记录:交接班记录、病情变化患者的病程记录、病危患者每日的病程记录、危急值处置记录、输血记录,及时书写、打印及签字。

(2)做好交接班:尽量不把没做完的事情留给接班医师,更不能因不及时交接而延误危重患者的诊治。如血钾升高需要复查,需要动态监测心肌酶变化,或需要等待某些重要化验结果回报[根据血培养药敏调整抗生素、根据活化部分凝血活酶时间(APTT)调整抗凝药物]等需及时交接。

二、急诊值班原则

急诊患者病情复杂多样,工作独立性强,风险相对较高。值班原则较病房有所区别:

1. 重视生命体征　先确认生命体征稳定,再重点问诊及查体。一旦发现生命体征危险征兆,如急性意识障碍、不明原因心率过快、血压低、呼吸困难等,应转入监护室,边抢救边采集病史。

2. 重点查体　如发现胸痛患者双侧桡动脉搏动不对称,测量双上肢血压相差20mmHg以上,即提示存在"夹层动脉瘤"可能。急腹症患者板状腹、肝浊音界消失,高度提示“胃肠道穿孔”，可行立位腹平片或腹部 CT 明确诊断。

3. 重视有助于快速诊断疾病的检查 如心电图、指血血糖、动脉血气、胸片，并注意及时追查检查结果不要延误治疗。

4. 对于一旦漏诊可危及生命的急症，务必始终保持高度警惕 如急性冠脉综合征、心肌炎、主动脉夹层、急性胰腺炎、气胸、肺栓塞、各种原因的急腹症和休克。

5. 面对危重症患者，需要先“开枪”后“瞄准” 即先复苏抢救，赢得时间后再补充采集病史、查体，完善辅助检查，确立诊断。

6. 及时请会诊 急性阑尾炎、重症肌无力、宫外孕等患者常会在内科首诊。

7. 接诊国家法定传染病、中毒、吸毒和不明原因死亡的患者时，需要及时上报相关部门如疾病控制中心或公安部门 在诊治患者同时，注意自身安全。

8. 重视传染病防控 注重手卫生，避免交叉感染，诊治急诊患者的同时做好个人防护。

（郑西希，审阅：李骥）

第三节 胸腔穿刺术

一、适应证

评估胸腔积液性质，治疗（脓胸引流、胸腔减压、胸腔内给药）。

二、禁忌证

穿刺部位有炎症、肿瘤、外伤；严重出血倾向；呼吸循环不稳定，难以耐受操作。对于机械通气者，或对侧肺存在任何严重病变者，非绝对禁忌，但应十分谨慎。

三、准备清单

1. 口罩、帽子、无菌手套。

2. 利多卡因、消毒液、无菌敷料、标本管 / 瓶。

3. 穿刺包内物品 消毒盘及纱球、无菌洞巾、5ml 注射器(局麻用)、无菌纱布、胸腔穿刺针(若置管,则不使用此针)、20ml 或 50ml 注射器。

4. 置管相关 中心静脉导管(包括穿刺针、扩皮器、导丝、单腔中心静脉导管等)、缝针、生理盐水、三通、引流袋。

四、操作方法

1. 准备 签署知情同意书,准备物品,戴帽子、口罩。

2. 患者取端坐位,稍前倾,双上肢置于小桌或椅子背上以支撑稳定姿势,不能坐起者可取半坐位;必要时予吸氧和心电血氧监护。

3. 定位 肩胛线或腋后线第 7~8 肋间;腋中线第 6~7 肋间;腋前线第 5 肋间。避免在第 9 肋以下穿刺。如果积液量少或有包裹,应超声或 CT 引导下穿刺。

4. 再次叩诊确认积液的位置;通常的穿刺部位是在背部的后外侧和积液下方 1~2 个肋间隙;穿刺点定位在肋骨上缘,以避免损伤神经血管结构。可以用标记笔做好标记。

5. 戴无菌手套,消毒铺巾。

6. 局部麻醉 沿着肋骨上缘逐层麻醉,建议每进 2~3mm 回抽一次,直至回抽有液体,记住针头深度。

7. 穿刺抽液 换穿刺针沿上述途径进针,保持回抽负压状态,回抽有液体后,用注射器抽出积液或接引流袋引流。

8. Seldinger 法置管 若需要保留胸腔引流管,以 Seldinger 法置入单腔中心静脉导管,打开导管包装后先用无菌生理盐水冲洗管腔及穿刺针以确保通畅；完成步骤6局部麻醉后，沿上述途径进针，保持回抽至有液体，左手固定穿刺针，右手缓慢将导丝放入穿刺针，退出穿刺针（注意固定导丝，并防止导丝污染），必要时使用扩皮器扩大穿刺点局部皮肤及皮下组织后，沿导丝置入导管，固定导管并退出导丝，注意及时封闭导管避免外界气体进入胸腔；缝线固定，无菌敷料覆盖，留取标本，连接三通、引流袋。

9. 抽液结束　嘱患者深吸气后屏气，拔出穿刺针，覆盖无菌纱布，稍用力压迫片刻，无菌敷料覆盖。

五、并发症

气胸、血胸、感染、复张性肺水肿、空气栓塞、胸膜反应、低血压、误穿腹腔脏器。

六、标本送检

常规、乳酸脱氢酶、总蛋白、白蛋白（同时查血总蛋白、乳酸脱氢酶，以方便按照Light标准判断渗漏物质）、葡萄糖、腺苷脱氨酶、病原学（涂片+培养）等；根据临床提示，还可以送检：淀粉酶、乳糜试验、甘油三酯和总胆固醇、肿瘤标志物、细胞学、结核感染特异性T细胞检测（T-SPOT.TB）等。留取T-SPOT.TB标本时使用500ml新启封生理盐水瓶，标本量要求50ml以上，每100ml标本加2 500IU肝素（0.4ml）抗凝并立即混匀，1h内送检。

七、注意事项

1. 血小板减少、凝血功能障碍和使用抗凝药物者，应做相应处理后再行穿刺术。

2. 穿刺部位的麻醉要充分，以防胸膜反应的发生。

3. 建议首次抽液量不超过600~800ml，以后每次抽液量不超过1 500ml，以避免复张性肺水肿。

4. 如果胸腔积液抽出不顺畅,应重新调整穿刺针位置。若抽出血性液体,应注意判断是否为穿刺损伤(血性胸腔积液不凝,而穿刺损伤时抽出血液凝固)。无法除外时建议立即停止操作,监测血压、心率、呼吸、血红蛋白情况。

5. 穿刺过程中应嘱患者尽量避免咳嗽。操作过程中随时观察患者的情况,如有脸色苍白、出汗、头晕、心悸、呼吸窘迫、低血压、脉搏变弱等不适,应立即停止穿刺,并让患者平卧,吸氧,监测血压、心率,根据病情做相应处理。若抽出气体,应立即拔针并行胸片检查。若出现张力性气胸,应尽快减压。如果近期做过胸腔穿刺,出现气泡并不一定为气胸。

6. 需向胸腔内注射药物时,抽液后接上备好的盛有药液的注射器,抽胸腔积液少许与药液混合,再行注入,以确保注入胸腔内。脓胸时胸腔内注射尿激酶用法:1支尿激酶(250 000U)溶于25ml灭菌注射用水或生理盐水,根据情况可注射1~25ml;或尿激酶50 000~100 000U加入20~100ml生理盐水中,胸腔内注射,注射后夹闭1~4h后重新开放引流,必要时可每日一次。

(陈茹萱,审阅:李骥)

第四节 腹腔穿刺术

一、适应证

评估腹水性质;缓解腹水所致症状;腹腔给药。

二、禁忌证

严重出血倾向;穿刺部位疝、手术瘢痕、脐周静脉曲张。对于妊娠、腹腔粘连、肠梗阻、膀胱充盈、肝脾肿大、肝性脑病前兆患者应谨慎操作。

三、准备清单

1. 口罩、帽子、无菌手套。

2. 利多卡因、消毒液、无菌敷料、标本管/瓶。

3. 穿刺包内物品消毒盘及纱球、无菌洞巾、5ml 注射器(局部麻醉用)、无菌纱布、腹腔穿刺针(若置管,则不使用此针)、20ml 或 50ml 注射器。

4. 置管相关中心静脉导管(包括穿刺针、扩皮器、导丝、单腔中心静脉导管等)、缝针、生理盐水、三通、引流袋。

四、操作方法

1. 准备 签署知情同意书,准备物品,戴帽子、口罩。

2. 体位 患者取半卧位(45°~60°)或仰卧位,少量腹水时患侧卧位;排尿或导尿以排空膀胱。

3. 定位 左下腹脐与髂前上棘连线中、外 1/3 交点(反麦氏点);腹水量较少时,取侧卧位时,脐水平线与腋前线交点或在超声 /CT 定位下穿刺。

4. 再次叩诊确定积液范围,戴无菌手套,消毒铺巾,局麻至腹膜层,记住进针深度。

5. 穿刺针进入皮下后,Z 形进针(或 45° 斜行进针,使皮肤进针点与腹膜进针点错开),保持负压回抽至有腹水抽出,用注射器抽出积液或接引流袋引流。

6. Seldinger 法置管 同胸腔穿刺术,对于腹壁水肿/大量腹水时尽量不扩皮。

7. 放腹水后拔出穿刺针,覆盖无菌纱布,压迫片刻,胶布固定。

五、并发症

感染(腹膜炎)、肠穿孔、出血、低血压、肝性脑病、拔针后渗液。

六、标本送检

腹水常规、白蛋白(同时查血白蛋白,计算血清腹水白蛋白梯度,SAAG)、总蛋白、乳酸脱氢酶、腺苷脱氨酶、淀粉酶、乳糜试验、肿瘤标志物、细胞学、病原学、T-SPOT.TB 等。

七、注意事项

1. 穿刺前告知患者排尿、排空膀胱,以防穿刺时损伤充盈膀胱。

2. 大量放腹水可能造成低血压和肝性脑病,故首次抽腹水量一般不应超过 1L,之后每次抽腹水不应超过 3L,必要时予心电监护。

3. 严重肝病的患者可能存在腹壁静脉曲张,穿刺可能引起腹腔内大出血,甚至需要手术止血。

4. 术后嘱患者仰卧,使穿刺孔位于上方,防止腹水渗漏。若大量腹水,可用蝶形胶布拉紧包扎,防止渗漏,并用多头腹带包裹以免腹压骤降。

5. 腹腔置管感染的处理,对于留置腹腔置管的患者,若新出现发热、腹痛、腹腔引流液性状改变、引流管局部皮肤红肿甚至可见脓性分泌物时,应警惕继发感染,必要时可留取腹水常规、生化、细菌+真菌涂片及培养,并留取管口周围皮肤分泌物拭子辅助判断。怀疑腹腔置管感染时,应及时拔除腹腔置管,必要时留置新管。

(陈茹萱,审阅:李骥)

第五节 腰椎穿刺术

一、适应证

诊断中枢神经系统疾病(炎症、出血、肿瘤、代谢),鞘注药物(抗生素、化疗药物、麻醉药物)。

二、禁忌证

高颅压(警惕脑疝,必要时先做 CT)、穿刺部位感染、严重出血倾向、呼吸循环不稳定。对于曾接受腰椎手术者,必要时请放射介入科协助。

三、准备清单

1. 口罩、帽子、无菌手套。
2. 利多卡因、消毒液、无菌敷料、特殊标本管、药物。
3. 腰椎穿刺包内物品有消毒盘及纱球、无菌洞巾、2.5ml 注射器、5ml 注射器(局麻用)、无菌纱布、腰穿针、测压管、标本管、敷贴。

四、操作方法

1. 准备 签知情同意书,准备物品,戴帽子、口罩。
2. 体位 患者侧卧于硬板床上,屈颈屈膝,双手抱膝,躯干呈弓形,使脊柱尽量后突,以增加椎间隙宽度。腰穿时建议准备两个枕头:一个枕于头部,使患者舒适,同时有助于保持脊柱的水平位(“去枕平卧”是腰穿完成之后的要求);另一个可以夹在患者屈曲的大腿之间,有助于稳定下肢,减少脊柱在轴位上的扭转。
3. 定位 髂嵴连线对应的棘突为 L_4,常取 L_3~L_4 或 L_4~L_5 椎间隙与后正中线的交点作为穿刺点,可用标记笔标记。
4. 戴无菌手套,消毒铺巾,自皮肤至椎间韧带逐层麻醉,利用局麻机会可试探进针路线。
5. 再次确认定位后,进行穿刺,使腰穿针口切面与后正中线平行(针尾处蓝点朝上),垂直匀速穿刺(也可略偏头侧)。穿刺顺利时往往有针尖落空感,此时拔出针芯看有无脑脊液流出;若无明确落空感,根据患者体型推测进针深度已足够时，可尝试每进 2mm 拔出针芯查看。一旦发现有脑脊液流出，嘱患者放松，用测压管测压，正常压力为 80~180mmH_2O。可嘱患者做轻咳动作确认脑脊液引流是否通畅；若可疑蛛网膜下腔梗阻，可行颈静脉压迫试验或压腹试验。

6. 留取标本送检，注意第 1 管送病原学、不送细胞学。

7. 若需要进行鞘注治疗，通常以生理盐水稀释药物后按摩式推注（回抽确认针尖在椎管内后注射，“进 2 退 1”），注意无菌操作。若发生穿刺损伤时，应避免鞘注。建议先放出等量脑脊液，然后给予等容积药物注入，避免引起颅压过高。

常见鞘注药物用法：

甲氨蝶呤（MTX）+ 地塞米松（DEX）：10mg MTX + 10mg DEX，以生理盐水稀释，总体系共 4ml。

阿糖胞苷（AraC）+ DEX：50mg AraC + 5mg DEX，以生理盐水稀释，总体系共 4ml。

8. 重新插入针芯，拔出穿刺针，无菌敷料覆盖，建议去枕平卧 4~6h。

五、并发症

头痛、感染、出血、脑脊液漏、脑疝、神经损伤等。

六、标本送检

常规、生化（糖、总蛋白、氯化物）、病原学、细胞学、寡克隆区带、24h IgG 合成率、髓鞘结合蛋白（MBP）等。

七、注意事项

1. 成功的关键在于患者体位和穿刺定位，失败最常见的原因不是偏离椎间隙，而是偏离后正中线。为减少皮肤活动的影响，可用左手绷紧和固定皮肤后进针。沿正确路径进针时，会遇到椎间韧带和黄韧带的阻力，如果穿刺过程中毫无阻力，往往进针路径有问题。此时应将针尖后退至皮下，而后重新穿刺。

2. 如果怀疑颅内压明显增高，在穿刺前予甘露醇脱水，必要时先行影像学检查。

3. 脑脊液压力随呼吸而产生 10~20mmH_2O 波动，若这种呼吸性波动消失，往往提示椎管内有梗阻。

4. 如果穿刺有困难，可试穿其他椎间隙（L_2 以下）；骨关节炎、强直性脊柱炎、脊柱后侧凸、腰部手术史、退行性椎间盘疾病可能使腰椎穿刺较难完成，可请麻醉科医师会诊，以提高腰椎穿刺的成功率。

5. 腰穿后脑疝可发生在操作后 24h 甚至更久，需提高警惕。有证据表明，保持穿刺针切面与脊柱纵轴平行，可避免横切硬膜，有助于减少腰穿术后头痛甚至脑疝。

（陈茹萱，审阅：李骥）

第六节 骨髓穿刺和活检术

一、适应证

各种血液病的诊断、鉴别诊断及治疗随访；不明原因发热的诊断。

二、禁忌证

无绝对禁忌，注意避开皮肤软组织感染部位。相对禁忌包括血流动力学不稳定、严重凝血功能障碍（如血友病患者）。胸骨不能进行骨髓活检。

三、准备清单

1. 口罩、帽子、无菌手套。

2. 利多卡因、消毒液、无菌敷料、玻片、标本管（留取骨髓液)、活检标本固定液。

3. 治疗包(消毒盘及纱球、无菌纱布、无菌洞巾、无菌小瓶)、5ml 注射器(局麻用)、10ml 或 20ml 注射器(抽取骨髓液用)、骨髓穿刺针、骨髓活检针。

四、操作方法

1. 准备 签知情同意书,准备物品,戴帽子、口罩。

2. 体位 俯卧或侧卧位,以髂后上棘为穿刺点;或仰卧位,以髂前上棘为穿刺点;一般应选较为平坦处以方便进针。

3. 穿刺点

(1)髂前上棘后上方 1~2cm 骨面较平处。

(2)髂后上棘。

(3)胸骨柄:此处骨质较薄,其后有心房及大血管,严防穿透发生危险,一般由血液科专科医师操作。

(4)腰椎棘突(较少采用)。

4. 戴无菌手套,消毒铺巾;局麻至骨膜层,多点浸润麻醉。

5. 活检 骨髓活检针垂直刺入,触及骨膜后,加上接柱,用力旋转穿入活检针,固定后,反方向旋转拔出活检针;取下接柱,用针芯从活检针中顶出骨髓标本;放入固定液中固定送检。

6. 涂片 骨髓穿刺针垂直刺入(若为胸骨柄穿刺,穿刺针与骨面成 30°~40° 斜行刺入),当穿刺针接触到骨质后则顺时针旋转,缓慢钻刺骨质,当感到阻力消失,且穿刺针已固定在骨内时,表示已进入骨髓腔。拔出针芯,用 10ml 或 20ml 注射器以适当力度缓慢抽吸 0.1~0.2ml 骨髓,快速涂片送检。必要时抽取骨髓液送检免疫分型、融合基因、骨髓培养等检查,其中送检融合基因的标本(留取于 EDTA 抗凝管中)勿用肝素抗凝。

7. 拔针后予无菌纱布充分按压止血后，无菌敷料覆盖。

五、并发症

周围组织损伤、出血、感染。

六、标本送检

骨髓涂片；免疫分型（绿头管）；染色体（绿头管）；融合基因（紫头管）；骨髓培养；骨髓活检病理。

七、注意事项

1. 局麻时应在骨膜处做直径在 1cm 左右多点麻醉，以减轻穿刺时造成的疼痛。

2. 穿刺针进入骨质后避免摆动过大，以免折断。

3. 若需同时行骨髓涂片及活检，应先行活检，之后沿同一皮肤路径进针，在骨膜处选择不同穿刺点，以免影响骨髓造血组织比率或稀释涂片。

4. 抽吸骨髓液时，逐渐加大负压，作细胞形态学检查时，抽吸量不宜过多，以免使骨髓液稀释。抽取骨髓液后置于玻片上，稍倾斜玻片，可看到较多骨髓小粒即可用于涂片，若液体粘附性较差、容易流下、无明显骨髓小粒，提示骨髓液稀释或未进入骨髓腔。

5. 骨髓干抽可见于骨髓纤维化、急性白血病（尤其急性髓系白血病 -M1）等疾病。干抽时应进行骨髓活检，活检骨髓标本可进行滚片，然后行形态学检查。

6. 骨髓液涂片时，多需有经验的助手协助，快速涂片 4~6 片。

（陈茹萱，审校：李骥）

第七节 动脉穿刺术

一、适应证

有创血压监测，抽取动脉血液标本进行各种实验室检查如血气分析等。

二、准备清单

血气针或2~5ml无菌注射器(肝素液润管)、口罩、碘伏、棉签。

三、操作方法(以动脉血气分析为例)

1. 患者取坐位或平卧位，选择桡动脉、肱动脉、足背动脉、股动脉搏动明显处，如选择桡动脉需充分背屈手腕(可将手腕下方垫起)，以充分暴露动脉。

2. 将血气针针芯拔出0.5~1ml(注射器排出空气和润管肝素液)，碘伏消毒穿刺处皮肤及术者左手指。

3. 左手示指及中指固定穿刺处皮肤，右手持针对准血管斜行30°~45°进针(桡动脉、肱动脉、足背动脉)或者90°进针(股动脉)，进入血管时有血液进入血气针。

4. 左手固定针头，抽取1~2ml动脉血后拔出针管，立即用橡皮塞或螺旋帽封堵针口。

5. 双手搓揉针管数分钟以使肝素与血液混匀。按压穿刺部位5~10min以防出血，标本尽快送检。

四、注意事项

1. 首选末梢动脉进行穿刺，以避免因股动脉穿刺压迫不当造成大量出血或血肿。

2. 穿刺前可常规用指氧仪测定血氧饱和度，以便与血气结果中动脉血氧饱和度进行比较，确定是否为动脉血。

3. 凝血功能差、血小板减低患者，应适当延长按压时间；若为股动脉穿刺，应尽量由医护人员按压止血。

4. 血气结果回报后在化验单上标明室氧状态或吸氧条件以利于比较。

5. 操作者在处理针头时切忌回盖，警惕针刺伤。

6. 穿刺针的斜面迎向近心端。

（钱君岩，审阅：李骥）

第八节 留置胃管及胃肠减压术

一、适应证

昏迷患者或不能经口进食者；上消化道出血、穿孔或梗阻；急腹症有明显胀气（例如急性胰腺炎）；腹部手术前。

二、禁忌证

鼻咽部肿瘤或急性炎症、食管静脉曲张、心力衰竭或高血压急症未控制者、严重出血性疾病、颌面部外伤、食管疾病。

三、准备清单

一次性胃导管、手套、纱布、液状石蜡棉球、一次性引流袋或负压吸引鼓、20ml 注射器、听诊器、胶布。

四、操作方法

1. 体位半坐卧位或仰卧位。

2. 测量前额发际到剑突的距离或鼻尖至耳垂再到剑突的距离，一般为 40~55cm。

3. 清洁鼻孔，液状石蜡润滑导管，由畅通一侧鼻孔缓缓插入。胃管达咽喉部时，可告之患者做吞咽动作以利插入。

4. 插入应无阻力，当胃管插入40~55cm时，通常已进入胃内。检查胃管有无盘于口腔，若有，则需重新放置。

5. 试抽胃液，或向胃管内注入空气，用听诊器于胃部听诊，确认胃管位置。

6. 妥善固定胃管，用胶布固定在鼻翼或脸颊上。若需要胃肠减压，接引流袋或负压吸引鼓。

五、注意事项

1. 插入胃管并非没有风险，需签署知情同意书（尤其是有心脑血管疾病患者）。

2. 插管时将患者头部托起，使其下颌紧贴胸壁，以增加咽喉部弧度，便于胃管沿后壁滑行，顺利通过咽喉部进入食管。该方法同样适用于昏迷患者，可提高插管成功率。

3. 老年人，中枢神经病变以及昏迷患者，胃管可误入气管。在确认胃管位置正确之前，不要注入任何液体！

4. 鼻饲时应将床头抬高30°以上，减少误吸发生率。定时回抽胃液，了解有无胃轻瘫。

5. 病房工作中，胃管常自带导丝。一般清醒患者放置胃管时可拔除导丝后置管。

（钱君岩，审阅：李骥）

第九节　中心静脉置管术

一、概论

（一）适应证

1. 静脉通路快速补液　使用血管活性药物、化疗药物，肠外营养。

2. 血流动力学监测　中心静脉压、$ScvO_2$。

3. 血液净化治疗　血透、床旁血滤、血浆置换。

4. 经静脉放置临时或永久心脏起搏器。

（二）禁忌证

1. 患者无法配合。

2. 高出血风险血小板减少或其他凝血机制严重障碍者，避免行锁骨下静脉穿刺。

3. 穿刺部位感染、静脉血栓形成，应选择其他穿刺部位。

4. 应避免选择局部解剖结构改变（如骨折、既往手术史）以及已有植入设备（如透析管、起搏器）的部位。

（三）穿刺部位

颈内静脉、锁骨下静脉、股静脉。

（四）准备清单

治疗包、无菌铺巾 ×4、无菌手套、口罩、帽子、无菌隔离衣、消毒液（氯己定消毒效果优于碘伏）、利多卡因、5ml 注射器、中心静脉导管、500ml 瓶装生理盐水、肝素钠 1 支、缝针、刀片和敷贴。

（五）操作方法

1. 签署知情同意书。

2. 监护及吸氧　推荐在心电监护条件下操作。血氧水平下降者应吸氧（有利于区分动静脉血）。

3. 体位　保证患者能保持最佳体位配合操作（详见不同部位穿刺要点）。

4. 无菌操作　操作者术前充分洗手，环境准备，尽量减少操作区域人员，协助者均需戴口罩、帽子）；若为股静脉置管，可先备皮。

5. 准备　打开治疗包、导管包，清点各项物品，配置好肝素盐水（1 支肝素钠配 100ml 盐水），肝素盐水预冲导管。

6. 消毒铺巾　用消毒液消毒穿刺部位周围，铺巾。

7. 局部麻醉　用 5ml 注射器抽取利多卡因行局部

麻醉，探查并定位欲穿刺静脉，进针不要超过 3~4cm，一旦穿刺回抽出静脉血，记住穿刺部位及角度后退针。

8. 静脉穿刺　与麻醉针在同一部位，以同一角度穿刺，一旦回抽有血，将绿色连通器接在穿刺针的末端，观察是否有血喷出以及血液颜色。若误入动脉，立刻拔针压迫止血。

9. 置入导丝　确认回抽静脉血通畅后，在穿刺针的末端置入导丝。穿刺上腔静脉者须注意有无心律失常。之后退出穿刺针，另一手按压穿刺点并握持导丝，此时不要让手离开导丝。

10. 扩皮　用扩皮器沿导丝缓慢旋转进入皮下组织（3~4cm），切忌使用暴力；退出扩皮器的同时左手用纱布按压穿刺点，防止出血。

11. 置入导管　沿导丝置入导管，务必让导丝末端穿出导管末端后再将导管完全置入，拔出导丝。

12. 冲洗　封管回抽确认每个管腔通畅，并用肝素盐水冲洗。

13. 固定导管　缝合，无菌敷料覆盖，若渗血较多，可加用纱布球。

14. 确认导管位置　若为上腔静脉穿刺，需行胸片除外气胸并检查导管位置。

（六）并发症

出血或血肿、误穿动脉造成血管损伤、气胸（血胸）、心律失常（导管插入过深，顶端进入心房或心室，对心肌造成机械刺激而诱发）、心脏穿孔和心脏压塞、空气栓塞、血栓形成及栓塞、感染。

（郑西希，审阅：李骥）

二、颈内静脉置管术

（一）优点

成功率高，出血容易压迫，无须制动。

（二）缺点

无法仰卧的患者（例如心衰）穿刺困难；水肿、肥胖、颈部粗短患者的体表标记不明显；气管切开术后气道分泌物多的患者易发生感染；低血压时定位困难。

（三）禁忌证

一侧颈静脉穿刺失败后，不可在对侧继续穿刺，以防发生严重血肿压迫气道；气管切开术后气道分泌物多的患者。

（四）解剖（图 1-9-1）

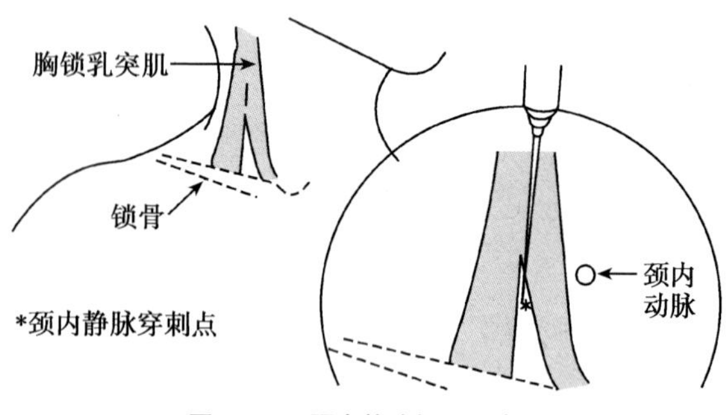

图 1-9-1 颈内静脉解剖示意图

（五）操作要点

1. 体位头低位，可将枕头垫于肩背下，将头尽量转向对侧 45°~60°，暴露好体表标记。

2. 定位（以中路进针为例）

(1) 找到锁骨与胸锁乳突肌的两个头（胸骨头及锁骨头）所形成的三角；并准确定位颈内动脉；该三角顶点、紧贴颈内动脉外侧为穿刺点。

(2) 找到喉结，平喉结水平向外侧触诊颈内动脉，在动脉外侧穿刺。

3. 进针要点穿刺针斜面朝上，与皮肤成 30°~45°，朝向同侧乳头方向进针。进针和退针时都始终要保持负压回抽；先偏外侧，若不成功，重新确定体表标记，再小心移向内侧。

4. 穿刺后查胸部正位片，确认导管位置。

（六）注意事项

进针 1.5~2.5cm 即可，超过 3~4cm 可造成气胸。如果穿刺困难，忌反复穿刺，应及时商请有经验的医师协助或超声定位下穿刺。

（钱君岩，审阅：李骥）

三、股静脉置管术

（一）优点

不影响气道管理，成功率相对较高。

（二）缺点

易发生导管相关性感染；需下肢制动，深静脉血栓发生率高，不适合长期留置；腹腔内压高时可能影响输液；发生腹膜后血肿无法压迫；局部解剖变异相对较常见，若无超声定位，误穿股动脉风险较高。

（三）禁忌证

下腔静脉病变（血栓、受压、放置滤网），局部感染，患者不能长期制动。对于严重出血倾向者应由有经验的操作者进行。

（四）解剖（图 1-9-2）

（五）操作要点

1. 体位　患者仰卧位，膝稍屈，髂关节外旋外展；如为右利手，最好选择右侧股静脉。

2. 定位　在腹股沟韧带下方 2~3cm 找到股动脉搏动点，穿刺点在动脉内侧约 0.5cm。进针要点：一只手始终在股动脉上定位，穿刺针斜面朝上，与皮肤成 30°~45° 进针。穿刺方向与血管走行方向平行；从偏内侧开始，进皮后，带负压进针，直到回抽到静脉血；如果不成功，将穿刺点逐步外移。建议提前超声定位，对于存在解剖变异者，建议超声引导下穿刺。

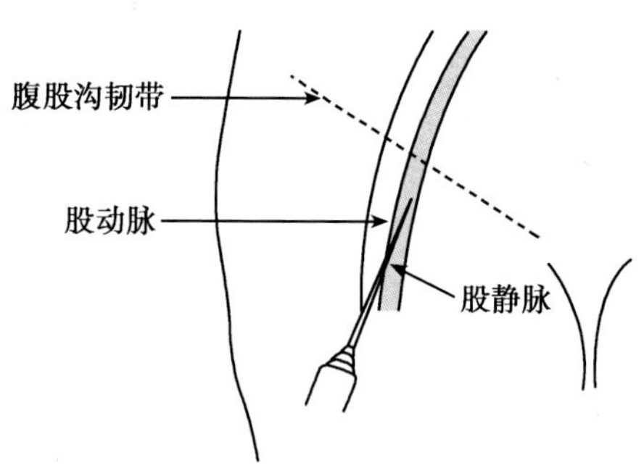

图 1-9-2　股静脉解剖示意图

（六）并发症

损伤股动脉（可能形成假性动脉瘤、动静脉瘘等，一旦损伤动脉，局部用力按压至少 10min）、出血、血栓形成、感染、损伤腹腔脏器。

（七）注意事项

1. 穿刺点越靠近腹股沟韧带解剖变异越小，定位越可靠，但进入腹腔的风险增加。

2. 进针角度越大，进入腹腔的机会越小，但穿刺难度增加。

3. 穿刺处适当接近动脉，穿刺成功率增加，但损伤动脉的机会也有所增高。

（陈茹萱，审阅：李骥）

四、锁骨下静脉置管术

（一）优点

易固定、感染风险小；体表标记明显，易定位；在血容量不足或休克时大血管很少塌陷；相对舒适，可保留时间长。

（二）缺点

一旦出血难以控制；气胸发生率较高。

（三）禁忌证

气胸高风险的患者（慢性阻塞性肺疾病、哮喘、机械通气患者）、严重凝血功能异常、上腔静脉血栓形成、胸部外伤（造成局部解剖关系改变）、局部皮肤感染。

（四）解剖（图 1-9-3）

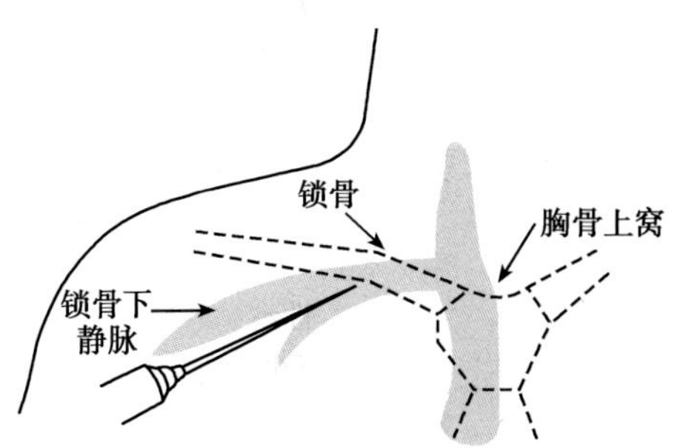

图 1-9-3 锁骨下静脉穿刺示意图

（五）操作要点

1. 体位　头低肩高位，可将毛巾卷或小枕头垫在肩胛骨之间，因左侧有胸导管汇入，一般穿刺点选择右侧，穿刺侧手臂尽量向下外展，暴露体表标志。

2. 定位　穿刺点为锁骨的中外 1/3 交界处下方 2cm 左右，方向朝向胸骨切迹上 2cm。

3. 进针要点　非持针手指示方向，可将示指放在胸骨切迹，拇指放在锁骨上；穿刺针斜面向上进针，穿刺针与地面平行，先探锁骨，一旦探及锁骨下缘，压低针头使得穿刺针紧贴着锁骨下前进；进针或退针都要保持负压回抽；针头一旦进入锁骨下，继续负压回抽进针 4~5cm，回抽有血，将穿刺针斜面旋转45°使得斜面朝向近心端，确认回血通畅后置入导丝。

4. 若穿刺不成功，退针，再次进针方向稍偏头侧；如果穿刺困难，忌反复穿刺，请有经验的医师协助。

5. 穿刺后查胸部正位片，确认导管位置，以免误入颈内静脉，并确认有无气胸。

（六）并发症

气胸、血胸、气体栓塞、出血、损伤锁骨下动脉甚至主动脉、血栓形成。

（七）注意事项

1. 置入导丝时注意保持导丝尖端弯曲方向朝患者足侧，有助于避免误入颈内静脉。

2. 凝血功能异常、血小板减少以及需要血液透析的患者，应避免行锁骨下静脉穿刺。

3. 由于解剖关系，左侧锁骨下静脉穿刺发生气胸的风险高于右侧。

（陈茹萱，审阅：李骥）

五、超声引导下中心静脉置管

许多研究已证实超声引导下中心静脉置管显著降低了并发症发生率，包括气胸和动脉损伤。超声引导能进一步提高复杂静脉穿刺的成功率（如充盈性差的静脉、与动脉紧密毗邻的静脉），拓展了穿刺的适应范围（如凝血机制不佳的患者中）。因此，超声已被美国医疗保健研究与质量局、英国国家健康与优化临床研究所、美国疾病控制与预防中心等许多机构推荐纳入中心静脉置管的标准流程中。北京协和医院内科从2016年起已经逐步在内科的普通病房开展超声引导下中心静脉置管操作。下面以颈内静脉超声实时引导下置管为例简要介绍操作步骤：

1. 患者体位和超声机位置　颈内静脉穿刺时，患者取平卧位，操作者位于患者的头侧面向患者，并将超声机放在操作者的正前方，使操作者不需要转动头部就能看见屏幕。

2. 选择合适的探头　中高频(5~10MHz)线阵探头用于血管穿刺。用非惯用手将超声探头固定于患者身上，惯用手备持穿刺针。探头应该被拇指和示指像握笔一样握住，剩余的手指协助将探头固定在患者身体表面。超声探头在某一侧有一个标识，应该将该标识置于操作者左侧，对应于屏幕左侧的标记点，用于定向。

3. 在短轴和长轴上正确识别动静脉　静脉是可压塌的，动脉不可压塌，此外动脉还可以看到内膜线。利用多普勒显像超声技术也可以识别动静脉。

4. 探查静脉全长　通过滑动探查下颌角至颈内静脉与锁骨下静脉交汇处静脉全长，直到探头无法继续前进，倾斜探头使声束方向指向脚探查锁骨下静脉和无名静脉。评估静脉的直径、走行、深度、压塌性、与颈总动脉的距离，观察颈内静脉充盈性及与呼吸的关系。避免选择有血栓或血肿的静脉及瘢痕狭窄的静脉。

5. 消毒探头　应该用专用消毒巾擦洗消毒，并装入无菌保护袖套中，再置于无菌区内，倒入适量无菌耦合剂。

6. 选择短轴法(又称平面外法)或长轴法(又称平面内法)进行穿刺，并识别针尖

(1)短轴法：探头与血管垂直，穿刺针横穿声束平面。将颈内静脉横截面调整至屏幕中央，评估静脉深度。倾斜探头，使得声束方向指向操作者。从探头长轴中点与皮肤呈45°~60°进针，通过非常精细的倾斜探头，确定针尖显示在屏幕上。识别和追踪针尖十分重要，每次进针几毫米，再倾斜探头追踪针尖，如果穿刺针的轨迹偏离了目标就调整穿刺方向，直到针尖突破并刺入血管。

(2)纵轴法:探头与血管平行,穿刺针平行声束平面。首先将颈内静脉的横截面显示在屏幕中央,再把探头旋转90°将标示点指向操作者。将探头稳定在颈内静脉最宽直径处。穿刺时,在距离探头短轴中点约5mm处进针,与皮肤成45°~60°角,在屏幕上识别针尖和针杆的位置,调整穿刺针轨迹朝向静脉,实时跟踪针尖轨迹。

7. 确定导丝在颈内静脉。

8. 使用标准方法扩皮置管固定。

9. 储存图像,清洁超声机。

注意事项:

1. 一次只动一只手,如果进针或者改变针头方向,另一只手要固定超声探头不动。如果探头在移动调整图像,则保持穿刺针不动。

2. 注意血管前壁距离皮肤的深度,如果穿刺针到达预计深度但没有见到回血,应该找到并定位针尖位置,不要在超过预计深度后继续进针。

3. 见到针尖在血管内很重要,更重要的是见到导丝在血管内。

4. 超声引导中心静脉置管,推荐先掌握颈内静脉和股静脉横向入路,然后是颈内静脉和股静脉纵向入路,最后纵向入路穿刺锁骨下静脉。

5. 股静脉的穿刺方法与颈内静脉类似,锁骨下静脉往往只能采取长轴法或斜行平面进行,对手眼协调性要求较高。

(赵丹青,审阅:李骥)

六、中心静脉置管并发症

(一) 气胸

1. 如果气胸量不大且无症状,可定期复查胸片,监测气胸吸收情况。

2. 如果气胸量大、出现症状,及时与胸外科联系,行胸腔闭式引流术。

3. 如果出现张力性气胸、血流动力学不稳定，尽快同侧的锁骨中线第2肋间置入14~16号针头，直到置入胸管闭式引流后，再将其拔出。

4. 如果穿刺有困难，建议由更有经验的医师操作。如果有气胸高危因素（慢性阻塞性肺疾病、肺大疱等），建议避免锁骨下静脉穿刺。避免在有肺部疾病的对侧穿刺颈内静脉及锁骨下静脉以免出现双侧肺部损伤。

（二）心律失常

例如期前收缩、室性心动过速（室速）、完全束支传导阻滞。

1. 导管或导丝对心肌刺激造成，拔出导管或导丝后常可缓解。

2. 如果是室速，立即拔出导管或导丝，必要时按高级生命支持方案处理。

3. 在置管前估计从穿刺点到上腔静脉的距离，忌置管过深。导丝置入小于16cm为宜。

（三）血管并发症

1. 如果穿刺针头误入动脉，拔出针头，压迫至少10min。如果不能确定动静脉在穿刺针见回血后建议使用测压针头测压后再开始置入导丝及扩皮。

2. 如扩皮器或导管误入动脉，先不拔出扩皮器和导管，立即请血管外科会诊。

3. 血肿主要与颈内静脉置管相关，巨大血肿可能压迫气道；因此颈内静脉一侧置管失败后应避免在对侧再次置管。

（四）导管错位或打结

不要强行拔导管，立即请介入科或血管外科会诊。

（五）感染

1. 导管相关血流感染　致病菌来源局部皮肤（最常见）、接头、导管、输入液体。

2. 影响因素　导管留置时间(时间越长越易感染)、管腔粗细(越粗越易感染)、置管位置(锁骨下最不易感染)和无菌操作技术。

3. 预防　在置入中心静脉置管时采用 Pronovost 清单:①操作前洗手;②置管时操作者及参观者戴口罩帽子穿无菌衣;③氯己定皮肤消毒;④避免选用股静脉置管;⑤每日检查导管是否必需,及时拔除不必需导管。

(六) 空气栓塞

1. 罕见;常见于输液器脱落、液体输完或未关闭管腔。

2. 高危患者低血容量、低中心静脉压、胸腔内负压高。

3. 如果怀疑空气栓塞,让患者左侧卧位和头低位,避免进入动脉造成栓塞。

4. 预防置入导管后,切记要夹闭管腔,并保持头低位直到操作结束。在患者呼气时拔管,拔管后至少局部按压 1min。

(郑西希,审阅:李骥)

第二章

内科症状学

第一节　意识障碍

一、定义

当脑干网状结构损害或者双侧大脑半球广泛损害时可引起意识障碍。按照病因可分为两大类：代谢性脑病和结构性脑病。意识障碍包括意识水平（觉醒度）和意识内容两类异常。

1. 觉醒度改变

(1) 嗜睡（somnolence）：睡眠状态过度延长，但可被唤醒，并正确对答或执行指令，停止刺激很快入睡。

(2) 昏睡（stupor）：强烈刺激可唤醒并简单回答问题，刺激减弱后很快再入睡。

(3) 昏迷（coma）：任何感觉刺激均不能唤醒（表 2-1-1）。

表 2-1-1　不同昏迷程度的临床表现

昏迷程度	对刺激的反应	脑干反射	呼吸节律
浅昏迷	疼痛刺激有痛苦表情及回避动作	基本保留	正常
中度昏迷	强烈疼痛刺激有防御反射活动	减弱或消失	紊乱，可见周期性呼吸及过度换气
深昏迷	任何刺激均无反应	消失	不规则

2. 意识内容改变

(1) 意识模糊（confusion）：亦称朦胧状态（twilight state），定向力障碍，情感淡漠，言语不连贯，对外界刺激表现为有目的的简单动作反应。

(2) 谵妄（delirium）：对环境的认识和反应能力下降，定向力障碍，言语增多，思维不连贯，常有错觉和幻觉，表现为紧张、激越，甚至攻击行为。夜间加重，白天减轻，觉醒 - 睡眠周期紊乱。

二、体格检查要点

1. 生命体征　血压、心率、呼吸频率、指氧、体温。

2. 脑神经

(1) 瞳孔反射、眼球运动、有无凝视、眼底检查。

(2) 角膜反射：用棉签轻触角膜（不是巩膜），正常反应是眨眼。

(3) 咽反射：用压舌板或吸痰管刺激咽部。

3. 运动

(1) 肌力检查。

(2) 检查昏迷患者肢体瘫痪的方法

1) 肢体坠落试验：瘫痪侧下落速度快。

2) 下肢外旋征：双下肢伸直时，瘫痪侧呈外旋位。

3) 疼痛刺激试验：对皮肤疼痛刺激，瘫痪侧躲避动作消失或减弱。

4. 感觉　简单评估四肢肢端对疼痛的反应。

5. 腱反射与病理征

6. 脑膜刺激征

7. 综合评估　Glasgow 昏迷评分（GCS）：EnVnMn（n 为每项分数），3 分（完全无反应）到 15 分（正常）；GCS<8 分的患者，自主保护气道的能力即受影响。气管插管的患者记作 EnVTMn，最高为 10 分（表 2-1-2）。

表 2-1-2　Glasgow 昏迷评分（GCS）

睁眼（E）	计分	语言（V）	计分	运动（M）	计分
自主睁眼	4	逻辑正常	5	遵嘱运动	6
声音刺激睁眼	3	含混不清	4	疼痛定位	5

续表

睁眼(E)	计分	语言(V)	计分	运动(M)	计分
疼痛刺激睁眼	2	词语不连续	3	疼痛回避	4
无睁眼	1	难以理解	2	刺痛肌肉屈曲	3
		无发音	1	刺痛肌肉伸展	2
				无动作	1

8. 明确 内科基础疾病的重点查体。

三、鉴别诊断(图 2-1-1)

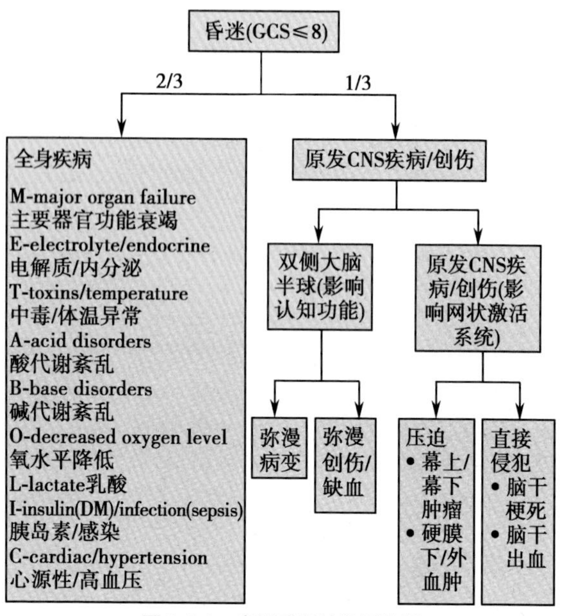

图 2-1-1 意识障碍的鉴别诊断

注:GCS:Glasgow 昏迷评分。

(韩菲,审阅:张遥)

第二节　头痛

一、概述

头痛是最常见的主诉之一，在急性新发头痛就诊的患者中约15%存在严重疾病。多数急性头痛患者的病因是良性的，但也要高度警惕威胁生命的头痛。值班期间应及时鉴别并处理严重疾病，以免延误诊断及治疗。

二、病理生理

头部的主要致痛结构包括颅外部分和颅内部分。

1. 颅外部分

(1) 颅外动脉：如颞浅动脉、枕动脉等管壁扩张、搏动幅度加大、被牵拉时，可造成该血管所在部位的搏动性疼痛，是血管源性头痛的重要原因。

(2) 颅外肌肉：头颈部肌肉持续收缩、血流受阻亦可产生头痛，一般不伴有恶心、呕吐，为非搏动性头痛，是紧张性头痛的重要原因。

(3) 颅外神经：分布于颅外的末梢神经受到刺激可产生放射痛，如三叉神经痛、枕大神经痛。

2. 颅内部分

(1) 硬脑膜：不同部位硬脑膜对疼痛敏感程度不同，颅底部对痛觉比较敏感。

(2) 蛛网膜：颅底大血管周围的蛛网膜对痛觉敏感，蛛网膜下腔出血时头痛是非常剧烈的，颅内感染炎性渗出物刺激脑膜亦可引起头痛。

(3) 颅内血管：硬脑膜中动脉对痛觉最为敏感，其次是颈内动脉、大脑中动脉起始部、基底动脉主干。颅内血管因某些原因被牵拉（如占位性病变压迫、高颅压、低颅压），或血管扩张（如高碳酸血症、低血糖、CO中毒、急性血压升高)，均可引起头痛。

(4)脑神经：三叉神经、面神经、舌咽神经受到刺激或牵拉时均有痛感。

三、病史采集要点

1. 发病情况

(1)急性起病头痛，伴发热：注意颅内感染性疾病。

(2)突发剧烈头痛：注意颅内血管性疾病(如蛛网膜下腔出血)。

(3)长期反复发作搏动性头痛：注意血管性头痛(如偏头痛)或神经官能症。

(4)慢性进行性加重头痛，伴视物模糊、呕吐、缓脉：注意颅内占位性病变。

(5)青年慢性头痛，焦虑、紧张可诱发：常是紧张性头痛。

2. 前驱症状　例如视觉、听觉或味觉异常，幻觉、麻木、感觉异常或者言语异常。偏头痛发作前可能出现前驱症状。

3. 头痛的部位

(1)偏头痛、丛集性头痛：单侧为主。

(2)颅内病变的头痛：深在且弥散，多向病灶同侧放射。

(3)高血压头痛：整个头部，或额部。

(4)颅内感染性头痛：全头痛。

(5)蛛网膜下腔出血、脑脊髓膜炎：头痛伴颈痛。

(6)部位变幻不定的头痛高度提示良性病变。

4. 头痛的性质

(1)高血压头痛、血管性头痛：搏动性。

(2)神经痛：电击样、刺痛。

(3)紧张性头痛：重压感、紧箍感。

5. 头痛的程度

(1)剧烈头痛：常见于脑膜刺激、偏头痛、高颅压、高血压危象、神经痛、青光眼等。

(2)轻至中度头痛:颅内肿瘤。

6. 头痛加重与缓解的因素

(1)颅高压、脑肿瘤性、血管性头痛:咳嗽、喷嚏、摇头、俯身可加重。

(2)颈肌痉挛所致的头痛:按摩颈肌可缓解。

(3)低颅压:由卧位变为立位时可加重。

7. 头痛伴随症状

(1)高颅压:头痛伴剧烈呕吐。

(2)偏头痛:头痛伴呕吐,呕吐后头痛可减轻。

(3)丛集性头痛:头痛伴流泪、鼻溢液、上睑下垂、瞳孔缩小等。

(4)感染性疾病:头痛伴发热。

(5)脑疝:头痛伴意识障碍。

(6)脑膜炎、蛛网膜下腔出血:头痛伴脑膜刺激征。

(7)脑血管畸形、脑内寄生虫、脑肿瘤:头痛伴癫痫发作。

四、鉴别诊断(表 2-2-1)

表 2-2-1　头痛的鉴别诊断

常见病因	不常见病因
偏头痛	高血压脑病、子痫 / 先兆子痫
紧张型头痛	脑肿瘤
月经性头痛	良性颅内压增高
药物戒断	垂体卒中
药物过度使用	静脉窦血栓
颈部脊旁肌肉疼痛	硬膜外 / 下血肿
急性鼻窦炎	巨细胞动脉炎

续表

常见病因	不常见病因
中耳炎	脑脓肿
龋齿 / 智齿挤压	代谢相关(一氧化碳中毒、缺血缺氧性脑病)
颞下颌关节综合征	脑外伤
脑血管病(脑出血、蛛网膜下腔出血、脑梗死)	丛集性头痛
急性脑积水	三叉神经痛
脑膜炎	急性闭角型青光眼

(韩菲,审阅:张遥)

第三节 眩晕

一、概述

眩晕是指多种病因导致前庭系统(外周迷路、脑桥的前庭核团、小脑)功能障碍,使患者产生对空间关系的定向障碍或平衡感觉障碍,进而出现自身或周围环境的运动错觉或幻觉,是一种常见的临床综合征。一般在临床上,“头晕”泛指自身不稳感或者眩晕,而“头昏”泛指头脑不清晰感等。

二、临床表现

1. 患者主诉感觉周围事物在旋转、倾斜、摇摆,或感觉自身在一定平面上旋转、倾斜、摇摆。活动头部或睁眼常可使眩晕症状加重。

2. 患者可因平衡失调而站立不稳,独立行走困难。

3. 可出现自主神经症状,如恶心、呕吐、面色苍白、血压降低等。

4. 可出现伴随症状，如耳鸣、听力下降、耳胀。

三、病史采集要点

1. 注意询问眩晕的起病形式（是否有体位/头位突然变动）、发作特点、严重程度、持续时间、加重缓解因素、伴随症状、近期有无感染史。

2. 注意询问既往有无类似发作病史及其缓解方式。

3. 注意询问现患病情况及既往史，有无中耳炎、高血压、颈椎病等。

四、体格检查要点

1. 内科查体

(1) 注意血压：若站立位眩晕明显，注意有无直立性低血压；若高血压，注意除外高血压所致的头晕。

(2) 注意心脏查体：除外心律失常所致的头晕。

2. 神经系统查体　注意有无神经系统定位体征，尤其关注以下。

(1) 脑神经：注意检查有无复视、眼震、构音障碍、咽反射减退、听力下降及其他脑神经受累的证据。

(2) 共济运动：指鼻试验、轮替试验、跟膝胫试验及闭目难立征。

(3) Dix-Hallpike 试验：用于阵发性良性位置性眩晕（BPPV）的诊断。

五、辅助检查

1. 血液检查　血常规、肝肾功能、血糖（注意除外低血糖、贫血导致的头晕）。

2. 心电图　注意除外心脏疾病导致的头晕。

3. 头 CT/MRI 检查　注意有无颅内病变（如小脑/脑干出血、小脑/脑干梗死所致的眩晕）。

六、鉴别诊断(表 2-3-1、表 2-3-2)

表 2-3-1 前庭周围性眩晕与前庭中枢性眩晕的鉴别

鉴别要点	前庭周围性眩晕	前庭中枢性眩晕
病变部位	内耳前庭感受器及前庭神经病变	前庭神经核及中枢径路病变
眩晕程度及时间	呈发作性,症状重,持续时间短	症状轻,持续时间长
眼震	眼震幅度细小,水平或旋转	眼震幅度粗大,眼震形式多变
耳蜗症状	常伴耳鸣、听力减退等	不明显
自主神经症状	恶心、呕吐、苍白、大汗	不明显
前庭功能试验	无反应或反应减退	正常

表 2-3-2 周围性眩晕和中枢性眩晕的常见病因

常见周围性眩晕	常见中枢性眩晕
良性位置性眩晕(BPPV)	短暂性脑缺血发作、脑梗死、脑出血(椎 - 基底动脉供血区)
前庭神经炎	桥小脑脚 / 小脑 / 脑干肿瘤
梅尼埃病	偏头痛
迷路炎	多发性硬化
药物中毒性(链霉素、苯妥英钠、一氧化碳)	
外伤	脑干 / 小脑外伤、感染
突聋伴眩晕	颞叶病变
听神经瘤	

七、治疗

1. 病因治疗　病因明确者应及时采取针对性强的治疗措施。

(1) 急性缺血性脑卒中：应及时给予溶栓、抗血小板等专科治疗（见“神经疾病：缺血性脑卒中”）。

(2) 药物性眩晕：停用导致眩晕的药物，前庭功能损害者可行前庭康复训练。

(3) 前庭神经元炎：应用糖皮质激素、前庭抑制剂，尽早行前庭康复训练。

2. 非药物治疗

(1) 卧床休息，避免声、光刺激，减少头位变动。

(2) 患者教育与心理治疗：消除患者恐惧心理，缓解焦虑、抑郁症状。

(3) 手法复位治疗：良性位置性眩晕的首选治疗，需请神经科或者耳鼻喉科医生会诊，常用复位手法为 Eply 手法。

3. 药物治疗

(1) 前庭抑制剂：缓解急性期症状，用于眩晕持续数小时或频繁发作者。

1) 抗组胺药：阻断组胺受体，抑制前庭神经元活性，通过中枢抗胆碱活性而产生镇吐、抗眩晕的效果，如苯海拉明、地芬尼多、异丙嗪。

2) 抗胆碱能药物：首先通过中枢抗胆碱作用抑制前庭系统活性，其次扩张微血管而改善内耳循环，再次抑制腺体分泌而有镇吐作用，特别适用于恶心、呕吐严重者，如阿托品、东莨菪碱、山莨菪碱。

3) 镇静剂：缓解焦虑、恐惧情绪，抑制前庭神经核活性，特别适用于伴有恐惧、焦虑的患者，如地西泮（安定）、劳拉西泮、艾司唑仑等。

(2) 血管扩张剂：改善内耳和脑组织的血供，特别适用于伴有耳鸣、耳聋和脑动脉硬化者。

1)倍他司汀:组胺衍生物,选择性增加内耳与脑的微循环,消除内耳水肿。

2)钙拮抗剂:如尼莫地平、氟桂利嗪等,适用于血管性眩晕和偏头痛性眩晕。

3)其他血管扩张剂:银杏叶制剂、前列地尔。

(3)镇吐剂:通过抑制呕吐中枢而防治恶心、呕吐,如甲氧氯普胺、氯丙嗪。

(韩菲,审阅:张遥)

第四节 胸痛

胸痛是45岁以上人群急诊就诊最常见的主诉;因胸部不适急诊就诊者中急性冠脉综合征(ACS)约占20%。

一、病因(表2-4-1)

表2-4-1 胸痛的各类病因

循环系统	冠状动脉疾病	ACS、心肌桥、梗死后综合征
	心肌病变	急性心肌炎、各种心肌病
	心瓣膜病	主动脉瓣/二尖瓣狭窄
	心包疾病	急性心包炎、心包缩窄
	主动脉疾病	主动脉夹层、胸主动脉瘤、主动脉窦瘤
	心脏神经官能症	
呼吸系统	胸膜疾病	胸膜炎、自发性气胸/血气胸
	肺/支气管疾病	肺炎、支气管炎、肺癌
	肺血管	肺栓塞、肺动脉高压

续表

胃肠道	食管破裂、反流性食管炎、食管痉挛、胆石症、胰腺炎、消化性溃疡
胸壁	带状疱疹、乳腺炎或肿瘤、肋间肌炎、挫伤、蜂窝织炎
神经系统	肋间神经炎、神经根和脊椎痛、胸段脊髓压迫症、多发性硬化
骨关节	强直性脊柱炎、颈椎病、肩周疾病、肋软骨炎、骨肿瘤、急性白血病、嗜酸性肉芽肿、外伤
其他	纵隔炎、纵隔气肿、胸廓出口综合征、膈下脓肿、脾梗死、焦虑症、过度通气综合征

二、病史采集要点（LMNOPQRST，表 2-4-2）

表 2-4-2 胸痛病史采集要点

Location	胸骨后	冠心病、主动脉夹层、食管疾病、急性胰腺炎
	心前区	冠心病、心包炎、肋软骨炎、急性胰腺炎、带状疱疹
	侧胸部	胸膜炎、肺栓塞、肋间肌炎、肝脾痛
Medical history	基础疾病	冠心病、糖尿病、高血压、高血脂、深静脉血栓、结核
	遗传背景	冠心病 / 肿瘤家族史
	用药史	近期心血管相关药物及阿片类药物服用史
New	既往类似发作	慢性阻塞性肺病急性发作、心绞痛
Other symptoms	苍白、血压下降	心肌梗死、主动脉夹层、主动脉窦瘤破裂、肺栓塞
	咯血	肺栓塞、支气管肺癌
	发热	肺炎、胸膜炎、心包炎
	呼吸困难	心肌梗死、肺栓塞、肺炎、气胸
	吞咽困难	食管疾病

续表

Provoking/Palliative	心肌缺血性	劳力或情绪激动诱发，休息或硝酸甘油可缓解
	非心肌缺血性	食管痉挛：进冷食诱发或自发，硝酸甘油缓解 胸膜炎、心包炎：呼吸、胸部运动时加重 肌肉骨骼神经性胸痛：触摸或运动加重 过度通气性胸痛：呼吸过快诱发
Quality	压榨性、闷胀感	心肌缺血性疼痛
	刀割样锐痛	心包炎、胸膜炎、肺栓塞
	撕裂样剧痛	主动脉夹层
	针扎样、电击样	肋间神经炎、带状疱疹、功能性疼痛
Radiation	颈部 / 下颌 / 左臂	心肌梗死、心包炎
	放射到背部	主动脉夹层
Severity	使用 VAS 疼痛评分（1~10）	
Timing	瞬间或 15s 之内	肌肉骨骼神经疼痛、食管裂孔疝、功能性疼痛
	2~30min	心绞痛
	30min 或数小时	心肌梗死、心包炎、主动脉夹层、带状疱疹、肌肉骨骼痛

三、体格检查要点

1. 一般情况　面色苍白、多汗、烦躁、憋喘提示需立即治疗。

2. 确认生命体征　测定双侧血压及脉搏，疑诊主动脉夹层时测双上下肢血压及股动脉搏动，气促 /SpO_2 下降者立即吸氧，查动脉血气。

3. 皮肤　有无花斑、湿冷、创口、疱疹、红肿热痛、皮下气肿等。

4. 血管　颈动脉杂音、颈静脉充盈 / 怒张、肝颈静脉回流征、腹部血管杂音。

5. 心肺查体　尤其注意有无奔马律、新发杂音、心包摩擦音、气管偏移、单侧鼓音、啰音、胸膜摩擦音。

6. 腹部　剑突下、胆囊区有无压痛。

7. 下肢　单侧肿胀、水肿程度。

四、辅助检查

首选动脉血气分析和心电图（结果回报最迅速），通常需完善血常规、肝肾功能、心肌损伤标志物、凝血时间和 D- 二聚体，胸部 X 线检查等。根据病情需要考虑心脏超声、CT、冠状动脉造影、腹部超声等。

五、诊治流程

1. 两大原则

（1）优先排除危及生命的急症：心肌梗死、主动脉夹层、心脏压塞、肺栓塞、张力性气胸、食管破裂。

（2）暂时不能明确诊断者应密切注意病情的动态演变。

2. 轻微胸痛、病史较长、反复发作、不影响日常生活的胸痛，可视为低危患者　进一步鉴别诊断其他胸痛原因，可由急诊分流至门诊。

3. 关于稳定型心绞痛

（1）典型病例可根据临床症状，或临床症状结合诊断性检查结果诊断。

（2）估计冠心病可能性 >90% 的典型心绞痛，无须接受进一步检查即可先按照心绞痛治疗。

(3)当未知患者冠脉情况时，慎用运动平板试验来诊断或排除稳定型心绞痛。

4. 常见急性胸痛特点及治疗建议(表 2-4-3)

表 2-4-3　急性胸痛的特点及治疗

诊断	症状	体征	辅助检查	治疗原则
急性心肌梗死	冠心病危险因素、典型心绞痛样症状持续大于30min	低血压、啰音、第三心音、新发杂音	心电图动态改变、心肌损伤标志物	急诊 PCI/溶栓、扩冠 + 双重抗血小板 + 抗凝
不稳定心绞痛	劳累 / 激动 / 停药诱发、休息 / 硝酸酯缓解、左胸压榨痛、放射痛、近期新发或加重	不典型	心肌损伤标志物正常、心电图有或无动态改变	尽快心内科就诊完善冠脉造影、冠心病二级预防
主动脉瓣狭窄	胸痛逐渐进展，可致晕厥、心衰	收缩期吹风样杂音向颈部传导、脉弱、脉压减少	心电图、超声心动图	手术、避免血管扩张剂 / 负性肌力药
主动脉夹层	突发剧烈胸腹痛、向背部放射；高血压病史	高血压、双侧 / 上下肢血压差过高、股动脉搏动弱或无	CTA、超声心动图、主动脉超声	降压、镇痛、手术
慢性阻塞性肺病急性加重	憋气、痰多	发热、发绀、呼吸频速、桶状胸、哮鸣音	胸片 / 胸 CT	抗炎、平喘、痰液引流

续表

诊断	症状	体征	辅助检查	治疗原则
食管破裂	伴反酸、呕吐、食管手术史	不典型	胸 CT	手术
心脏压塞	伴憋气、乏力	HR>100 次 /min，奇脉；颈静脉怒张、低血压、心音低钝	心电图、超声心动图	心包穿刺/开窗引流
心包炎	尖锐 / 烧灼痛、持续不缓解；前驱症状：发热、乏力；基础病：尿毒症	心包摩擦音、非特异 ST-T 改变	心电图、超声心动图	激素、NSAIDs、原发病治疗
肺炎 / 肺脓肿	咳嗽、发热、气短、咳痰、拔牙术后 / DM 病史	发热、脉速、肺部啰音	血常规、胸片/胸 CT	抗感染、化痰
气胸	外伤 / 肺气肿 / 哮喘史、瘦高体型、中青年男性、吸烟、气短	SpO_2 ↓、呼吸急促、发绀、气管向健侧偏移、叩诊鼓音、呼吸音减弱	胸片/ 胸 CT	吸氧镇痛休息、胸腔闭式引流
肺栓塞	新近手术 / 易栓症 / 肿瘤 / 瘫痪 / 口服避孕药 / 房颤等病史、咯血	SpO_2 ↓、呼吸急促、发绀、啰音、脉速、肢体水肿、P2 亢进、发热	ABG、心电图、D-二聚体、CTPA	溶栓、取栓、抗凝、氧疗

注：DM，糖尿病；NSAIDs，非甾类抗炎药；CTA，CT 血管造影；ABG，动脉血气；CTPA，肺动脉 CT 血管造影。

5. 主动脉夹层

(1) 临床特点：有“三个不对称”，即①胸痛重而心电图不典型；②症状重而体征轻；③休克表现重但血压正常或偏高。易漏诊！

(2) 治疗原则：疑诊患者严密监护（生命体征、尿量）；控制心率与血压：目标心率 60 次 /min、收缩压 100~120mmHg，优先静脉使用 β 受体阻滞剂，血压仍不达标时加用静脉血管扩张剂；镇痛。

(3) 手术指征：Stanford A 型夹层（累及升主动脉）；B 型夹层（未累及升主动脉）合并以下之一：病变进展、破裂、马方综合征、累及重要脏器、逆行扩展至升主动脉。

（石穿，刘颖娴，审阅：李骥）

第五节 晕厥

一、基本问题

1. 是晕厥吗？
2. 是心源性晕厥或休克吗？

二、定义

晕厥（syncope）是一种症状，表现为突发、短暂、完全性意识丧失，能迅速自行恢复，其机制是大脑低灌注。

三、诊断标准

同时符合以下两点即可诊断：①出现一过性意识丧失（transient loss of consciousness，T-LOC）；②排除外伤（例如脑外伤）、癫痫发作、精神症状（如癔症）、短暂性脑缺血发作（TIA）、窃血综合征等。晕厥的诊断流程见图 2-5-1。

晕厥需与癫痫、脑 - 椎基底动脉系统短暂性缺血发作重点鉴别（表 2-5-1、表 2-5-2）。

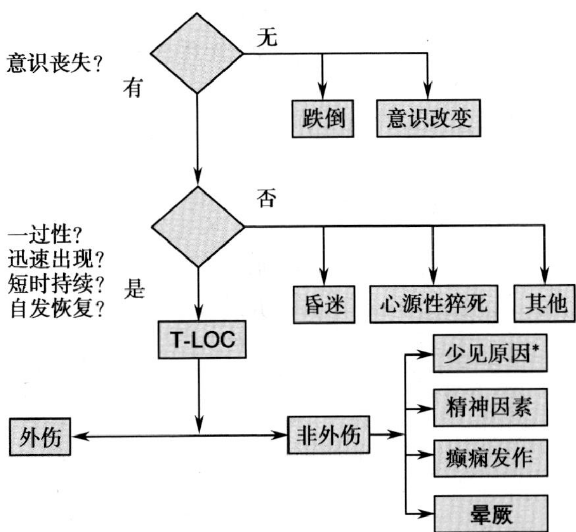

*例如猝倒(cataplexy)、白天过度嗜睡(excessive daytime sleepiness)等；T-LOC：一过性意识丧失。

图 2-5-1　晕厥的诊断流程图

表 2-5-1　晕厥与癫痫发作的鉴别要点

	晕厥	癫痫发作
诱因	常有	常无
肌张力	消失	大多数情况下增高
强直性阵挛	无	有
面色青紫	少见	常见
面色苍白	常见	罕见
意识丧失持续时间	短，一般不超过 20s	长，可超过 5min
舌咬伤	少见	常见
发作后嗜睡	无	有
发作后肌肉疼痛	无	有

表 2-5-2 晕厥与椎 - 基底动脉系统短暂性脑缺血发作(TIA)的鉴别要点

	晕厥	脑 - 椎基底动脉系统 TIA
肢体无力	无	可有
共济失调	无	可有
眼球运动障碍	无	可有
吞咽功能障碍	无	可有

四、病因(表 2-5-3)

表 2-5-3 晕厥的常见病因分类

心血管性晕厥	心律失常	快速性	室上性或室性心律失常(冠心病 / 肥厚型心肌病、扩张型心肌病、致心律失常右心室心肌病 / 长 QT 综合征、Brugada 综合征、儿茶酚胺敏感性多形性室速 / 药物)
		缓慢性	病态窦房结综合征、房室传导阻滞、心血管植入性器械(植入型心律转复除颤器、起搏器)功能异常、药物
	心脏 / 血管的结构 / 机械运动异常	心脏	心包疾病(如心脏压塞)、急性冠脉综合征、梗阻性肥厚型心肌病、瓣膜病(如主动脉瓣狭窄)、心房黏液瘤等
		血管	肺栓塞、肺动脉高压、主动脉夹层
直立性低血压	自主神经功能衰竭	原发	单纯自主神经功能衰竭、多系统萎缩、帕金森病、Lewy 小体痴呆
		继发	糖尿病、淀粉样变性、尿毒症、脊髓损伤
	血容量不足		失血、腹泻、呕吐、艾迪生病、剧烈运动后
	药物		酒精、扩血管药物、利尿剂、抗抑郁药物

续表

反射性晕厥	血管迷走性	情绪介导	害怕、疼痛、晕血、过度悲伤
		体位介导	长久站立体位
	情境性		咳嗽、喷嚏、消化道刺激(吞咽、排便、腹痛)、排尿/排尿后、运动后、举重、吹奏铜管乐器、餐后
	颈动脉窦晕厥		颈动脉窦过敏
	不典型		无明显诱因和/或不典型的表现

五、接诊要点(表2-5-4、表2-5-5)

表2-5-4　一过性意识丧失患者重点病史及思维指向

分类		项目	临床思维指向
发作前	诱因	上肢活动相关	锁骨下动脉窃血
		头部转动/按压颈动脉窦	颈动脉窦过敏
		改变体位	直立性低血压
		仰卧位	心源性
		运动中/运动后立即	心源性
		特殊药物应用	心源性,直立性低血压
		特定情境/环境	情境性
	伴随/前驱症状	心悸/胸闷/胸痛	心源性
		恶心/呕吐/冷汗/腹部不适	反射性
		癫痫	癫痫发作
		器质性心脏病/冠脉疾病	心源性

续表

	分类	项目	临床思维指向
发作前	既往史	晕厥/猝死家族史	心源性
		心律失常史	心源性
		糖尿病	直立性低血压
		帕金森病	直立性低血压
		长期反复晕厥病史(40岁以前)	反射性
发作时	具体发作特点	发作次数	频发:心源性/体位性;偶发:反射性
		持续时间	鉴别是否“一过性”
		跌倒方式*	鉴别是否完全意识丧失
		抽搐	鉴别癫痫发作、脑血管意外
发作后	有无后遗影响	外伤	鉴别“意识丧失”/预后判断/外科会诊
		舌咬伤	鉴别癫痫发作
		乏力/反应慢/嗜睡	鉴别癫痫发作
		大小便失禁	鉴别TIA、脑血管意外

注*指有保护性跌倒抑或无保护性跌倒。

表 2-5-5 一过性意识丧失患者重点查体及思维指向

部位	分类	项目	临床思维指向
头	外伤	外伤	鉴别“意识丧失”/预后判断/外科会诊
颈	血管杂音	血管杂音	鉴别TIA、脑血管意外、窃血综合征

续表

部位	分类	项目	临床思维指向
心脏	心率	快 / 慢	心律失常
	心律	整齐 / 紊乱	心律失常
	心音	心音低钝	心包积液
		P2 亢进	肺动脉高压
		杂音	瓣膜病、梗阻性心肌病、心腔肿瘤
外周血管	桡动脉	搏动不对称	主动脉夹层、窃血综合征

除上述检查外，一过性意识丧失患者还需接受两个特殊体格检查：①卧立位血压。测量方法是让患者仰卧平躺 5min 后测量血压和心率，而后取立位，每分钟测量 1 次血压和心率，直至满 3min。如果在直立 3min 内，收缩压降低≥ 20mmHg 或下降至 <90mmHg 或舒张压降低≥ 10mmHg，则为阳性。②神经系统查体，用于鉴别 TIA、脑血管意外及自主神经功能衰竭导致的直立性低血压。

六、实验室检查（表 2-5-6~ 表 2-5-8）

表 2-5-6　一过性意识丧失患者的生化检查

检查	异常	临床思维指向	归类
血常规	血红蛋白下降	失血	直立性低血压
血气 / 电解质	酸碱 / 电解质紊乱	心律失常	心源性
血糖	低血糖	低血糖发作	低血糖症
D- 二聚体	升高	肺栓塞	心源性晕厥
心肌酶 / 脑钠肽	升高	心肌损害	心源性晕厥

表 2-5-7　一过性意识丧失患者心电图读图要点

项目	临床提示
心率	快速或缓慢性心律失常
心律	窦性心律、心房颤动、室上性心动过速、室性心动过速
P 波	心律失常类型
PR 间期及 P 波与 QRS 波关系	房室传导阻滞
QRS 波	急性冠脉综合征、陈旧性心肌梗死、传导阻滞、预激综合征
ST 段	急性冠脉综合征、Brugada 综合征、早期复极
T 波	急性冠脉综合征、肥厚型心肌病、致心律失常右心室心肌病
QT 间期	长 QT 综合征 / 短 QT 综合征
起搏信号	起搏器 / 植入型心律转复除颤器故障

表 2-5-8　心源性晕厥患者需要进行的辅助检查

分类	项目	临床思维指向
心脏监测	Holter	快速或缓慢性心律失常
	植入式循环记录仪 / 体外循环记录仪 / 胸贴记录仪 / 心脏遥测移动设备	同上
影像学	超声心动图	结构性心脏病可能
	心脏核磁	同上（尤其是浸润性心肌病）
	冠脉 CTA/ 冠脉造影	冠心病

续表

分类	项目	临床思维指向
其他	颈动脉窦按摩	颈动脉窦过敏
	直立倾斜试验	反射性晕厥
	多巴酚丁胺激发试验	快速心律失常
	运动负荷试验	心律失常 / 冠心病
	有创电生理检查	快速或缓慢性心律失常
	自主神经功能评估	神经性直立性低血压
	脑电图	鉴别假性晕厥和癫痫

七、评估

当评估晕厥病因时，应注意识别高危患者：心源性晕厥和有效血容量不足。下列情况提示为高危患者，需要留院观察并积极进一步评估。

1. 新发症状、平卧或运动中出现晕厥或晕厥前突发心悸、胸痛。

2. 有严重的结构性心脏病或冠脉疾病（心衰、左心室射血分数降低、既往心肌梗死）。

3. 心电图特征提示心源性晕厥　急性缺血表现；二度 / 三度房室传导阻滞；持续 / 非持续性室性心动过速；左束支或右束支合并左前或左后分支传导阻滞；其他室内传导异常 QRS 时限≥ 120ms；非药物影响和非体育训练患者中出现窦性心动过缓心率 <40 次 /min 或窦房传导阻滞或窦性停搏 >3s；预激 QRS 波；QT 间期延长或缩短；Brugada 样心电图表现；V_1~V_3 导联 T 波倒置等致心律失常右室心肌病心电图表现。

4. 无法解释的血压下降（收缩压 <90mmHg）、怀疑消化道出血、未诊断的心脏杂音。

八、初步处理

如果高度怀疑心源性晕厥应密切观察，行心电监护，请心内科等相关科室会诊，考虑抗心律失常药物、电转复、电除颤、起搏器、植入型心律转复除颤器（ICD）等治疗。若高度怀疑有效血容量不足导致的直立性低血压，应积极恢复血容量，例如补液、输血等。如果仅是反射性晕厥，值班期间嘱患者注意卧床，密切观察病情，无进一步特殊处理。

（常龙，审阅：程中伟）

第六节 高血压急症

一、定义

1. 高血压急症 血压突然和显著升高（一般超过180/120mmHg），同时伴有进行性靶器官功能不全的表现。血压水平高低与急性靶器官的损害程度并非成正比。须选择静脉制剂快速降压！

2. 高血压亚急症 血压显著升高但不伴靶器官损害。可口服降压药物处理，多需联合用药。

二、病史采集要点

高血压持续时间，目前治疗情况（药物类型、剂量、依从性、副作用），饮食影响（拟交感物质、激素、可卡因、乙醇），继发性高血压症状（肌无力、阵发性心动过速、出汗、震颤等），靶器官损害表现。

三、体格检查要点

重点判断是否存在靶器官损害。

1. 中枢神经系统 意识障碍、视力下降、复视、单侧肌力下降、定位体征。

2. 循环系统　胸痛、端坐呼吸、心脏杂音、S3 奔马律、肺部啰音、腹部杂音。

3. 泌尿系统　尿少、腰痛、水肿。

四、诊治流程(图 2-6-1)

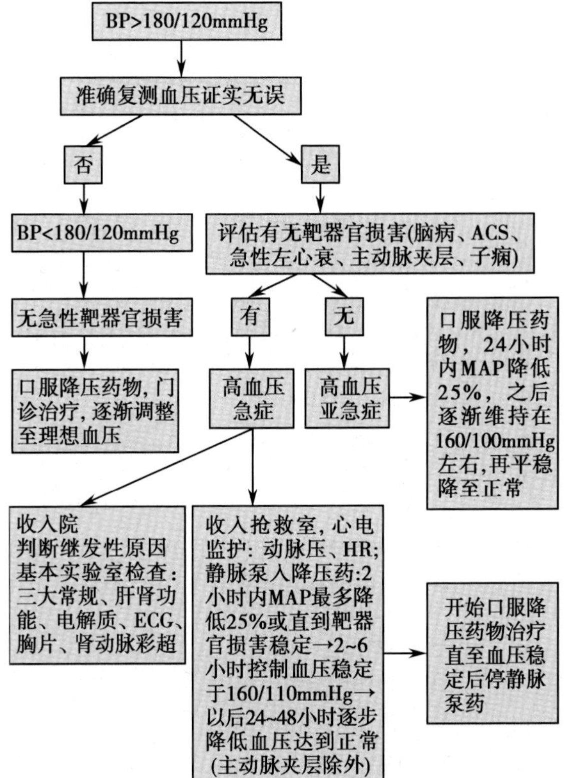

图 2-6-1　高血压急症的诊治流程

五、常见高血压急症特点及治疗建议(表 2-6-1)

表 2-6-1 高血压急症诊治要点

类型	症状	诊断性检查	首选降压药物
高血压脑病	头痛、喷射性呕吐、意识模糊、视力改变、肢体麻木、定向障碍、中枢神经系统定位体征、抽搐、昏迷	视神经盘水肿、眼底出血、CSF 压力高、头 CT	拉贝洛尔、尼卡地平
脑卒中	同上	头 CT、MRI	同上
蛛网膜下腔出血	突发剧烈头痛、颈项强直	头 CT、腰穿	尼莫地平
急性主动脉夹层	胸腹撕裂痛、双臂血压不等、股动脉搏动减弱或消失、休克	CTA、MRI、超声心动图	硝普钠 +β 受体阻滞剂
高血压合并急性左心衰	气短、夜间阵发性呼吸困难、舒张期奔马律、双肺啰音	胸片、超声心动图	硝普钠、硝酸甘油、ACEI
高血压合并 ACS	胸骨后压榨痛、大汗	心电图、心肌酶	硝酸甘油 + ACEI+β 受体阻滞剂
嗜铬细胞瘤危象	突发高血压、血压剧烈波动、头痛 - 心悸 - 大汗、面苍白	尿儿茶酚胺、腹部 / 肾上腺 CT	α 受体阻滞剂
子痫	孕 20 周后血压升高、水肿、血尿、蛋白尿;头痛、呕吐、惊厥	24h 尿蛋白定量	肼屈嗪 + 硫酸镁、拉贝洛尔
硬皮病肾危象	硬皮病表现		ACEI

六、常用高血压急症静脉用药

详见附录。

（石穿，审阅：李骥）

第七节　低血压

低血压并非症状，而是一个重要体征。理解血压变化的病理生理机制，应牢记以下公式：MAP = CO × SVR = HR × SV × SVR。

式中，MAP = 平均动脉压，CO= 心输出量，SVR= 外周血管阻力，HR= 心率，SV= 心搏量。

血压水平取决于每搏量、心率和外周血管阻力这三个因素，其中任一因素受损，都可引起血压下降。

一、病因（表 2-7-1）

表 2-7-1　低血压病因

类型		病因
急性低血压	休克	大失血、脱水、心源性、重症感染、过敏、迷走亢进
	药物过量	各种降压药，血管扩张药（如酒精、枸橼酸西地那非），抗心律失常药及抗震颤药
	晕厥	心源性、神经源性、血管反射性
慢性低血压	心血管疾病	主动脉瓣或二尖瓣严重狭窄、充血性心力衰竭、缩窄性心包炎、心包积液、梗阻性肥厚型心肌病、多发性大动脉炎
	慢性消耗性疾病	重症糖尿病、吸收不良综合征、慢性胰腺炎、晚期肿瘤、活动性肺结核
	体位性	直立性低血压
	脊髓疾病	多发性硬化、肌萎缩侧索硬化、重症肌无力

续表

类型		病因
慢性低血压	急性传染病恢复期	大叶性肺炎、伤寒、猩红热
	内分泌功能紊乱	慢性垂体前叶功能减退、慢性肾上腺皮质功能减退、甲状腺功能减退症
	终末期肝病	门脉高压,食管胃底静脉曲张
	5-HT、缓激肽等物质增多	类癌综合征
	体质性	常合并神经官能症(疲倦、健忘、头晕)、慢性疾病或营养不良

二、病史采集要点

起病时间、诱因、伴随症状、基础疾病、遗传背景、与体位变化是否相关、用药史。

三、体格检查

1. 血压　分别测量卧位与立位血压,双上肢及上下肢间血压。

2. 其他生命体征、神志情况、一般状况。

3. 注意面容、皮肤、毛发分布、胖瘦、有无水肿等。

4. 颈部　颈静脉怒张→心脏压塞/缩窄/右心衰/肺栓塞,塌陷→血容量不足。

5. 呼吸系统　喘鸣→大气道梗阻、过敏喉头水肿;呼吸音减低、肺野叩诊鼓音→气胸。

6. 心脏　尤应注意心律和心脏杂音的变化。

7. 腹部　注意移动性浊音、腹膜刺激征、腹部血管杂音。

8. 神经系统　注意肢体感觉运动、共济运动、病理征。

四、诊断流程(图 2-7-1)

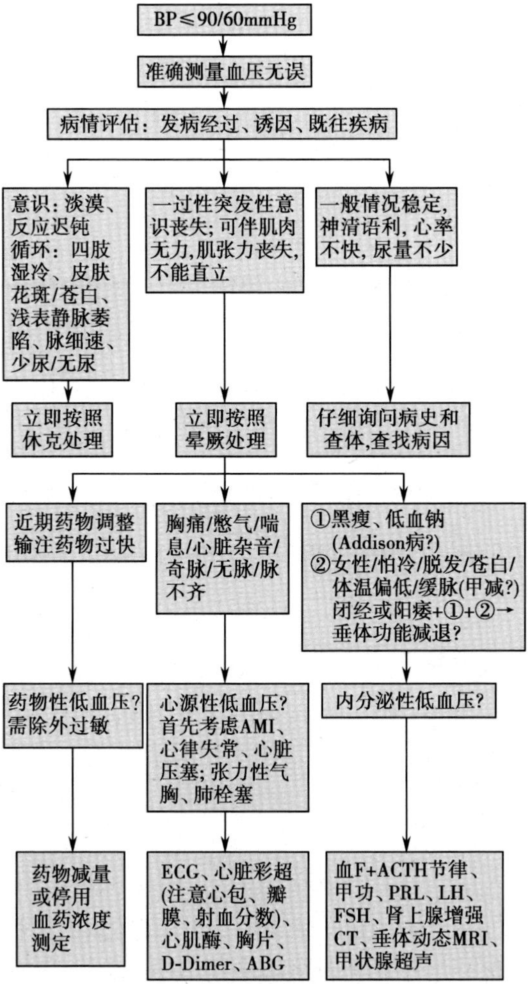

图 2-7-1 低血压鉴别诊断思路

注：ABG= 动脉血气；血 F= 血皮质醇；ACTH= 促肾上腺皮质激素；PRL= 泌乳素；LH= 黄体生成激素；FSH= 卵泡生成激素。

1. 首先确定血压测量准确

(1) 合适袖带宽度为上臂围的40%，袖带过宽血压偏低。

(2) 袖带与心脏同一水平。

(3) 除外血管疾病（动脉粥样硬化狭窄、多发性大动脉炎）：双侧血压测量对比。

2. 鉴别急性还是慢性低血压，了解患者既往血压、心率水平非常重要！

3. 疑有休克时需迅速行动，边抢救，边寻找病因（见"危重疾病"相关章节）。

五、初步治疗

积极纠正原发病因；去除诱因；监测血压、心率、尿量、SpO_2；保证有效容量。难以判断容量状态时行补液试验，考虑血流动力学监测。

（刘颖娴，石穿，审阅：李骥）

第八节　呼吸困难

一、定义

呼吸不适的主观感受，可以主诉为憋气、胸闷、喘不上气、接不上气等。

二、病因

1. 呼吸系统疾病

(1) 大气道病变：异物、过敏、喉炎、肿瘤、外伤。

(2) 小气道疾病：气道痉挛、慢性阻塞性肺病急性加重（AECOPD）、哮喘、肿瘤。

(3) 肺实质疾病：感染、急性呼吸窘迫综合征、弥漫性肺实质疾病、肺泡出血、肿瘤。

(4) 肺血管疾病：肺栓塞、肺动脉高压、肝肺综合征。

(5) 胸膜疾病：气胸、胸腔积液。

(6) 神经肌肉病变：重症肌无力、吉兰 - 巴雷综合征、膈肌麻痹、脊柱 / 胸壁畸形、肌肉松弛剂等。

2. 循环系统疾病　心功能衰竭、心肌缺血、心律失常、心脏压塞等。

3. 代谢异常

(1) 代谢性酸中毒：糖尿病酮症酸中毒、感染性休克。

(2) 中毒：有机磷、一氧化碳、甲醇、乙二醇、氰化物、亚硝酸盐。

4. 贫血　失血、溶血性贫血等。

5. 其他

(1) 各种原因所致腹腔张力增高。

(2) 过度通气和焦虑：常见于年轻女性，属于除外性诊断。

三、评估（图 2-8-1）

四、处置

1. 氧疗

(1) 维持生命体征及保护气道为首要处理。

(2) 根据临床情况选择不同给氧方式维持 SpO_2% 90% 以上，不能因担心二氧化碳潴留而牺牲氧疗。

(3) 保护气道，如存在气道梗阻尽量解除梗阻，必要时请有控制气道能力的人协助。

2. 一般处理　心电监护，静脉通路，病因评估。

3. 病因治疗

(1) 气道梗阻：尽可能尽快解除气道梗阻，吸痰（如痰堵），解除异物堵塞，必要时气管插管或紧急气管切开。

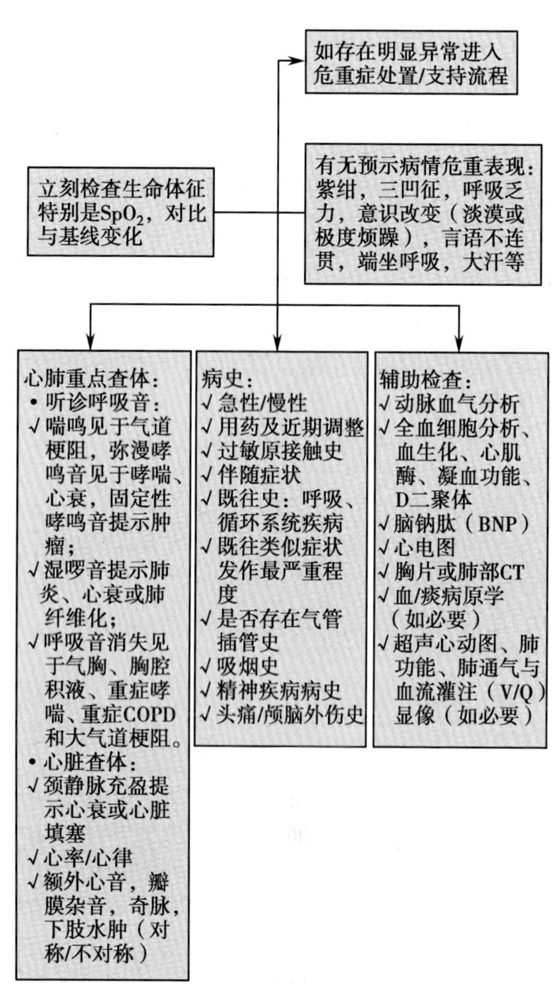
如存在明显异常进入危重症处置/支持流程
立刻检查生命体征特别是SpO_2，对比与基线变化
有无预示病情危重表现：紫绀，三凹征，呼吸乏力，意识改变（淡漠或极度烦躁），言语不连贯，端坐呼吸，大汗等
心肺重点查体：
• 听诊呼吸音：
√喘鸣见于气道梗阻，弥漫哮鸣音见于哮喘、心衰，固定性哮鸣音提示肿瘤；
√湿啰音提示肺炎、心衰或肺纤维化；
√呼吸音消失见于气胸、胸腔积液、重症哮喘、重症COPD和大气道梗阻。
• 心脏查体：
√颈静脉充盈提示心衰或心脏填塞
√心率/心律
√额外心音，瓣膜杂音，奇脉，下肢水肿（对称/不对称）
病史：
√急性/慢性
√用药及近期调整
√过敏原接触史
√伴随症状
√既往史：呼吸、循环系统疾病
√既往类似症状发作最严重程度
√是否存在气管插管史
√吸烟史
√精神疾病病史
√头痛/颅脑外伤史
辅助检查：
√动脉血气分析
√全血细胞分析、血生化、心肌酶、凝血功能、D二聚体
√脑钠肽（BNP）
√心电图
√胸片或肺部CT
√血/痰病原学（如必要）
√超声心动图、肺功能、肺通气与血流灌注（V/Q）显像（如必要）

图 2-8-1　呼吸困难评估流程图

(2) 急性左心衰：静脉利尿剂（如呋塞米 20~40mg 静脉注射，警惕低血压），小剂量吗啡皮下注射（5~10mg 即

刻),硝酸甘油 / 硝酸酯类静脉泵入,必要时无创通气等。

(3)气道痉挛:β 受体激动剂(雾化吸入沙丁胺醇或特布他林),必要时可尝试静脉激素。

(4)肺动脉栓塞:氧疗支持,评估危险分层,溶栓或抗凝。

(5)气胸或胸腔积液:根据严重程度评估胸腔闭式引流或胸腔积液穿刺引流。

(6)过度通气综合征:除外性诊断,需充分排除器质性病变,多见于女性、无基础疾病患者,辅助检查可能提示呼吸性碱中毒,安抚,必要时适当镇静(如地西泮 5~10mg 肌内注射或咪达唑仑 1~5mg 静脉注射,警惕呼吸抑制)。

(7)其他病因:针对病因处理,详见相关章节。

(李佳宁,审阅:夏鹏)

第九节　咯血

一、定义

1. 咯血　气管 / 支气管 / 肺出血被咳出,要与呕血,口、鼻、咽部出血鉴别。

2. 大咯血　通常定义为 24h 内咯血量超过 500~600ml,或每次咯血量在 100~300ml 以上,或因咯血引起气道阻塞导致窒息。大咯血常来自支气管动脉。

二、病因

1. 气道疾病　支气管炎(少量咯血的常见病因)、支气管扩张、支气管肿瘤、支气管内膜结核、外伤、异物。

2. 肺实质疾病　感染(肺结核、肺炎、肺脓肿、肺曲霉菌球)、自身免疫性疾病[中性粒细胞胞质抗体(ANCA)相关血管炎、贝赫切特病、系统性红斑狼疮

(SLE)、肺出血 - 肾炎综合征]、肺部肿瘤、外伤。

3. 肺血管疾病 肺栓塞、肺 / 支气管动静脉畸形、动脉瘤、原发性肺动脉高压。

4. 心血管疾病 二尖瓣狭窄、急性左心衰，其他心脏疾病引起的肺动脉高压。

5. 全身性疾病 凝血功能障碍、血小板减少、子宫内膜异位症、埃勒斯 - 当洛综合征(Ehlers-Danlos syndrome)、遗传性毛细血管扩张症、淋巴管平滑肌瘤病。

6. 医源性药物(贝伐单抗、华法林)、支气管镜检查后、肺活检术后。

7. 隐源性 5%~15% 的咯血患者全面检查后仍不能明确病因。

三、诊断和评估

1. 病史 结合伴随症状评估原发病。

2. 查体 生命体征，肺部查体以判断哪一侧出血，评估原发病。

3. 辅助检查

(1) 必查：血常规、尿常规、肝肾功、凝血功能、血气、胸片。

(2) 其他：痰病原学、痰细胞学、抗核抗体、抗可提取核抗原(ENA)抗体、抗中性粒细胞胞质抗体(ANCA)、抗肾小球基底膜(GBM)抗体、胸部平扫 / 增强 CT。

(3) 有创检查：纤维支气管镜、血管造影。

四、大咯血的治疗

1. 交代病情，咯血可能突然加重甚至导致猝死，必须床旁备好吸引器和抢救设备；评估 ABC(Airway 气道，Breathing 呼吸，Circulation 循环)，监测生命体征(包括指氧)，建立静脉通路。

2. 保护气道(体位引流、吸除积血)，吸氧，患侧卧位

(若出血侧未知,平卧),禁止拍背,适当镇咳,暂时禁食;若存在呼吸循环衰竭或不能维持气道,应立即气管插管,有条件时行双腔气管插管。

3. 完善实验室检查　血气、血常规、血型、配血、肝肾功、凝血、感染4项。

4. 治疗原发病　包括抗感染、纠正血小板减少和凝血功能异常等。

5. 止血药物

(1)针对凝血系统:氨甲环酸、卡络磺钠、云南白药等,但缺乏明确证据。

(2)垂体后叶素0.1~0.2U/min原液泵入,注意血压、心肌缺血、腹痛,必要时联用硝酸甘油。

(3)酚妥拉明10~20mg+5%葡萄糖溶液500ml静点,或50mg+生理盐水45ml,持续静脉泵入1ml/h。

6. 保守治疗无效　尽快行纤维支气管镜下止血、支气管血管造影选择性栓塞或胸外科手术。

(陈茹萱,审阅:夏鹏)

第十节　慢性咳嗽

一、定义

亚急性咳嗽病程3~8周,慢性咳嗽病程>8周。

二、病因及诊断要点

1. 上呼吸道咳嗽综合征(鼻后滴流综合征)　常继发于鼻炎、鼻窦炎、咽喉炎、扁桃体炎等。鼻咽部可见分泌物,耳鼻喉检查可有异常发现。

2. 哮喘　部分伴哮鸣音和呼吸困难,亦可仅表现为咳嗽变异性哮喘。

(1)病史:多为刺激性干咳,夜间及凌晨易发作,冷空气、粉尘、花粉、β受体阻滞剂等可诱发,季节性、过敏史、家族史。

(2)辅助检查:肺功能试验(通气+可逆),支气管激发试验,呼出气一氧化氮(FeNO),试验性治疗。

3. 胃食管反流病 下食管括约肌功能障碍,胃内容物逆行进入食管(不一定直接刺激咽喉部),可伴有构音障碍、声嘶、轻度吞咽困难,可有反酸、误吸。行上消化道造影、胃镜、食管pH监测等有助于诊断,可行试验性治疗(质子泵抑制剂,疗程不少于2周)。

4. 呼吸道感染 病毒或其他病原引起的上呼吸道感染,特别是支原体、衣原体和百日咳,多为急性或亚急性咳嗽。

5. 使用血管紧张素转换酶抑制剂(ACEI) 发生率5%~25%,常在开始应用ACEI后1周内出现,最长可于6个月内出现,可表现为咽喉瘙痒感。通常停药后1~4d内好转,最长不超过4周。

6. 慢性支气管炎 连续2年以上每年咳嗽咳痰至少3个月。吸烟者常见,晨间明显,多为白痰。

7. 支气管扩张慢性炎症引起气道壁破坏,不可逆的支气管扩张,下呼吸道黏膜清除能力降低、慢性感染。多为黏液脓性痰,可有咯血,少数为干咳。胸部HRCT可见支气管壁增厚、含有小气液平的囊性结构。

8. 肺癌 仅占慢性咳嗽的2%,多见于中心型肺癌。

(1)病史:吸烟者或曾经吸烟者新发咳嗽或咳嗽性质变化,伴咯血者需警惕。

(2)体格检查:可有局限性哮鸣音、呼吸音消失。

9. 其他罕见原因 大气道周围压迫性病变、慢性扁桃体肿大、外耳道病变(Arnold神经)、频发室早等。

三、病史采集要点

症状持续时间、性质、痰液性质、诱发/缓解因素

(花粉、异味、体位、进食)、伴随症状、用药史、吸烟史、家族史。

四、体格检查重点

口腔咽喉部、颈部淋巴结、甲状腺、心肺全面查体。

五、辅助检查

根据病史、体格检查进行针对性个体化辅助检查。

六、报警信息(Red Flags)

咯血;年龄>45岁,吸烟,新出现咳嗽、咳嗽性质改变、或伴有嗓音改变;年龄55~80岁,吸烟史>30包年;明显呼吸困难,安静时有症状;反复肺炎;声音嘶哑,吞咽困难;发热、体重下降,或水肿伴体重增加;呕吐。

七、治疗

1. 对症治疗

(1) 棕铵合剂:有效成分为甘草浸膏、愈创甘油醚、氯化铵等,含少量阿片酊,运动员慎用。

(2) 可愈糖浆:有效成分为磷酸可待因和愈创甘油醚。

(3) 可待因片:中枢镇咳,慎用于有痰者。

(4) 复方甲氧那明胶囊:内含甲氧那明、那可丁、氨茶碱、马来酸氯苯那敏,具有抗组胺、镇咳、平喘作用,利于排痰,可用于支气管哮喘和喘息性支气管炎,及其他呼吸系统疾病引起的咳嗽、喘息。

(5) 针对不明原因慢性咳嗽(慢性咳嗽高敏综合征),可试用神经调节因子类药物如加巴喷丁、普瑞巴林等。

2. 对因治疗　见图2-10-1。

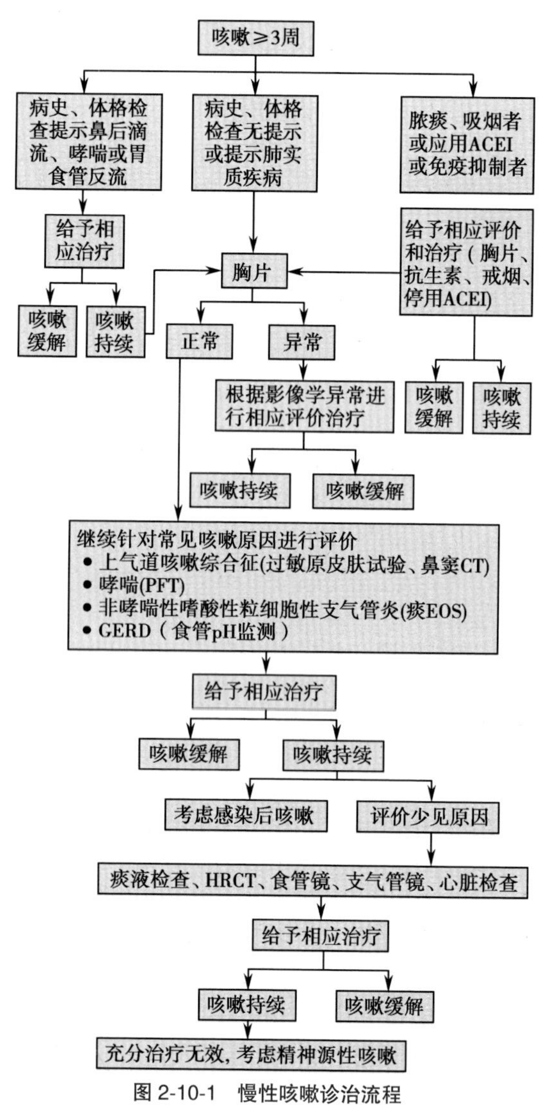

图 2-10-1　慢性咳嗽诊治流程

（陈茹萱，审阅：夏鹏）

第十一节　恶心呕吐

一、恶心呕吐的常见病因(表 2-11-1)

表 2-11-1　恶心呕吐的常见病因

消化系统病变	肠梗阻、消化道动力异常、急性阑尾炎、急性胆系感染、急性肝炎、急性胃肠炎、消化性溃疡、缺血性肠病、胰腺炎和胰腺肿瘤、腹膜炎和腹膜肿瘤
内分泌及代谢性因素	血卟啉病、肾上腺皮质功能低下、酮症酸中毒、高钙血症、低钠血症、尿毒症、甲状旁腺功能减低
化学物质	阿司匹林、阿片类药物、地高辛、磺胺类药物、红霉素、四环素、肿瘤化疗药物、酒精、重金属、一氧化碳、有机磷、维生素 A 过量
神经系统疾病	脱髓鞘病变、自主神经病变、颅内脓肿、出血、梗死、肿瘤、前庭炎、梅尼埃病、晕动病、青光眼、脑膜炎、偏头痛、迷走神经性晕厥
其他	急性心肌梗死、充血性心力衰竭、急性肾盂肾炎、肾结石、尿毒症、结缔组织病(系统性硬化、系统性红斑狼疮)、剧烈疼痛、副肿瘤综合征、焦虑抑郁、神经性厌食、贪食症、功能性呕吐、妊娠反应等

二、病史采集

1. 患者类型　急诊呕吐患者须警惕中毒(食物、酒精、一氧化碳、双硫仑样反应等);育龄期女性需警惕妊娠,住院患者需除外药物副作用。

2. 病程

(1)急性起病:①消化道:炎症、梗阻、穿孔、缺血。②胃肠外急症：急性心梗、肾绞痛、胰腺炎、胆系感染、酮症酸中毒、高钙血症。③中枢神经系统急症、毒物或药物。

(2) 慢性反复发作：消化道不全梗阻、动力异常、肠系膜上动脉综合征、慢性颅压升高、偏头痛、妊娠、功能性疾病等。

3. 发病时间

(1) 清晨或空腹状态提示中枢因素，如妊娠、药物、毒物、代谢性因素、精神性呕吐。

(2) 进食中或餐后即刻呕吐，提示幽门管溃疡或精神性呕吐。

(3) 餐后较久呕吐且呕吐物中含有部分消化的食物或隔夜宿食，可能为慢性幽门梗阻或胃轻瘫。

4. 呕吐物的性状

(1) 完全未经胃液消化的食物，提示严重的贲门失弛缓或大的食管憩室。

(2) 呕吐物有发酵、腐败气味，提示胃潴留。

(3) 含有大量酸性液体，可能为胃泌素瘤或十二指肠溃疡。

(4) 呕吐胆汁，可见于多次呕吐后十二指肠内容物反流入胃、外科胃肠吻合术后或梗阻平面在十二指肠乳头以下。

(5) 呕吐物有粪臭，提示小肠梗阻。

5. 伴随症状

(1) 伴右上腹痛、发热或有黄疸：提示胆道系统疾病。

(2) 伴剧烈腹痛、便血：可见于缺血性肠病。

(3) 伴慢性腹痛、腹胀：可见于不全肠梗阻或小肠动力异常。

(4) 伴眩晕、眼震：见于前庭系统、小脑疾病或晕动症。

(5) 伴头痛：可见于颅内压升高或青光眼。

(6) 伴排气排便停止：肠梗阻，长期便秘者，尤其是年老体弱长期卧床者，需警惕结肠粪块嵌顿。

6. 既往史　如消化性溃疡、胆石症、糖尿病、腹部手术史、化疗或放疗史、长期用药史等。

7. 个人史　大量饮酒史、毒物接触史如重金属、有机磷等。

8. 月经史(育龄女性)　末次月经、停经史,除外早孕。

三、体格检查

1. 急性呕吐　患者应根据意识状态、生命体征、皮肤黏膜、尿量情况,初步判断是否存在休克、窒息等需要紧急处理情况。慢性呕吐患者应注意其营养状态。

2. 腹部查体

(1) 胃、肠型,胃肠蠕动波或振水音:常提示幽门梗阻及肠梗阻。

(2) 腹部压痛:全腹压痛提示病变弥散,如弥漫性腹膜炎;局部压痛常为病变所在。

(3) 腹部肿块:见于腹腔脓肿、肠套叠、肠扭转、卵巢囊肿扭转、巨大肿瘤;炎性肿块常伴有压痛。位于左下腹时可能为结肠粪块。

(4) 其他:肝浊音界消失提示胃肠穿孔。移动性浊音提示腹腔有渗液或出血。肠鸣音消失常提示腹膜炎、肠麻痹;亢进则见于肠道炎症或机械性肠梗阻。肾区叩痛:提示肾结石或肾盂肾炎。肛门直肠指诊有助于发现肿瘤或粪块等导致的直肠梗阻。

3. 神经系统查体

(1) 脑膜刺激征:见于脑膜炎、蛛网膜下腔出血、颅压增高。

(2) 肌力、肌张力:是否正常及对称。

(3) 病理征:提示锥体束受损。

(4) 自发性眼球震颤:见于前庭功能异常。

四、辅助检查

1. 血常规、肝肾功能、电解质、血糖、血淀粉酶和脂肪酶、尿酮体,冠心病高危人群筛查心电图、心肌酶。育龄期女性应查尿人绒毛膜促性腺激素(hCG)。必要时完善血气分析。

2. 腹部平片　注意有无膈下游离气体或气液平面。疑穿孔或肠梗阻时禁忌钡餐检查,必要时可用碘水剂造影(60%泛影葡胺60~100ml)。

3. 超声　对胆系病变有一定优势。

4. CT　对于发现无痛性阑尾炎、缺血性肠病、胰腺炎、较小的消化道穿孔和高位小肠梗阻优于其他检查。CT肠道重建对于肠道形态显示更佳。

5. 其他检查　疑中枢神经系统感染者行腰椎穿刺。根据病情可行胃镜、内镜逆行胰胆管造影(ERCP)、结肠镜、腹腔镜检查。怀疑化学物质相关者可行血、尿毒物筛查。胃肠动力检查慢性呕吐患者怀疑胃肠动力异常,可根据病情选择食管测压、胃排空测定、胃电图等检查。

五、治疗

1. 积极查明原因　对因治疗。

2. 一般治疗

(1)急性呕吐者,禁食、补液。

(2)对肠梗阻、急性胰腺炎、胃肠穿孔等的患者行胃肠减压。

(3)慢性呕吐者,根据营养状态及是否可以经口进食,选择肠内或肠外营养支持。

(4)酌情给予作用于呕吐中枢的镇吐剂。考虑胃肠动力相关者,可选择作用于外周平滑肌的促动力药。

3. 对症止吐

(1)一线药物:异丙嗪、甲氧氯普胺。

(2)二线药物:格拉司琼/昂丹司琼(通常仅用于化疗、术后恶心呕吐或抗胆碱能药物过量)。

4. 预防并发症

(1)呕吐:易发生误吸,应抬高床头、头侧位;对于意识障碍、不能保护气道的患者，考虑气管插管。

(2)剧烈呕吐可能导致贲门黏膜撕裂，警惕消化道出血。

(3)严重呕吐常伴有低钾、低镁、容量不足和代谢性碱中毒，需及时补液治疗(见“第八章营养、酸碱平衡和水电解质紊乱”)。患者实际体液丢失量可能远比呕吐量多(如肠梗阻和胰腺炎)。

六、恶心/呕吐诊疗流程(图2-11-1)

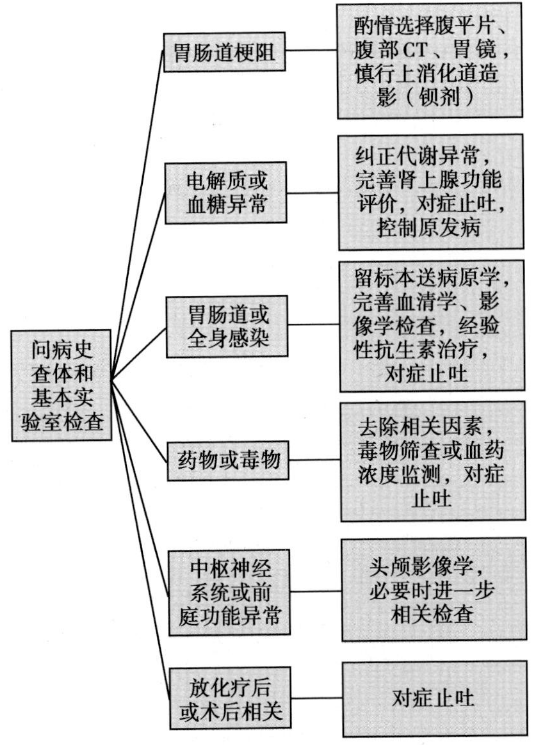

图2-11-1 恶心呕吐的诊治流程

(徐天铭，审阅：李骥)

第十二节　急性腹痛

一、病因概述

1. 腹盆脏器病变　如腹膜炎、腹腔脏器炎症、空腔脏器梗阻和扩张、脏器扭转和破裂、腹盆脏器缺血等。

2. 内脏动力障碍及功能性疾病　如肠易激综合征，功能性消化不良，食管运动障碍等；

3. 胸腔疾病牵涉痛　如肺炎、胸膜炎、急性心肌梗死等。

4. 中毒与代谢障碍　如铅中毒、血卟啉病、糖尿病酮症酸中毒等。

5. 系统性疾病腹部受累　如过敏性紫癜、系统性血管炎、系统性红斑狼疮等。

6. 神经疾病　如腹型癫痫。

二、问诊要点

1. 详细的病史　对于急性腹痛病因判断十分关键。应询问疼痛起病的急缓、疼痛的部位和范围、疼痛性质、有无放射、疼痛程度等（表 2-12-1）。

表 2-12-1　急性腹痛的常见病因及特点

病因	起病	部位	范围	性质	放射	程度
阑尾炎	渐进	早期脐周；晚期右下腹	早期弥散；晚期局限	隐痛	无	++
胆囊炎	急骤	中 - 右上腹	局限	闷痛	肩胛部	++

续表

病因	起病	部位	范围	性质	放射	程度
胰腺炎	急骤	上腹部	局限	隐痛	后背中部	++~+++
憩室炎	渐进	多为左下腹	局限	隐痛	无	+~++
消化性溃疡穿孔	突发	上腹部	早期局限；晚期弥散	初隐痛，后刀割样剧痛	十二指肠后壁穿孔可向后背放射	+++
小肠梗阻	渐进	脐周	弥散	绞痛	无	++
缺血性肠病	突发	脐周	弥散	剧痛	无	+++
腹主动脉瘤	突发	腹部、背部	弥散	撕裂	无	+++
胃肠炎	渐进	脐周	弥散	绞痛	无	+~++
盆腔炎	渐进	下腹、盆腔	局限	隐痛	下肢近端	++
宫外孕破裂	突发	下腹、盆腔	局限	锐痛	无	++

注：+ 为轻度；++ 为中度；+++ 为重度。

2. 疼痛的诱发、缓解和加重因素　餐后疼痛加重可见于急性胰腺炎、胆囊炎、缺血性肠病以及肠梗阻等；餐后减轻常见于十二指肠溃疡；排气排便后腹痛减轻多见于大肠或末段回肠病变；胰腺疾病引起的疼痛多在仰卧位加重、前倾位减轻。

3. 伴随症状 包括全身症状如发热、寒战、盗汗、体重下降、食欲缺乏等，消化系统症状如恶心、呕吐、腹泻、便秘、黄疸等。

4. 既往史 应询问既往手术史、消化疾病史、动脉粥样硬化症史、毒物接触史、特殊药物服用史、阳性家族史等。

5. 个人史 应关注进食及饮酒史；女性应注意月经周期，有无停经出现，除外宫外孕。

三、体格检查

1. 一般情况 注意呼吸、循环是否稳定，是否存在强迫体位、疼痛的程度和面部表情。如果患者平卧不敢翻动、表情痛苦，需要警惕腹膜炎。呼吸急促者，可能存在代谢性酸中毒。如果心脏听诊为房颤率，则应考虑肠系膜血管栓塞的可能性。

2. 腹部查体 是评估腹痛的核心步骤，需关注是否腹部膨隆、胃肠型及蠕动波（常提示幽门梗阻及肠梗阻）、腹部压痛（部位及范围）、有无腹部肿块、腹部移动性浊音、肾区叩痛、肠鸣音。此外，肛诊可了解肛门直肠情况，除外肛瘘、肿瘤、脓肿等情况。

四、急性腹痛诊断流程（图 2-12-1）

五、治疗

1. 急性腹痛治疗的理想目标是对因治疗。一般治疗包括禁食、液体复苏、纠正电解质紊乱，对肠梗阻、急性胰腺炎、胃肠穿孔等的患者行胃肠减压。免疫抑制或粒细胞缺乏的患者，应早期开始广谱抗生素治疗。

2. 越来越多的证据表明，合理应用镇痛剂并不会延误急腹症的诊断，却明显有利于减轻患者痛苦。因此，对于那些疼痛剧烈的患者，在保证密切观察的前提下，可予适当镇痛治疗。

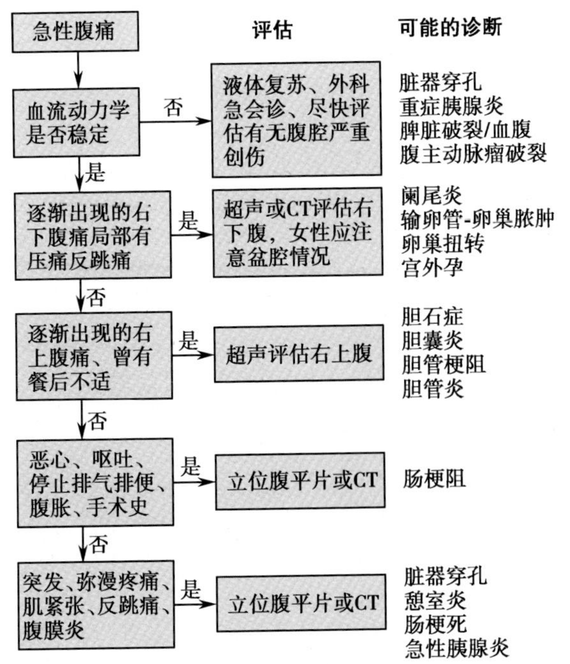

图 2-12-1 急性腹痛的诊断流程

（杨莹韵，审阅：李骥）

第十三节 黄疸

一、概念

血胆红素水平超过 34.2μmol/L（2.0mg/dl）时，临床出现皮肤和黏膜黄染，称黄疸。血红蛋白和其他含有血红素的蛋白降解产生间接胆红素（或非结合胆红素），经过肝脏代谢变为直接胆红素(或结合胆红素),之后经胆管排入肠道,经过肠道细菌作用,大部分以粪胆原的形式排出体外。

二、病因分类

1. 单纯胆红素代谢异常

(1)间接胆红素升高为主:①产生增多(如溶血、无效造血、输血、血肿吸收、Wilson 病);②肝细胞摄入减少(如利福平、Gilbert 综合征、心衰);③结合率降低(如 Gilbert 综合征、Crigler-Najjar 综合征、新生儿生理性黄疸、甲状腺功能亢进)。

(2)直接胆红素升高为主:① Dubin-Johnson 综合征;② Rotor 综合征;③良性复发性肝内淤胆(BRIC)。

2. 肝脏疾病

(1)肝细胞异常:①急性或亚急性肝损伤(如病毒、药物、缺血、妊娠相关等);②慢性肝病(如病毒、酒精、自身免疫性肝病、非酒精性脂肪肝、遗传代谢异常等)。

(2)胆汁淤积性肝病:①浸润性疾病(如肉芽肿性疾病、淀粉样变、肿瘤);②胆管损伤(如原发性胆汁性胆管炎、复方磺胺甲噁唑等);③其他情况(如肠外营养、细菌感染、副肿瘤综合征、术后淤胆)。

3. 胆道梗阻

(1)胆总管结石。

(2)炎症:原发性硬化性胆管炎、经肝动脉介入化疗、术后狭窄、胰腺炎。

(3)肿瘤:胆管癌、胰腺癌、壶腹癌。

(4)血管:门脉高压胆管病、肝动脉瘤等。

三、病史采集要点

1. 有无腹部手术史、肝炎患者接触史、不洁饮食史、大量饮酒史、服药或毒物接触史、疫区居留史、疫水接触史、输血史、肝病或遗传病家族史等。

2. 起病缓急、发展速度 急性起病见于急性肝炎、胆石症等。急性病毒性肝炎的黄疸一般1~2个月内消退。胆石症和壶腹癌的黄疸可呈波动性。肝功能衰竭导致的黄疸往往呈进行性加重。

3. 伴随症状 便色发白者提示胆管梗阻或胆汁淤积。发热需考虑病毒性肝炎或胆系感染,后者常伴有寒战。急性腹痛后黄疸者,应警惕胆石症。

四、体格检查要点

黄疸患者的腹部查体是重点。慢性肝病患者可有门脉高压的体征,如腹壁静脉曲张、脾大、腹水、蜘蛛痣等。发热伴腹肌紧张,应考虑胆道梗阻继发胆管炎。急性病毒性或中毒性肝炎时肝脏轻中度肿大、质软;肝癌时肝显著肿大,质硬伴压痛,表面不规则结节甚至巨大肿块。

五、诊断流程(图 2-13-1)

六、治疗

1. 由胆管梗阻引起 解除梗阻,可根据情况选择内镜(如内镜下逆行胰胆管造影术加括约肌切开取石、植入支架内引流、放置鼻胆引流管)、介入(经皮经肝胆管引流)或外科手术。

2. 由基础肝病引起 应针对其基础疾病进行治疗。药物/酒精继发者,停药/戒酒。部分肝内胆汁淤积患者可予熊去氧胆酸治疗。

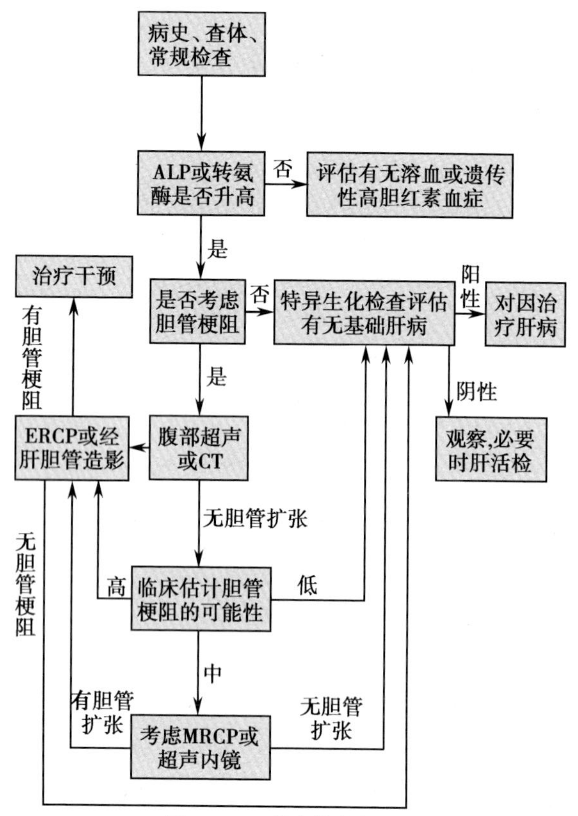

图 2-13-1 黄疸的诊治流程

（徐天铭，审阅：李骥）

第十四节 消化道出血

一、概念

首先需明确是否为消化道出血：除外咯血，口、鼻、咽出血，肛周出血；服用铋剂、铁剂、特殊食物。还应注意有无全身出血性疾病。按照出血部位不同，可将消化道出血分为：

1. 上消化道出血　为 Treitz 韧带以上部位的出血。病因包括消化性溃疡、应激性溃疡、药物（NSAIDs）、门脉高压、肿瘤、Mallory-Weiss 综合征、胃炎、胰胆管病变等。胃镜是最重要的检查手段。

2. 下消化道出血　为 Treitz 韧带以下的出血。其中 Treitz 韧带以远至末段回肠为小肠出血，病因包括血管畸形、炎症性肠病、小肠间质瘤等，常用检查包括小肠造影、小肠 CT、胶囊内镜、小肠镜、血管造影、术中肠镜等；回盲部以下为结直肠出血，病因包括大肠癌、炎症性肠病、感染、息肉、憩室出血等，结肠镜是最主要的诊治方法。

二、病史采集要点

1. 诱因　饮食、药物、酒精、应激、呕吐等。

2. 病程　急性还是慢性。

3. 临床表现

(1) 出血量：①粪隐血(+)：微量。②成形黑便：50~70ml。③柏油便：200ml。④呕血：250~300ml。⑤头晕、心悸：>400ml。⑥周围循环衰竭：1 000~1 500ml。⑦血红蛋白水平下降 10g/L ≈ 400ml。

(2) 出血部位

1) 根据症状：呕血＋黑便（上消化道）、便血（下消化道 90%，上、中消化道 10%）、黑便（上消化道 90%，中、下消化道 10%）。

2) 根据粪便性状：柏油便提示上消化道或高位小肠出血，暗红色便常为低位小肠或右半结肠出血，鲜血便提示左半结肠出血，与大便不混或排便后滴鲜血考虑直肠或肛门出血。

(3)活跃出血的标志

1)持续呕血、黑便、便血、肠鸣音活跃,循环不稳定。

2)血红蛋白下降见于出血之后而非当时。

3)对于上消化道出血,血尿素氮升高常与出血平行,下降提示出血已止。

(4)伴随症状:腹痛、黄疸、口渴、冷汗、心悸、意识障碍等。

(5)既往史:基础疾病(肝病、房颤)、既往消化道疾病、凝血异常、抗血小板及抗凝药物、非甾类抗炎药(NSAIDs)、既往手术史(如主动脉手术)。

(6)个人史:大量饮酒史。

(7)家族史:消化道肿瘤。

三、体格检查要点

生命体征,贫血貌,神志,心律(心房颤动),肝病体征(肝掌、蜘蛛痣、黄疸、腹壁静脉曲张、腹水),腹部压痛(腹膜刺激征),直肠指诊,肠鸣音,其他皮肤特征性改变(如多发性皮肤毛细血管扩张),淋巴结肿大及腹部包块(可能提示腹部恶性肿瘤)等。高龄、糖尿病和β受体阻滞剂可能会掩盖心率变化。

四、初步病因诊断

上消化道出血的常见病因包括:消化性溃疡、静脉曲张、胃炎、十二指肠炎、贲门黏膜撕裂(Mallory-Weiss tear)、食管炎和食管溃疡等;下消化道出血的常见病因包括:憩室出血、肿瘤性病变、结肠炎、血管发育不良、肛管疾病等。其中最常见的部分病因特点如下。

1. 消化性溃疡　慢性病程,平素节律性、周期性上腹痛,饮食不当、NSAIDs、糖皮质激素、精神压力等诱因。

2. 食管 - 胃底静脉曲张破裂出血　急性病程,呕大量鲜血，慢性肝炎、血吸虫、大量饮酒史，查体：肝掌、蜘蛛痣、腹壁静脉曲张、脾大、腹水。

3. 胃癌 40岁以上，家族史，慢性病程，持续性上腹痛、食欲缺乏、消瘦、贫血。

4. 结肠肿瘤 40岁以上原因不明肠梗阻、便血及贫血，家族史，排便习惯改变。

5. 缺血性肠病 60岁以上，急性病程，腹痛、便血，既往冠心病、心房颤动病史。

6. 胆源性出血 黄疸、发热、腹痛伴消化道出血。

五、病情评估

1. 临床危险度分级 根据危险度分级决定是否行内镜检查和治疗强度。中危患者收住院，高危患者收住ICU/MICU（表2-14-1）。

表2-14-1 消化道出血临床危险度分层

低危	中危	高危
年龄 <60岁	年龄 >60岁	年龄 >60岁
血压正常，脉搏正常	血压下降，脉搏 >100次/min	收缩压 <80mmHg，脉搏 >120次/min
失血 <500ml	失血500~1 000ml	失血 >1 500ml
无基础疾病*	无基础疾病	有基础疾病
Hb正常	70<Hb<100g/L	Hb<70g/L
头晕	晕厥，口渴，少尿	肢冷，意识障碍

注：*基础疾病，冠心病、心衰、肝衰、肾衰、消化道恶性肿瘤、癌肿转移。

2. 检查项目

(1) 常规：血常规、凝血、肝肾功能、心电图。准备输血(同意书、血型、感染项目、配血)。

(2)必要时完善消化道肿瘤指标、肝纤维化指标等检查。

(3)必要时完善胸片、腹部超声或腹盆增强 CT。

六、治疗

1. 抬高床头,嘱患者侧卧,防止误吸,出现意识障碍及时气管插管控制气道。

2. 建立静脉通路(若无中心静脉导管则需要两条外周通路),积极输血、补液。

3. 输血指征血压 <90mmHg 或较基础血压下降 >30mmHg,心率 >120 次 /min,Hb<70g/L,血细胞比容 <25%。有基础心脑血管疾病的患者,输血指征适当放宽。输注库存血较多时,每 600ml 应静脉补充葡萄糖酸钙 10ml。肝硬化患者应尽可能采用新鲜血。

4. 非静脉曲张性上消化道出血

(1)置入胃管,50~100ml 生理盐水灌洗胃,观察胃液。缺点:10% 上消化道出血患者胃液隐血(阴性);幽门关闭者无法评估十二指肠出血;胃管刺激呕吐;部分患者不耐受。

(2)质子泵抑制剂:例如艾司奥美拉唑 40mg 每 12h 一次静脉滴注,必要时首剂予 80mg 静脉滴注,随后 8mg/h 静脉泵入,维持 72h。

(3)不明原因的非静脉曲张性上消化道出血首选内镜治疗,生命体征稳定的情况下应争取行急诊内镜(出血 24~48h 内)。若药物及内镜治疗失败,考虑介入或手术治疗。

(4)止血药物疗效不明确,不作为一线药物推荐。

5. 静脉曲张性上消化道出血

(1)若国际标准化比值(INR)>2.0,予新鲜冰冻血浆和维生素 K。

(2)生长抑素首剂 250μg 静推,随后 250μg/h 持续泵入，可连用 2~5d。

(3)急性出血控制后为预防再次出血，可应用非选择性 β 受体阻滞剂(普萘洛尔)，使基础心率下降 25%。

(4)治疗出血并发症：肝性脑病、肾衰竭、感染。

(5)首选内镜进行套扎、组织胶及硬化剂注射等内镜治疗，三腔两囊管初步止血率 60%~90%，但撤除气囊后再出血率较高，并有吸入性肺炎、气管阻塞等并发症可能，多数情况下仅作为过渡疗法。经颈静脉肝内门体分流术(TIPS)及外科手术治疗可作为备选。

6. 下消化道出血

(1)处理原则和上消化道出血类似。

(2)出血量不大或已基本停止时，生命体征稳定者，适当肠道准备后可行结肠镜检查；如结肠镜为阴性结果，可考虑小肠镜和胶囊内镜检查。

(3)急性大出血时为定位出血部位可采取 CT 血管造影、选择性血管造影(出血速度 >0.5ml/min)等技术，必要时可与外科合作，行术中肠镜。

(4)由于栓塞后再出血发生率高，且易引起肠坏死，故多不主张首先行介入栓塞治疗。部分患者可行内镜治疗止血。

(杨莹韵，审阅：李骥)

第十五节　发热

一、定义

高于下列温度之一可认为是发热：肛温≥ 38℃，口温≥ 37.7℃，腋温≥ 37.2℃。

二、病史采集要点

1. 回顾患者最近一段时间的体温，以判断患者发热的持续时间和程度。

2. 将重点放在评价伴随症状上，在针对性问完病史后，要做病史的系统回顾。

3. 详细询问患者的既往史，传染病接触史，旅行史，宠物接触史和工作情况。

4. 详细了解患者的用药情况，以及是否还需要抽取血培养。

5. 住院患者应警惕药物热，提示线索，如用药后第1~2周发热、相对缓脉、皮疹、嗜酸性粒细胞升高、血小板下降、发热有时间规律、虽发热但一般情况好。

三、体格检查要点及辅助检查

1. 首先评估患者是否稳定，注意生命体征，关注神志、尿量、皮温。

2. 除常规的心肺腹和神经系统查体外，尚需注意

(1)仔细检查皮肤，除外脓肿、蜂窝织炎，以及与感染性心内膜炎相关的皮肤表现。

(2)触诊骨骼，特别是脊椎，以除外骨髓炎和硬膜外脓肿，若临床疑诊，应完善相应部位的影像学检查。

(3)女性患者必要时行妇科检查以除外盆腔炎。

(4)有无管路：经外周中心静脉置管(PICC)、中心静脉置管、尿管、引流管。

(5)查尿常规，胸片，血培养，必要时查动脉血气分析加乳酸测定；怀疑感染时注意留取病原学：痰涂片+培养、尿培养、口腔及皮肤拭子

3. 出现以下情况时，约超声心动图

(1)心脏听诊发现新出现的反流性杂音。

(2)血流动力学不稳定。

(3)心电图提示PR间期延长。

(4)持续血培养阳性。

(5)治疗反应不佳。

(6)若疑诊左心来源的感染性心内膜炎，经食管超声心动图优于体表超声。

4. 常见感染部位　呼吸道感染、尿路感染、肠道感染、胆系感染、皮肤软组织感染等。

5. 容易被遗漏的感染部位　感染性心内膜炎、腹盆腔脓肿、中枢神经系统感染、压疮、导管相关感染等。

四、提示病情危重的报警症状(red flags)和高危患者(表 2-15-1)

表 2-15-1　提示发热患者病情危重的报警症状和高危因素

报警症状	高危患者
心率 >120 次 /min 或 Δ↑20 次 /min 收缩压 <90mmHg 或 Δ↓10mmHg 高热(体温 >40℃) 头痛、颈强直、意识障碍 呼吸困难、呼吸频率增快 少尿或无尿 急腹症征象	高龄(年龄 >70 岁) 免疫抑制者：服用糖皮质激素 / 免疫抑制剂、粒细胞缺乏、艾滋病患者 长期卧床者

五、治疗

1. 重点是治疗导致发热的原发病。

2. 物理降温　饮水、冰袋外敷、温水擦浴、酒精擦浴(血小板减少者禁用)、冰毯。

3. 退热药物(需注意可能影响骨髓和肝功能)

(1)口服：对乙酰氨基酚 650mg、洛索洛芬 30~60mg 等。

(2)置肛：吲哚美辛栓剂 33~50mg。

(3)静脉：注射用赖氨匹林 0.5g、人工冬眠合剂(异丙嗪 25mg+ 氯丙嗪 25mg+ 哌替啶 50mg)。

4. 退热时　大汗可引起血容量不足，尤其是老年人，必要时适当补液支持。

5. 避免盲目应用抗生素　除非有明确感染、感染风险很高（例如，粒细胞缺乏合并发热）或血流动力学不稳定（详见“危重疾病 - 感染性休克”）。

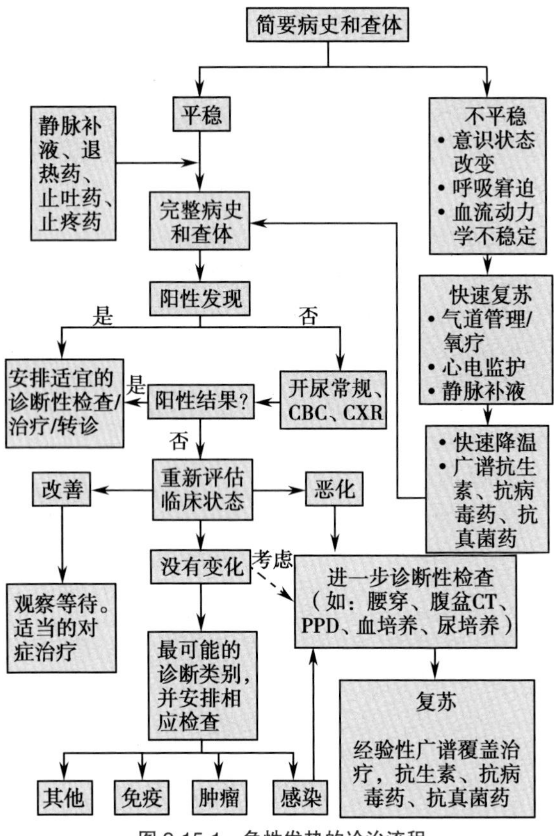

图 2-15-1　急性发热的诊治流程

注：CBC 血常规，CXR 胸片

（阮戈冲，审阅：李骥）

第十六节　尿量减少

一、定义

1. 少尿　<400ml/d 或 <0.5ml/(kg·h)。

2. 无尿　<100ml/d 或 12h 完全无尿。

二、评估

1. 首先明确生命体征是否稳定。

2. 体格检查

(1)生命体征:血压、心率有助于评估容量状态。

(2)头颈:黏膜是否湿润,颈静脉充盈程度估测中心静脉压。

(3)心脏:心包摩擦音(尿毒症),心衰奔马律。

(4)肺部:是否有湿啰音。

(5)腹部叩诊:膀胱浊音区是否存在。

(6)肢端水肿。

3. 尿量是否准确

(1)明确尿液收集方法(导尿管还是自主排尿),计量是否准确。

(2)留置导尿管者,冲洗尿管观察尿量变化,除外尿管阻塞因素。

(3)未留置导尿管者,回顾近期每日出入量情况和体重变化。

4. 首先除外肾后性梗阻

(1)超声示膀胱残余尿 >200ml,应考虑留置尿管。超声测量输尿管有无扩张。

(2)尿潴留常见原因:前列腺增生、意识障碍、卧床、药物抗胆碱副作用。

5. 鉴别肾前性与肾性因素(详见“肾脏疾病 - 急性肾损伤”)

(1) 肾前性:①休克,低容量性,感染性,心源性。②肾动脉,狭窄、栓塞。

(2) 肾性:①急性肾小管坏死(缺血、毒素、造影剂肾病);②急性肾皮质坏死(妊娠);③急进性肾小球肾炎;④慢性肾衰急性加重;⑤急性间质性肾炎等。

少尿常见病因及评估流程分别见表 2-16-1 和图 2-16-1。

表 2-16-1 常见的少尿病因

肾前性疾病	肾性损伤	肾后性梗阻
低容量 机械通气 心肌病 主动脉狭窄 夹层动脉瘤 药物(NSAIDs,ACEI/ARB)	休克 严重脓毒血症 多器官功能衰竭 手术 药物(氨基糖苷类、两性霉素、顺铂) 毒素 肌红蛋白尿 造影剂	乳头坏死 腹膜后占位 尿道狭窄 前列腺增生

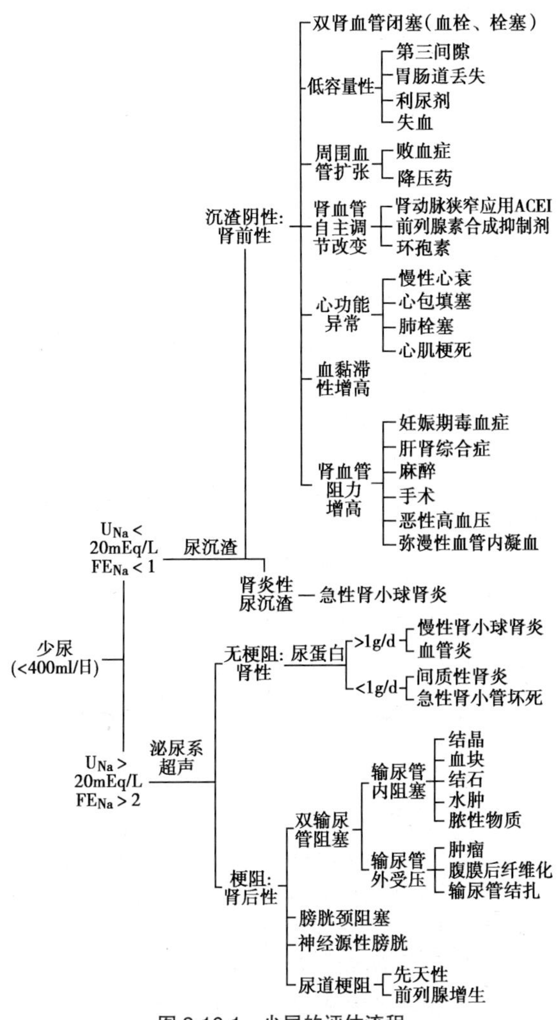

图 2-16-1　少尿的评估流程

注：U_{Na} 尿钠浓度，FE_{Na} 钠排泄分数（详见急性肾损伤章节）

三、治疗

1. 容量不足的患者应积极扩容，可行补液试验，除非患者有慢性心衰基础病。

2. 充血性心衰或容量过多

(1) 可予利尿剂（多数情况需要静脉给药），但不要单纯为了增加尿量而利尿。

(2) 控制静脉输液，限制入量，监测每日体重。

(3) 肾衰竭患者可能需要透析，某些情况下肾衰竭患者仍对大剂量呋塞米（160~240mg）有反应。

3. 评价有无急诊透析指征（见“危重疾病 - 急诊血液净化”）。

（郑西希，审阅：夏鹏）

第十七节　血尿

一、定义

1. 肉眼血尿　每升尿中含血液 >1ml。

2. 镜下血尿　显微镜下≥ 3 个红细胞 / 高倍视野。

3. 尿常规中红细胞（隐血）阳性　≥ 25Cells/μl。

二、鉴别诊断思路

1. 是否为血尿　红色尿≠肉眼血尿。其他引起尿液发红的原因，卟啉病、食物（黑莓、甜菜、辣椒）、药物（抗生素、利福平）引起的红色尿。

2. 是否为泌尿系来源　排除月经、痔疮出血。

3. 尿常规　隐血的检测原理是利用血红蛋白中亚铁血红素有类过氧化酶的作用能使试纸条变色。

(1) 尿隐血假阳性：氧化剂（细菌过氧化物酶、碘伏、漂白剂），血红蛋白尿，肌红蛋白尿。通过沉渣镜检可以鉴别是否为血尿，如沉渣无红细胞则为假阳性。尿常规隐血阳性而沉渣未见红细胞则提示血红蛋白尿或肌红蛋白尿。

(2) 尿隐血假阴性：服用大剂量维生素 C，罕见。

4. 尿沉渣　可区分正常形态红细胞和异常形态红细胞。

三、常见的血尿病因

1. 非肾小球性血尿

(1) 泌尿系统疾病：感染、结核、结石、肿瘤、创伤、胡桃夹现象、血吸虫。

(2) 全身性疾病：血液系统疾病、泌尿系统邻近器官疾病、自身免疫病。

2. 肾小球性血尿　尿沉渣异常形态红细胞≥ 80%。见于：

(1) 系膜增生性肾小球肾炎（如 IgA 肾病）：与黏膜相关感染同步出现的肉眼血尿。

(2) 薄基底膜肾病：无高血压、肾功能不全，电镜诊断。

(3) Alport 综合征：神经性耳聋（高频受损）、眼（圆锥形晶状体和眼底病变），家族史。

(4) 肾脏小血管炎、抗 GBM 病等。

四、病史采集线索

1. 血尿与年龄、性别

(1) 青少年：泌尿系统感染、肾小球疾病、先天发育异常。

(2) 中年：男性，以泌尿系肿瘤多见；女性，以尿路感染、结石常见。

(3) 老年：男性，前列腺增生 / 癌、尿路感染；女性，尿路感染、泌尿系肿瘤。

2. 有提示意义的病史

(1)尿路刺激征:泌尿系感染。

(2)腰痛:结石、肾梗死、肾盂肾炎。

(3)维生素过量服用:结石。

(4)无痛性血尿伴体重减轻:肿瘤。

(5)家族史:Alport 综合征、多囊肾、薄基底膜肾病。

五、影像学检查

1. 肾脏超声　鉴别囊实性占位的首选检查方法;检查肾积水敏感;但对于 <3cm 的肾占位敏感性有时不够。

2. CT　怀疑泌尿系结石首选平扫 CT,增强扫描有助于发现肿瘤。

3. CT 泌尿道成像　需静脉造影剂,适用于非妊娠期成人不明原因非肾小球性血尿,尤其具有肿瘤高危因素者;>1cm 的泌尿系肿瘤诊断的特异性高(>95%);放射剂量较普通 CT 高;尚不能替代膀胱镜,尤其是在膀胱肿瘤高危人群中。

4. MRI　对肾脏肿物敏感性与 CT 相似;不能准确检测泌尿系钙化。

六、处理原则

1. 儿童

(1)无症状性镜下血尿:一般毋需进一步检查,可定期随诊,如出现高血压、肉眼血尿或尿蛋白,则需要检查明确病因。

(2)肉眼血尿或有伴随症状者:需要全面检查。

(3)正常形态红细胞:行超声除外结石、先天发育异常及肿瘤,必要时行 CT。

(4)异常形态红细胞:请肾内科会诊。

2. 中老年　合并尿路肿瘤高危因素(长期吸烟、年龄 >40 岁、职业暴露、肿瘤药物如环磷酰胺等烷化剂、膀胱放射治疗）者，需要行尿细胞学以及膀胱镜检查。

血尿的诊断流程见图 2-17-1。

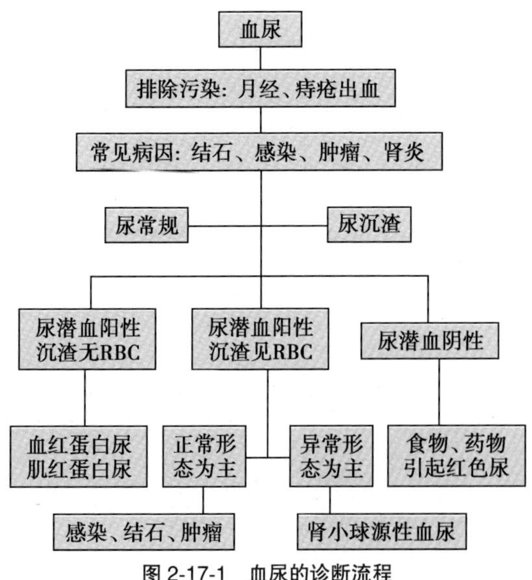

图 2-17-1　血尿的诊断流程

（郑西希，审阅：夏鹏）

第十八节　关节炎

一、牢记两条思路

具体关节表现和关节外临床表现。

二、牢记四个问题

1. 是否伴有炎性表现？红、热、肿、晨僵至少 30min。
2. 急性还是慢性？

3. 多少关节受累？
4. 哪些部位关节受累？

各关节表现对诊断的价值见表 2-18-1。

表 2-18-1 各关节表现对诊断的价值

性质	状态	代表疾病
炎性表现	是	类风湿关节炎（RA）、系统性红斑狼疮（SLE）、晶体性关节炎（痛风、假性痛风）
	否	骨关节炎（OA）
受累关节数目	单关节	晶体相关关节炎、外伤、感染、莱姆病、骨关节炎
	寡关节(2~4 个)	脊柱关节病（强直性脊柱炎、反应性、银屑病、肠病性关节炎）、晶体性关节炎、感染（淋球菌）、外伤、骨关节炎
	多关节(≥ 5 个)	结缔组织病：系统性红斑狼疮、类风湿关节炎、系统性硬化（SSc）、系统性血管炎；病毒性（HBV、HCV）；感染性心内膜炎
关节部位	远端指间关节（DIP）	骨关节炎、银屑病关节炎
	腕、掌指关节（MCP）、近端指间关节（PIP）	RA、SLE、原发性干燥综合征（pSS）、多发性肌炎 / 皮肌炎（PM/DM）、SSc、系统性血管炎
	第一跖趾关节	晶体性关节炎、骨关节炎
病程	急性(小于 1 周)	外伤、感染、痛风
	亚急性(1~3 周)	慢性感染（淋球菌、病毒、真菌、结核）； 晶体相关关节炎； 结缔组织病早期：SLE、RA、SSc
	慢性(大于 3 周)	慢性感染 结缔组织病：SLE、RA、SSc OA

三、关节外临床表现

1. 发热　晶体性关节炎、成人斯蒂尔病，感染性心内膜炎。

2. 皮疹　SLE、银屑病、反应性关节炎。

3. 皮下结节　RA、晶体性关节炎。

4. 神经病变　结节性多动脉炎、韦格纳肉芽肿。

（钱君岩，审阅：张上珠）

第十九节　雷诺现象

一、定义

指（趾）端阵发缺血，表现为指（趾）远端先苍白，随后发绀、变红的现象，常伴有疼痛，寒冷或精神紧张可诱发或加重。

二、诊断与分类

1. 诊断标准

（1）确诊雷诺现象：反复出现寒冷刺激后指端明确双期颜色改变阶段。

（2）可疑雷诺现象：寒冷刺激后无指端明显颜色改变阶段，但伴有麻木或疼痛。

（3）除外雷诺现象：寒冷刺激后无指端颜色改变。

2. 分类　分为原发性雷诺现象和继发性雷诺现象。

（1）原发性雷诺现象诊断标准：①对称性发作；②无周围血管疾病证据；③无组织坏疽、指端或组织损伤；④甲褶毛细血管镜检查正常；⑤抗核抗体（ANA）为阴性，红细胞沉降率（ESR）正常。

（2）继发性雷诺现象的疾病

1）结缔组织病：系统性硬化、系统性红斑狼疮、混合性结缔组织病、重叠综合征、肌炎、皮肌炎、类风湿关节炎、干燥综合征、未分化结缔组织病和血管炎。

2）闭塞性血管疾病：动脉粥样硬化、动脉栓塞和血栓闭塞性脉管炎。

3）药物因素：安非他命、β受体阻滞剂、博来霉素、顺铂、可乐定、可卡因、环孢素、麦角生物碱、干扰素、尼古丁和长春花碱。

4）血液学异常：冷凝集素病、冷纤维蛋白原血症、冷球蛋白血症、副蛋白血症和红细胞增多症。

5）震动相关：气锤。

6）创伤性血管病：远端尺动脉受损、小鱼际锤打综合征。

7）冻疮。

三、治疗

原发性雷诺现象无特异性治疗，对症缓解症状为主。继发性雷诺现象主要以治疗基础病为主。

1. 一般治疗　注意防寒保暖，戒烟，避免外伤，避免情绪激动，避免特定药物，锻炼。

2. 药物治疗

(1)钙离子拮抗剂：最常用，其中硝苯地平、氨氯地平、地尔硫䓬、非洛地平、尼索地平和依拉地平均被证明有效，维拉帕米、尼卡地平无效。

(2)其他血管扩张剂

1）直接血管扩张剂：硝酸酯类。

2）间接血管扩张剂：5-羟色胺受体拮抗剂、ACEI、神经肽、血栓素 A_2 抑制剂、内皮素受体-1受体拮抗剂(波生坦)、磷酸酯酶抑制剂(西地那非)、甲基多巴、前列腺素。

(3)其他：白果、抗氧化剂、他汀类药物。

(4)抗凝和抗栓治疗：适用于急性缺血事件。

3. 手术　交感神经切除术，血管重塑治疗。

四、雷诺现象诊治流程（图 2-19-1）

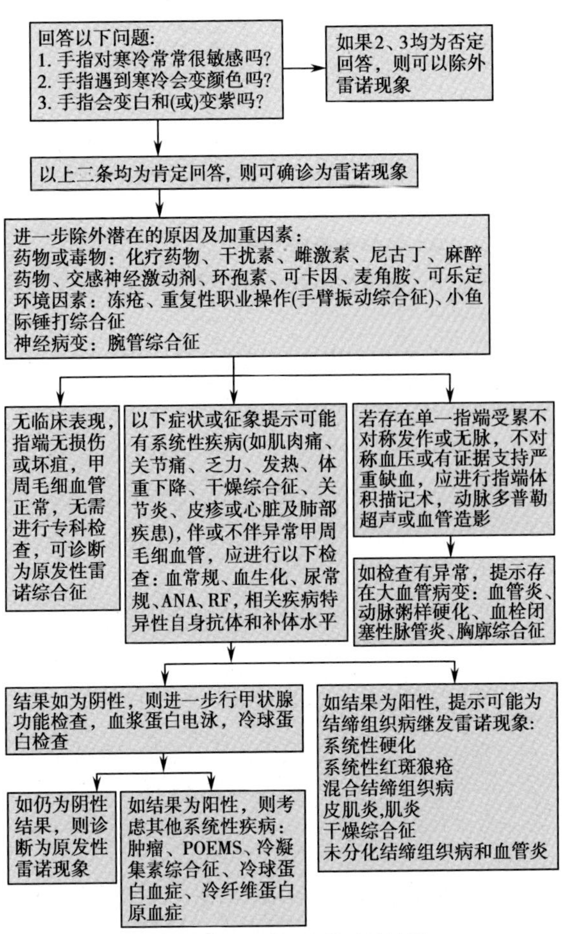

回答以下问题：
1. 手指对寒冷常常很敏感吗？
2. 手指遇到寒冷会变颜色吗？
3. 手指会变白和(或)变紫吗？
如果2、3均为否定回答，则可以除外雷诺现象
以上三条均为肯定回答，则可确诊为雷诺现象
进一步除外潜在的原因及加重因素：
药物或毒物：化疗药物、干扰素、雌激素、尼古丁、麻醉药物、交感神经激动剂、环孢素、可卡因、麦角胺、可乐定
环境因素：冻疮、重复性职业操作(手臂振动综合征)、小鱼际锤打综合征
神经病变：腕管综合征
无临床表现，指端无损伤或坏疽，甲周毛细血管正常，无需进行专科检查，可诊断为原发性雷诺综合征
以下症状或征象提示可能有系统性疾病(如肌肉痛、关节痛、乏力、发热、体重下降、干燥综合征、关节炎、皮疹或心脏及肺部疾患)，伴或不伴异常甲周毛细血管，应进行以下检查：血常规、血生化、尿常规、ANA、RF，相关疾病特异性自身抗体和补体水平
若存在单一指端受累不对称发作或无脉，不对称血压或有证据支持严重缺血，应进行指端体积描记术，动脉多普勒超声或血管造影
如检查有异常，提示存在大血管病变：血管炎、动脉粥样硬化、血栓闭塞性脉管炎、胸廓综合征
结果如为阴性，则进一步行甲状腺功能检查，血浆蛋白电泳，冷球蛋白检查
如结果为阳性，提示可能为结缔组织病继发雷诺现象：
系统性硬化
系统性红斑狼疮
混合结缔组织病
皮肌炎，肌炎
干燥综合征
未分化结缔组织病和血管炎
如仍为阴性结果，则诊断为原发性雷诺现象
如结果为阳性，则考虑其他系统性疾病：肿瘤、POEMS、冷凝集素综合征、冷球蛋白血症、冷纤维蛋白原血症

图 2-19-1　雷诺现象的诊治流程

（钱君岩，审阅：张上珠）

第三章

危重症医学

第一节　内科危重症早期识别

一、定义

顾名思义，内科危重症指由内科疾病所导致的病情危重的状态，不包括创伤、理化损伤或五官、皮肤等其他疾患所致的危重状态。当前综合医院中非重症监护病房(ICU)科医生对于内科危重症的认识水平尚有不足，普通病房的危重患者多在出现了休克甚至多脏器功能衰竭时，才不得以转入ICU，往往贻误了最佳的复苏时机。因此，早期识别内科危重症具有非常重要的临床意义。

二、“生命体征”再认识

即使在严密的观察下，仍有很多内科患者病情急剧恶化，需要转入ICU诊治。其中一些根据病情可以预测，而另一些则似乎“毫无征兆”。实际上，对于后一部分患者，在回顾病情时常能发现提示疾病进展或变化的线索，其中最突出也最易获得的就是生命体征的变化。

生命体征包括心率、血压、呼吸频率、体温，也有学者将意识状态及氧饱和度列入生命体征的范畴。数种简易评分体系(如qSOFA、SIRS等)可帮助内科危重症的早期识别，及时发现生命体征的变化，有重要临床意义。但各评分体系均存有便捷性和局限性，需根据实际情况灵活运用。

生命体征的绝对值很重要，相对变化更重要。譬如，某身体瘦弱的青年女性，平素血压(80~90)/(50~60)mmHg，因进不洁饮食后呕吐、腹泻来诊；另一位体型肥胖的老年男性，平素血压160/70mmHg，因急性胆系感染来诊。两者生命体征绝对数值相仿：体温38℃，血压90/50mmHg、心率100次/min；两者的病情严重程度却存在极大差异，老年患者血压相对于平时水平明显减低，已出现感染性休克征象，需要紧急复苏，立即予广谱抗生素治疗，而前者常规补液，适当应用抗生素即可。因此，一定要了解患者的“基础状态”。

在临床实践中，一定要重视并认真记录生命体征，尤其要注重其动态变化。一旦出现异常，应严密观察，必要时积极寻求帮助，以尽快发现潜在危险因素。

三、切勿忽视床旁查体

即使在医学技术快速发展的今天，物理检查也未过时，必须得到重视。准确而又有针对性的物理检查，有助于合理的安排辅助检查，尽快明确诊断。譬如青年女性反复喘憋 2 个月，外院诊为“哮喘”，予激素、支气管扩张剂无效，且仰卧位明显加重。查体发现三凹征，无呼气相哮鸣音，拟诊“大气道梗阻”，后经胸部 CT 发现隆突上 2cm 气管内带蒂肿物，急诊手术证实为“气管腺样囊性癌”。

物理检查有时甚至能发挥“起死回生”的作用。如行右肺穿刺活检后 3h 患者突发右侧胸痛，血压、SpO_2 进行性下降，查体发现右侧胸壁握雪感，右肺叩诊鼓音、右侧呼吸音明显减低，考虑“张力性气胸”。因情况紧急，立即行床旁右胸第 2 肋间穿刺抽气，挽救了患者生命。

四、正确解读重要的辅助检查

严重的酸中毒、低钠血症、高钾血症、低钾血症或高乳酸血症等异常，可通过血气分析明确，一旦发现并核实无误后，就应该尽快处理。血小板计数 $<20\times10^9$/L，中性粒细胞计数 $<0.5\times10^9$/L，血钾 >6.5mmol/L，血 pH<7.2，血钙 >3.5mmol/L，重度肺动脉高压和重度左心室收缩功能减低等，都提示患者病情危重。

以血总二氧化碳（TCO_2）为例，它是指血浆中所有各种形式存在的 CO_2 的总量，其中大部分（约 95%）是 HCO_3^- 结合形式，少量是物理溶解的 CO_2，还有极少量是以碳酸、蛋白质氨基甲酸酯及碳酸根等形式存在。TCO_2 能较准确地反映体内的代谢性酸碱情况，例如严重腹泻的患者一旦出现 TCO_2 明显降低，则提示存在代谢性酸中毒，需尽快液体复苏甚至抗休克治疗。

五、重视诊疗干预对病情的影响

充分考虑诊疗处理对病情的影响，能更准确地判断病情。哮喘急性发作患者双肺满布哮鸣音，心率 140 次 /min，血压 150/70mmHg，呼吸频率 35 次 /min，SpO_2 93%，若已接受静脉糖皮质激素和支气管扩张剂治疗，提示病情尤为危重。另如接受多巴胺静脉泵入情况下患者血压 90/60mmHg，与未接受特殊治疗者相比，病情显然也更危重。

六、总结

早期识别内科危重症患者有助于及时做出诊断、治疗，住院医师需把握患者的全面信息，详细记录患者的症状、体征变化，正确解读辅助检查结果。一旦发现危重症患者，应就地开展抢救，而不是消极等待转运至监护病房。

（柏小寅、董润，审阅：江伟）

第二节　危重症患者院内转运

内科病房或急诊室的许多危重症患者需要转运至 ICU 接受诊治，ICU 患者也可能因病情需要外出行相关检查或治疗（如 CT、介入治疗）等。这些转运过程都存在相当的风险。住院医师常常是危重患者最重要的转运者,如何避免或降低院内转运风险,是每位住院医师应该掌握的临床技能。

一、Why——为什么患者需要转运

在决定转运前应评估风险与获益。

1. 评估床旁检查(如床旁超声、胸片、诊断性穿刺等)能否替代外出检查。

2. 评估外出检查对未来治疗方案的影响。如高度怀疑腹膜后穿孔的患者外出行腹部 CT 检查发现腹膜后气体,将对后续治疗产生巨大影响。

3. 评估患者病情及外出风险。譬如,血流动力学不稳定或需要很高的机械通气条件的危重症患者一般不建议外出诊治,除非是挽救生命的治疗(如消化道大出血的介入或手术治疗),或结果会显著改变治疗方案的检查。

二、Who——转运过程中的人员因素

1. 患者是谁　详细了解病史,包括患者当前诊断、治疗、血流动力学情况,呼吸支持条件,有无相关检查禁忌,能否耐受检查,以及可能面临的转运风险(如气管插管脱出的风险)等。

2. 转运团队是谁　包括主要负责人及其他辅助人员(尽量避免家属参与转运)。主要负责人多由具备抢救经验的 ICU 专科医师或总住院医师担任。该负责人需要掌控整个转运过程,其他人员应积极主动配合,协助避免转运过程中发生不良事件。转运过程中负责人应始终能第一时间观察到患者的心电监护、神志及转运路径是否畅通等。

3. 目的地接管人员是谁　提前明确对方负责接管患者的医师,有助于做好交接工作,提高沟通效率,避免不必要的误会。

三、What——转运过程中需要什么

1. 常规物品　心电监护仪、静脉通路、必要的抢救药品和器材、病历、检查申请单、各类引流管和转运床(最好是头部能抬高的床)等。

2. 特殊物品　视病情需要配置。

(1)呼吸方面:充足的便携式氧源(需要超出预计时间30min以上的氧气量)、吸氧装置(鼻导管、面罩或气管插管)、简易呼吸器、口咽通气道、便携式负压吸引装置(主要用于痰液引流、胸腔闭式引流)和便携式呼吸机等。

(2)循环方面:充足蓄电的微量泵(需静脉泵入血管活性药物)、足够的液体、抢救用药(如肾上腺素、阿托品)和除颤仪(用于发生恶性心律失常高危患者)。

(3)其他:如既往癫痫发作者需携带地西泮注射液,合并脊柱病变的患者佩戴相应的护具,颅脑手术患者颅内压监护装置等。

四、Where——什么是最佳的转运路线以及转运地点有何条件

1. 最佳转运路线安排　专用电梯、避开拥堵路线、做好紧急事件的处理预案。

2. 事先充分了解转运目的地条件　是否具备氧源,有无机械通气条件等。

五、When——什么是最恰当的转运时机

最恰当的转运时机应满足以下条件:

1. 已明确危重症患者的转运必要性,符合相关诊疗指征。

2. 转运人员已就位。

3. 转运所需物品完备且能正常工作(需事先确认)。

4. 安全性经预试验证实。如端坐呼吸的患者外出

行 CT 检查时能否平卧并静止不动;机械通气患者改为便携式呼吸机辅助通气或简易呼吸器辅助通气 10min 后,患者呼吸情况尚稳定。

5. 转运路线明确。
6. 转运目的地已做好接收准备。

六、转运过程中的重要并发症(表 3-2-1)

表 3-2-1 危重症患者转运的并发症

分类	并发症	防治方法
气道	气管插管脱出 / 移位	充分镇静、移动患者后必须听诊双肺呼吸音或用其他方法确定气管插管位置正常
	痰液堵塞或气管插管打折	转运前及途中充分吸痰,观察气管插管位置
	血氧水平下降	做好预试验,保证充足氧气、确定气管插管位置准确
呼吸	呼吸机相关肺炎	床头抬高 30°
	张力性气胸	保护好胸腔引流管,调整呼吸机参数,降低平台压,尽量减少气压伤
循环	血压波动	保证血管活性药维持稳定注射,避免带泵液速度过多变动
	恶性心律失常	维持电解质平衡,必要时予除颤或电转复

七、交接

1. 转运患者至目的地后,确认患者呼吸循环相对稳定后再开始交接，如短时间内无法稳定，则需床旁边处理、边交班。

2. 交接内容包括仪器和技术的交接，启动目的地监护仪、呼吸机等，核对输注的药物。完整的病历资料，尤其是当前的诊断、治疗及后续诊疗计划。患者及家属对病情的知情同意情况。

（柏小寅、董润，审阅：江伟）

第三节　气道管理

一、气道评估

气道评估是气道管理的首要环节迅速准确地进行气道评估有利于及时做出治疗决策。以下按照病情紧急程度简述评估方案。

1. 心肺复苏　尽早手法通气，如通气不充分，则尽快建立人工气道。

2. 氧合状态观察　有无皮肤口唇发绀，行脉搏氧饱和度及动脉血气评价。

3. 呼吸情况　呼吸频率及节律、辅助呼吸肌参与呼吸情况、吸气三凹征、气管位置、听诊双侧呼吸音（有时需摄胸片进一步评价肺部情况）。

4. 意识状态　Glasgow 昏迷评分、误吸风险。

5. 病因及疾病进程　基础疾病、诱发因素、估计经积极处理后病情转归。

二、气道控制方法

1. 采取适当体位　昏迷患者取侧卧位或头偏向一侧。面罩通气时患者颈根部前屈，头后仰，取“嗅花位”（sniffing position）。

2. 手法清除呼吸道异物　用于高度怀疑气道异物

的患者。鼓励自主呼吸的患者自行咳嗽、呼吸；呼吸微弱或消失的患者应采用叩背（掌根部叩击肩胛间区4次）、捶胸（患者平卧位捶击胸骨处胸廓4次）、手抠（用手清除口咽部异物）、Heimlich手法（背后抱住患者，握拳置于患者上腹部或下胸部，用力向上向后冲击）。

3. 口咽通气道　适用于喉反射弱的患者。

4. 面罩　要求与患者面部贴合。左手单手口面罩手法为：拇指和示指握住面罩扣于患者面部，中指和无名指扣住下颌，小指置于下颌角向前抬伸下颌。

5. 气管插管　最有效、最可靠的保护气道的方法，也是重症监护病房最常用的气道管理措施。

6. 气管切开　因耗时较多且有出血风险，通常不作为建立紧急气道的方法。

7. 环甲膜切开术　当通过面罩或喉罩无法实施通气且气管插管失败时，可紧急实施环甲膜切开术。如无手术条件，可紧急进行环甲膜穿刺术。

8. 其他　喉罩、食管气管联合导管等。

三、气管插管

1. 气管插管的适应证　气管插管的作用在于提供气道保护，防止误吸，提供维持气体交换所需的畅通气道，以及肺与呼吸机的连接途径和清除分泌物的通道（表3-3-1）。

表3-3-1　气管插管适应证

适应证	举例
保护气道避免误吸	格拉斯哥昏迷评分小于8分或误吸风险高的患者
上气道梗阻（警惕困难气道）	咽部肿物、喉头水肿

续表

适应证	举例
难以纠正的低氧血症（PaO_2/FiO_2<200mmHg）	急性呼吸窘迫综合征、肺炎、肺栓塞
通气不足（Ⅱ型呼吸衰竭致动脉血 pH<7.3）	COPD、重度哮喘
严重呼吸窘迫或呼吸肌疲劳	严重代谢性酸中毒呼吸代偿
预期病情加重	感染性休克伴氧合恶化及外周灌注明显不足
手术、检查或治疗需要	全麻手术

2. 气管插管准备（表 3-3-2）

表 3-3-2　气管插管所需条件

物品	药物	人员
监护仪、氧源、简易呼吸器 静脉通路、喉镜、负压吸引装置 气管插管（男性 7.5~8mm，女性 7.0~7.5mm） 导丝、注射器、口咽通气道、胶带、听诊器	咪达唑仑、吗啡丙泊酚、琥珀酰胆碱、其他肌松药物、肾上腺素、阿托品	有经验的医师护士

3. 插管前　评估基础疾病（重点是循环、呼吸及神经系统），过敏史，凝血功能，颌面部骨骼肌肉情况，误吸风险（末次进食时间，有无呕血、咯血、肠梗阻或意识障碍），是否为困难气道及既往插管问题（气道水肿、解剖异常）（表 3-3-3）。

表 3-3-3 困难气道评估(LEMON 法)

外部观察(look externally)	肥胖、小下颌、颈短粗、面部和颈部解剖异常
3-3-2 评价(evaluate with 3-3-2rule)	张口度小于 3 横指 舌 - 颌间距少于 3 横指 甲状软骨在舌骨下小于 2 横指
Mallampati 分级	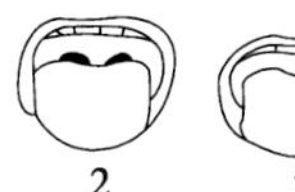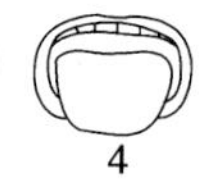 分级在 2 级以上
梗阻(obstruction)	咽部脓肿、会厌肿胀、咽部及颈部占位
颈活动度(neck mobility)	寰枕关节及颈椎的活动度小于 90°

4. 插管途径　直接喉镜下经口气管插管、经鼻气管插管、纤维喉镜。经口气管插管最常用,操作简单,设备要求少,需要患者下颌、颈部具有足够的活动性,且要在一定镇静和肌松条件下进行。后两者均不作为紧急气道插管的首选,经鼻插管适用于经口插管困难或需行下颌骨、口咽部修补术患者,可盲插或在喉镜直视下完成。纤维喉镜适用于解剖畸形或需最大限度稳定头颈部时采用,但对设备和操作者要求较高。

5. 插管过程　以直接喉镜下经口气管插管为例,介绍急症情况下采取的快速顺序插管(RSI)。RSI 是采用镇静、肌松技术进行麻醉,可避免非空腹患者误吸,有利于减少插管过程中所致的心率减慢、颅压增高。禁忌证为完全的上气道梗阻或面部咽喉解剖结构紊乱,需要建立外科气道;相对禁忌为预期的困难气道以及意识丧失、呼吸心跳停止的患者,后者应立即给予简易呼吸器辅助通气,而后尽快完成气管插管。流程见表 3-3-4。

表 3-3-4 快速顺序插管(RSI)流程

准备 (preparation)	• 物品、药品、人员 • 知情同意
预氧合 (preoxygenation)	• 通过简易呼吸器吸入高浓度氧气,目标 SpO_2 在 95% 以上为宜 • 使患者有一定的氧储备,可耐受插管时一过性低氧
预处理及保护 (pretreatment & protection)	• 咪达唑仑:0.05~0.1mg/kg • 丙泊酚:0.5mg/kg • 芬太尼:3μg/kg(禁用于高颅压和严重肝病) • 采取 Sellick 手法压迫环状软骨,进而压迫食管,减少误吸风险
肌松 (paralysis)	• 琥珀酰胆碱:1.5mg/kg(禁用于高钾血症、脑出血、青光眼) • 维库溴铵:0.2~0.3mg/kg(长效肌松药作用时间较久,必须有把握控制气道才能给药)
体位 (position)	• 垫高患者枕部 10cm,颈根部略前屈,仰头抬颌(嗅花位)
气管插管及确定 (pass the tube & confirmation)	• 置入喉镜,挑起会厌,暴露声门,直视下插入气管导管 • 助手采用 BURP(向后向上向右按压)手法压迫甲状软骨,暴露声门 • 插管深度:男性 21~23cm,女性 20~22cm • 观察胸廓起伏、听诊上腹部及双肺呼吸音、观察患者氧合、呼气末 CO_2($EtCO_2$)监测也是较好的判断方法。
插管后处理 (postintubation management)	• 固定导管、床旁胸片 • 留取痰标本 • 镇静、镇痛、制订机械通气方案

6. 困难插管 指有经验的医生经普通喉镜试行气管插管3次均未成功。

7. 气管插管并发症 致命性并发症,包括低血压、高血压、心律失常、误吸、喉痉挛、支气管痉挛、误入主支气管或食管、严重缺氧或二氧化碳潴留、气管/食管穿孔或撕裂、颈椎损伤。非致命性并发症,包括牙齿损伤、口咽部和鼻腔损伤、环杓关节脱位。

四、气道插管及气管切开管的常规维护

1. 吸引 气管插管患者的咽部及气管内应按时按需吸引以清除分泌物。

2. 套囊压力 应保持套囊压力在30cmH_2O以下,并进行常规监测。

3. 导管的固定 使用胶带或导管固定器固定导管。固定经口气管插管时应注意避免过度压迫口唇。经鼻气管插管患者应定期评估鼻窦炎、中耳炎或鼻孔坏死。

(柏小寅、董润,审阅:江伟)

第四节 机械通气

机械通气即为气体交换提供人工支持,包括有创通气和无创通气。本章节仅涉及有创通气,其定义是经过气管插管或气管切开管进行机械通气。

一、呼吸力学常用概念

机械通气的压力时间曲线见图3-4-1。

运动方程:$P\text{peak}=P\text{plat}+R\times\dot{V}=\dfrac{V_T}{C}+R\times\dot{V}+\text{PEEP}$

(1)平台压(Pplat):吸气末肺泡内压力,吸气末暂停0.5~2s测定。

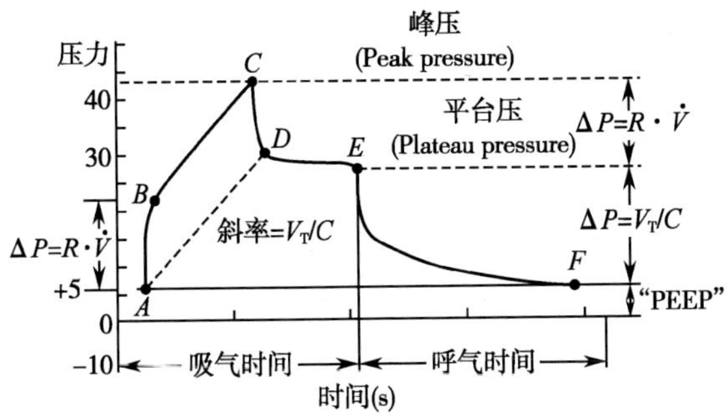

图 3-4-1　机械通气的压力时间曲线

(2)呼气末正压(PEEP):避免气道陷闭和肺泡塌陷;降低心脏前后负荷。

(3)顺应性(C)= $\frac{V_T}{Pplat - PEEP}$ (正常范围 50~100ml/cmH$_2$O)

(4)平均气道压:通气周期中平均的气道压力。

(5)气道阻力(R)= $\frac{Ppeak - Pplat}{\dot{V}}$ (正常范围 < 10cmH$_2$O·s/L)

(6)呼吸功:在呼吸过程中,呼吸肌为克服弹性阻力和非弹性阻力而实现肺通气所做的功。

二、机械通气的适应证及目标(表 3-4-1)

表 3-4-1　机械通气的适应证及目标

适应证	目标
氧合不足	保证氧合(提高吸入氧浓度、减少分流、使用 PEEP 促进肺复张)
通气不足(高碳酸血症)	减少呼吸做功避免呼吸肌疲劳 保证有效的肺泡通气

续表

适应证	目标
严重呼吸窘迫或呼吸肌疲劳	减少呼吸做功避免呼吸肌疲劳
无法保护气道	保护气道、降低误吸风险
治疗需要	完成全麻手术、肺灌洗等

三、机械通气的相对禁忌证

下述情况下采取机械通气可能加重病情，如气胸及纵隔气肿未行引流、肺大疱和肺囊肿、低血容量性休克未补充血容量或气管-食管瘘。但在出现致命性通气和氧合障碍时，应积极处理原发病（如尽快行胸腔闭式引流，积极补充血容量等），在此基础上不失时机地应用机械通气。

四、机械通气的常用设定

1. 机械通气的时相参数　机械通气分为吸气、呼气两个时相，因此需要设置一系列参数以控制吸气触发、吸气过程和呼吸切换。

（1）呼吸的触发：即设定在何种条件下吸气开始。控制通气模式下，触发完全由呼吸机设定，若为辅助通气，通常设置为流量触发（2~3L/min）或压力触发（0.5~2.0cmH_2O），灵敏度设置过低会增加患者的呼吸做功，设置过高易造成误触发。

（2）吸气过程

1）压力控制（pressure control，PC）：设置压力控制水平、压力上升时间、吸呼比、呼吸频率、压力报警上限。

2）容量控制（volume control，VC）：设置潮气量/分钟通气量、吸呼比、吸气流速、呼吸频率、吸气末暂停时间。

(3) 切换：即由吸气转换为呼气，受吸气时间、吸呼比、吸气流速、压力报警上限等参数决定。

2. 通气模式(表 3-4-2)

表 3-4-2 常用机械通气模式

模式	AC		PSV
	PC	VC	
触发	呼吸机触发或患者触发	呼吸机触发或患者触发	自主触发
设定参数	压力控制水平(PC) 吸气时间(I) 频率(F) 呼气末正压(PEEP) 吸入氧浓度(FiO_2)	潮气量(Vt) 最大流量 吸气暂停时间 F PEEP FiO_2	压力支持水平(PS) PEEP FiO_2
优点	减少气压伤 减速气流舒适度较高	保证潮气量 利于呼吸力学参数测定	人机配合好 为脱机前的常用模式
缺点	潮气量不确定	易出现肺泡充盈不均一 易出现人机不协调	可能增加呼吸功能 无法保证足够的通气

注：PSV，压力支持通气(pressure support ventilation)；PEEP，呼气末正压(positive end-expiratory pressure)；表内为常用模式，其他模式包括同步间歇指令通气(simultaneous intermittent mandatory ventilation，SIMV)、双相气道正压通气(BiPAP)和双重控制模式(如 PRVC)等。

3. 呼吸机的常用初始设置

(1) 初始模式：VC。

(2) 潮气量：6~10ml/kg(为理想体重，而非实际体重)

理想体重计算公式:50(男)/45.5(女)+2.3×[(身高(cm)×0.39)-60]。

急性呼吸窘迫综合征和急性肺损伤患者应选择6ml/kg,手术后或神经肌肉疾病患者应给予8~10ml/kg。

(3) $\dot{V}$max:40~80L/min

(4) 呼吸频率:15~25次/min。应根据血气pH和$PaCO_2$调节,避免呼吸频率过快导致的气流陷闭和动态肺过度充气。

(5) 吸呼比:1:(2~4)。正压通气导致血压下降或存在内源性PEEP时(PEEPi)时,应延长呼气时间。反比通气对提高氧分压意义不大。

(6) 吸入氧浓度:初始应设定为1.0,并且根据患者氧合情况逐渐降至0.60以下。

(7) PEEP:5~20cmH_2O。合理设置PEEP有利于促进萎陷的肺泡复张,增加平均气道压,改善氧合,减少回心血量,减轻左心室前负荷,克服PEEPi。

4. 参数 调整呼吸机参数调整主要根据患者的原发病和初始参数设置后的反应(监测指标:呼吸困难程度、SpO_2、血气、肺部体征、呼吸力学)而定。

(1) 改善氧合(通常循环相对稳定者SaO_2 88%~92%即可接受)

1) 提高FiO_2。

2) 如$FiO_2 \geq 60\%$,Pplat<30cmH_2O,但氧合未达标,则尝试肺复张。

3) 如肺复张有效,增加PEEP至FiO_2<60%或Pplat≥30cmH_2O。

4) 如肺复张无效,则考虑其他补救通气方法或ECMO。

(2) 改善通气(pH、$PaCO_2$):增加V_T、吸气压力、呼吸频率,注意监测参数调整后的平台压和内源性PEEP。对于COPD,使用减慢的频率,有更充分的时间呼出气体，避免肺内气体闭陷和内源性 PEEP。

5. 湿化　分为主动湿化和被动湿化。前者是指通过加热湿化器进行主动加温加湿，后者是指通过热湿交换器（人工鼻）来进行的。

（1）有创通气和无创通气都需要主动湿化。

（2）适当湿化：有创通气患者进行主动湿化时，建议湿度水平在 33~44mgH_2O/L，Y 型接头处气体温度在 34~41℃，相对湿度达 100%，呼吸机呼气管路可见均匀水雾及较多水滴。

有创通气患者进行被动湿化时，建议人工鼻提供的吸入气湿度至少达到 30mgH_2O/L。

分泌物稀薄，可顺利通过吸痰管，导管内无痰痂，呼吸道通畅。

五、机械通气患者氧合下降的紧急处理流程（图 3-4-2）

六、气道高压报警常见原因

1. 呼吸机管路或患者气道发生阻塞　呼吸机管路打折、气管插管扭曲、分泌物过多、支气管痉挛等。

2. 肺顺应性突然下降　人机不同步、内源性 PEEP、气胸、肺不张、肺炎、肺水肿、肺栓塞、大量胸腔积液、胸廓顺应性下降、腹腔压升高（膈肌抬高）。

七、撤机

1. 撤机时机　导致患者需要机械通气的病因得到控制；临床情况稳定，气体交换充分（$FiO_2 \leqslant 50\%$ 条件下 $PaO_2/FiO_2>200$mmHg，PEEP ≤ 8cmH_2O；$PaCO_2$ 正常或基线水平，pH ≥ 7.30）；血流动力学平稳；意识水平稳定。很多因素可导致撤机失败，因此撤机前应该改善患者的营养条件、意识水平以及水电解质平衡状态。

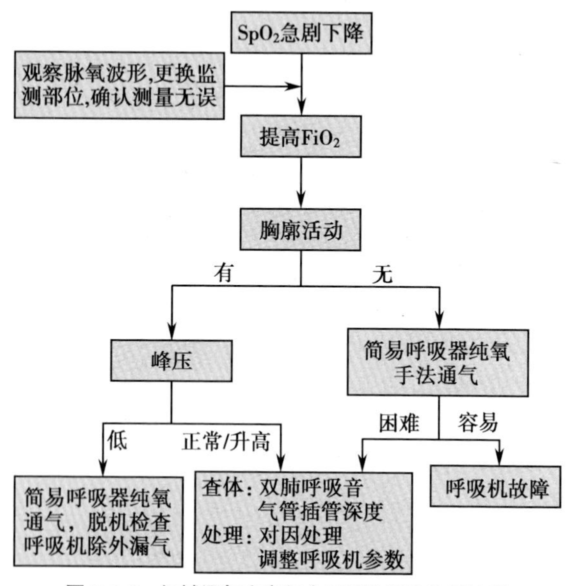

图 3-4-2 机械通气患者氧合下降的紧急处理流程

2. 自主呼吸试验(spontaneous breath trial, SBT) 符合撤机条件的患者,应进行自主呼吸试验(T 管或持续正压通气 5cmH_2O),观察 30~120min,出现下列情况提示撤机时机可能尚未成熟,应中止 SBT,转为机械通气。

(1)呼吸频率 / 潮气量(L)(Tobin 指数)>105。

(2)呼吸频率 <8 次 /min 或 >35 次 /min。

(3)自主呼吸潮气量 <4ml/kg。

(4)心率 >140 次 /min 或变化 >20%,或出现新发的心律失常。

(5)血气恶化或氧饱和度 <90%。

3. 拔除气管插管 对进行有创通气的患者,通过 SBT 后还应评估气道通畅程度和自主保护气道的能力,以确定是否可以拔除气管插管,例如吸痰过程中观察患者的呛咳反射。

4. 若 SBT 失败,应给予充分的通气支持以缓解呼吸肌疲劳,并查找原因。

5. 长期机械通气(>3 个月)患者应采用逐步降低机械通气水平和逐步延长自主呼吸时间的撤机策略。

八、机械通气的并发症

1. 呼吸机诱导的肺损伤

(1) 容积伤:大潮气量引起肺泡过度膨胀,可导致炎症反应和渗出,肺含水量增加。

(2) 气压伤:气道及肺泡压力过高,导致气道及肺泡损伤,临床表现因程度不同表现为肺间质气肿、皮下气肿、纵隔气肿、心包积气、气胸等。如患者突然出现血流动力学不稳定或吸气峰压陡增,应怀疑张力性气胸,必须立即处理。

容积伤和气压伤的预防策略为肺保护性通气策略:$V_T \leqslant 8ml/kg$ 理想体重;$Pplat \leqslant 30cmH_2O$;允许性高碳酸血症,维持 pH>7.20~7.30。

(3) 萎陷伤:由于肺泡内渗出过多(例如 ARDS)加之 PEEP 不足以维持肺泡开放,导致小气道和肺泡反复开闭,加重炎症和渗出。此时应维持适当的 PEEP 避免肺泡萎陷。

(4) 氧中毒:长时间的吸入高浓度氧导致的肺损伤。FiO_2<60% 相对安全,但不应因为害怕氧中毒而不给予适当水平的 FiO_2。

2. 膈肌功能不全

(1) 呼吸机相关的膈肌功能不全特指在长时间机械通气过程中膈肌收缩能力下降。

(2) 预防方法:尽可能保留自主呼吸,避免使用肌松剂和糖皮质激素。

3. 人机不同步

(1) 触发不同步:与触发灵敏度、触发方式和内源性

PEEP 有关。应合理设置触发方式和灵敏度，给予适当的 PEEP 以对抗内源性 PEEP，改善触发同步性。

（2）气流不同步：容量控制通气时由于吸气流速不能满足患者需要（air hunger）导致的不同步。可通过增加吸气流速或改为压力控制模式，以改善气流同步性。

（3）切换不同步：由于呼吸机吸气相时间设置不合理导致患者提前或延后开始呼气，或出现双重触发。应用压力控制通气或调节压力支持通气的流量切换水平，同时采取措施降低气道阻力，可以改善人机同步性。

4. 内源性 PEEP（PEEPi）

（1）呼气时间不足或气道阻力增加导致部分气体陷闭在肺内，陷闭气体产生的压力称为 PEEPi。

（2）PEEPi 可影响血流动力学，增加呼吸功，导致触发不同步和气压伤风险增加。

（3）发现 PEEPi 的方法：患者吸气开始时，呼气仍未结束；波形提示呼气流速未归零；患者努力吸气不能触发呼吸机；外源性 PEEP 调至 0，呼气末暂停 0.5~2s 可测定。

（4）消除 PEEPi 的方法：延长呼气时间（降低潮气量、下调呼吸频率、缩短吸气时间）；降低气道阻力（吸痰或应用支气管扩张剂）。

5. 呼吸机相关肺炎

（1）机械通气可增加肺部感染的风险。

（2）肺部感染常来自气管插管套囊周围分泌物的误吸，并非呼吸机本身。

（3）持续吸引声门下分泌物、半卧位和使用无创通气可以降低呼吸机相关肺炎的风险。

6. 机械通气对血流动力学的影响

（1）机械通气时胸腔内压升高，静脉回流减少，心脏前负荷降低，左心后负荷也有所下降。

（2）肺泡压力升高超过肺静脉压时，肺静脉压升高，导致右心后负荷增加。

(3) 右心室输出量下降，左心室充盈不足，可导致左心室功能受限。

(4) 机械通气期间，可发生多种类型心律失常，与休克、缺氧、酸碱电解质紊乱及镇静不充分等因素有关。

(5) 在机械通气开始时，快速输液或调整通气模式降低胸腔内压，多能使低血压改善。

7. ICU 相关性精神心理疾患　许多患者会对 ICU 产生负性记忆，并发心理疾患，情况严重者需请心理医疗科会诊，必要时药物治疗。

九、无创正压通气

1. 定义　无创正压通气是指不需要气管内插管，使用鼻罩或面罩进行机械通气的呼吸支持模式。其主要通过压力支持通气(PSV)或双水平气道正压通气(BiPAP)形成压力循环。BiPAP 模式既可提供吸气正压(IPAP)辅助呼吸，又可提供较低水平的呼气正压(EPAP)辅助并维持潜在关闭气道的开放。这种双水平通气模式耐受性良好，可减少呼吸功，比只提供吸气正压的 PSV 能更有效地改善气体交换。

2. 常见禁忌证　急性呼吸窘迫综合征(ARDS)、大量气道分泌物、上气道梗阻、误吸、不能自主保护气道、迅速进展的低氧血症、心脏骤停或呼吸停止、非呼吸系统器官衰竭、意识障碍、心律失常、血流动力学不稳定、严重上消化道出血、近期食管或胃部手术、反复呕吐、面部外伤、患者不配合等。

3. 主要获益人群　AECOPD、心源性肺水肿、免疫抑制伴双肺浸润的患者。

十、呼吸机集束化治疗

呼吸机集束化(ventilator bundle)是指得到循证医

学证据支持的一系列通气策略，可明显降低机械通气的并发症。包括：床头抬高至少30°；每日暂停镇静药物，促进患者神志恢复；每日评估撤机的可行性；预防应激性溃疡；预防深静脉血栓。

（柏小寅、董润，审阅：江伟）

第五节　血流动力学监测及治疗

血流动力学监测的根本目的在于维持充分的器官灌注，及早发现休克。

一、血流动力学基本理论

1. 器官灌注取决于局部的血流量，后者=（动脉压－静脉压）/血管阻力。

$$CO = SV \times HR = (MAP-RAP)/SVR, CI = CO/BSA$$

$$BSA(m^2) = [身高(cm) + 体重(kg) - 60]/100$$

（CO：心输出量；SV：每搏量；HR：心率；MAP：平均动脉压；RAP：右心房压力；SVR：体循环阻力；CI：心指数；BSA：体表面积，不同仪器采用的BSA估算公式并不一致。）

2. CO与HR及SV相关，与心脏前负荷、心肌收缩力及心脏后负荷相关。

3. 组织氧输送（DO_2）=1.34×CO×Hb×SaO_2（Hb：血红蛋白，SaO_2：动脉血氧饱和度）。

组织氧摄取（VO_2）=1.34×CO×Hb×（SaO_2-SvO_2），（SvO_2：混合静脉血氧饱和度）。

$SvO_2(\%) = (DO_2-VO_2)/[1.34 \times CO \times Hb]$。

二、低灌注时的无创监测

1. 症状体征　尿量减少、意识障碍、皮肤花斑、发绀、毛细血管充盈时间延长。

2. 生命体征　皮温降低、血压降低、心率增高、SpO_2无曲线。

3. 辅助检查　血气分析示代谢性酸中毒及乳酸增高；血生化 TCO_2 下降；心电图、经胸心脏超声见心脏功能异常。

三、有创监测

1. 有创动脉血压　监测血压的金标准，其与无创动脉血压测定的差异见表 3-5-1。

表 3-5-1　无创血压与有创血压测定的差异

	无创动脉血压	有创动脉血压
部位	上臂或大腿	桡动脉、股动脉、足背动脉等
适用范围	各种情况	适用于血流动力学不稳定、需严格控制动脉血压者或频繁动脉采血
原理	听诊法（Korotkoff 音） 示波测量法（oscillometry 法）	压力波形直接测定
误差来源	袖带大小（以测上臂为例）：袖带内气囊长度应为上臂周长的 4/5，宽度应为周长的 2/5 心律失常 患者血压过高、过低	参考水平有误：保证归零点为右腋中线第四肋间水平 设备异常：管路堵塞、过长、有气泡、管路打折
优点	无创、方便、设备要求少	准确、连续监测、利于采血
缺点	不够准确（特别是对于危重症患者），50% 与有创血压相符（相差 10mmHg 以内） 无法连续监测	有创，存在置管并发症 设备要求多

有创血压监测需判断血压波形是否正常，多采用冲洗试验（rapid flush test），快速冲洗管路后观察动脉压波形的共振波频率及衰减情况（图 3-5-1）。

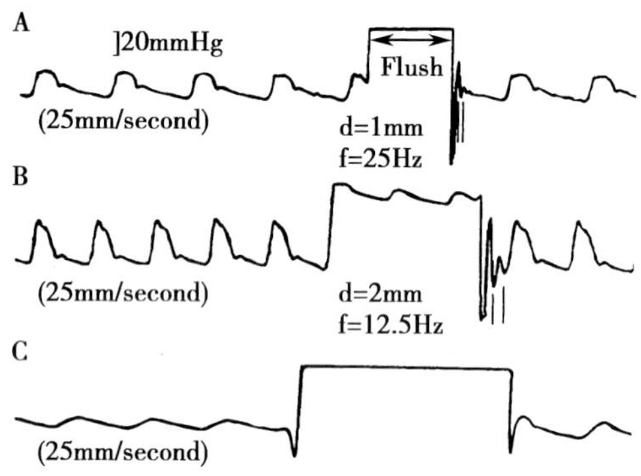

图 3-5-1　有创动脉血压监测的冲洗试验

A. 正常波形，冲洗后共振波频率为 25Hz（共振波间隔为 1mm）；B. 衰减减弱，共振波频率为 12.5Hz，可见于管路太长或三通过多；C. 衰减过度，未见共振波，可发生于连接失当、有空气、管路打折等。

2. 其他有创压力的测定

（1）中心静脉压力（central venous pressure，CVP）：传统上常用 CVP 反映右心前负荷水平，但其测定受很多因素影响，除实际血容量外，还包括机械通气、肺动脉高压、三尖瓣关闭不全、PEEP、右心顺应性下降等。因此，临床评估 CVP 数值时应慎重，单次测定结果的指导意义往往有限，需结合患者临床表现，动态观察并加以分析。

（2）肺动脉楔压（pulmonary artery occlusion pressure，PAOP）：由肺动脉漂浮导管测定，可用于反映左心前负荷水平。其影响因素除机体血容量外，包括长期高血压、COPD、气囊嵌顿位置、肺小血管阻塞、肺静脉狭窄、纵隔纤维化、二尖瓣关闭不全、主动脉瓣关闭不全、正压通气、PEEP、左心室顺应性下降等。

3. CO 的测定(表 3-5-2) 可采用热稀释法、脉搏轮廓分析法(PICCO)、经食管超声检测等方法检测。

表 3-5-2 常用的 CO 测定方法

	肺动脉漂浮导管	PICCO	经食管心脏超声
CO 测定	热稀释法 新一代产品采用加热电阻丝的方法可实现自动测量	热稀释法定标 连续监测采用脉搏轮廓法	超声多普勒方式
心脏前负荷	CVP PAOP 受正压通气影响	全心舒张末容积(GEDV) 更准确,不受正压通气影响 心搏量变异率(SVV)有助于判断扩容的效果	左心室舒张末容积
心脏功能	可计算右心射血分数、左心室心搏指数	全心射血分数(GEF)	LVEF
评价肺水肿	无	可测定血管外肺水(ELWV)	无
后负荷	可测定 PAP 可推算出体循环、肺循环血管阻力	仅能计算体循环血管阻力,对右心评价不足	可测定肺动脉压
混合静脉血氧饱和度	可测定	无法测定	无法测定

4. 组织氧输送（DO_2）、组织氧摄取（VO_2） 经肺动脉导管可测定混合静脉血氧饱和度（SvO_2），经中心静脉导管可测定 $ScvO_2$，两者相差通常在 10% 以内。结合心输出量和血红蛋白水平可进行计算。

四、血流动力学控制（休克的类型判断和治疗原则）

休克为组织低灌注造成的一系列器官功能障碍的临床综合征。常表现为神志改变、尿量减少、腹胀、肢端变冷、心率增快、毛细血管充盈时间延长以及脉搏减弱。辅助检查提示存在血乳酸增高、代谢性酸中毒、SvO_2 下降。血流动力学监测有助于明确休克类型，制订治疗决策（表 3-5-3）。

表 3-5-3 各类休克的血流动力学监测及治疗

	低血容量性休克	心源性休克	梗阻性休克	分布性休克
病史体征	失血、失液、口干	心脏病史、胸痛	血栓、心包疾病	感染、过敏史
病理生理	循环血量显著下降	心脏泵功能衰竭	循环明显受阻	血容量分布异常
血压	下降	下降	下降	下降
CO	下降	下降	下降	持平或升高
SVR	升高	升高	升高	降低
前负荷	下降	升高	升高	不特异
病因	消化道大出血 大量腹泻 / 呕吐 肾上腺危象	心肌梗死 心肌病 严重心律失常	肺栓塞 心脏压塞 张力性气胸	感染性休克 过敏 脊髓损伤

续表

	低血容量性休克	心源性休克	梗阻性休克	分布性休克
血流动力学处理	早期容量复苏 输血 必要时应用血管活性药物	强心 多巴酚丁胺/硝普钠 主动脉球囊反搏	价值有限	及时充分补液 多巴胺 去甲肾上腺素 肾上腺素
根本治疗	减少体液继续丢失	介入治疗 外科手术治疗 抗心律失常治疗	解除梗阻因素,如溶栓、心包穿刺、放置胸腔闭式引流	控制感染 抗过敏

1. 血流动力学监测　心率、血压、指氧、灌注指标；放置动脉导管；如初始治疗效果不佳或血流动力学评价困难，考虑 PiCCO、PAC。

2. 容量状态评估　容量状态评估和管理是危重症患者治疗的重要挑战。静态压力和容量的测定是预测容量状态评估常用方法，这些指标包括中心静脉压、肺动脉楔压数据和超声心动图检查的相关指标。这些测量数据是在给定的条件下获得的，数值低则提示前负荷位于 Frank-Starling 曲线上升支，容量反应性大。但研究发现这些静态指标对于预示液体容量反应性并不够可靠。

小容量负荷试验已成为一种常用的预测容量反应性的方法。被动抬腿试验能从下肢动员约 300ml 血液作为一种“自身输注”并瞬间增加静脉回流；这给血流动力学参数或心输出量的测定提供了机会，其阈值水平的改善则提示存在前负荷储备。这种试验可逆，并且避免了不必要的液体输注。同理，临床医生评估小剂量负荷

(约 100ml)输注前后的心输出量，也有助于预测大量晶体液复苏能否获益。将被动腿抬腿试验与床旁超声相结合，是目前评估前负荷功能最佳的检查方法。

3. 紧急复苏

(1)保持足够的灌注压：根据患者平时血压确定目标血压；有高血压病史的感染性休克患者或升高血压后病情改善的患者，建议选择较高的 MAP 目标；对于未能控制的出血且无严重颅脑损伤的患者，建议选择较低的 MAP。优化循环容量后仍存在组织低灌注，则应用血管活性药物，提高灌注压。

(2)保持足够的心输出量

1)前负荷：维持适当的循环容量；如前负荷指标极低或容量有反应，则增加补液速度；如容量无反应，则维持原补液速度或减少补液；如出现心源性休克，则可能需利尿或肾脏替代；复杂患者需根据血流动力学监测决定。

2)后负荷：血压高者适当应用降压药，避免心脏后负荷过高。

3)心肌收缩力：心功能不全合并 CO 降低，优化循环容量后仍存在组织低灌注，建议加用正性肌力药物。

4. 明确病因，针对性治疗

(1)低血容量性休克：阻止体液继续丢失，积极补充容量，酌情输血支持。

(2)心源性休克：酌情补液，升压药选择增加心肌收缩力的药物如肾上腺素、米力农、左西孟旦、多巴胺、多巴酚丁胺，如果达到目标血压，可加小剂量硝普钠或硝酸甘油以减轻后负荷，有助于提高 CO。纠正心律失常(药物、电转复或电除颤)，持续的左心功能不全应早期应用主动脉内球囊反搏。利用支持治疗赢得的时间尽快处理心脏基础疾病(例如冠脉再通治疗)。

(3)感染性休克：建议早期复苏目标治疗，选择强有力的广谱抗生素以及一切必要的手段(例如外科清创、引流),确切控制(definite control)感染灶。及时充分补液,升压药物首选收缩外周血管的去甲肾上腺素或多巴胺。

(4)过敏性休克:尽早给予肾上腺素 0.3~0.5mg 皮下注射,必要时可重复。去除过敏因素,容量复苏、糖皮质激素、抗组胺药物。

(5)梗阻性休克:往往对补液和血管活性药物反应欠佳,需应用介入或外科穿刺引流、溶栓等措施及时解除梗阻。

(柏小寅、董润,审阅:江伟)

第六节 感染性休克

一、概念

1. 全身炎症反应综合征(systemic inflammatory response syndrome,SIRS) 以下四条满足两条:①体温 >38℃或 <36℃;②心率 >90 次 /min;③呼吸频率 >20 次 /min 或 $PaCO_2$<32mmHg;④白细胞计数 >12 × 10^9/L,或 <4 × 10^9/L,或杆状核中性粒细胞 >10%。

2. 全身性感染(sepsis) 机体对感染的反应失调所导致的致命性器官功能不全。

3. 感染性休克(septic shock) 全身性感染合并液体复苏无效的持续性低血压(需血管活性药物维持 MAP ≥ 65mmHg)和 / 或高乳酸血症(>2mmol/L)。

二、感染性休克的早期液体复苏治疗和控制感染方案

1. 早期液体复苏治疗(最初 6h)

(1)应在发现患者低血压或者组织低灌注(血乳酸 >2mmol/L)后立刻进行,不要因为等待患者转入 ICU 而

忽视早期复苏的机会。

(2) 早期液体复苏治疗的目标：①中心静脉压8~12mmHg，在机械通气或者心室顺应性降低时，目标为12~15mmHg；②平均动脉压≥65mmHg；③尿量≥0.5ml/(kg·h)；④中心静脉血氧饱和度≥70%或者混合静脉血氧饱和度≥65%；⑤输注浓缩红细胞，使血细胞比容≥30%。

2. 感染控制方案

(1) 在开始使用抗生素前尽可能完善病原学检查，但不能以延迟使用抗生素为代价。

(2) 抽取至少两次血培养，其中至少一次为外周血。如果静脉通路留置时间>48h，经每个静脉通路均抽取一次血培养。

(3) 根据临床情况，及时留取其他部位的培养(例如痰培养、体液培养、伤口拭子等)。

(4) 若病情允许，立刻进行影像学检查寻找感染灶。

(5) 抗生素治疗

1) 尽可能早开始静脉抗生素治疗，1h内静脉使用有效抗生素治疗，抗生素延误的每一分钟都意味着生存机会的下降。

2) 使用强有力的广谱抗生素，覆盖可能的病原菌，并且对怀疑累及的病灶有很好的渗透性。

3) 每天均重新评价抗生素疗效。

4) 某些情况下可能需联合用药，例如粒细胞缺乏患者；联合用药时间一般不超过3~5d，之后根据药敏结果降阶梯治疗。

5) 抗感染时间通常为7~10d，在下列情况下可延长疗程：感染控制不佳、存在未被清除的感染灶、免疫缺陷患者。

(6) 确定并清除感染灶：①要尽可能早地发现感染灶；②在确认感染灶之后，评价除抗生素外，是否需要其他方法清除病灶(例如脓肿引流,组织清创);③尽可能选择效果最好同时代价最小的控制感染灶的方法(例如用介入穿刺代替剖腹手术);④若怀疑植入医疗装置感染(例如人工关节血管支架、脑室引流管),应尽可能移除之。

三、感染性休克的血流动力学支持和辅助治疗

1. 液体治疗

(1)最初 3h 内至少静脉输注 30ml/kg 晶体液。

(2)评价容量反应性:如容量有反应,则继续快速补液,老年及心功能不全患者需谨慎。如容量无反应或出现心源性肺水肿,则降低补液速度,维持零平衡或负平衡。

(3)在患者心脏充盈压增加但血流动力学并无改善时,应下调输液速度。

2. 血管活性药物

(1)用于容量无反应、心源性肺水肿、充分液体复苏后灌注仍未改善者。

(2)通常首选去甲肾上腺素,经中心静脉泵入。肾上腺素、多巴酚丁胺、苯肾上腺素或血管升压素在感染性休克中均非首选。若感染性休克患者的血压对去甲肾上腺素反应差,可考虑换用或联合使用肾上腺素。

(3)一般不推荐使用小剂量多巴胺来达到保护肾脏的目的。

(4)在需要血管活性药物的患者中,尽可能早地留置动脉导管监测血压。

3. 正性肌力药物

(1)在患者存在心肌功能障碍时,考虑使用多巴酚丁胺。

(2)一般不需要将心脏指数提高到预计正常水平之上。

4. 糖皮质激素

(1)在感染性休克的成人患者中,经过足够的液体复

苏和血管收缩药物后，若血压反应仍很差，考虑静脉使用氢化可的松。

(2) 氢化可的松剂量应 <400mg/d，常用推荐剂量为 50mg，每 6h 一次或 100mg，每 8h 一次。

(3) 使用持续时间尚未统一，通常使用 5~7d。当临床停用血管收缩药时，即可同时停用糖皮质激素。

(4) 在全身性感染存在，但还未到休克程度的患者中，除非既往存在相关内分泌异常或激素使用史，否则不建议使用糖皮质激素。

四、感染性休克的其他支持治疗

1. 输血　若血红蛋白(Hb) <70g/L，建议输注红细胞使 Hb 维持在 70~90g/L。在某些情况之下可能需要将 Hb 维持在更高水平(例如心肌缺血、严重低氧血症、发绀性心脏病等)。

2. 机械通气(见“危重症医学 - 机械通气”)。

3. 控制血糖　病情初步稳定后，对于 ICU 的严重全身性感染患者，建议静脉使用胰岛素控制高血糖，但血糖控制水平尚有争议。

4. 肾脏替代治疗　在严重全身性感染合并急性肾衰竭的患者中，使用持续肾脏替代治疗和间断透析的效果相仿，但在血流动力学不稳定的患者中，更推荐使用持续肾脏替代治疗来维持液体平衡。

5. 输注碳酸氢钠　在动脉血 pH ≥ 7.15 时，不建议为了改善血流动力学指标或者减少血管收缩药物的剂量而使用碳酸氢钠纠正乳酸酸中毒。

6. 预防深静脉血栓(DVT)　除非存在禁忌证，否则建议使用小剂量普通肝素或者低分子肝素抗凝。在肝素使用存在禁忌时，建议使用机械性的预防深静脉血栓装置(例如弹力袜)。对于 DVT 极高危的患者，建议联合使用药物和机械性治疗。在 DVT 极高危的患者中，更建议使用低分子肝素而非普通肝素。

7. 预防应激性溃疡　在使用组胺 H_2 受体拮抗剂或者质子泵抑制剂时，应充分评价其在预防上消化道出血中的作用，同时警惕可能导致呼吸机相关肺炎的风险。

（柏小寅、董润，审阅：江伟）

第七节　中心静脉导管相关血流感染

一、概念

1. 导管细菌定植（catheter colonization）　导管细菌培养阳性，而导管血培养阴性。

2. 穿刺部位感染（exit-site infection）　穿刺部位分泌物培养阳性，伴或不伴血培养阳性。

3. 导管相关的血流感染（catheter-related bloodstream infection，CRBSI）　指非导管血培养阳性，同时导管培养或导管血培养出同一种病原微生物，并且菌量更大。

4. 短期放置的中心静脉导管（central venous catheter，CVC）　无皮下隧道，直接经皮进入中心静脉，是 ICU 最常用的中心静脉通路，也是本节重点介绍的内容，包括颈内静脉置管、锁骨下静脉置管。

5. 长期放置的中心静脉导管　有皮下隧道，常见的为输液港、颈内静脉永久透析管等。

二、感染机制

1. 致病菌　经穿刺处皮肤沿导管移行至血管内，是短期放置的 CVC 感染的最重要途径。

2. 输液接头、三通上的定植菌　进入导管内腔，是长期放置的 CVC 感染最重要的途径。

3. 全身其他部位感染所致的血流感染的致病菌　在导管开口周围定植，成为新的感染源。

三、致病菌

最常见的致病菌分别为凝固酶阴性葡萄球菌、金黄色葡萄球菌、念珠菌、革兰氏阴性杆菌。

四、临床表现及诊断

1. 以下情况需要考虑中心静脉导管相关感染

(1)导管留置大于48h,出现无法解释的发热。

(2)穿刺部位红肿、脓性分泌物。

(3)外周血培养为凝固酶阴性葡萄球菌、金黄色葡萄球菌或念珠菌,而未发现其他感染灶。

2. 临床表现

(1)缺乏特异性表现,多表现为发热、畏寒、寒战,严重者可出现休克。

(2)并发症:化脓性血栓性静脉炎、感染性心内膜炎、骨髓炎、内脏脓肿等。

3. 诊断　存在发热、寒战或低血压等感染的临床表现,外周血培养阳性,且符合下列病原学诊断指标之一,即可诊断中心静脉导管血流感染(CRBSI)。

(1)导管培养:半定量方法 >15 个菌落计数 /5cm 导管段,或定量法 >100 个菌落计数 /5cm 导管段,且病原菌与血培养相同。

(2)定量法血培养:测定同时抽取的导管血培养、外周血培养,两者菌量比≥ 3∶1。

(3)血培养阳性报警时间差:导管血培养阳性报警时间早于外周血培养报警至少 2h。

五、处理

1. CRBSI 患者拔除 CVC 的指征

(1)短期放置的 CVC:血培养为金黄色葡萄球菌、革兰氏阴性杆菌、肠球菌、真菌或分枝杆菌,穿刺部位化脓感染，严重脓毒症、化脓性血栓性静脉炎、内脏脓肿、感染性心内膜炎。

(2) 长期放置的 CVC：严重脓毒症、化脓性血栓性静脉炎、抗生素治疗 72h 后仍存在血流感染、感染性心内膜炎、血培养为金黄色葡萄球菌、铜绿假单孢菌、真菌或分枝杆菌。

2. 初始抗生素选择

(1) 单纯发热无并发症：可给予万古霉素。

(2) 伴休克：给予万古霉素 + 三代头孢类抗生素。

(3) 粒细胞缺乏症患者：给予万古霉素 + 亚胺培南。

(4) 心脏换瓣术后患者：给予万古霉素 + 氨基糖苷类抗生素。

(5) 对于较长时间使用广谱抗生素、血液系统肿瘤、骨髓移植或实质脏器移植、合并其他部位真菌定植或全胃肠外营养患者出现脓毒症表现时，需警惕念珠菌血流感染：加用氟康唑、棘白菌素。

(6) 根据药敏调整抗生素治疗：有赖于血培养及药敏结果选择抗生素，有并发症或持续血流感染的患者抗生素疗程为 4~6 周，骨髓炎疗程为 6~8 周。部分患者可应用抗生素封管，特别是长期放置的中心静脉导管。

六、预防

1. 插管时严格无菌操作、穿隔离衣；接受过严格培训的护理人员协助并监督无菌操作。定期局部消毒（氯己定），张贴透气敷贴。

2. 建立专门从事置管及护理的队伍。

3. 中心静脉导管位置优先选择锁骨下静脉，其次为颈内静脉，尽量避免使用股静脉。

4. 每日评估留置 CVC 的必要性，及时拔除。

七、短期放置的中心静脉导管相关感染处理流程图(图 3-7-1)

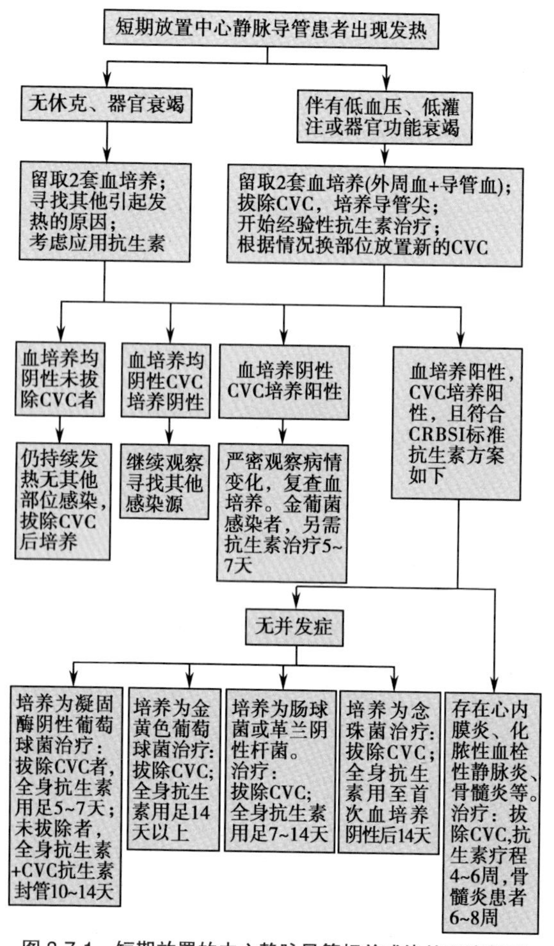

图 3-7-1 短期放置的中心静脉导管相关感染处理流程图

(柏小寅、董润，审阅：江伟)

第八节　急性呼吸窘迫综合征

一、诊断（2012 年柏林标准）

1. 急性起病呼吸道症状在临床损伤后 1 周内发生，或者在 1 周内加重。

2. 双肺浸润胸片或 CT 符合肺水肿的双肺阴影，且无其他肺部疾病解释的原因。

3. 肺水肿无法用液体超负荷或充血性心力衰竭解释。

4. 低氧血症 PEEP $\geq$ 5cmH_2O 条件下：

轻度：PaO_2/FiO_2 200~300mmHg。

中度：PaO_2/FiO_2 100~200mmHg。

重度：PaO_2/FiO_2<100mmHg。

二、病因

1. 直接肺损伤　肺炎、误吸、脂肪栓塞、溺水、刺激性气体吸入。

2. 间接肺损伤　感染性休克、创伤、输血、体外循环、急性胰腺炎及药物。

三、治疗

1. 积极治疗原发病。

2. 保护性肺通气策略

(1)潮气量 6ml/kg 理想体重，Pplat $\leq$ 30cmH_2O，SpO_2 88%~92%。

(2) 允许性高碳酸血症通气：可允许一定程度的呼吸性酸中毒发生，pH 以 7.2 以上为宜，可通过增加呼吸频率（不超过 35 次 /min）改善酸中毒。

(3) 最佳 PEEP：中重度 ARDS 维持较高 PEEP（平均

初始 PEEP 16cmH_2O）改善病死率。

（4）肺复张：利于开放塌陷的肺泡，重度 ARDS 患者可能获益；维持气道压力 40~60cmH_2O 30~60s，观察氧合和血流动力学变化；氧合改善提示肺复张有效，可维持较高 PEEP，以维持目标氧合；对血流动力学影响较大者需谨慎增加 PEEP。

3. 机械通气的其他方面

（1）通气模式：PC 与 VC 的选择更多有赖于个人偏好；如果患者有自主呼吸，尽量选择 AC 模式或 PS 模式，有助于改善气体交换，避免呼吸肌的废用萎缩。

（2）俯卧位通气：通常需要完全镇静，可改善患者氧合，并发症主要与翻转时导管、监护装置脱落有关，个别情况下会出现压伤。

（3）吸入药物：如一氧化氮可降低肺动脉压、改善氧合，多用于重度低氧的初期治疗。

（4）体外膜肺氧合（extracorporeal membrane oxygenation，ECMO）：暂时性的肺替代治疗，仅在有条件的中心使用。

（5）镇静药及肌松药的使用：改善人机同步，进而可改善氧合，但长期大剂量使用会增加撤机困难。

（柏小寅、董润，审阅：江伟）

第九节　呼吸机相关肺炎

一、定义

呼吸机相关肺炎（ventilator-associated pneumonia，VAP）是指机械通气超过 48h 以后发生的肺炎。VAP 是监护室内最常见的院内感染之一，会明显延长住院时间，增加患者病死率。一般认为，口咽部、气管内（气管插管气囊上方）分泌物中的大量致病菌是 VAP 最重要的病原菌。

二、发病危险因素及预防(表 3-9-1)

表 3-9-1　VAP 的危险因素及预防

危险因素	预防
平卧位	床头抬高 30°~45°
前期抗生素应用(特别是广谱抗生素)	每日唤醒、评估机械通气的必要性
机械通气 >7d	用氯已定溶液做好口腔护理
二次插管	持续的会厌下分泌物吸引
院内转运	避免非必要的通气管路更换
COPD、ARDS	常规清理呼吸管路中的冷凝水
胸腹部手术	避免意外拔管
烧伤、烫伤	控制抑酸药使用
中枢神经系统疾病	早期气管切开 避免二次插管 控制感染(注意手卫生、隔离多重耐药菌污染物) 保持气管气囊压力 >20cmH_2O 制订完善的脱机流程

预防可采用 VAP 集束化管理(VAP bundle),即床头抬高 30°~45°、每日停用镇静药并评估机械通气的必要性、氯已定清洗口咽腔、持续吸引会厌下分泌物等。

三、致病菌

1. 常见致病菌为铜绿假单胞菌、耐苯唑西林的金黄色葡萄球菌、不动杆菌、肠杆菌、肺炎克雷伯杆菌、拟杆菌、嗜麦芽窄食单胞菌、肺炎链球菌和流感嗜血杆菌。

2. 感染多重耐药菌(multi-drug resistant,MDR)的危险因素包括插管时间超过 7d、前期广谱抗生素使用、血液透析、收入 ICU 和免疫抑制状态等。

四、诊断

1. 临床诊断标准　新发肺部浸润影,且导致 2 条或以上感染表现:新发发热(体温 >38℃)、脓性气道分泌物、白细胞增多、氧合恶化。

2. 病原学方面建议　支气管肺泡灌洗 / 保护性毛刷等侵入性取样方法,不首先推荐气管内吸取。

(1) 使用保护性技术对病变部位采样,避免定植菌污染。

(2) 定量培养:支气管肺泡灌洗($>10^3$CFU/ml)),保护性毛刷($>10^4$CFU/ml)为阳性。

(3) 敏感性和特异性均较高。

(4) 假阴性率为 3%~30%,但需要 48~72h 才能获得培养结果。

五、治疗

1. 早期及时应用恰当的抗生素治疗是 VAP 最重要的预后因素。

2. 评价患者感染 MDR 的可能性以及病房常见的病原体证据。尽快应用广谱抗生素,病原明确后降阶梯治疗。

3. 大多数病原体治疗 8d;非发酵革兰氏阴性杆菌(铜绿假单胞菌,鲍曼不动杆菌)8d 疗程复发率较高,可适当延长治疗时间。

4. 无 MDR 致病菌危险因素者可选用头孢曲松、头孢他啶、氟喹诺酮、厄他培南。

5. 有 MDR 致病菌危险因素建议联合用药:头孢他啶或美罗培南 + 氟喹诺酮或氨基糖苷类抗生素 + 覆盖

MRSA 的抗生素(万古霉素、利奈唑胺)。

（柏小寅、董润，审阅：江伟）

第十节　急性肝衰竭

一、定义

急性肝衰竭(acute liver failure,ALF)指短期内出现严重肝功能损伤、凝血功能异常以及肝性脑病。根据出现首发症状(黄疸)到进展为肝衰竭的时间,可以分为超急性(<7d),急性(7~21d)和亚急性(21d~16 周)。未经治疗者病死率 85%,预后极差。

二、病因(表 3-10-1)

表 3-10-1　急性肝衰竭的病因及针对性治疗策略

药物/毒物	对乙酰氨基酚、异烟肼、丙戊酸、氟烷、胺碘酮、乙醇、二亚甲基双氧安非他明、四氯化碳、避孕药、蘑菇毒素(如毒鹅膏)、中草药	仔细询问用药史、毒物接触史 必要时行血、尿毒物筛查
病毒感染	甲肝、丙肝、戊肝、EB 病毒、巨细胞病毒、单纯疱疹病毒	相关病原体的血清抗体及部分病原体的 DNA/RNA 定量
肝淤血	心衰、布加综合征	心脏超声、下腔静脉影像学、脑钠肽
肝缺血	肿瘤影响肝动脉、门静脉血供	腹部超声及其他影像学、ABG
其他	Reye 综合征、妊娠急性脂肪肝、Wilson 病、自身免疫性肝炎	铜蓝蛋白吸光度、抗核抗体、自身免疫性肝病抗体谱、妊娠史、近期感染史

注:脑病合并内脏脂肪变性综合征,Reye 综合征。

三、临床表现及并发症

1. 临床表现　肝功能损伤、凝血功能异常、肝性脑病。急性期急性肝衰竭患者常并发脑水肿，而亚急性患者常出现慢性肝衰竭的相关表现，如腹水、肝肾综合征、周围水肿等。

2. 并发症

(1) 感染：感染及全身炎症反应是急性肝衰竭患者死亡的重要原因之一，而且脓毒症也是脑水肿的独立而重要的危险因素。研究发现肺部感染、泌尿系感染及中心静脉导管感染最常见，病原体以革兰氏阴性肠杆菌最常见。

(2) 脑水肿：是急性肝衰竭患者死亡的重要原因。在急性肝衰竭并且进展至Ⅳ期脑病的患者中，75%~80% 会出现脑水肿。一般不出现局部的神经定位体征，一旦出现则提示颅内出血或早期脑疝。

(3) 多脏器功能衰竭：急性肝衰竭患者循环改变类似感染性休克（同属“分布性休克”范畴），为外周血管扩张和心脏高排，特点是心动过速、心输出量增加、外周血管阻力下降及动静脉分流。在肾脏方面，可出现肝肾综合征、肾衰竭。呼吸方面可合并呼吸衰竭。

(4) 出凝血障碍：可合并消化道出血，不一定系门脉高压所致，而是与胃肠道黏膜病变有关，因此质子泵抑制剂等抑酸药有效。可继发于凝血因子产生减少和 / 或纤溶增加，建议常规给予维生素 K 治疗。如需行有创检查或操作，建议输注新鲜冰冻血浆、凝血因子，积极纠正凝血功能障碍。

(5) 电解质和酸碱平衡紊乱：可出现呼吸性碱中毒、代谢性酸中毒、低钾血症、低血糖等。

四、治疗原则

祛除诱因，对症支持，对因治疗，早期考虑移植，必要时替代治疗。

1. 确诊或高度怀疑对乙酰氨基酚中毒患者，可在大量误服早期(4h 内)给予洗胃、催吐等处理，针对性治疗可给予 N- 乙酰半胱氨酸。

2. 对于肝性脑病进行性加重、存在全身炎症反应或合并肾功能不全患者，建议给予预防性广谱抗生素，并积极留取呼吸道、泌尿道及中心静脉导管处细菌培养。

3. 针对脑水肿及颅高压，处理包括床头抬高 30°，头部保持中立位，减少不良刺激，治疗性呼吸性碱中毒($PaCO_2$ 30~35mmHg 为宜)。及时给予脱水药、低体温、颅内压监测。

4. 其他重要脏器支持治疗。

5. 在没有活动性出血的情况下输注凝血因子、血小板尚有争议，但如果拟行有创操作或已经行颅内压监测，应给予输注支持。

6. 维持水、电解质、酸碱平衡。

7. 肝脏移植对于急性肝衰竭的患者，原位肝移植是一种有效的治疗手段(有时甚至是唯一的治疗)。在急性肝衰竭早期就应该请肝移植团队会诊。英国肝移植标准见表 3-10-2。

表 3-10-2　暴发性肝衰竭肝移植英国皇家医学院医院标准

对乙酰氨基酚中毒
动脉 pH<7.3，无论脑病的分级如何
或同时存在下列情况：
脑病Ⅲ或Ⅳ级
凝血酶原时间 >35s
血肌酐 >301μmol/L(3.4mg/dl)

续表

非对乙酰氨基酚中毒患者
INR>7.7，无论脑病的分级如何
或符合下列任何三条：
年龄 <10 岁或 >40 岁
病因是丙型病毒性肝炎、氟烷性肝炎或特异质药物反应
脑病出现前黄疸时间超过 7d
凝血酶原时间 >25s
血胆红素 >308μmol/L（18mg/dl）

禁忌证：肝移植的禁忌证包括治疗无效的脓毒症、急性呼吸窘迫综合征和脑水肿。

体外肝脏支持系统目前主要作为进行肝移植手术前的过渡治疗。

（柏小寅、董润，审阅：江伟）

第十一节　急诊血液净化

一、紧急透析治疗指征（元音字母 AEIOU）

A（acid-base disturbance）难治的代谢性酸中毒（动脉血气 pH<7.2）。

E（electrolyte disorder）电解质紊乱：高钾血症（$[K^+]$>6.5mmol/L），高钙血症和溶瘤综合征。

I（intoxication）中毒：甲醇、乙二醇、锂、水杨酸盐。

O（overload of volume）容量负荷过多（肺水肿），利尿治疗无效。

U（uremia）尿毒症：心包炎、脑病。

二、急诊透析治疗技术选择

1. 方式选择（表 3-11-1）

表 3-11-1 急诊透析方式选择

基本方式	特点	适应证	禁忌证	注意事项
血液透析	扩散机制;清除小分子毒素(Cr,尿素),对大分子物质(维生素 B_{12},β_2-微球蛋白)清除少;超滤量有限,每次不超过 5L	血流动力学稳定	血流动力学不稳定;严重活动性出血;严重心律失常;脑血管意外	生物相容性差
连续性肾脏替代治疗(CRRT)	对流机制;有效清除体内大中分子物质及炎症介质;缓慢、持续(每天 24h),超滤量大;需要高流量血滤器,置换液消毒严格;CVVH(连续性静-静脉血液滤过)最为常用	血流动力学不稳定;多器官功能衰竭;SIRS		丢失氨基酸和微量元素;治疗 3d 以上易发生低磷血症

2. 血管通路的选择 临时中心静脉留置双腔导管最常用(见“肾脏病学 - 血液净化治疗”)。即使患者有动静脉瘘,因持续治疗时间长,也不建议应用。

3. 抗凝方案选择(表 3-11-2)

表 3-11-2 常用的抗凝方法

抗凝方法	原理 / 要点	适应证	注意事项
肝素抗凝	持续给药:负荷量 2 000~3 000U,1 000~2 000U/h 维持,至透析结束前 30~60min	无肝素抗凝禁忌;血液透析常用	每小时监测 APTT,维持在基础值 180%

续表

抗凝方法	原理 / 要点	适应证	注意事项
小剂量肝素抗凝	负荷量 10~50U/kg，500~1 000U/h 维持	有出血风险患者	
低分子肝素	抑制Ⅹa、Ⅻa 活性，降低出血风险；透析开始时单次剂量可维持 4h 治疗		
局部枸橼酸抗凝	透析管路动脉端输入枸橼酸，与血 Ca 离子结合，阻止凝血酶原活化达到抗凝作用，同时在静脉端输入葡萄糖酸钙补充 Ca 离子	危重患者；CRRT 抗凝常用	监测 Ca^{2+} 浓度：管路内[Ca^{2+}] 0.4mmol/L，血[Ca^{2+}]1.0~1.1mmol/L 肝功能不全时慎用
无肝素透析	透析器及管路用肝素盐水预冲，使部分肝素结合在透析膜上，随后用盐水冲洗进行透析	高出血风险患者	尽量保持血流速在 300ml/min 以上，定时盐水冲洗透析器，避免治疗时间过长

4. 常用 CRRT 置换液配方（表 3-11-3）

表 3-11-3 CRRT 置换液配方

置换液构成	体积	注意事项
0.9% 氯化钠溶液	2 000ml	
注射用水	500ml	
50% 葡萄糖溶液	5ml	
25% $MgSO_4$	3ml	
5% $NaHCO_3$	125ml	使用 Aquarius 时 $NaHCO_3$ 单独输注
10% C.G.	20ml	使用枸橼酸抗凝时不加 C.G.

续表

置换液构成	体积	注意事项
15% KCl	5ml	若血钾 ≤ 5.0mmol/L，加 15% KCl 5ml
	0	若血钾 ≥ 6.0mmol/L，不要加 KCl

C.G.：葡萄糖酸钙

5. CRRT 常见故障及处理（表 3-11-4）

表 3-11-4　CRRT 常见故障报警及解决

报警 / 故障	可能原因	处理方法
动脉端低压报警	管路打折或被夹闭 管路凝血、血块阻塞 深静脉管路贴血管壁 低血容量	解除打折管路 清除血栓 变化肢体位置 停止超滤，降低血流量
静脉端高压报警	管路打折或夹闭 管路凝血、血块阻塞 体位性血管通路阻塞	解除打折管路 清除血栓 变化肢体位置
动脉（或静脉）端管路连接中断报警	管路间中断或与患者脱开（罕见） 压力传感器前管路打折或被夹闭 压力传感器外血块形成 血泵速度过慢	检查整套管路及患者，如未发现管路中断，可忽略报警 解除夹闭管路 检查管路变化 增加血流量
跨膜压（TMP）增加	血滤 血滤 / 透析管路打折或夹闭 血流速度相对于超滤（UF）设定过慢	检查管路变化 解除夹闭管路 增加血流速度，检查超滤设置

续表

报警 / 故障	可能原因	处理方法
管路进入空气	发现小气泡(常因血滤袋子中的碳酸氢盐产生 CO_2 所致) 动脉端管路中断漏气 空气传感器湍流	依照说明书要求进行操作,去除气泡 暂停透析 忽略报警
液体平衡报错	血滤 / 透析袋子位置放置错误 血滤 / 透析袋子流出端打折 机器误报错 机器系统错误(3h 内无原因多于 10 次)	更换袋子,重新摆放 解除打折管路 忽略 更换机器,请专业技术人员检修

6. 急诊血液净化治疗的急性并发症(表 3-11-5)

表 3-11-5 血液净化治疗的急性并发症

并发症	临床表现	病因或鉴别诊断	处理
透析失衡综合征	透析后半程或刚结束时 头痛、恶心呕吐和高血压	一过性脑水肿有关 鉴别:脑出血、硬膜下血肿;低钠血症、低血糖、高钙血症	高渗盐水、高渗葡萄糖或甘露醇 镇静、降压
肌肉痉挛	出现于透析后半程	血容量剧烈下降,渗透压剧烈改变	
抽搐	伴神经系统定位体征,需考虑脑出血	其他原因:尿毒症脑病、高血压脑病、低血糖、低血压等	终止透析,镇静剂终止抽搐

续表

并发症	临床表现	病因或鉴别诊断	处理
首次使用综合征	使用未经处理的新透析器进行透析时发生的一组临床症候群	透析器消毒剂残留 生物相容性不佳 使用带负电荷的透析膜	轻症:对症处理 重症:立即停止透析,丢弃体外血液,糖皮质激素,按过敏性休克处理
透析中的低血压	血压下降,组织灌注不足表现	血容量过度下降 血管张力下降 心脏收缩舒张功能异常	合理评价干体重 降低血容量下降速度 提高外周血管张力 减少透析对心脏影响
透析中的高血压	高血压导致的心脑血管事件	失衡综合征 高钙透析液 脱水造成缩血管物质浓缩 降压药物清除	寻找病因,预防为主 调整降压药物给药时间和剂量 临时加短效降压药物或静脉泵入
心律失常	各种缓慢及快速心律失常	水、电解质和酸碱平衡急剧变化 应用抗心律失常药物被清除 存在心脏基础病	避免使用不含钾的透析液(尤其服用地高辛患者) 透析液钙勿过高或过低
急性出血	皮肤黏膜、脏器出血	各种原因导致的出凝血障碍	无肝素透析 体外枸橼酸抗凝

续表

并发症	临床表现	病因或鉴别诊断	处理
空气栓塞	大量空气快速进入 坐位:脑循环栓塞 卧位:肺栓塞 头低脚高位:下肢循环不良	插管处 静脉输液处 体外循环管路缺陷 不规范操作	立即夹闭静脉管路,停止血泵 抬高下肢,左侧卧位 高浓度吸氧

其他:急诊血液透析患者需警惕“首次使用综合征”,分为 A、B 型。主要诊断标准:①透析开始后 20min 内出现症状;②呼吸困难;③血管神经性水肿;④内瘘部位或全身烧灼感。次要诊断标准包括:①荨麻疹;②流涕;③流泪;④皮肤瘙痒;⑤胃肠道痉挛。满足 3 条或以上主要标准,或 2 条主要标准 +1 条次要标准为 A 型首次使用综合征。不满足 A 型者为 B 型。

（柏小寅、董润,审阅:江伟）

第十二节 成人院内心肺复苏

一、启动心肺复苏

出现以下指征 1+2 和 / 或 3,立即启动心肺复苏(cardiopulmonary resuscitation,CPR),见表 3-12-1。

表 3-12-1 启动 CPR 指征

指征	评估方法	实施 CPR 人员要求
1. 无反应	强烈声音及疼痛刺激	普通人 / 医务人员
2. 无正常呼吸	快速视诊无胸廓起伏、呼吸节律异常	普通人 / 医务人员
3. 无脉搏	触诊颈动脉,<10s	医务人员

二、CPR 流程(图 3-12-1)

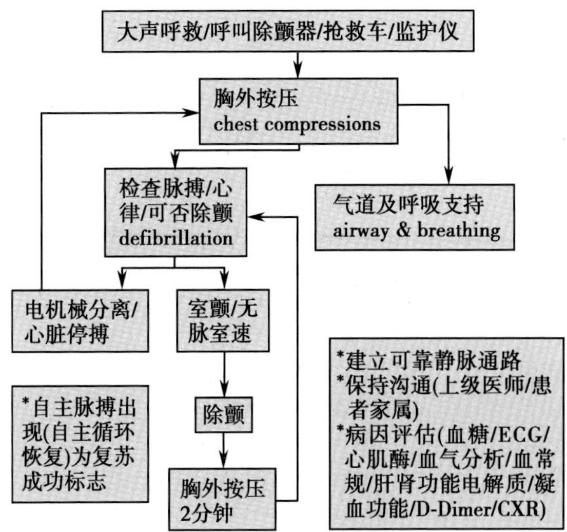

图 3-12-1 CPR 流程图

三、CPR 操作规范(表 3-12-2)

表 3-12-2 CPR 的注意事项

项目	操作规范	应用提示
胸外按压	两乳头连线中点;深度 5~6cm;速度 100~120 次 /min;胸廓充分抬起;尽量不中断;每 2min 检查 1 次脉搏 / 心律及更换按压者	Push Hard! Push Fast!
除颤	尽快除颤。单相 360J/ 双相 150J 或仪器推荐能量或能选择的最大能量;非同步;每次除颤放电 1 次	固定不变或增加

续表

项目	操作规范	应用提示
简易呼吸器	手法开放气道;按压 / 通气 =30/2 ;每次通气 1s	避免过度通气 避免通气时不按压
气管插管	高级气道建立后通气频率 10 次 /min	避免过度通气
检查心律	监护仪 / 除颤器监护屏	
中心静脉置管	详见“工作规范”章节	
肾上腺素	1mg 静脉推注,每 3~5min 一次	不要入壶
胺碘酮	除颤无反应的室颤 / 多形室速有获益,300mg 静推	第二次 150mg
利多卡因	除颤无反应的室颤 / 多形室速有获益,1~1.5mg/kg	第二次 0.5~0.75mg/kg

四、努力寻找并去除可逆病因(表 3-12-3)

表 3-12-3 可造成猝死的可逆性病因

5 “H”		5 “T”	
Hypovolemia	低血容量	Tamponade (cardiac)	心脏压塞
Hypoxia	低氧	Tension pneumothorax	张力性气胸
Hydrogenion	酸中毒	Thrombosis (coronary)	冠脉血栓
Hyper/ Hypokalemia	高 / 低钾血症	Thrombosis (pulmonary)	肺栓塞
Hypothermia	低体温	Toxin	中毒

五、后续处理

包括原发病的处理(如急性心肌梗死患者进行介入治疗),亚低温保护脑组织,控制癫痫,纠正出凝血异常。

六、保持警惕

猝死很常见,心脏性猝死占北京年死亡人数的13.4%,猝死可在任何时间、地点发生。多数内科住院医师缺乏 CPR 经验。因此,需要持续保持警惕,反复练习。

(柏小寅、董润,审阅:江伟)

第四章

心脏疾病

第一节　心电图快速阅读

一、心电图快速阅读原则

学习心电图的目的是通过心电的改变，辅助心脏病工作者辨识心脏的病变和 / 或心律失常的性质和严重程度。按照固定步骤阅读，同时结合临床表现，是发现重要信息的关键。

二、心电图快速阅读的步骤

1. 临床信息及心电参数确认

(1) 首先确认并补充完整所阅读心电图的临床信息，包括患者姓名、性别、年龄、心电图记录日期、时间及记录当时患者临床症状和生命体征。

(2) 随后应确认此心电图的参数设定，包括走纸速度（通常为 25mm/s，1 小横格 = 0.04s，1 中横格 = 0.2s，1 大横格 =1s）、电压（通常 1 竖格 =1mV）和坐标尺长度。

(3) 最后确认肢体导联及胸前导联无连接错误（例如 aVR 导联 P 波及 QRS 波主波方向向上、V_1~V_6 导联 R 波无从低到高的进展规律，提示导联连接错误）。

(4) 辨识伪差：凡不是由于心脏激动而发生于心电图上的改变都成称为伪差。比如皮肤阻力、动作干扰、导联松脱等。

2. 心率　在心律规整的前提下，可直接阅读电脑标记在心电图上的心率，也可用以下方法粗测：心率（次 /min）= 300/RR 间距（中横格），若 RR 间距为 1 中横格，则心率为 300 次 /min（如此类推，2 中横格 =150 次 /min，4 中横格 =75 次 /min）。

3. 心律　初步判断见表 4-1-1。进一步心律确认，见“窄 QRS 波快速心律失常、宽 QRS 波快速心律失常及缓慢心律失常”。

表 4-1-1　心律初步判断

	齐	不齐
窄 QRS	窦性心律、一度 / 三度房室传导阻滞、心房扑动、房性心多过速、室上性心动过速	二度房室传导阻滞、频发房性 / 室性期前收缩、心房颤动、多源房性心动过速
宽 QRS	室性心动过速、室上性心动过速伴差异性传导	心房颤动伴预激综合征

4. QRS 波额面电轴

(1) 额面电轴的判定：通常可直接阅读电脑标记在心电图上的电轴数值，正常值为 –30°~+90°，<–30° 为左偏，>90° 为右偏。

1) 快速目测法：若Ⅰ导联 QRS 主波方向向下，Ⅲ导联 QRS 主波方向向上，即“尖对尖”，电轴右偏；若Ⅰ导联 QRS 主波方向向上，Ⅲ导联 QRS 主波方向向下，即“背道而驰”，则电轴左偏。

2) 振幅法（目前临床较为少用）：计算Ⅰ、Ⅲ导联 QRS 波各波振幅值代数和在导联轴上的位点分别做Ⅰ、Ⅲ导联的垂直线，两线交点与中心 0 点的连线为心电轴，并测量其角度为最后结果。

(2) 电轴偏移的临床意义（表 4-1-2）：6 个月以下婴儿心电轴右偏，1 岁后电轴逐渐左移。瘦高体型者电轴右偏，矮胖体型者（包括妊娠妇女）电轴左偏。

5. P 波　P 波代表心房除极。窦性 P 波一般在Ⅰ、Ⅱ、Ⅲ、aVF、V_5 导联 P 波直立，aVR 导联 P 波倒置。在肢体导联中高度不超过 0.25mV，胸前导联中高度不超过 0.15mV，宽度不超过 0.11s。$P_{Ⅱ}$ 宽度 ≥ 0.11s，$P_{Ⅱ}$ 双峰，

峰间距 >0.04s，V_1 导联 P 波后段负向波（代表左心房除极）宽度 >0.04s，振幅 >0.1mV（或 Ptf $V_1 \geqslant 0.04mm \cdot s$），提示左心房肥大；$P_{II} \geqslant 0.25mV$，$P_{V1} \geqslant 0.15mV$，提示右心房肥大。此外，P 波额面电轴、P 波形态的异常和变化以及 P 波与 QRS 波的关系，对判断心律非常重要（见"窄 QRS 波心律失常、宽 QRS 波心律失常及缓慢心律失常与起搏器"）。

表 4-1-2　电轴偏移的临床意义

电轴偏移	提示	临床原因
电轴左偏	左心室肥厚	高血压、肥厚型心肌病
	左前分支传导阻滞	前间隔心梗
	预激综合征	后间隔旁路
电轴右偏	右心室肥厚	肺源性心脏病、肺动脉高压
	右心室高负荷	肺栓塞
	左后分支传导阻滞	下壁心肌梗死
	预激综合征	左侧旁路
电轴极度左/右偏 ±180°~-90°（"西北电轴""无人区电轴"）	心电起源于心室	室性期前收缩、室性心动过速

6. PR 间期　PR 间期代表房室传导时间，正常 0.12~0.20s，心率对 PR 间期影响较小。PR 间期延长通常提示房室传导阻滞，PR 间期缩短可出现在预激综合征患者中。如果为逆传 P 波，如交界区或心室逆传 P 波，PR 间期可缩短、重叠或为 RP 顺序。

7. QRS 波

(1) QRS 波宽度:QRS 波宽度代表心室电传导时间,通常 0.06~0.10s,超过 0.12s 认为异常,提示室内传导延迟,包括左、右束支传导阻滞、室内差异性传导、室性心律、起搏心律等。

(2) QRS 波形态:在进行心电图速读时应注意下列常见病理情况:

1)病理性 Q 波:宽度≥ 0.04s,高度≥ 1/4R 波。

2) V_1 导联 R 波振幅不应超过 1mV,正常心电图胸前导联 V_1~V_6,R 波振幅逐步升高,S 波振幅则相反,若 V_1 导联 R/S>1,可能提示肺动脉高压。

3) 左心室肥厚标准:$S_{V1}+R_{V5}>3.5mV$(女性),>4.0mV(男性),且存在继发性 ST-T 改变。

4) 右心室肥厚主要表现:V_1 导联 R/S>1,V_5 导联 R/S<1,电轴右偏。

5)完全性左束支传导阻滞:QRS 波宽度≥ 0.12s,V_1 导联 r 波小,S 波深大,ST 段抬高,T 波直立;Ⅰ、V_6 导联 R 波宽大,粗钝,ST 段压低,T 波倒置。

6)完全性右束支传导阻滞:QRS 波宽度≥ 0.12s,V_1 导联呈 rsR′ 或 rSR′ 型,继发性 ST 段压低,T 波倒置;Ⅰ、V_5、V_6 导联 S 波粗钝,ST 段抬高,T 波直立。

7)室性心动过速、室性期前收缩来源:对于室性期前收缩或室性心动过速,最好能判断其来源部位,其简易方法见表 4-1-3。

表 4-1-3 室性期前收缩起源的判断

定位	心电图简要表现
"上"(靠近流出道)	Ⅱ、Ⅲ、aVF 主波方向向上
"下"(靠近心尖)	Ⅱ、Ⅲ、aVF 主波方向向下
"左"(左心室来源)	呈右束支阻滞图形

续表

定位	心电图简要表现
“右”（右心室来源）	呈左束支阻滞图形
“前”（靠近心室前壁）	除极向量指向后壁，对应胸前导联负向
“后”（靠近心室后壁）	除极向量指向前壁，对应胸前导联正向

8. ST段　ST段压低和/或ST段抬高最常见于心肌缺血、梗死。但注意Brugada综合征、心包炎、早复极综合征也可以造成ST段抬高。

9. T波　代表心室复极过程。正常人Ⅰ、Ⅱ、V_3~V_6导联的T波应为直立，aVR导联T波倒置。T波高尖提示高血钾或心肌梗死超急性期；T波固定深倒置可能是心肌病表现；T波动态改变从直立转为倒置提示急性心肌梗死。

10. U波　U波可出现于正常人（V_2/V_3），机制不明，也见于低血钾。

11. QT间期　代表心肌除极与复极的总时间，其与心率相关。心率60~100次/min时，QT间期正常值为0.32~0.44s，通过Bazett公式可计算校正的QT间期（$QTc = QT/\sqrt{RR}$），QTc > 0.44s属于延长。QT/QTc间期延长需要考虑获得性或先天性长QT综合征。QT间期缩短应考虑短QT综合征。

（常龙，审阅：程中伟）

第二节　超声心动图（UCG）基础

一、超声心动图的常用标准切面

1. 胸骨旁

（1）胸骨旁左心室长轴切面（探头置于胸骨左缘第3、

4 肋间，声束与右胸锁关节和左乳头的连线平行）。

（2）胸骨旁左心室短轴切面（探头置于胸骨左缘第 2~4 肋间，声束与左肩和右肋弓的连线平行）。

2. 心尖部心尖四腔心切面（探头置于心尖搏动处，声束指向右胸锁关节）。

二、超声心动图能获取的基本信息（表 4-2-1）

表 4-2-1 UCG 提供的信息

分类	基本信息	病变举例	相关疾病举例
结构（血管）	升主动脉/主动脉根部	增宽、夹层	高血压、马方综合征
	主肺动脉	增宽	肺高血压
	下腔静脉	增宽	心力衰竭
结构（心脏）	心包	心包积液	心包炎
	心肌	回声增强（雪花样、毛玻璃样）	淀粉样变
	瓣膜	狭窄、脱垂，畸形、增厚、钙化、赘生物	风湿性心脏病、感染性心内膜炎
	房间隔	回声失落	房间隔缺损
	室间隔	回声失落	室间隔缺损
	左心房	增大	高血压
	右心房	增大	心房颤动
	左心室	增大	扩张型心肌病
	右心室	增大	肺高血压、致心律失常性右室心肌病

续表

分类	基本信息	病变举例	相关疾病举例
功能	室壁运动	节段性室壁运动异常	心肌梗死
	左心室收缩功能	左心室射血分数降低	心肌梗死、心肌病
	左心室舒张功能	E/A 异常	高血压
	右心室收缩功能	TAPSE、右心室面积变化率降低	心肌病
	下腔静脉吸气变化率	<50%	右心衰竭、缩窄性心包炎
	肺动脉压力	增高	肺高血压
	瓣膜血流速度	增快	瓣膜狭窄
	瓣膜反流束	有	瓣膜关闭不全
	心腔血流	云雾状回声	高凝状态

1. 超声心动图作用主要看结构（血管、心脏）及功能。

2. 左心室射血分数（LVEF） 代表左心室整体收缩功能，与临床纽约心脏病协会（NYHA）心功能分级无绝对对应关系，参考值通常至少≥ 50%（北京协和医院参考值≥ 53%）；其测量有两种常用方法，即 Teich 法和 Simpson 法，两者对比如下表（如一张报告单中有两种方法测量的 LVEF，以 Simpson 法为准），两种方法的比较见表 4-2-2。

表 4-2-2 LVEF 测定方法比较

方法	原理	测量部位	局限性
Teich 法	测量舒张期和收缩期左心室内径(线)的长短变化，推算LVEF，即“以线条代替体积”	内径：前间隔基部→左心室后壁基部腱索水平(直接测量径线长短)	仅适用于无节段性室壁运动异常的患者
Simpson 单 / 双平面法	测量舒张期和收缩期左心室截面(面)的大小变化，推算LVEF，即“以面积代替体积”	截面：左心室腔内膜(积分计算面积大小)	可适用于有节段性室壁运动异常的患者，但受心内膜成像清晰度影响大

3. E/A 比值(表 4-2-3) 左心室舒张期，血流经过二尖瓣有一定血流速度，舒张早期主要依靠心室舒张负压吸引血流，舒张晚期主要依靠心房收缩正压射出血流，分别形成舒张期跨二尖瓣最大血流速度的 E 峰(Early)和 A 峰(Atrium)，两者比值一定程度上反映左心室舒张功能。

表 4-2-3 E/A 比值

E/A 比值	舒张功能异常分级	简明原理
0.8~2	舒张功能正常	/
<0.8	舒张功能减低	舒张功能不足，左心室早期充盈减少(E 峰↓)，左心房加强收缩泵血送入左心室(A 峰↑)

续表

E/A 比值	舒张功能异常分级	简明原理
0.8~2	舒张功能假性正常化	舒张功能不足，左心室早期充盈减少（E 峰↓），左心室壁略僵硬，左心房虽然加强收缩，但无法将足够的血泵入左心室（A 峰↓），测量 E 峰减速时间及组织多普勒有助于和正常鉴别
>2	舒张功能减低（心室限制）	舒张功能不足，左心室早期充盈减少（E 峰↓），左心室壁很僵硬，左心房即使加强收缩，几乎无法将血泵入左心室（A 峰↓↓）

4. 三尖瓣环收缩期位移（tricuspid annular plane systolic excursion，TAPSE）　反映右心室长轴方向收缩时，三尖瓣环随心室收缩产生位移的情况，代表右心室收缩功能，参考值≥ 17mm。

5. 肺动脉收缩压（pulmonary artery systolic pressure，PASP）　多通过三尖瓣反流速度估测肺动脉收缩压，如估测值 >35mmHg 则可疑肺动脉压升高，<50mmHg 为轻度升高，50~70mmHg 为中度升高，>70mmHg 为重度升高。其估算的原理可总结为“2 个假设、2 个公式”。

（1）假设 1：肺动脉收缩压≈右心室收缩压。

（2）公式 1：右心室收缩压 = 右心房压 + 三尖瓣跨瓣压。

（3）假设 2：右心房压≈上 / 下腔静脉压力（可通过颈静脉怒张或下腔静脉宽度估测，通常为 5~15mmHg）。

（4）公式 2：三尖瓣跨瓣压≈ $4 \times V_{max}^2$（V_{max} 即三尖瓣最大反流速度，通过 UCG 直接测量）。所以，肺动脉收缩压 = 5~15mmHg + $4 \times V_{max}^2$。

注意，上述推断的前提是无右心室流出道梗阻、肺动脉瓣狭窄以及心内异常分流，否则假设1不能成立。此外，应该注意，肺高血压诊断标准应采用肺动脉平均压，而不是收缩压（见“肺动脉高压”章节）。

表 4-2-4 （UCG）涉及主要指标缩写及正常值

英文缩写	英文全称	中文释义	参考值*(mm)
AA	ascending aorta	升主动脉	近端：男≤36，女≤34
DA	descending aorta	降主动脉	/
PA	pulmonary artery	肺动脉	7~19
LVOT	left ventricular outflow tract	左心室流出道	/
RVOT	right ventricular outflow tract	右心室流出道	/
MV	mitral valve	二尖瓣	/
AMVL/PMVL	anterior/posterior mitral valve leaflet	二尖瓣前叶/后叶	/
AV	aortic valve	主动脉瓣	/
LCC	left coronary cuspid	主动脉瓣左冠瓣	/
RCC	right coronary cuspid	主动脉瓣右冠瓣	/
NCC	noncoronary cuspid	主动脉瓣无冠瓣	/
TV	tricuspid valve	三尖瓣	/
PV	pulmonary valve	肺动脉瓣	/
IAS	interatrium septum	房间隔	/

续表

英文缩写	英文全称	中文释义	参考值*(mm)
IVS/AS basal/ mid/ apical	interventricular septum/ anterior septum basal/ mid/apical	室间隔/前间隔基部/中段/心尖段	6~11
LVAW/ LVLW/ LVIW/ LVPW basal/ mid/ apical	left ventricular anterior/lateral/ inferior/posterior wall basal/mid/apical	左心室前/侧壁/下/侧/后壁基部/中段/心尖段	6~11
RVAW (RVFW)	right ventricular anterior (free) wall	右心室前(游离)壁	1~5
LA	left atrium	左心房	前后径:男≤39,女≤38 上下径:男≤56,女≤54 左右径:男≤44,女≤42
RA	right atrium	右心房	上下径:男≤53,女≤51 左右径:男≤44,女≤41
LV	left ventricle	左心室	内径:男≤55,女≤51
RV	right ventricle	右心室	前后径≤30 横径:男≤42,女≤39
PE	pericardial effusion	心包积液	微量<5,少量5-10,中量11-20,大量>20

注:*采用北京协和医院标准,在心室舒张期测量。

三、超声心动图的一些基本概念

1. 超声心动图分为经胸壁超声(transthoracic echocardiography,TTE) 和经食管超声(transesophageal echocardiography,TEE),两者互补。TTE 优势在于评价全心结构及功能,TEE 优势在于仔细观察和评价 TTE 不易显露的结构(左心耳、瓣膜及附属器、人工瓣膜、房室间隔等)。

2. 超声心动图常用模式包括二维超声、M 型超声、多普勒超声。

(1) M 型超声:显示心脏某条超声径线上局部组织随时间的动态变化,从而测量不同时期径线大小。

(2) 二维超声:心脏、血管断面超声,直观显示结构;

(3) 多普勒超声:包括以下 3 种。

1) 彩色多普勒血流成像(color doppler flow image, CDFI):观察心腔内血流,尤其是异常方向及速度的血流,评估瓣膜反流程度。朝向探头的血流为红色,背离探头的血流为蓝色。

2) 频谱多普勒(wave doppler):测定心腔内血流及跨瓣膜血流速度、压力差;进一步分为脉冲多普勒(pulse wave doppler,PW 或 PWD,图像显示为空心波,探测某一位点上的慢速血流)、连续多普勒(continuous wave doppler,CW 或 CWD,图像显示为实心波,探测某条超声线上的各种血流速度);

3) 组织多普勒(doppler tissue image,DTI):评价心肌运动。

(郭帆,审阅:郭潇潇)

第三节　心力衰竭

一、心衰分型及病因(图 4-3-1)

- **急性心衰**
  - **急性左心衰竭**：见于慢性心衰急性失代偿、急性冠状动脉综合征、高血压急症、急性心瓣膜功能障碍、急性重症心肌炎和围生期心肌病、严重心律失常
  - **急性右心衰竭**：见于右心室梗死伴急性右心衰竭(低血压、颈静脉显著充盈和肺部呼吸音清晰的三联征)、急性大块肺栓塞、右侧心瓣膜病
  - **非心源性急性心衰**：见于高心排血量综合征、严重肾脏疾病(心肾综合征)、严重肺动脉高压、大块肺栓塞等
- **慢性心衰**：所有器质性心脏病的主要并发症,晚期出现全心衰

- **射血分数下降的心衰**(LVEF<50%)
- **射血分数正常的心衰**(HFNEF、LVEF≥50%)：已取代“舒张性心衰”;有充血性心力衰竭的体征或症状,有左心室舒张功能异常即左室充盈压升高的证据,并排除心脏瓣膜病、缩窄性心包炎和其他非心脏疾病

- **高心排血量型心衰**：贫血、甲亢、动静脉瘘、脚气病、妊娠性心脏病
- **低心排血量型心衰**：大多数心脏原发疾病

图 4-3-1　心衰的分型及病因

二、病史采集要点

1. 诱因　对药物、限钠和 / 或限制液体量的依从性不良;急性心肌缺血;高血压未控制;房颤及其他心律失

常；最近加用负性肌力药物（如维拉帕米、硝苯地平、地尔硫䓬、β受体阻滞剂）；肾功能恶化；贫血；肺栓塞；电解质紊乱；非甾类抗炎药；酗酒或使用非法药品；内分泌异常（如糖尿病、甲状腺功能亢进、甲状腺功能减低）；伴发感染（如肺炎、病毒感染）；剧烈运动；心理或躯体性应激反应。

2. 症状

(1) 运动耐量降低：呼吸困难和/或乏力、体力活动减少。

(2) 体液潴留：下肢或腰骶部水肿、腹水、胸腔积液、咳粉红色泡沫痰。

(3) 其他心源性或非心源性疾病的症状：评估高血压或低血压、糖尿病、急性心肌梗死、心律失常、肺栓塞或体循环栓塞事件等，发现心脏扩大或心功能不全的证据。

3. 既往史　高血压、糖尿病、脂质异常、瓣膜病、冠心病或周围血管病、心肌病、风湿热、纵隔放射史、阻塞性呼吸睡眠暂停综合征病史或症状、心脏毒性药物接触史、酒精摄入量、吸烟、胶原血管病、性传播疾病史、甲状腺疾病、嗜铬细胞瘤、肥胖；治疗效果及副作用。

4. 家族史　动脉粥样硬化家族倾向、心脏性猝死、肌病、传导系统疾病、快速性心律失常、心肌病或原因不明的心衰、骨骼肌病。

三、体格检查要点

1. 左心衰　端坐呼吸、烦躁不安、呼吸急促；心尖向左下移位，舒张早期或中期奔马律，P2 亢进，两肺尤其肺底部有湿啰音、哮鸣音。低血压、组织低灌注、心动过速、尿少（<20ml/h）、意识障碍提示存在心源性休克。

2. 右心衰　以体循环淤血为主要表现，心界向双侧扩大、三尖瓣杂音、颈静脉充盈、肝颈静脉回流征阳性、肝大和压痛、下肢水肿、胸腔积液、腹水。

四、辅助检查

1. 血尿常规、电解质（包括钙和镁）、肝肾功能、空腹血糖、糖化血红蛋白、血脂、促甲状腺激素。

2. 生物标志物

（1）脑钠肽（BNP 和 NT-proBNP）：可辅助心衰诊断（包括 HFpEF 和 HFmrEF），BNP<100ng/L、NT-proBNP <300ng/L 时通常可排除急性心衰；诊断急性心衰时 NT-proBNP 水平应根据年龄和肾功能进行分层，对于 <50 岁、50~75 岁和 >75 岁的患者，诊断心衰的最佳血浆 NT-proBNP 临界值分别为 450、900 和 1 800ng/L；肾功能不全（肾小球滤过率 <60ml/min）时应 >1 200ng/L。

（2）心脏肌钙蛋白（cTn）：推荐心衰患者入院时行 cTn 检测，用于病因诊断和预后评估。

3. 18 导联心电图　通过心电图评估有无 ACS 和心律失常证据，还可识别左心室肥大及左心房异常等心衰诱发因素。

4. X 线胸片（后前位 + 侧位）　胸片可帮助排除肺部疾病等其他引起呼吸困难的原因，并提供肺淤血和心脏增大等信息。

5. 超声心动图　评估左心室收缩和舒张功能、左心室大小、室壁厚度和瓣膜功能。推荐改良双平面 Simpson 法测量 LVEF。结合组织多普勒测定 E/E′（>15，对左心室舒张功能不全有诊断价值，<8，有排除价值）、二尖瓣血流多普勒 E/A、E 峰减速时间、测定左心房容积及内径等有助于诊断左心室舒张功能不全。可通过核素心室造影检查评估 LVEF 和心室容积。

6. 有心衰表现且存在心肌缺血症状者应行冠脉造影，除非不适合接受任何血运重建者；在决定行血运重建前，可考虑用心脏影像学检查（CMR、负荷超声心动图、SPECT、PET）评估心肌缺血和心肌存活情况。

7. 心肺运动试验和6min步行试验　可用于评估患者的运动能力。

8. Swan-Ganz导管等有创血流动力学监测　可应用于有持续性症状或血流动力学不确定的患者。

9. 床旁肺部超声　可帮助诊断肺水肿。

10. 部分有心衰表现患者　应考虑血色病、睡眠呼吸障碍或人类免疫缺陷病毒的筛查。

11. 临床怀疑风湿性疾病、继发性淀粉样变性或嗜铬细胞瘤　行原发病相关检查。

12. 疑似为某种可能影响治疗的特异性病因（原发性心脏淀粉样变）　可行心内膜活检。

五、急性心衰治疗

1. 诊疗流程（图4-3-2）

2. 急性左心衰治疗　牢记“Unload me”！

(1) 体位（upright）：半卧位或端坐位，双腿下垂（减少回心血量，降低心脏前负荷）。

(2) 血管扩张药（nitroprusside/nitroglycerin）：适于血压不低、利尿剂和标准口服药物治疗后效果不佳、充血性心衰症状持续者。①硝普钠：同时扩张静脉和动脉→前负荷和后负荷降低，扩张肺血管。持续静脉泵入>72h可能致硫氰酸盐中毒，尤其有肾功能不全时，使用时间通常短于24~48h。②硝酸甘油：扩张静脉作用大于扩张动脉作用，降低前负荷，并有助于更快缓解肺淤血；适于合并冠脉缺血或明显二尖瓣反流者；硝酸酯可降低心衰死亡率和住院率。③重组人脑钠肽（奈西利肽）：同时扩张动静脉，降低左心室充盈压。与单用利尿剂相比，更迅速缓解呼吸困难。副作用：低血压、肾毒性。国内外指南中均作为急性心衰治疗的Ⅱa类推荐。④乌拉地尔：

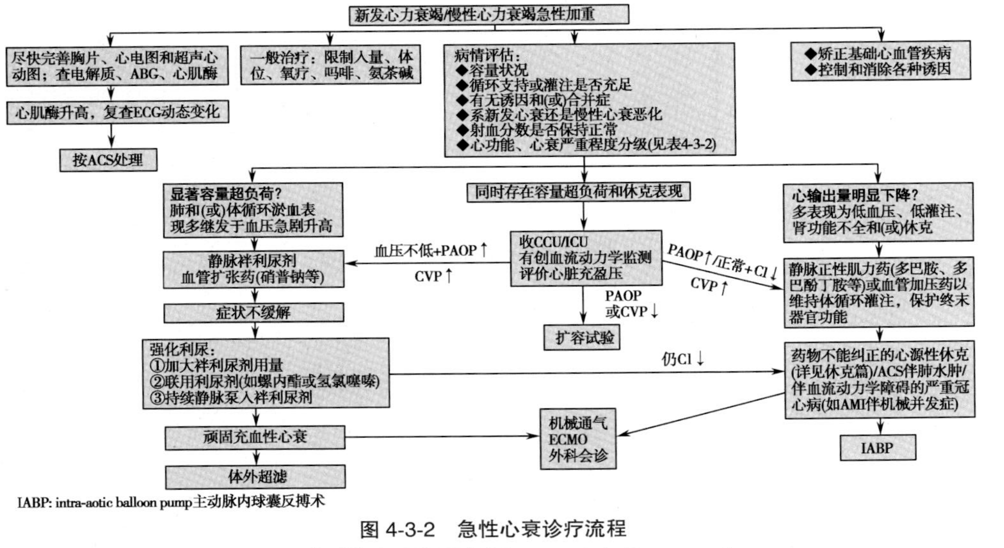

图 4-3-2 急性心衰诊疗流程

IABP：主动脉内球囊反搏术（intra-aotic balloon pump）。

为 α 受体阻滞剂，可有效降低血管阻力，增加心输出量，可用于高血压合并急性心衰、主动脉夹层合并急性心衰的患者。

(3) 呋塞米(lasix)：严格限钠及利尿剂每日多次给药将增强利尿效果。连续用药效果(如呋塞米 2~40mg/h 泵入)可能优于间断给药。明显水肿的心衰患者应静脉给药。其他可供选择的袢利尿剂包括托拉塞米和布美他尼，也可 2 种及以上利尿剂联合使用，如加用噻嗪类利尿剂或血管升压素 V_2 受体拮抗剂。

(4) 吸氧(oxygen therapy)：保持 $SpO_2 \geq 95\%$(伴 COPD 者 $SpO_2 > 90\%$)。

(5) 解痉(aminophylline)：氨茶碱 0.25g 静脉滴注，以减轻支气管痉挛。不宜用于急性心肌梗死伴低血压，心动过速患者慎用。

(6) 正性肌力药(digoxin/dopamine)：对血压较低及血管扩张剂和利尿剂治疗不耐受或无效者最有价值；正性肌力药使不良事件增加。①多巴酚丁胺需要 β 受体发挥正性肌力作用，对已接受 β 受体阻滞剂治疗者不推荐使用多巴酚丁胺。②毛花苷丙 0.2~0.4mg IV：重复给药应间隔 4~6h；AMI 24h 内禁用；急性心脏压塞、重度二尖瓣狭窄、肥厚梗阻性心肌病、预激综合征不宜使用；可改善症状但不降低死亡率。③米力农：磷酸二酯酶抑制剂，通过抑制环磷酸腺苷降解来增加心肌收缩力，还可降低全身和肺血管阻力、改善左心室舒张顺应性，其作用不会在使用 β 受体阻滞剂时降低。④左西孟旦：钙增敏剂，与心肌肌钙蛋白 C 结合产生正性肌力作用，不影响心室舒张，还具有扩张血管的作用。

(7) 镇静(morphine)：适用于 ACS 尤其是 STEMI 患者缓解缺血性疼痛；吗啡 3~10mg 静脉 / 皮下注射可控制胸痛、焦虑、减轻肺水肿；伴明显和持续低血压、休克、意识障碍、COPD、CO_2 潴留时慎用或禁用。

(8)体外超滤(extracorporeal ultrafiltration):适于药物治疗无效的顽固性充血性心衰患者:液体复苏后仍然少尿;血钾 >6.5mmol/L;pH 值 <7.2 ;血尿素氮 >25mmol/L,血肌酐 >300mmol/L。

3. 心衰合并房颤　电 / 药物复律并维持窦性心律与仅控制房颤心室率的预后相当。

4. 出入量管理

(1)测定每天同一时间液体出入量、生命体征和体重。

(2)严格限水,无明显低血容量者每天入液量 1 500ml 以内。

(3)保持每天负平衡约 500ml/d,严重肺水肿者负平衡为 1 000~2 000ml/d,甚至可达 3 000~5 000ml/d,3~5d 后逐渐过渡到出入水量平衡。

5. 有创性血流动力学监测　适于根据经验调整标准治疗后仍持续存在心衰症状者。

(1)疑似心源性休克,需要升压治疗,并考虑机械支持。

(2)严重失代偿性心衰,因心室充盈压高、低灌注和血管张力异常的作用不确定。

(3)最初临床改善后仍依赖静脉正性肌力药物。

(4)调整治疗后仍持续存在重症表现。

(5)需要考虑进一步的器械治疗或心脏移植。

(6)现有研究尚未发现 Swan-Ganz 导管能改善心衰住院患者的预后。

6. 主动脉内球囊反搏术(IABP)　有效改善心肌灌注、降低心肌耗氧量、增加心输出量。

(1)原理:球囊位置低于左锁骨下动脉开口,不影响头部血供;舒张期球囊充气,保证冠脉高灌注压;收缩期球囊放气,不影响心脏射血。

(2)禁忌:严重的外周血管疾病;主动脉瘤;主动脉夹层;显著的主动脉瓣关闭不全;活动性出血或其他抗凝禁忌证;严重血小板缺乏;未控制的脓毒症。

(3)撤除指征:急性心衰患者的血流动力学稳定,参考指征为① CI > 2.5L/(min·m^2);尿量 >1ml/(kg·h);②血管活性药物用量逐渐减少,同时血压恢复较好;③呼吸稳定,血气分析各项指标正常;④降低反搏频率时血流动力学参数仍然稳定。

7. 体外模式人工肺氧合器(ECMO)　部分或全部代替心肺功能。部分患者可从中获益。

8. 右心室梗死伴急性右心衰竭

(1)扩容:根据中心静脉压监测结果进行快速输液,使血压回升和低灌注症状改善,同时避免 CVP 上升 >12~15mmHg。充分扩容而血压仍低者,加用多巴酚丁胺或多巴胺。

(2)禁用利尿剂、吗啡和硝酸甘油等血管扩张剂(进一步降低右心室充盈压)。

(3)右心室梗死合并广泛左心室梗死:不宜盲目扩容。如存在严重左心室功能障碍和 PAOP 升高,不宜使用硝普钠,应考虑 IABP。

(4)急性大面积肺栓塞、右侧心瓣膜病、肺源性心脏病所致急性右心衰:积极纠正原发病,维持血流动力学稳定。

六、慢性心衰的治疗

1. 慢性心衰的分期治疗　美国心脏协会(AHA) ABCD 分期,反映了心衰的长期发展变化(表 4-3-1)。而传统 NYHA 分级反映短期变化。两者同时应用,能更好指导临床治疗及预后判断。

表 4-3-1 慢性心衰的分期及治疗

分期		治疗
A期	心衰高危人群（高血压、动脉粥样硬化症、糖尿病、肥胖、代谢综合征；或患者使用心脏毒性药物、心肌病家族史），但无结构性心脏病及心衰症状。	控制危险因素； ACEI 或血管紧张素Ⅱ受体拮抗剂（ARBs），高血压或糖尿病患者
B期	有结构性心脏病（心梗病史、左心室肥厚和射血分数降低、无症状性瓣膜病），但无心衰症状及体征	A 期基础上 • β 受体阻滞剂 • 合适患者冠脉血运重建 • ACEIs 或 ARBs（高血压和左心室肥厚） • 特殊情况下应用植入型心律转复除颤器（ICD） • 瓣膜修补或置换 • 早期发现心衰症状体征。
C期	有结构性心脏病，曾或现有心衰症状（气短、乏力、活动耐量下降）。	A 期 +B 期 • 限盐 + 利尿（有液体潴留时） • ACEI 或 ARBs（NYHA Ⅱ或Ⅲ级，如血压可耐受 >95mmHg，换用 ARNI） • β 受体阻滞剂（容量状况最佳且停用静脉利尿剂、血管扩张剂和正性肌力药物后应用；小剂量开始；若 β 受体阻滞剂已达到目标剂量或最大耐受剂量，窦性心率 ≥ 70 次 /min，LVEF ≤ 35%，可考虑加用伊伐布雷定）

续表

分期		治疗
C期		• 螺内酯(LVEF ≤ 35%、使用ACEI/ARB/ARNI和β受体阻滞剂治疗后仍有症状的患者;急性心肌梗死后且LVEF ≤ 40%,有症状或合并糖尿病者) • 地高辛(治疗后仍持续有症状,LVEF ≤ 40%) • ICD(NYHA Ⅱ~Ⅲ,LVEF ≤ 35%,心肌梗死后至少40d,预期寿命1年以上) • CRT/CRT-D(NYHA Ⅱ~Ⅳ,LVEF ≤ 35%,窦性心律,QRS时限≥ 130ms,LBBB) • HFpEF、HFmrEF:治疗高血压、冠心病、房颤、糖尿病等基础病及合并症,有液体潴留时利尿,醛固酮可能对HFpEF有益,ACEI/ARB、β受体阻滞剂、醛固酮受体拮抗剂可能对HFmrEF有益。
D期	存在需要特殊干预治疗的顽固性心衰(最大剂量药物治疗下仍有静息时心衰症状者,反复住院或不能安全出院者)	A期+B期+C期为基础 • 社区医疗机构 • 心脏移植,长期正性肌力药,永久机械支持,试验性手术或药物

2. 出院医嘱　向心衰患者提供全面书面出院指导,包括六个方面:饮食;出院用药,尤其强调治疗的依从性和持续性及将ACEI/ARB和β受体阻滞剂治疗上调至推荐剂量;活动量;定期随访;每天测量体重;以及若心衰症状恶化应如何处理。

七、预后

Killip 和 Forrester 分级法，在急性心肌梗死患者中常用，对判断心肌受累的面积和患者的预后有帮助（表 4-3-2）。临床程度分级主要用于心肌病的预后判断，也适用于所有慢性心衰严重程度的分类。三种分级法均以Ⅰ级病情最轻，逐渐加重，Ⅳ级为最重。以 Forrester 法和临床程度分级为例，由Ⅰ~Ⅳ级病死率分别为 2.2%、10.1%、22.4% 和 55.5%。

表 4-3-2 急性左心衰竭严重程度分级

分级	Killip 法	Forrester 法			临床程度分级	
		PAOP（mmHg）	心指数（L/min·m²）	组织灌注	皮肤	啰音
Ⅰ级	无明显心衰	<18	>2.2	无肺淤血，无组织灌注不良	干暖	无
Ⅱ级	有左心衰，啰音 <50% 肺野	≥ 18	>2.2	有肺淤血	湿、暖	有
Ⅲ级	啰音 >1/2 肺野（急性肺水肿）	<18	≤ 2.2	无肺淤血，有组织灌注不良	干、冷	无/有
Ⅳ级	心源性休克	>18	≤ 2.2	肺淤血+组织灌注不良	湿、冷	有

（杨杏林，审阅：吴炜）

第四节 高血压

一、接诊要点

1. 病史采集

(1)病程:患高血压的时间,血压最高水平,是否接受过降压治疗及其疗效与副作用。

(2)症状及既往史:目前及既往有无冠心病、心力衰竭、房颤、脑血管病、外周血管病、糖尿病、痛风、血脂异常、支气管哮喘、睡眠呼吸暂停综合征、性功能异常和肾脏疾病等及治疗情况。

(3)有无提示继发性高血压的症状。

(4)生活方式:盐、酒及脂肪的摄入量,吸烟状况、体力活动量、体重变化、睡眠习惯等情况。

(5)心理社会因素:包括家庭情况、工作环境、文化程度以及有无精神创伤史。

(6)家族史:有无高血压、糖尿病、血脂异常、冠心病、脑卒中或肾脏病的家族史。

2. 体格检查

(1)正确测量血压和心率,测定立卧位血压和四肢血压。

(2)计算体重指数(BMI)、测量腰围及臀围。

(3)观察有无库欣面容、神经纤维瘤性皮肤斑、手抖甲状腺功能亢进性突眼征或下肢水肿。触诊甲状腺。

(4)听诊颈动脉、胸主动脉、腹部动脉和股动脉有无杂音。全面的心肺检查。检查腹部有无肾脏增大(多囊肾)或肿块,检查四肢动脉搏动和神经系统体征。

3. 实验室检查

(1)基本项目:血生化(钾、空腹血糖、血清总胆固醇、甘油三酯、高密度脂蛋白胆固醇、低密度脂蛋白胆固醇和尿酸、肌酐);全血细胞计数、血红蛋白和血细胞比容;尿液分析(尿蛋白、糖和尿沉渣镜检);心电图。

(2)推荐项目:24h 动态血压监测(ABPM);超声心动图;颈动脉超声;OGTT;糖化血红蛋白;hsCRP;尿蛋白/肌酐比值;尿白蛋白定量;眼底检查;胸片;脉搏波传导速度以及踝臂血压指数等。

(3)选择项目:血同型半胱氨酸;怀疑继发性高血压患者:血浆肾素活性或肾素浓度、血和尿醛固酮、ACTH 血和尿皮质醇、血游离甲氧基肾上腺素及甲氧基去甲肾上腺素、血和尿儿茶酚胺、肾动脉超声和造影、肾和肾上腺超声/CT/MRI、肾上腺静脉采血、睡眠呼吸监测等。对有合并症的高血压患者,进行相应的认知功能、心功能和肾功能检查。

二、原发性高血压定义

在未服用降压药物的情况下,非同日 3 次测量诊室血压,收缩压≥ 140mmHg 和/或舒张压≥ 90mmHg 即可诊断高血压。患者有高血压史,目前正在使用降压药物,血压虽然低于 140/90mmHg,也诊断为高血压。

1. 我国每 5 名成人就有 1 人患高血压。

2. 高血压是我国人群脑卒中及冠心病发病及死亡的主要危险因素。

3. 高血压的主要并发症是脑卒中,控制高血压是预防脑卒中的关键。

三、继发性高血压鉴别诊断

1. 肾性高血压 原发或继发性肾脏实质病变,血压升高常为难治性;是青少年高血压急症的主要病因;蛋白尿、血尿及肾功能异常多发生在高血压之前或同时出现;必要时行肾穿刺病理检查。

2. 内分泌性高血压　嗜铬细胞瘤、原发性醛固酮增多症、库欣综合征、甲状腺功能亢进症等。

3. 动脉结构异常(主动脉缩窄、肾动脉狭窄、动脉导管未闭、主动脉瓣关闭不全)　心脏或腹部血管杂音;注意解剖诊断(多普勒超声、CTA、血管造影)和功能诊断(肾图、分肾静脉肾素活性)。

4. 高动力性(维生素 B_1 缺乏病、肺源性心脏病、动静脉瘘、真性红细胞增多症)。

5. 神经精神性(颅内压增高综合征、间脑综合征、戒断、卟啉病)。

6. 结缔组织病(各种血管炎、痛风、SLE)。

7. 其他　OSAHS,药物性高血压(激素、三环类抗抑郁药、非甾体抗炎药、避孕药、促红细胞生成素),单基因遗传性高血压(①基因突变直接影响肾小管离子通道转运系统相关蛋白功能,包括 Liddle 综合征、Gordon 综合征、拟盐皮质激素增多症、盐皮质激素受体突变导致妊娠加重的高血压等;②基因突变导致肾上腺类固醇合成异常:包括家族性醛固酮增多症、先天性肾上腺皮质增生症、家族性糖皮质激素抵抗;③各种神经内分泌肿瘤、高血压伴短指畸形、多发性内分泌肿瘤和 VHL 综合征等)。

四、危险分层(表 4-4-1)

1. 危险因素

(1)男性 >55 岁,女性 >65 岁。

(2)吸烟或被动吸烟。

(3)血脂异常:总胆固醇(TC)≥ 5.2mmol/L 或低密度脂蛋白胆固醇(LDL-C)≥ 3.4mmol/L 或高密度脂蛋白胆固醇(HDL-C)<1.0mmol/L。

(4)糖耐量受损:2h 血糖 7.8~11.0mmol/L 和 / 或空腹血糖异常 6.1~6.9mmol/L。

表 4-4-1 高血压危险分层

其他危险因素和病史	血压(mmHg)			
	收缩压130~139和/或舒张压85~89	收缩压140~159和/或舒张压90~99	收缩压160~179和/或舒张压100~109	收缩压≥180和/或舒张压≥110
无其他危险因素		低危	中危	高危
1~2个危险因素	低危	中危	中/高危	很高危
3个以上危险因素,靶器官损害,无并发症的糖尿病	中/高危	高危	高危	很高危
有并发症,或CKD≥4期,有并发症的糖尿病	高/很高危	很高危	很高危	很高危

(5)早发心血管疾病家族史:一级亲属发病年龄<50岁。

(6)腹型肥胖(腰围:男性≥90cm,女性≥85cm),或肥胖(BMI≥28kg/m^2)。

(7)高同型半胱氨酸血症:≥15μmol/L。

2. 靶器官损害

(1)左心室肥厚：心电图：Sokolow-Lyon 电压 >3.8mV 或 Cornell 乘积 >244mV·ms；超声心动图 LVMI：男 ≥ 115g/m^2，女 ≥ 95g/m^2。

(2)颈动脉超声内膜中层厚度 ≥ 0.9mm 或动脉粥样斑块。

(3)估算的肾小球滤过率降低[eGFR 30~59ml/(min·1.73m^2)]或血清肌酐轻度升高：男性 115~133μmol/L，女性 107~124μmol/L。

(4)微量白蛋白尿：30~300mg/24h 或白蛋白 / 肌酐比 ≥ 3.5mg/mmol(或 30mg/g)。

3. 伴发临床疾病

(1)脑：脑血管病、脑出血、缺血性脑卒中、短暂性缺血发作。

(2)心脏：心肌梗死史、心绞痛、冠状动脉血运重建、慢性心力衰竭、心房颤动。

(3)肾脏：糖尿病肾病、肾功能受损[eGFR<30ml/(min·1.73m^2)]、血肌酐升高(男性 ≥ 133μmol/L，女性 ≥ 124μmol/L)、蛋白尿(≥ 300mg/24h)。

(4)外周血管疾病。

(5)视网膜病变：出血或渗出、视乳头水肿。

(6)糖尿病：新诊断(空腹血糖 ≥ 7.0mmol/L，餐后血糖 ≥ 11.1mmol/L)、已治疗但未控制(糖化血红蛋白 ≥ 6.5%)。

五、治疗

1. 降压目标

(1)一般患者：140/90mmHg 以下。

(2)能耐受者(包括老年患者)和部分高危及以上的患者(伴肾病、糖尿病、或病情稳定的冠心病或脑血管病等)可进一步降至 130/80mmHg 以下。

(3)舒张压 <60mmHg 的冠心病：密切监测下逐渐达标(避免血压过低影响冠脉灌注)。

2. 非药物治疗　改变不良生活方式，减轻体重、合理膳食、限钠、补钙和钾、减少脂肪摄入、戒烟、限酒、增加运动、减轻精神压力。

3. 药物治疗

(1)原则：采用常规剂量(老年人通常小剂量开始)、优选长效制剂、联合应用、个体化。

(2)降压药物(表 4-4-2)

表 4-4-2　常用降压药物选择

类别	降压药	适应证	副作用	注意事项
一线降压药物				
二氢吡啶类 CCB	硝苯地平、尼群地平、氨氯地平、非洛地平	老年高血压、收缩高血压、稳定心绞痛、CHD 及周围血管病	心跳加快、面部潮红、脚踝水肿、牙龈增生	心动过速与心力衰竭慎用，ACS 不推荐短效 CCB
非二氢吡啶类 CCB	维拉帕米、地尔硫䓬	心绞痛、颈动脉粥样硬化、室上性快速心律失常	房室传导阻滞、心功能抑制	二度至三度房室传导阻滞、心力衰竭禁用

续表

类别	降压药	适应证	副作用	注意事项
ACEI	卡托普利、依那普利、贝那普利、雷米普利、培哚普利、福辛普利	伴心衰、心梗、左心室肥厚、房颤预防、肾病、蛋白尿、代谢综合征	持续干咳、低血压、皮疹、高血钾、血管神经性水肿、味觉障碍	双侧肾动脉狭窄、高钾血症及妊娠禁用
ARB	氯沙坦、缬沙坦、厄贝沙坦、替米沙坦、坎地沙坦、奥美沙坦	同 ACEI	高血钾，偶有腹泻，罕见血管神经性水肿	同 ACEI
噻嗪类利尿剂	氢氯噻嗪、吲达帕胺	老年高血压、收缩高血压、心衰	与剂量密切相关；低血钾、低血钠、血尿酸升高	痛风禁用；妊娠慎用
保钾利尿剂	阿米洛利、螺内酯	心衰、原发性醛固酮增多症	与 ACEI 或 ARB 合用警惕高血钾	螺内酯长期应用可能导致男性乳房发育

续表

类别	降压药	适应证	副作用	注意事项
β受体阻滞剂	美托洛尔、比索洛尔、卡维地洛、阿替洛尔	快速心律失常、冠心病、慢性心衰、交感活性增高、高动力状态	疲乏、肢体冷感、激动不安、胃肠不适、影响糖脂代谢、心功能抑制、高度心脏传导阻滞、支气管痉挛	二度至三度房室传导阻滞、哮喘禁用；慢性阻塞性肺病、运动员、周围血管病、糖耐量异常慎用；突然停药可发生撤药综合征
二、三线降压药				
α受体阻滞剂	哌唑嗪	伴前列腺增生、难治性高血压	直立性低血压（开始用药应在入睡前）	直立性低血压禁用；心衰慎用
肾素抑制剂	阿利吉伦	不能耐受ACEI和ARB	腹泻、高血钾	同ACEI

(3)联合治疗

1）血压≥160/100mmHg或高于目标血压20/10mmHg的高危人群，起始即两药联合；如血压超过140/90mmHg，也可考虑初始小剂量联合。

2）联合治疗方案推荐：优先推荐（CCB钙离子拮抗剂+ARB、CCB+ACEI、ARB+噻嗪类利尿剂、ACEI+噻嗪类利尿剂、CCB+噻嗪类利尿剂、CCB+β受体阻滞剂；

一般推荐（利尿剂 +β 受体阻滞剂、α 受体阻滞剂 +β 受体阻滞剂、CCB+ 保钾利尿剂、噻嗪类利尿剂 + 保钾利尿剂）。

3）三药联合：CCB+ACEI（或 ARB）+ 噻嗪类利尿剂组成的联合方案最为常用。

4）四药联合：三药联合基础上加用第四种药物，如 β 受体阻滞剂、螺内酯或 α 受体阻滞剂。

4. 高血压急症的鉴别诊断和处理　详见第二章第六节。

（杨杏林，审阅：吴炜）

第五节　血脂异常

一、血脂单位换算

血脂是血清中胆固醇、甘油三酯和类脂的总称。血脂必须与载脂蛋白结合形成脂蛋白才能溶于血液。总胆固醇（total cholesterol，TC），脂蛋白分为乳糜微粒（chylomicrons，CM）、极低密度脂蛋白（very-low-density lipoprotein，VLDL）、中间密度脂蛋白（intermediate-density lipoprotein，IDL）、低密度脂蛋白胆固醇（low density lipoprotein cholesterol，LDL-C）、高密度脂蛋白胆固醇（high density lipoprotein cholesterol，HDL-C）和一种脂蛋白（a）[lipoprotein（a），Lp（a）]。胆固醇的换算系数为 mg/dl × 0.025 9 = mmol/L。甘油三酯（triglyceride，TG）的换算系数为 mg/dl × 0.011 3 = mmol/L。

二、血脂异常的原因和分型

血脂异常可分为继发性与原发性两类，前者由系统性疾病引起，例如肥胖、糖尿病、肾病综合征、甲状腺功能减退症、肾衰竭、肝脏疾病、系统性红斑狼疮等，某些药物如利尿剂、β受体阻滞剂、糖皮质激素等也可引起继发血脂异常。在除外继发性原因后，可诊断为原发性血脂异常。部分原发性血脂异常由先天性基因缺陷引起，例如LDL受体相关基因突变可引起家族性高胆固醇血症（FH）。

临床上根据血脂检查结果对血脂异常进行简易临床分型（表4-5-1）。

表4-5-1 血脂异常分型

分型	TC	TG	HDL-C
高胆固醇血症	↑		
高甘油三酯血症		↑	
混合型高脂血症	↑	↑	
低高密度脂蛋白血症			↓

三、血脂检测的目标人群（表4-5-2）

表4-5-2 不同人群血脂检测方案

目标人群	检测要求
≥20岁	至少每5年1次
≥40岁男性及绝经后女性	每年1次
冠心病、脑卒中、周围动脉粥样硬化病	3~6个月1次
上述疾病高危因素患者（高血压、糖尿病、肥胖、吸烟、家族史）	3~6个月1次
上述患者住院	入院24h内检测

四、血脂异常的分层标准与危险分层

1. 分层标准（表 4-5-3）

表 4-5-3 血脂异常分层标准

项目	理想水平（mmol/L）	合适水平（mmol/L）	边缘升高（mmol/L）	升高（mmol/L）
TC		<5.2	5.2~6.2	≥ 6.2
LDL-C	<2.6	<3.4	3.4~4.1	≥ 4.1
非 -HDL-C	<3.4	<4.1	4.1~4.9	>4.9
TG		<1.7	1.7~2.3	≥ 2.3
对于 HDL-C，<1.04mmol/L 为减低				

2. 危险分层 ASCVD 患者（包括急性冠脉综合征、稳定性冠心病、血运重建术后、缺血性心肌病、缺血性卒中、短暂性缺血发作、外周动脉粥样硬化病）直接列为极高危人群；符合下列条件者列为高危人群：① LDL-C ≥ 4.9mmol/L；②1.8mmol/L ≤ LDL-C<4.9mmol/L 且年龄在 40 岁及以上的糖尿病患者（表 4-5-4）。

表 4-5-4 血脂异常危险分层

危险分层	TC 或 LDL-C 边缘升高	TC 或 LDL-C 升高
无高血压且其他危险因素*<3 个	低危	低危
高血压	低危	中危
其他危险因素数≥ 3 个	低危	中危
高血压且其他危险因素数≥ 1 个	中危	高危

注：*其他危险因素包括高龄(男≥ 45 岁，女≥ 55 岁)、吸烟、低 HDL-C（<1.04mmol/L)、肥胖（BMI ≥ 28kg/m^2）及早发缺血性心血管病家族史（一级男性亲属发病时 <55 岁，一级女性亲属发病时 <65 岁）。

五、血脂异常的治疗

1. 原则　根据 ASCVD 危险分层决定干预强度；改善生活方式；以降低 LDL-C 为首要目标，非 -HDL-C 为次要干预靶点；首选他汀类药物，根据个体情况适当调整剂量，必要时联合其他调脂药物。治疗达标值见表 4-5-5。

表 4-5-5　不同 ASCVD 危险人群 LDL-C/非 -LDL-C 治疗达标值（mmol/L）

危险分层	LDL-C	非 -LDL-C
低危 / 中危	TC ≥ 6.99 或 3.4 < LDL-C ≤ 4.92	<4.1
高危	<2.6	<3.4
极高危	<1.8	<2.6

2. 心内科住院患者通常为高危或极高危患者，开始药物治疗值为 LDL-C ≥ 2.59mmol/L（100mg/dl）或 2.07mmol/L（80mg/dl），对应控制目标为 LDL-C<2.6mmol/L（100mg/dl）或 1.8mmol/L（70mg/dl）。对于 ACS 患者，无论其基线 TC 和 LDL-C 数值如何，应尽早给予他汀类药物治疗。

3. 治疗性生活方式改变

无论是否药物治疗，针对明确可改变的危险因素，采取积极的生活方式改善措施（therapeutic life-style change，TLC），都必须坚持。TLC 的主要内容包括减少饱和脂肪酸和胆固醇摄入、选择能降低 LDL-C 的食物、减轻体重、增加规律的体力活动、针对其他心血管病危险因素进行干预（例如戒烟、减少盐摄入等）。

4. 药物治疗

（1）调脂治疗主要应用他汀类药物：根据开始调脂治疗的 TC 和 LDL-C 数值及调控目标数值来决定干预

强度，控制目标为数值达标且 LDL-C 降低 30%~40% 以上。他汀类药物不良反应包括：肌痛、肌炎、横纹肌溶解、肝损害，注意定期监测。他汀类药物降胆固醇的强度见表 4-5-6。

表 4-5-6 他汀类药物降胆固醇强度

高强度（每日剂量可降低 LDL-C ≥ 50%）	中等强度（每日剂量可降低 LDL-C 25%~50%）
阿托伐他汀 40~80mg	阿托伐他汀 10~20mg
瑞舒伐他汀 20mg	瑞舒伐他汀 5~10mg
	氟伐他汀 80mg
	洛伐他汀 40mg 匹伐他汀 2~4mg
	普伐他汀 40mg
	辛伐他汀 20~40mg
	血脂康 1.2g

（2）胆固醇吸收抑制剂：依折麦布可以抑制肠道胆固醇吸收，联合他汀类药物可进一步降低胆固醇水平，推荐剂量为 10mg/d，安全性和耐受性较好。

（3）新型调制药物：前蛋白转化酶枯草溶菌素 9/kexin9 型（PCSK9）抑制剂，如 alirocumab、evolocumab、bococizumab，无论单独或联合他汀均能明显减低 LDL-C 水平，减少心血管事件。微粒体 TG 转移蛋白抑制剂（如 lomitapide）、载脂蛋白 B100 合成抑制剂（如 mipomersen）可用于治疗 FH。

（4）其他药物：包括贝特类（如非诺贝特）、烟酸、高纯度鱼油制剂，主要用于高甘油三酯血症或以 TG 升高为主的混合型高脂血症和低高密度脂蛋白血症。此外胆酸螯合树脂(如考来烯胺)、普罗布考及n-3脂肪酸也用于调脂治疗。

(5)调脂药物需要长期维持治疗。

5. 治疗过程监测

(1)非药物治疗3~6个月后复查血脂水平,如达标,继续治疗,随后6~12个月复查1次,如达标每1年复查1次。

(2)若开始治疗3~6个月后复查血脂水平不达标,则须调整治疗,4~8周复查血脂水平,直至达标。

(3)开始药物治疗后4~8周复查血脂及肝功能、肌酶,若正常,改为6~12个月复查1次。

(常龙,审阅:程中伟)

第六节　冠状动脉粥样硬化性心脏病

一、病理与概述

冠状动脉粥样硬化性心脏病(简称"冠心病",coronary artery disease,CAD)是因为粥样硬化及其相关病变(斑块破裂、血栓形成等)导致冠状动脉狭窄(闭塞)引起心肌缺血(梗死)所导致的一系列临床病理生理综合征。引起冠状动脉狭窄(闭塞)和心肌缺血(梗死)原因广泛,除了粥样硬化外,还包括血管畸形、血管炎、感染、栓子栓塞、血管痉挛等。后者可以引起心绞痛、心肌梗死及冠脉造影(coronary angiography,CAG)冠脉狭窄,但不属于本节讨论范围。

稳定性冠心病是由于冠脉稳定斑块导致冠脉狭窄造成,而急性冠脉综合征的出现,则提示冠脉病变不稳定,出现破裂、出血及血栓形成。不稳定型心绞痛/非ST段抬高心梗冠脉内血栓通常为白色血栓,而ST段抬高心肌梗死则为红色血栓。

二、提示冠心病的病史

1. 危险因素　冠心病的主要危险因素包括高龄(>65岁)、男性、吸烟、肥胖、血脂异常、高血压、糖尿病、慢性肾脏病、早发冠心病家族史(一级亲属发病年龄男性<55岁,女性<65岁)。控制这些危险因素(年龄、性别及家族史等不可干预因素除外)是冠心病一级和二级预防的关键。

2. 症状　冠心病的症状多样,除了最常见的特征性胸痛(见“症状学-胸痛”)以外,应该警惕以下症状:恶心、呕吐、气短、乏力、头晕、冷汗,也可能是冠心病和ACS的提示。尤其警惕女性、老年人及糖尿病患者的不典型症状。

心绞痛的严重程度应用加拿大心血管学会(Canadian Cardiovascular Society,CCS)分级进行评估(表4-6-1)。

表4-6-1　心绞痛的程度分级

分级	定义	描述
Ⅰ	日常活动不受限	日常活动无心绞痛发作;长时间快速较剧烈的活动可诱发心绞痛发作
Ⅱ	日常活动轻度受限	(快速、餐后、逆风、寒冷、情绪激动时)步行、登楼或步行超过2个街区、登楼超过1层诱发
Ⅲ	日常活动明显受限	平路一般速度行走诱发
Ⅳ	日常活动严重受限	任何活动均诱发

三、冠心病的分类与诊断

1. 稳定性冠心病

(1)症状:症状是诊断稳定性冠心病的主要手段。典型的心绞痛应符合以下三点：①胸骨后不适，其性质及持续时间有特征性；②劳力或情绪激动诱发；③休息或硝酸酯类药物缓解。符合以上3项特征的为典型心绞痛，符合以上2项特征的为非典型心绞痛，仅符合1项或均不符合为非心绞痛性胸痛。

（2）验前概率：了解病史后，可通过胸痛性质、性别、年龄3个因素，综合推断稳定性冠心病的验前概率（PTP），即罹患该病的临床可能性（表4-6-2）。

表4-6-2　稳定性冠心病的验前概率

年龄（岁）	典型心绞痛		非典型心绞痛		非心绞痛性质的胸痛	
	男性	女性	男性	女性	男性	女性
30~39	59	28	29	10	18	5
40~49	69	37	38	14	25	8
50~59	77	47	49	20	34	12
60~69	84	58	59	28	44	17
70~79	89	68	69	37	54	24
>80	93	76	78	47	65	32

PTP可用于合理规划诊断路径：对于LVEF<50%，并且胸痛典型者，建议直接行CAG，必要时行血运重建。LVEF ≥ 50%者，可根据PTP决定后续诊断路径：①PTP<15%（低概率）：基本可除外心绞痛。②15% ≤ PTP ≤ 65%（中低概率）：建议行运动负荷心电图作为初步检查。若诊疗条件允许进行无创性影像学检查，则优先选择后者。③65%<PTP ≤ 85%（中高概率）：建议行无创性影像学检查以确诊稳定性冠心病。④PTP>85%（高概率）：可确诊稳定性冠心病，对症状明显者或冠状动脉病变解剖呈高风险者应启动药物治疗

或有创性检查和治疗。

(3)无创诊断/评估

1)基本检查:所有可疑稳定性冠心病患者应完善静息心电图、静息超声心动图及胸部X线检查。静息心电图可提供基线状态,与症状相关的动态改变有助于诊断。超声心动图所见的节段性室壁运动障碍可提高诊断冠心病的敏感度,左心室整体收缩功能对患者预后评估有重要意义。胸部X线检查对合并心力衰竭或肺部疾病的患者可提供有价值的诊断信息。

2)负荷心电图:是诊断稳定性冠心病的基础检查,是PTP为15%~65%且具备运动能力的患者无创检查选择的第一步。负荷试验的禁忌证:急性心肌梗死后病情不稳定,仍有心肌缺血表现者;高危不稳定型心绞痛;引起症状和血流动力学异常的未控制的心律失常;症状严重的主动脉瓣狭窄;未控制症状的心力衰竭;急性肺栓塞或肺梗死;急性心肌炎或心包炎;急性主动脉夹层;左心室腔内血栓者;高血压患者血压控制不佳者,>200/110mmHg;肥厚型梗阻性心肌病。

3)负荷影像检查:对65%<PTP ≤ 85%或LVEF<50%无典型症状的患者,建议首先行负荷影像学检查,包括负荷超声心动图、核素心肌负荷显像(SPECT/PET)、负荷心脏磁共振,当患者无运动能力时,可选择药物负荷。

4)冠状动脉CTA:对于PTP为中低度(15%~65%)的患者,冠状动脉CTA的诊断价值较大。随着PTP的增加冠脉钙化越来越常见,会显著影响CTA对狭窄程度的判断,仅能作为参考。

以下结果提示高危:① LVEF%<50%且心绞痛症状典型;②平板试验Duke风险年死亡率>3%;③缺血面积>10%(SPECT检查>10%;CMR新发充盈缺损≥ 2/16或多巴酚丁胺诱发的功能障碍节段≥ 3;负荷超声心动图异常≥ 3个左心室节段);④冠脉CTA提示重要供血

部位（三支血管近段、左主干）存在高度狭窄。

（4）有创诊断 / 评估：可疑或明确诊断稳定心绞痛患者的 CAG 指征包括①无创检查不能明确诊断，明确诊断的获益大于 CAG 风险；②患者无法接受无创检查；③怀疑冠脉痉挛，需诱发；④左主干或三支病变高度可疑；⑤内科治疗效果不佳（心绞痛 CCS Ⅲ或Ⅳ级）；⑥无创评估提示高危；⑦心绞痛伴充血性心衰。

2. 非 ST 段抬高型急性冠脉综合征

（1）不稳定型心绞痛（unstable angina，UA）/ 非 ST 段抬高心肌梗死（non-ST elevation myocardial infarction，NSTEMI）：UA 与 NSTEMI 病因及病理生理学基本相同，评估、处理方法及预后类似，其差别主要是心肌损害程度上的区别。

（2）无创诊断 / 评估（表 4-6-3）。

表 4-6-3　不稳定型心绞痛 / 非 ST 段抬高心肌梗死的无创评估

项目	内容	注意
症状	静息心绞痛：静息发作，通常持续 >20min 新发心绞痛：新出现，程度为 CCS Ⅱ以上 恶化心绞痛：更易发作、更频繁、持续更长、更严重（至少Ⅲ级） 梗死后心绞痛：心肌梗死后 1 个月内发作的心绞痛	鉴别非冠脉、非心脏原因导致的类似症状
其他相关症状	神经系统表现、出血倾向	合并症及相关治疗禁忌
既往病史	高血压、糖尿病、消化道疾病、神经系统疾病	合并症及相关治疗禁忌

续表

项目	内容	注意
查体	生命征、低灌注表现、肺部啰音、心音/杂音	严重程度及并发症
心电图	首次医疗接触10min内完成18导联心电图；表现为ST段压低，有/无一过性ST段抬高和T波改变；对UA/NSTEMI患者，若第一份心电图无特异表现，应15~30min复查一次，对于怀疑STEMI，间隔缩短为5~10min；症状出现前后心电图比较	和STEMI鉴别；正后壁STEMI患者常规12导联心电图可能难以发现ST段抬高
实验室检查	血常规、凝血功能、肾功能、电解质、空腹血糖、血脂(包括CHO、TG、HDL、LDL)	合并症及相关治疗限制/禁忌
心肌酶	优选hs-cTn*，0h、3h检测；目前多数指南已不推荐检测CK-MB和CK	升高与否是区别UA和NSTEMI的主要手段；如仅轻度升高1~3h后复查；结果阴性不能除外心梗，应在发病3~6h后复查
Echo	室壁运动异常、LVE、机械并发症；有助于发现主动脉夹层、心包积液、瓣膜病、肥厚型心肌病、肺栓塞导致的右心室扩张等与胸痛相关的疾病	敏感性、特异性均较高，早期诊断
负荷试验(运动、药物负荷)	对于怀疑ACS，但心电图和心肌酶不能确诊患者，可进行此检查；较低危患者在初始保守治疗或部分血运重建后UA/NSTEMI稳定(无缺血症状、心衰、心律失常)1周后，可进行负荷试验	若低危患者结果为阴性，可门诊随诊；提示非低危，应进行CAG

续表

项目	内容	注意
冠脉 CTA	低-中危患者怀疑 ACS，但心电图和心肌酶不能确诊，可进行	

注：* 心肌酶水平的波动规律有助于 ACS 的诊断，若相邻两次（间隔 1~3h）的 cTn 检测值变化较大（>20%）则 NSTEMI 诊断可能大。心肌酶搏动规律见表 4-6-4。

表 4-6-4 心肌酶波动规律

	症状到阳性时间（h）	达峰时间（无再灌注）（h）	持续时间（d）
CK	6	24	3~4
CKMB	3~4	10~24	2~4
cTn	2~4	10~24	5~10

注意：心肌酶升高的原因还包括：心动过速、心衰、心肌炎、心包炎、严重感染、烧伤、呼衰、脑卒中、肺栓塞、肺动脉高压、中毒、化疗及肾功能不全等。

（3）危险分层：GRACE 风险评分对入院和出院提供了最准确的风险评估，参数包括年龄、收缩压、脉率、血清肌酐、就诊时的 Killip 分级、入院时心脏骤停、心脏生物标志物升高和 ST 段变化。在此基础上 GRACE 2.0 风险计算器可直接评估住院、6 个月、1 年和 3 年的病死率，同时还能提供 1 年死亡或心肌梗死联合风险。

TIMI 评分是一个简便的方法，用于预测 14d 内全因死亡、新发 / 复发心梗或严重心肌缺血须急诊血运重建的风险（表 4-6-5）。

表 4-6-5 UA/NSTEMI 的 TIMI 分级

TIMI 评分项目	分值	14d 内事件可能性(%)
共7项,每项1分,最高7分,具体包括 ①≥65岁;②≥3个冠心病危险因素;③已知冠心病;④过去7d用过阿司匹林;⑤24h内至少两次心绞痛发作;⑥ST段压低≥0.5mm;⑦心肌酶升高	0~1	4.7
	2	8.3
	3	13.2
	4	19.9
	5	26.2
	6~7	40.9

(4)有创诊断 / 评估:有创治疗策略风险标准如下。

1)极高危:血流动力学不稳定或心源性休克;药物治疗无效的反复发作或持续性胸痛;致命性心律失常或心脏骤停;心肌梗死合并机械并发症;急性心力衰竭;反复的 ST-T 动态改变,尤其是伴随间歇性 ST 段抬高。

2)高危:心肌梗死相关的肌钙蛋白上升或下降;ST-T 动态改变(有或无症状);GRACE 评分 >140。

3)中危:糖尿病;肾功能不全[eGFR<60ml/($min \cdot 1.73m^2$)];LVEF<40% 或慢性心力衰竭;早期心肌梗死后心绞痛;PCI 史;CABG 史;109 < GRACE 评分 <140。

4)低危:无任何上述特征。

建议对具有至少 1 条极高危标准的患者选择紧急侵入治疗策略(<2h);建议对具有至少 1 条高危标准患者选择早期侵入治疗策略(<24h);建议对具有至少 1 条中危标准(或无创检查提示症状或缺血反复发作)的患者选择侵入治疗策略(<72h);无任何一条危险标准和症状无反复发作的患者,建议在决定有创评估之前先行无创检查以寻找缺血证据。

3. ST 段抬高心肌梗死（ST-elevation myocardial infarction，STEMI）

(1) 无创诊断：STEMI 的无创诊断基本同 UA/NSTEMI，下面主要讨论其评估方法的特殊方面。梗死部位的心电图定位见表 4-6-6。

表 4-6-6　从心电图判断 STEMI 的定位

ST 段抬高导联	定位	通常犯罪血管	ST 段抬高导联	定位	通常犯罪血管
V_1~V_3	前间壁	LAD	V_{3R}~V_{5R}	右心室	RCA
V_3~V_5	局限前壁	LAD	Ⅱ、Ⅲ、aVF	下壁	RCA 或 LCX
V_1~V_5	广泛前壁	LAD	Ⅰ、aVL	高侧壁	LCX
V_7~V_9	正后壁	RCA 或 LCX			

注：正后壁梗死心电图可表现为 V_1~V_4 导联 ST 段显著压低（V_7~V_8 ST 段抬高的镜像）、V_1 导联 R 波高且 T 波直立（后壁除极不能，无抵消）。以下心电图表现提示预后不佳：ST 抬高的导联数量多、新发左束支传导阻滞、心电图定位为前壁梗死；新发左束支传导阻滞属于 STEMI 范畴。

(2) 直接经皮冠状动脉介入治疗（PCI）指征：发病 12h 内的 STEMI 患者；院外心脏骤停复苏成功的 STEMI 患者；存在提示心肌梗死的进行性心肌缺血症状，但无 ST 段抬高，出现以下一种情况（血流动力学不稳定或心源性休克；反复或进行性胸痛，保守治疗无效；致命性心律失常或心脏骤停；机械并发症；急性心力衰竭；ST 段或 T 波反复动态改变，尤其是间断性 ST 段抬高）的患者；STEMI 发病超过 12h，但有临床和 / 或心电图进行性缺血证据；伴持续性心肌缺血症状、血流动力学不稳定或致命性心律失常;溶栓后 PCI。

4. 冠心病的并发症

(1)心律失常的处理(表 4-6-7)

表 4-6-7 ACS 心律失常的处理

心律失常	处理原则
室性前收缩、房性前收缩	毋需特殊处理
加速性室性自主心律	毋需特殊处理
短阵非持续室速→无症状	毋需特殊处理
持续室性心动过速→低血压、心衰、心绞痛	β受体阻滞剂、利多卡因、胺碘酮;血流动力学不稳定者电转复
心室颤动	参考“成人院内心肺复苏”章节
心房颤动	参考“心房颤动”章节
窦性心动过缓	血流动力学不稳定时植入临时起搏器
一度 AVB	毋需特殊处理,密切监测,警惕进展
二度Ⅰ型 AVB	毋需特殊处理,密切监测,警惕进展
二度Ⅱ型 AVB、高度 AVB、三度 AVB	植入临时起搏器
双束支、三分支传导阻滞	植入临时起搏器

注:AVB,房室传导阻滞。应警惕低钾血症、血钾升高(血钾 >4.5mmol/L 即可能增加死亡率)、低镁血症。

(2)心力衰竭:处理原则同一般心衰,但注意是否有心肌缺血导致的机械并发症,例如二尖瓣关闭不全。

(3)心源性休克:尽快稳定冠脉、挽救存活心肌,同时有创监测血流动力学,可考虑正性肌力药物、机械循环辅助装置。

(4)机械并发症:严重心肌梗死可造成以下严重机

械并发症：游离壁破裂、室间隔穿孔、乳头肌或腱索断裂等，其处理需要尽快外科干预。

四、冠心病的治疗

1. 药物治疗　当患者冠脉不稳定（即出现急性冠脉综合征）时，需要以下紧急治疗（表 4-6-8）。

表 4-6-8　ACS 的药物治疗

分类	UA/NSTEMI	STEMI
抗血小板	阿司匹林：尽快应用（嚼服 150~300mg 负荷→ 75~100mg qd 维持） $P2Y_{12}$ 受体抑制剂： 替格瑞洛，尽快应用（180mg 负荷→ 90mg，2 次 /d 维持，≥ 1 年） 或氯吡格雷 *，尽快应用（300mg 负荷→ 75mg，1 次 /d 维持，≥ 1 年） 替罗非班：GPI，高危及血栓并发症患者 PCI 术中联合普通肝素使用，需减少普通肝素剂量	同 UA/NSTEMI
抗凝	普通肝素：拟行 PCI 且未接受抗凝治疗时使用，70~100U/kg，术中继续普通肝素抗凝，不建议普通肝素与低分子肝素交叉使用 依诺肝素：1mg/kg 皮下注射，每 12h 一次；PCI 前应用依诺肝素，术中继续依诺肝素抗凝，术后根据患者情况可停用；保守治疗可维持到 8d 磺达肝癸钠：2.5mg 皮下注射，1 次 /d；PCI 术中普通肝素抗凝，术后根据患者情况可停用；保守治疗可维持到 8d 比伐卢定：PCI 术中及术后维持 3~4h 可作为普通肝素联合 GPI 的替代治疗	不建议使用磺达肝癸钠，余同 UA/NSTEMI；采用溶栓方案的患者应用普通肝素或依诺肝素

续表

分类	UA/NSTEMI	STEMI
β受体阻滞剂	β受体阻滞剂：如无禁忌，早期并长期使用	同 UA/NSTEMI
他汀类	他汀类：不论基线 LDL 水平，尽快给予强化治疗；其余参照“血脂异常”章节	同 UA/NSTEMI
控制症状	硝酸酯类药物：如无禁忌，硝酸异山梨酯舌下每 5min 一次，最多 3 剂，若无效，应考虑静脉注射硝酸甘油	同 UA/NSTEMI

注：* 对于 ACS 患者，当准备进行 PCI 时，氯吡格雷负荷量为 600mg。

2. CAG/PCI

(1) 具体策略选择见前述。对于左主干、三支病变、双支病变伴 LAD 近段受累，尤其合并 LVEF% < 50% 的患者，需要心外科会诊评估冠状动脉旁路移植术(CABG)指征。急性心肌梗死患者只有 PCI 不成功或不合适时才考虑急诊 CABG。

(2) PCI 的术前准备与术后观察：对于造影剂肾病高危(基础肾功能不全、高龄、糖尿病、容量不足)患者，应注意水化，具体方法为：生理盐水 1~1.5ml/(kg·h)，术前 3~12h，术后 12~24h，维持尿量 >150ml/h。

术后应密切观察血压、心率、心律、尿量；询问胸痛、心悸、腹胀、腰痛、肢体麻木、冷汗等症状；注意穿刺局部有否出血、血肿、足背动脉搏动、听诊穿刺局部杂音；复查心电图；术后 6h、术后 24h 查心肌酶；复查血肌酐、血常规。表 4-6-9 为病房常见并发症及处理原则。

表 4-6-9 PCI 并发症及处理原则

并发症	临床表现	处理原则
急性心梗、支架内血栓	胸痛、心电图变化、心肌酶升高	急诊 PCI
心脏压塞	见“心包疾病”	见“心包疾病”
腹膜后血肿、出血	腹胀、腰痛、低血压、休克表现、	停抗凝、抗血小板药物、抗休克治疗、外科处理
迷走反射	拔除鞘管时出现，心动过缓，冷汗	阿托品 1mg 静脉注射
动静脉瘘	局部杂音	超声明确诊断，压迫，外科处理
假性动脉瘤	局部杂音、波动性肿物	超声明确诊断，压迫，外科处理
局部血肿	皮肤瘀斑、皮肤张力增高	超声明确诊断，密切观察，压迫

3. 溶栓治疗

(1) 溶栓适应证：STEMI 发病未超过 12h，预期首次医疗接触至导丝通过梗死相关动脉时间 >120min，无溶栓禁忌证；发病 12~24h 仍有进行性缺血性胸痛和心电图至少相邻 2 个或 2 个以上导联 ST 段抬高 >0.1mV，或血流动力学不稳定的患者，若无直接 PCI 条件且无溶栓禁忌证，应考虑溶栓治疗。随着发病时间的延长，溶栓治疗的临床获益会降低，患者就诊越晚，尤其是发病 3h 后，越应考虑转运行直接 PCI。

(2) 溶栓禁忌证

1) 绝对禁忌：既往任何时间发生过颅内出血或未知原因卒中；近 6 个月发生过缺血性卒中；中枢神经系统损伤、肿瘤或动静脉畸形；近 1 个月内有严重创伤 / 手术 / 头部损伤、胃肠道出血；已知原因的出血性疾病（不包括月经来潮);明确、高度怀疑或不能排除主动脉夹层;24h 内接受非可压迫性穿刺术(如肝脏活检、腰椎穿刺)。

2)相对禁忌:6 个月内有短暂性脑缺血发作;口服抗凝药治疗中;妊娠或产后 1 周;严重未控制的高血压(收缩压 >180mmHg 和 / 或舒张压 >110mmHg);晚期肝脏疾病;感染性心内膜炎;活动性消化性溃疡;长时间或有创性复苏。

4. 长期治疗 冠心病二级预防可总结为“ABCDE”(表 4-6-10)。

表 4-6-10 冠心病二级预防

治疗	描述	指征	用法举例
Aspirin	阿司匹林	如无禁忌均应使用	75~100mg,1 次 /d
Antianginal therapy	抗缺血治疗	改善症状、改善心肌缺血	5- 单硝酸异山梨酯 40~60mg,1 次 /d
ACEI	ACEI	心梗、心衰、LVEF 下降	雷米普利 5mg,1 次 /d
β-blocker	β 受体阻滞剂	如无禁忌均应使用	美托洛尔 25mg 每 12h 一次,心率目标 70 次 /min
Blood pressure	控制血压	见“高血压”章节	见“高血压”章节
Cholesterol	调节血脂	见“血脂异常”章节	见“血脂异常”章节
Cigarette	戒烟	均应执行	/
Diet	调整饮食	均应执行	低盐、低脂
Diabetes	控制血糖	见“糖尿病”章节	见“糖尿病”章节

续表

治疗	描述	指征	用法举例
Education	患者教育	均应执行	/
Exercise	适当运动	均应执行	/

5. 冠心病的一级预防

(1)控制上述可调整的危险因素。

(2)应用阿司匹林,男性 >50 岁,女性 >60 岁,且合并两项以上危险因素者,或 10 年冠心病风险 >10% 者,可用阿司匹林进行一级预防。

(3)调整生活方式,适当运动、控制饮食、减轻体重、戒烟限酒。

(杨杏林,审阅:吴炜)

第七节 窄 QRS 波心动过速

一、定义

心率 >100 次 /min,QRS 波宽度 <0.12s。

阵发性室上性心动过速(PSVT)泛指起源在心室以上或途径不局限于心室的一切快速心律失常。包括房室折返性心动过速(AVRT)、房室结折返性心动过速(AVNRT)、窦房结折返性心动过速(SANRT)、交界性心动过速(JT)以及窦性心动过速(ST)、房性心动过速(AT)、心房颤动(A Fib)和心房扑动(A Flu)等。若不伴束支传导阻滞、差异性传导或旁路前传,均为窄 QRS 波心动过速。

二、类型(表 4-7-1)

表 4-7-1 窄 QRS 波心动过速常见类型

心律失常	心电图特征	症状/体征	处理	原因
心律整齐				
A Flu	锯齿波，Ⅱ、Ⅲ、aVF、V_1 导联最明显，心房率约 300 次 /min，2∶1 下传时 HR ≈ 150 次 /min	无特殊	同房颤	同房颤
AT	HR 100~160 次 /min，RP′>1/2RR，P′形态不同于窦性 P 波，心房率 100~250 次 /min(图 4-7-1)	无特殊	胺碘酮、维拉帕米、普罗帕酮	心房异位起搏点
ST	见“心电图速读”	无特殊	对因治疗	休克、缺氧、贫血、感染、心衰、甲亢、疼痛
JT	HR 70~130 次 /min，P′埋藏在 QRS 波中、或在 QRS 波前、后，但紧邻 QRS 波	无特殊	对因治疗	缺血、心肌炎、洋地黄中毒
AVRT	HR 通常 >150 次 /min，RP′<1/2RR，RP′>70ms(图 4-7-2)；可见电交替、ST 段压低、aVR 导联 ST 段抬高，部分患者窦律时可见预激波	突发突止	兴奋迷走、腺苷、维拉帕米、BB、胺碘酮、普罗帕酮	房室旁路

续表

心律失常	心电图特征	症状/体征	处理	原因
AVNRT	慢-快型：HR 通常 >150 次/min，RP′<1/2RR，RP′<70ms（图 4-7-3），可无逆传 P′ 波，可见假 s 波和假 r′ 波。快-慢型：RP 可以很长难以与 AVRT/AT 鉴别	突发突止	同上	房室结双径路慢径逆传
心律不齐				
A Fib	QRS 波绝对不齐，P 波消失，代以 f 波	心音强弱不等，脉搏短绌	见“心房颤动”	见“心房颤动”
A Flu	锯齿波，不等比例下传	无特殊	同房颤	同房颤
多源 AT	同一导联不同 P′ 波、不同 P′R 间期 ≥ 2 个	无特殊	对因治疗	COPD、低钾、低镁、氨茶碱
频发房早	有窦性 P 波及不同形态 P′ 波	无特殊	对因	电解质紊乱

注：BB，β 受体阻滞剂。

三、举例

1. AT　由于来自心房异位点的冲动首先激动心

房，形成房波，此冲动通过正常房室结下传激动心室，形成 QRS 波，所以通常 RP'>1/2RR（图 4-7-1）。

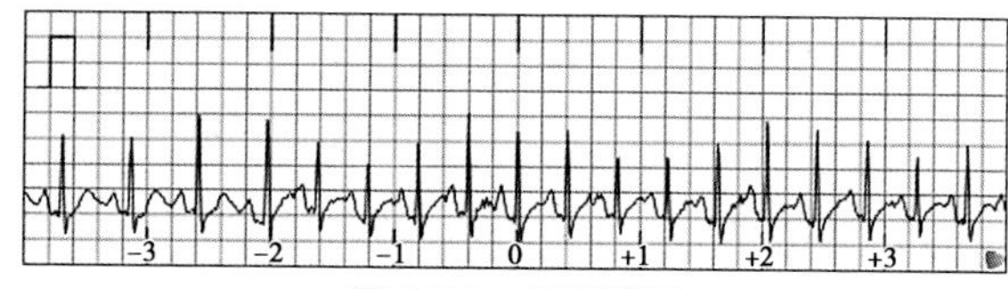

图 4-7-1　AT 示意图

2. AVRT　RP'<1/2RR，即 P'（逆 P）紧随 R 波，但仍有一段距离（RP' 间期 >70ms），原因在于折返冲动先沿正常房室结激动心室（形成 R 波）随后经房室旁路逆传激动心房（形成 P' 波），但由于经过房室旁路逆传所需时间较长所以有一段距离（图 4-7-2）。

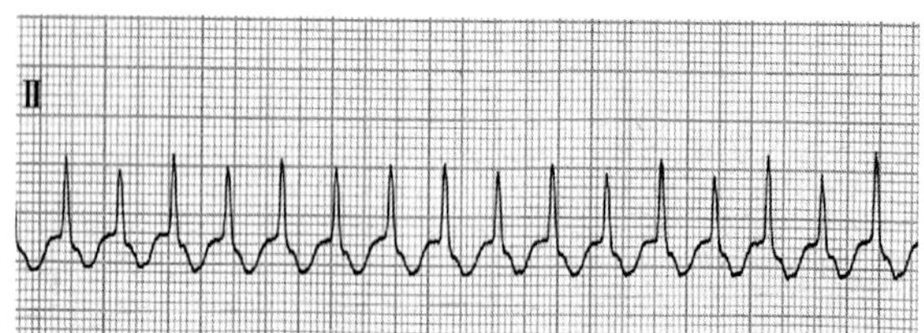

图 4-7-2　AVRT 示意图

3. AVNRT　RP'<1/2RR，即 P'（逆 P）紧随 R 波，甚至融入 R 波（RP' 间期 <70ms），原因在于折返冲动先经慢径路激动心室（形成 R 波）随后经快径路逆传激动心房（形成 P' 波），所以 P' 波紧随 R 波，由于通过房室结双径路小折返所需时间很短所以 RP' 间期 <70ms（图 4-7-3）。

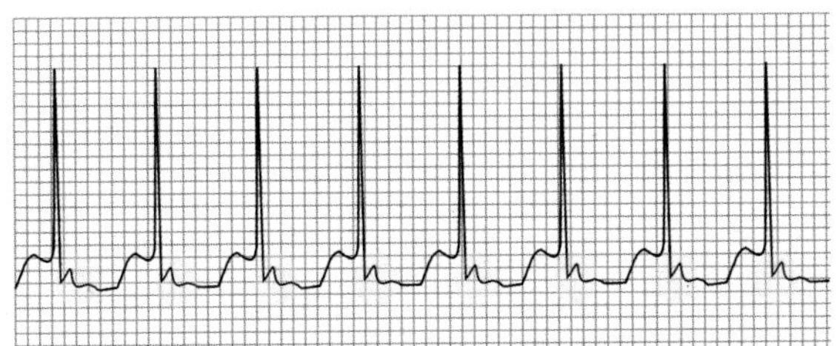

图 4-7-3　AVNRT 示意图

（常龙，审阅：程中伟）

第八节　宽 QRS 波心动过速

一、定义

HR>100 次 /min，QRS 波宽度≥ 0.12s。

二、类型（图 4-8-1）

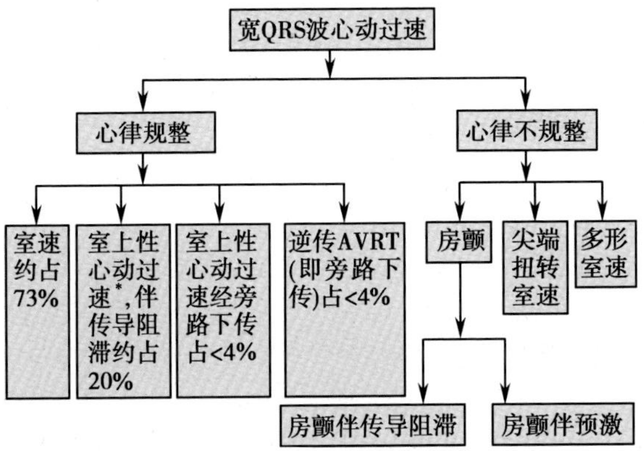

图 4-8-1　宽 QRS 波心动过速分类

三、室速的鉴别诊断方法

1. 发生率　约 70% 规整的宽 QRS 波心动过速为室速，其次约 20% 为室上性心动过速伴差异传导，其余情况很少见。

2. 判断室速金标准出现房室分离、心室夺获或室性融合波，必定为室速。绝大多数室速有房室分离现象，但因 P 波与 QRS 波重叠难以识别。

如图 4-8-2，心房除极 P 波重叠在心室除极 QRS 波上，不同心搏重叠部位不一致，提示房室分离（箭头）；V_3 导联第三搏 QRS 波宽度变窄，为夺获波；底部Ⅱ导联第 18 跳，QRS 形态与其他 QRS 波有差异，为室性融合波。

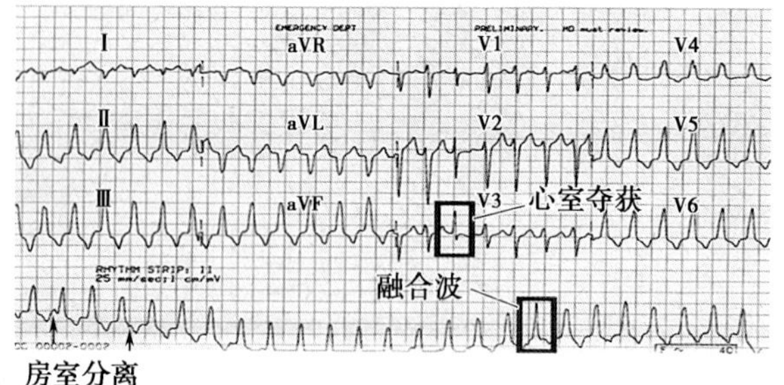

图 4-8-2　室速示意图

3. 心电图形态提示

（1）和窦性心律对比：若宽 QRS 波波形和窦性心律时室早波形一致，支持室速。如果宽 QRS 波和窦性心律伴束支传导阻滞时 QRS 波形一致，则提示室上速伴差异传导。

（2）提示室速的心电图特征：下列心电图形态提示室速，部分形态学标准被应用于 Brugada 室速鉴别诊断标准。

1)室上速伴差传者十分匀齐,室速稍有不匀齐。

2)胸前导联 QRS 波一致性向上或向下,提示室速(唯一例外为旁路前传 AVRT)。

3)左束支阻滞形电轴右偏,右束支阻滞形电轴左偏,电轴极度右偏($-90°\sim\pm180°$)。

4)左束支阻滞形 V_1 导联 S 波有切迹,右束支阻滞形 V_1 导联出现左兔耳形。

5)右束支阻滞形 V_6 导联 R/S<1,无论何种束支阻滞形,V_6 导联呈 QS 型。

6)任一个胸前导联上 R 波起点到 S 波最低点的间期 >100ms。

4. 根据 aVR 单导联鉴别室速和室上速伴差异传导的方法(表 4-8-1 和图 4-8-3)

表 4-8-1 宽 QRS 波心动过速鉴别步骤

步骤	描述	图解	结论
Step1	aVR 导联有起始 R 波(不是 r 波)	图 4-8-3a	是:室速;否:下一步
Step2	aVR 导联起始 r 波或 q 波宽度 >0.04s	图 4-8-3b	是:室速;否:下一步
Step3	aVR 导联起始负向波降支有切迹	图 4-8-3c	是:室速;否:下一步
Step4	aVR 导联 Vi/Vt ≤ 1	图 4-8-3d	是:室速;否:室上速伴传导阻滞

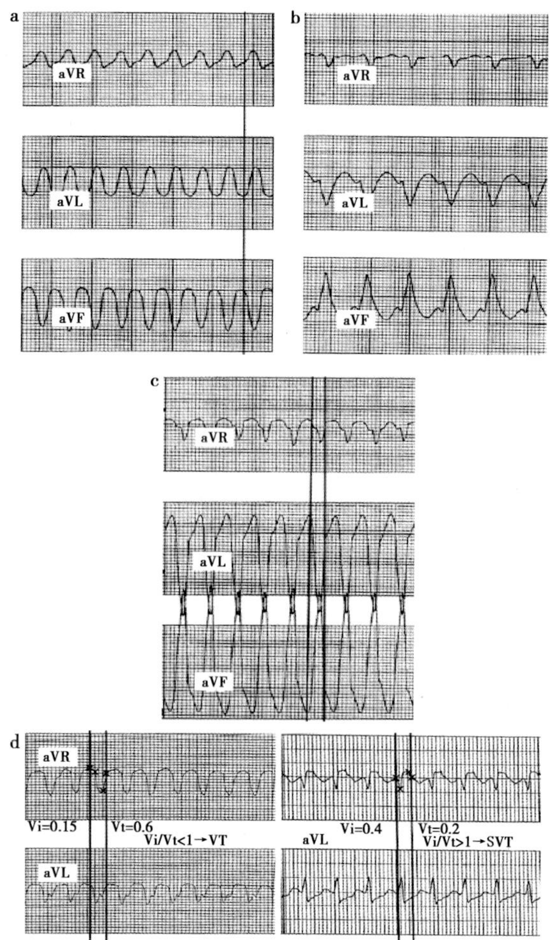

图 4-8-3　宽 QRS 波心动过速鉴别诊断

注：Vi= 起始 0.04s 内起始波的振幅，Vt= 终末 0.04s 内终末波的振幅。竖线代表 QRS 波的起始和终末位置。

四、宽 QRS 波心动过速的处理

1. 血流动力学不稳定　血流动力学不稳定的宽 QRS 波心动过速(室速)通常造成心脏骤停或心脏性猝死,当患者出现意识丧失、无正常呼吸或无脉搏符合 CPR 启动指征时,即进入 CPR 程序(见“成人院内心肺复苏”)。

2. 血流动力学稳定　血流动力学稳定的宽 QRS 波心动过速,若明确为室上性心动过速,按照室上性心动过速处理;若为室速或诊断不明确,按照室速处理(图 4-8-4)。

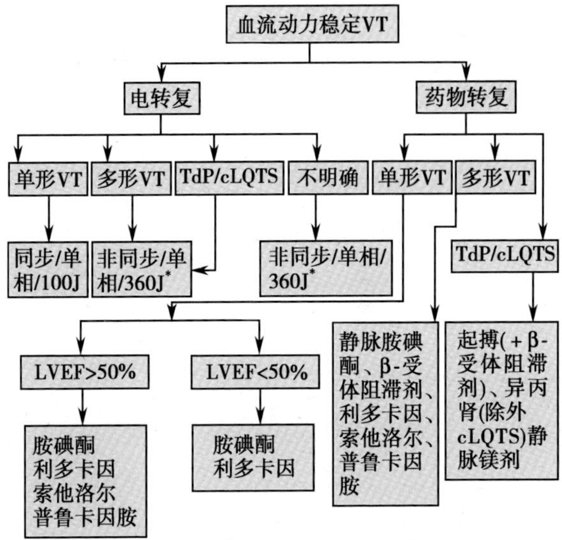

图 4-8-4　宽 QRS 波心动过速处理流程

注:* 双向波能量选择 200J。Tdp,尖端扭转性室速;cLQTS,先天性长 QT 综合征。

(常龙,审阅:程中伟)

第九节 心房颤动

一、诊断与分类

1. 房颤的诊断（见“窄 QRS 波心律失常”）。
2. 绝大多数房颤无明确直接病因（表 4-9-1）

表 4-9-1 房颤的病因

归类		疾病
心脏	心腔	心房黏液瘤
	瓣膜	二尖瓣狭窄 / 二尖瓣关闭不全
	心肌	冠心病 / 心肌病 / 心肌炎 / 血色病 / 先心病 / 心衰 / 高血压
	心包	心包炎
胸	肺	肺炎
	肺血管	肺栓塞 / 肺动脉高压
	胸膜腔	胸膜炎 / 胸腔积液
脑	脑血管	卒中 / 颅内出血
全身	电解质紊乱	
	内分泌	甲亢 / 嗜铬细胞瘤 / 糖尿病 / 肥胖
	缺氧	低氧血症
外因	食物	酒精 / 咖啡
	操作	手术
内因	遗传	家族性房颤
	衰老	老年人

3. 房颤的分类　为临床方便，房颤通常根据发作频率和持续时间进行分类（表 4-9-2）。

表 4-9-2　房颤的分类

分类	定义	特征
初发	房颤首次被发现	不论持续时间 / 是否有症状 / 是否自行终止
阵发	持续 <7d 自行或干预后终止	通常持续 <24~48h
持续	持续 >7d	
长程持续	持续超过 1 年	
永久	不再考虑转复	

二、评估与治疗原则（图 4-9-1）

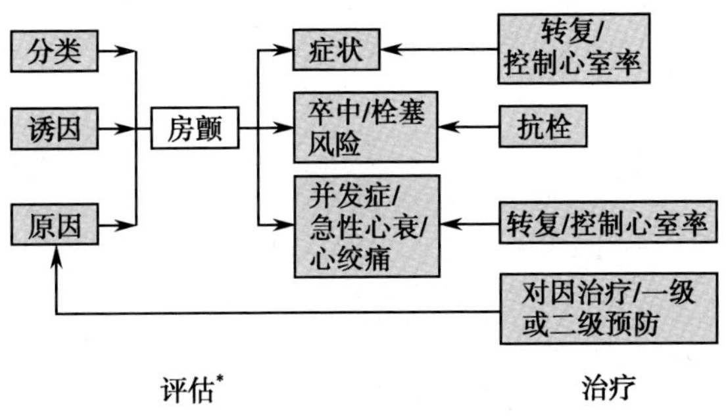

*：评估见下文

图 4-9-1　心房颤动的评估及治疗

1. 评估(表 4-9-3)

表 4-9-3 心房颤动的评估

评估项目	评估内容	临床思维指向
现病史询问	诱因、发作频率、持续时间、终止方式	分类 / 病因
	房颤症状:心悸、气短、乏力、头晕、晕厥	治疗
	并发症症状:肢体活动障碍、气短、不能平卧、下肢水肿	治疗
	合并疾病症状:胸痛、多汗	病因
	既往治疗	分类、病因、治疗
既往史询问	血栓危险因素、出血风险评估	治疗
	合并疾病	病因
查体	心率、心律、心音、杂音、脉搏	病因、治疗
心电图	窦房结电活动、心房电活动、房室传导、鉴别其他心律失常、基础疾病表现(如心室肥厚、心肌梗死等)、预激综合征、束支传导阻滞	诊断、分类、病因
超声心动图	房室大小、室壁厚度、室壁运动、瓣膜病、心肌病、心包疾病、血栓	病因
胸片	心脏大小、肺部、胸膜病变	病因
实验室检查	电解质、肝肾功能、甲状腺功能	病因

2. 治疗

(1)抗凝(见下文)。

(2)控制心室率(rate control):控制心室率的目的在于控制症状,并预防快速心律失常性心肌病。注意控制心室率可能造成心动过缓或传导阻滞，尤其对于阵发性房颤患者。

1）紧急控制心室率。适应证：若快速心室率导致明显房颤相关症状，但血流动力学尚稳定不需立即转复，应考虑紧急控制心室率。目标：心率 80~100 次 /min。常用方法见表 4-9-4。

表 4-9-4 房颤紧急控制心室率药物选择

方法	适应证	用法	起效	注意
毛花苷 C	房颤 + 心衰 / 血压↓	0.2~0.4mg，可重复给药，24h 总量 0.8~1.2mg	≥ 1h	预激禁用 / 中毒
美托洛尔	房颤无预激	2.5~5mg IV 2min q5~10min，最多 3 剂	5min	心衰失代偿、低血压、哮喘慎用
艾司洛尔	房颤无预激	0.5mg/kg 1min IV → 0.05~0.25mg/(kg·min)	5min	同上
维拉帕米	房颤无预激	5~10mg+NS 10ml IV 2min	3~5min	心衰失代偿、低血压慎用
地尔硫䓬	房颤无预激	0.25mg/kg IV 2min→5~15mg/h	2~7min	同上
胺碘酮	其他方法无效（见“紧急复律”部分）			

2）长期控制心室率。适应证：参见表 4-9-9。始控制目标可采用静息 <110 次 /min（宽松心率控制），若症状持续、快速心律失常心肌病，调整控制目标：静息 <80 次 /min，中度活动 <110 次 /min（严格心率控制）。心率评估方法可通过 24h 动态心电图（Holter）和 / 或运动负荷试验。常用药物见表 4-9-5。

表 4-9-5 房颤长期控制心室率药物选择

方法	适应证	用法	注意
美托洛尔	房颤/运动、静息心率控制	25~100mg，每 12h 一次口服	见表 4-9-4
维拉帕米	静息心率控制	120~360mg/d 分次口服	见表 4-9-4
地尔硫䓬	静息心率控制	90mg,1 次/d	见表 4-9-4
地高辛	房颤+心衰/左心室功能异常/静息心率控制	0.125~0.25mg,1 次/d 口服	不单独用于阵发性房颤，监测浓度
胺碘酮	其他方法无效	0.2g,3 次/d×7d → 0.2g,2 次/d×7d → 0.2g,1 次/d 维持	可用于结构性心脏病/心衰/心衰失代偿者可能会加重低血压/肺和甲状腺的不良反应
房室结消融	其他方法无效	即刻	术前 4~6 周需植入起搏器/CRT

注:* 房颤伴预激综合征患者应积极射频消融治疗旁路。

3）转复/维持窦性心律：现有抗心律失常药物长期维持窦性心律效果不理想，副作用多，未显示出对于心室率控制策略的优势。

(3）复律抗凝方案（表 4-9-6）

表 4-9-6 房颤复律抗凝方案

复律性质	房颤持续	TEE	复律前抗凝	复律后抗凝
紧急	>48h	/	UFH/LMWH	华法林或 NOAC4 周
紧急	<48h	/	UFH/LMWH*	华法林或 NOAC4 周(有危险因素长期抗凝)
择期	>48h 或未知	未行或 LAA 血栓	华法林或 NOAC3 周**	华法林或 NOAC4 周
择期	>48h 或未知	无 LAA 血栓	UFH/LMWH	华法林或 NOAC4 周
择期	<48h	/	UFH/LMWH	华法林或 NOAC4 周(有危险因素长期抗凝)

注:TEE,经食管超声;LAA,左心耳;NOAC,新型口服抗凝药。* 但不应因抗凝而延迟转复;** 若抗凝 3 周后复查仍有 LAA 血栓,可继续抗凝 3 周后复查 TEE 或不再考虑转复。

(4) 紧急复律。指征:①快速心室率导致明显房颤相关症状,心室率控制无效;②出现症状性低血压、心绞痛、急性肺水肿、晕厥;③若血流动力学不稳定或药物转复无效,应行电转复;④近期发生的房颤选择节律控制策略者。常用方法见表 4-9-7。

表 4-9-7 房颤紧急复律方案

方法	适应证	用法	转复时间	注意
直流电*	血流动力学不稳定者 / 症状持续药物无效 / 房颤 + 预激	同步双相 120~200J/ 同步单相≥ 200J	立即	镇静 / 监护 / 地高辛中毒、低血钾所致禁用

续表

方法	适应证	用法	转复时间	注意
普罗帕酮	非器质性心脏病房颤/房颤+预激	140mg 静脉注射 ×10min 70mg+生理盐水 10ml×10min;也可顿服 450~600mg	30min~2h 2~6h	不用于心衰/缺血/心肌病
胺碘酮	器质性心脏病	150mg 静推 10min,后 600mg+5% 葡萄糖溶液 38ml,静脉泵入 5ml/h,持续静脉注射 ×6h → 2.5ml/h	1 至数天	可用于结构性心脏病/心衰/心衰失代偿者可能会加重低血压/肺和甲状腺的不良反应
伊布利特	非器质性心脏病 AF/AF+预激	1mg 静脉注射 ×10min,10min 后可重复	~30min	QT 延长导致尖端扭转型室速

注:* 电复律与药物复律的血栓栓塞并发症、抗凝策略相同,且更为安全有效。其他可用于复律的药物还包括氟卡尼、维纳卡兰、多非利特。

(5)择期复律及维持。适应证见表 4-9-9,常用方法见表 4-9-8。

表 4-9-8 房颤择期复律方案

方法	适应证	用法	注意
胺碘酮	严重心衰、左心室肥厚、高血压	见“长期心室率控制”	作为二线药物/严重阻塞性肺病禁用

续表

方法	适应证	用法	注意
普罗帕酮	无结构性心脏病	150mg,3 次 /d	器质性心脏病禁用
索他洛尔	仅用于维持窦律	120~360mg/d	QT 间期延长 /Tdp
决奈达龙	仅用于维持窦律 / 胺碘酮使用出现与碘相关并发症	400mg bid	心功能Ⅲ~Ⅳ级或不稳定心衰禁忌 /QT 间期延长
直流电	见“紧急复律”部分		
房颤导管消融	见“房颤的导管消融”部分		
房颤手术消融	瓣膜病手术、CABG 合并房颤	心房迷宫术、术中消融	仅适用特殊情况

尽管目前有研究显示，心室率控制 vs. 节律控制在死亡率、心血管死亡、卒中发生率、心衰加重、生活质量方面无明显差别，但临床工作中，如果条件允许，应争取恢复窦性心律的生理状态(表 4-9-9)。可考虑环肺静脉射频消融术。如果转复或者维持窦律困难，心室率控制加上抗凝也是可接受的方案。

表 4-9-9 心室率控制与节律控制的比较

倾向于心室率控制	倾向于节律控制
永久性房颤	阵发性房颤
症状轻或无	充分心率控制不能缓解症状
房颤持续时间长	房颤持续时间短
无明确继发因素	有明确继发因素
左心房增大	左心房大小正常
高龄	年轻
合并较严重心血管疾病	无明显潜在心脏疾病

(6)一级和二级预防(upstream therapy):积极治疗房颤的病因可预防或减缓心肌重构,从而预防房颤或减少其发作或延缓其进展。除了特异性的对因治疗外,在存在心血管疾病的患者中(例如心衰、高血压、左心室肥厚等),ACEI/ARB、他汀类药物可能有助于房颤的一级和二级预防。

(7)抗凝治疗(表 4-9-10):房颤是卒中的独立危险因素,抗凝治疗的方案取决于危险分层(CHA_2DS_2-VASc 评分)而非房颤类型。出血风险高并非抗凝的禁忌,应注意筛查并纠正增加出血风险的可逆因素,加强监测。在抗凝药物的选择上,如无禁忌,可首选 NOAC,也可选华法林。应用华法林目标 INR 2.0~3.0,治疗目标范围内的时间百分比(time within therapeutic range,TTR)>65%。

表 4-9-10 非瓣膜病房颤的抗凝方案选择

A. CHA_2DS_2VASc 评分

代号	项目	分值
C	充血性(Congestive)心衰 / 左心室功能异常	1
H	高血压(Hypertesion)	1
A_2	年龄(Age)≥ 75 岁	2
D	糖尿病(Diabetes mellitus)	1
S_2	卒中(Stroke)/TIA/ 血栓栓塞	2
V	血管病(Vascular):既往心梗 / 外周血管病 / 主动脉斑块	1
A	年龄(Age)65~74 岁	1
Sc	性别(Sex category):女性	1

* 积分越高,血栓栓塞风险越高

B. 出血风险 HAS-BLED 评分

代号	项目	解释	分值
H	高血压(Hypertesion)	收缩压 >160mmHg	1
A	肝肾功能异常*各1分(Abnormal liver or renal function)		1或2
S	卒中(Stroke)		1
B	出血(Bleeding history or predisposition)	既往出血史或出血倾向	1
L	INR 值易波动(Labile INR)	TTR<60%	1
E	年龄(Elderly)>65岁		1
D	药物或嗜酒(Drugs/Alcohol)(各1分)	应用抗血小板药物或 NSAIDS	1或2
最高值			9

*肝功能异常定义为慢性肝病(如肝纤维化)或胆红素 >2 倍正常上限,谷丙转氨酶 >3 倍正常上限;肾功能异常定义为慢性透析或肾移植或血清肌酐≥ 200μmol/L

C. 选择治疗方案

CHA_2DS_2-VASc 积分	抗凝方案
≥ 2(女性≥ 3 分)	口服抗凝药物(华法林或 NOAC)
1(女性 2 分)	可以口服抗凝药物
0(女性 1 分)	不必抗凝

D. NOAC 选择

	药物	剂量 CrCl> 50ml/min	剂量 CrCl 30~ 50ml/min	剂量 CrCl 15~ 30ml/min	逆转药物
直接凝血酶抑制剂	达比加群	110mg/150mg bid	110mg bid	不推荐	Idarucizumab
Xa 因子抑制剂	利伐沙班	20mg qd	15mg qd	慎用 15mg qd	Andexanet alfa
	阿哌沙班	2.5mg/5mg bid	2.5mg/5mg bid	慎用 2.5mg qd	
	艾多沙班	30/60mg qd	30mg qd	慎用 30mg qd	

1）瓣膜病房颤的抗凝方案选择：存在风湿性二尖瓣狭窄、中重度二尖瓣反流、二尖瓣修补术后或人工心瓣膜者，属血栓栓塞高危患者，建议口服华法林治疗。房颤患者有机械瓣者，INR 应≥ 2.5。

2）特殊情况下房颤抗凝方案（表 4-9-11）

表 4-9-11　特殊情况下的房颤抗凝方案

特殊情况	抗凝方案
围术期	停华法林，当 INR<1.5 时可应用 LMWH 过渡（详见会诊：术前评估）
稳定型冠心病	华法林或 NOAC 单药
ACS/PCI	短期三联（华法林 /NOAC+ 阿司匹林 + 氯吡格雷）→二联(华法林 + 氯吡格雷 / 阿司匹林)（联用时间需根据血栓和出血风险调整）
短暂性脑缺血发作	立即抗凝

续表

特殊情况	抗凝方案
急性卒中	2 周后在排除颅内出血后抗凝
高龄	INR 1.6~2.5
肥厚型心肌病	华法林抗凝 INR 2~3
出血倾向	适当降低抗凝强度、严格控制血压、密切监测出血倾向
导管消融后	抗凝≥ 3 个月
复律	（见复律抗凝方案）
已转窦性心律	如果有血栓 / 房颤复发风险 / 卒中危险因素应长期口服抗凝药物

（8）房颤的导管消融

1）导管消融通常是经过最优药物治疗失败的房颤患者的选择，需要充分考虑房颤所处的阶段（病史、分类及左心房大小），是否合并心血管疾病以及术者经验等。

2）目前认为导管消融的最佳适应人群为有症状的无明显结构性心脏病的阵发性房颤患者。对于有症状的慢性房颤患者，其适应证尚不统一，当药物无效、副作用或不愿意长期服用时，可考虑射频消融，具体患者应请心电生理专业医师进行评估。

3）目前导管消融的方法为肺静脉前庭电隔离术（+ 左心房线性消融）。

4）房颤导管消融的常见并发症包括血栓栓塞（0.93%）、TIA（0.2%）、卒中（0.3%）、心房 - 食管瘘（<1%）、心脏压塞（0.8%）、膈神经损伤（一过性）及穿刺部位动静脉漏 / 血管瘤（0.43%~0.53%）等，总体死亡率为 0.7%。

5）阵发性房颤导管消融一次成功率 70% 左右，2 次或以上成功率 80%~90%；持续性房颤成功率为 60%~80%。

（常龙，审阅：程中伟）

第十节 缓慢心律失常与起搏器

一、定义

心率 <60 次 /min。

二、分类(表 4-10-1)

表 4-10-1 缓慢心律失常的分类

分类	特征与注意事项
心律整齐	
窦性心动过缓	QRS 波窄,HR<50 次 /min,P 波形态为窦性
交界性逸搏	QRS 波窄 / 宽,HR 40~50 次 /min,无 P 波或有逆行 P 波
一度房室传导阻滞	QRS 波窄,P 波形态为窦性,PR 间期延长
三度房室传导阻滞	QRS 波宽或窄(取决于逸搏起搏点),房室分离
房性逸搏	QRS 波窄,HR<50 次 /min,P 波形态为房性
室性逸搏	QRS 波窄 / 宽,无 P 波或房室分离
心律不齐	
窦性停搏	QRS 波脱落,前无 P 波
二度窦房传导阻滞	长间歇前无 P 波,长 PP 间期非窦性心律 PP 间期 2 倍
二度Ⅰ型房室传导阻滞	注意脱落 QRS 波前 PP 间期,和房早未下传鉴别
二度Ⅱ型房室传导阻滞	同上,长 RR 间期为正常 RR 间期 2 倍
高度房室传导阻滞	房室下传比例小于 2∶1,但并非完全分离

三、病因(表 4-10-2)

表 4-10-2 缓慢心律失常的原因

心脏本身病变	外在原因影响心脏
先天性疾病	自主神经病变
特发性退行性变	迷走神经张力增高(咳嗽、呕吐、排尿、排便)
缺血或梗死	睡眠(伴或不伴睡眠低氧)
心肌病	甲状腺功能减低
浸润性疾病(结节病、淀粉样变性、淋巴瘤、血色病、胶原血管病、SLE、RA、硬皮病等)	药物(β 受体阻滞剂、非二氢吡啶类钙通道拮抗剂、地高辛、抗心律失常药物、精神类药物、镇静药物等)
手术创伤(瓣膜手术等)	颅内高压
感染(心肌炎、感染性心内膜炎、Lyme 病、Chagas 病、弓形虫感染等)	脓毒血症 代谢性(酸中毒、高钾、低钾、低氧、低体温)

四、初步评估(5 个 S,表 4-10-3)

表 4-10-3 缓慢性心律失常的评估

项目	描述	操作
Stable	血流动力学是否稳定	评估神志、生命体征
Symptoms	是否有和缓慢心律失常相关的症状	问诊:晕厥、黑矇、头晕、气短、乏力
Source	心律失常来源(心律失常诊断及病因)	心电图,问诊上述病因相关的症状
Short-term	导致心律失常的原因是否短期可去除	同上
Schedule a pacemaker	见下文	见下文

五、辅助检查:见晕厥章节

六、心动过缓急诊处理流程

1. 纠正可逆因素　缺血/电解质异常/低体温/低容量/药物/感染

2. 药物治疗(表 4-10-4)

表 4-10-4　急诊心动过缓药物治疗

药物名称	适应证
阿托品/异丙肾上腺素/多巴胺/肾上腺素	有症状的窦性心动过缓和房室传导阻滞
茶碱	急性心肌梗死伴房室传导阻滞/心脏移植术后/脊髓损伤
钙剂	钙离子通道拮抗剂过量
胰高血糖素+大剂量胰岛素	β受体阻滞剂或钙离子通道拮抗剂过量
地高辛抗体片段	地高辛中毒
临时起搏器	症状持续/血流动力学不稳定/药物治疗无效

七、永久起搏器

针对缓慢心律失常的药物治疗作用不肯定或不持久,因此其治疗主要是植入起搏器。

1. 起搏器用于治疗缓慢心律失常的五种情况起搏器治疗缓慢心律失常最常用于以下五种情况:①窦房结功能障碍;②获得性房室传导阻滞、慢性双分支和三分支阻滞;③与急性心梗相关的房室传导阻滞,2 周以上未恢复;④颈动脉窦过敏和反射性晕厥;⑤因维持治疗必须植入永久性起搏器。

2. 永久起搏器植入指征

(1)窦房结功能障碍(表 4-10-5)

表 4-10-5 窦房结功能障碍放置永久起搏器的循证医学证据

症状	心电图	电生理检查	分类[**]
有相关症状	窦房结功能不全的表现[*]	/	Ⅰ
有相关症状	变时功能不良	/	Ⅱa
有相关症状	快慢综合征	/	Ⅱa
晕厥原因不明	存在临床已经证实的窦房结功能障碍	或 EP 发现窦房结功能障碍	Ⅱa
无相关症状	/	/	Ⅲ

注:[*]包括:窦性停搏、窦性心动过缓

(2)获得性房室传导阻滞(表 4-10-6)

表 4-10-6 获得性房室传导阻滞放置永久起搏器的循证医学证据

症状	心电图	电生理检查	适应证
无论是否有症状	三度、二度Ⅱ型 AVB、高度 AVB[*]	/	Ⅰ
晕厥	束支阻滞	阻滞点低于 AVN	Ⅰ
相关症状	永久性房颤伴心动过缓	/	Ⅰ

续表

症状	心电图	电生理检查	适应证
相关症状	一度或二度 AVB	/	Ⅱa
/	任何 AVB + 神经肌肉疾病**	/	Ⅱb

注：AVB，房室传导阻滞；*LVEF 36%~50% 的房室阻滞患者，如果有永久起搏的指征，预计超过 40% 的时间需要心室起搏，能够提供更多生理性心室激动的技术(例如心脏再同步治疗、希氏束起搏)(适应证Ⅱa)。** 包括强直性肌营养不良、Kearns-Sayre 综合征、Erb 型肌营养不良和腓肠肌营养不良等。

(3)慢性双分支和三分支阻滞：正常人的心电传导经过房室结到希氏束再到束支，此过程中任意部位出现阻滞，将出现下面三种情况：

1)阻滞在房室结或希氏束(内、下)：阻滞点相对较高，危险性相对低，植入起搏器的指征属于“房室传导阻滞”范畴。

2)阻滞在束支，但是多数仅阻滞单一或单侧的束支：例如常见的完全性右束支传导阻滞(CRBBB)、完全性左束支传导阻滞(CLBBB)、左前分支阻滞、左后分支阻滞等，这种情况下虽然阻滞点很低，但是心电可以通过另一侧下传，不会引起完全的房室传导阻滞，不是起搏器的植入指征(Ⅲ类指征)，其临床意义见“心脏疾病 - 心电图快速阅读”章节。

3)阻滞在束支，但是分支阻滞交替出现：这种情况不但阻滞点很低，而且有双侧同时阻滞出现完全房室传导阻滞的高风险，属于本节讨论的情况。

(4)颈动脉窦过敏和反射性晕厥(表 4-10-7)

表 4-10-7　颈动脉窦过敏和反射性晕厥患者放置起搏器的指征

症状	心电图	电生理检查	适应证
自发由颈动脉窦刺激诱发的反复晕厥	颈动脉窦按摩引起心室停搏 >3s	/	Ⅰ
晕厥原因不明	高敏心脏抑制反射≥ 3s	/	Ⅱa
症状明显的反射性晕厥	记录到自发或直立倾斜试验诱发的心动过缓	/	Ⅱb
无症状或有迷走刺激症状	/	/	Ⅲ
可通过回避场景而避免的情境性晕厥	/	/	Ⅲ

(5) 因治疗必须起搏：因某种原因必须长期应用药物(如抗心律失常药物、β 受体阻滞剂等)导致窦房结或房室结功能异常符合相应起搏适应证时，需要起搏治疗以保证上述某种药物能维持应用。有部分患者因为要控制房颤心室率消融房室交界区，也需要起搏。

3. 起搏器的选择原则

(1) 起搏器分类(表 4-10-8)：完整的代码由五个字母组成，其中第四个字母代表是否有频率适应性，用 R 表示；可通过体外程控调整起搏器类型。最常用的起搏器类型为 VVI(R)、DDD(R)、AAI(R)。

表 4-10-8　起搏器的基本类型及代码

	第一个字母	第二个字母	第三个字母
分类	起搏心腔	感知心腔	对感知反应
	O= 无	O= 无	O= 无

续表

第一个字母	第二个字母	第三个字母
A= 心房	A= 心房	T= 触发
V= 心室	V= 心室	I= 抑制
D= 心房 + 心室	D= 心房 + 心室	D= 触发 + 抑制

(2)选择原则

1)前者优先选用带有频率适应性的起搏器，尤其有运动需求者。

2)努力维持房室同步。

3)对于窦房结功能异常者，为避免将来出现房室传导阻滞的风险，现多选用 DDDR。

4)对于房室传导阻滞者，若快速房性心律失常可转变为窦律，选用 DDDR，否则选用 VVIR。

5)如心室非完全依赖起搏，优先选用具有鼓励自身下传功能起搏器，尽可能减少心室起搏比例(<40%)，尤其适用于左心室功能不全者。

6)如心室完全或大部分依赖起搏，尤其左心室功能不全者，可考虑 CRT 治疗。

7)根据患者需求选择特殊功能，如兼容核磁、家庭监测。

4. 起搏器患者随诊　可参考表 4-10-9 接诊已经植入起搏器的患者。

表 4-10-9　起搏器植入患者的接诊事项

项目	内容	目的
问病史	症状(胸痛、心悸、晕厥、发热等)	起搏器功能及并发症
	起搏器植入日期、指征、类型、厂家	同上

续表

项目	内容	目的
问病史	随访频率、最后一次随访时间及随访结果	同上
查体	体温、局部皮肤软组织、心率、心律、心音、杂音	同上
心电图	心率、心律、起搏信号、起搏功能、感知功能、起搏波形	起搏器功能、导线位置及起搏部位
胸片	导线位置、导线折断、心影	导线位置
Echo	导线位置、心包	导线位置、并发症
程控	起搏阈值、电阻、电池电压	起搏器功能

（常龙，审阅：程中伟）

第十一节　心脏瓣膜病

一、概述

多种病因可导致心脏瓣膜结构及功能异常，从而影响血流动力学，最终引起相应症状及不良结局。症状（例如胸痛、气短）、体征（例如下肢水肿、心脏杂音）可提示瓣膜病的存在（表 4-11-1），而超声心动图是目前评估瓣膜病变原因、性质、程度、预后、治疗方案的最重要、最常用的方法。临床和超声心动图结果不一致、冠心病高危、需要明确症状与活动相关性的患者，可能还需要进行心脏导管检查和 / 或运动试验。

表 4-11-1 心脏瓣膜病的常见症状体征

瓣膜异常	主要症状	主要体征
主动脉瓣狭窄(AS)	心绞痛、晕厥、猝死、心衰	AV 区喷射样 SM,颈部传导;S2 逆分裂
主动脉瓣关闭不全(AR)	劳力性呼吸困难、夜间阵发性呼吸困难、端坐呼吸	心界左下扩大、胸骨左缘第三肋间递减柔和高调舒张期杂音
二尖瓣狭窄(MS)	劳力性呼吸困难、夜间阵发性呼吸困难、端坐呼吸	开瓣音、S1 增强、MV 区隆隆样舒张期杂音
二尖瓣关闭不全(MR)	劳力性呼吸困难、夜间阵发性呼吸困难、端坐呼吸	心界左下扩大、可闻 S3、MV 区吹风样全收缩期杂音、左腋下传导
三尖瓣狭窄(TS)	腹胀、下肢水肿、腹水	开瓣音、收缩前杂音、舒张中期杂音
三尖瓣关闭不全(TR)	腹胀、下肢水肿、腹水	胸骨旁收缩期杂音、收缩期肝脏搏动
肺动脉瓣狭窄(PS)	胸痛、头晕、晕厥、发绀	PV 区响亮粗糙吹风样SM,P2 减弱,S2 分裂
肺动脉瓣关闭不全(PR)	腹胀、下肢水肿、腹水	PV 区舒张早期哈气样杂音

注:主动脉瓣狭窄:aortic stenosis,AS;主动脉瓣关闭不全:aortic regurgitation,AR;二尖瓣狭窄:mitral stenosis,MS;二尖瓣关闭不全:mitral regurgitation,MR;三尖瓣狭窄:tricuspid stenosis,TS;三尖瓣关闭不全:tricuspid regurgitation,TR;肺动脉瓣狭窄:pulmonary stenosis,PS;肺动脉瓣关闭不全:pulmonary regurgitation,PR;AV:aortic valve,主动脉瓣;MV:mitral valve,二尖瓣;SM:systolic murmur,收缩期杂音;S2 :second heart sound,第二心音

二、常见病因（表 4-11-2）

表 4-11-2　心脏瓣膜病的病因

瓣膜异常	瓣膜本身病变	相对性
AS	退行性变 / 钙化（最常见）、风湿性、先天性（二叶瓣畸形）、IE	（无）
AR	先天性（二叶瓣畸形）、退行性变 / 钙化、风湿性、IE、黏液变性、马方综合征、强直性脊柱炎、梅毒、类风湿关节炎	特发性主动脉根部扩张、升主动脉扩张（例如高血压）、主动脉夹层
MS	风湿性（最常见）、先天性（罕见）、退行性 / 钙化（罕见）	无
MR	二尖瓣脱垂、风湿性、冠心病（乳头肌功能不全）、IE、胶原血管病、退行性变 / 钙化	左心房 / 左心室扩大
TS	风湿性(最常见)、IE、先天性、类癌	无
TR	风湿性、IE、类癌、马方综合征、TVP、类风湿关节炎	右心室扩大、三尖瓣环扩大、右心室起搏器
PS	先天性、风湿性、IE、类癌、马方综合征	无
PR	风湿性、马方综合征、先天性、IE	肺动脉高压主肺动脉扩张（最常见）

注：TVP，三尖瓣脱垂；IE，感染性心内膜炎

三、常用评估瓣膜病变程度的超声心动图指标

每种瓣膜病变均对应多个超声心动图严重程度评估指标(例如跨瓣压差、血流峰值、瓣膜面积、压力半降时间等),表 4-11-3 仅列出临床工作中常用的指标。

表 4-11-3 心脏瓣膜病的超声心动图评估

A. 瓣膜狭窄评估指标

瓣膜病	最大跨瓣压差(mmHg)	平均跨瓣压差(mmHg)	峰值流速(m/s)	瓣口面积(cm^2)	压力减半时间
AS	50~80	25~50	3.5~4.4	0.75~1.0	/
MS	/	5~10	/	1.0~1.5	150~220
TS	/	2~5 ≤	1<	/	/
PS	50~80	/	/	/	/

B. 瓣膜关闭不全评估指标

瓣膜病	压力减半时间	目测反流束
AR	300~500	1(轻度):反流束不超过二尖瓣前叶瓣尖,2(中度):反流束不超过乳头肌,3(中度):反流束达左心室 2/3,4(重度):反流束达左心室心尖
MR	/	反流束面积 / 左心房面积:20%~40%
TR	/	反流束面积(cm^2)5~10,或反流束到达距离:轻度 <1/3 右心房,中度 >1/2 右心房,重度:右心房顶或腔静脉
PR	/	反流束到达距离:轻度 <1cm,中度:1~2cm,重度 >2cm

注:表中数值表达采用北京协和医院诊断标准。* 轻度 < 中度 < 重度或轻度 > 中度 > 重度。

四、基本处理

大多数瓣膜病并无特异性内科治疗。

对于具有以下情况的患者，在进行牙龈、根尖周和口腔黏膜操作时，应考虑预防性使用抗生素，以降低感染性心内膜炎的风险（Ⅱa 类）：①植入人工瓣膜，或使用人工材料对瓣膜进行修复者；②有感染性心内膜炎病史者；③具有分流的先天性心脏病；④心脏移植术后出现瓣膜反流的患者。

内科医师需要把握心脏瓣膜病的随访周期和手术指征，及时向外科转诊。外科处理的原则为：狭窄应积极，关闭不全宜谨慎。心脏瓣膜病的手术治疗指征见表 4-11-4。

表 4-11-4 心脏瓣膜病的手术治疗指征

瓣膜病	超声随诊要求	Ⅰ～Ⅱa 类瓣膜置换术指征
AS	轻度：每 2~3 年；中度：每 1 年；重度：每 6 个月	重度 + 症状；重度 / 中度（Ⅱa）+ 拟行主动脉或其他瓣膜手术 /CABG；无症状的重度 +LVEF<50% 或运动负荷试验阳性的患者
AR	轻度：每 3~5 年；中度：每 1~2 年；重度：每 6~12 个月	重度 + 症状；重度 +LVEF<50%；重度 + 拟行主动脉或其他瓣膜手术 /CABG；重度 + 左心室收缩末期内径 >50mm）（Ⅱa）
MS	轻度：每 3~5 年；中度：每 1~2 年；重度：每 1 年	重度 + 有症状 + 瓣膜形态良好者行 PMBV；重度 + 拟行其他心脏手术；对于不宜 PMBV 且中重度 +NYHA Ⅲ～Ⅳ者，可考虑 MVR

续表

瓣膜病	超声随诊要求	Ⅰ~Ⅱa 类瓣膜置换术指征
MR	轻度且无左心室肥大、左心室功能障碍者：每3~5 年；中度：每1~2 年；重度：每6~12 个月	重度+NYHA Ⅱ~Ⅳ级+LVEF ≥ 30%+左心室舒张末期内径≤ 55mm；重度+LVEF 30%~60% 和 / 或左心室舒末内径≥ 40mm；重度 + 拟行其他心脏手术；
TR	/	重度 + 症状；重度 / 中度（Ⅱa）+ 二尖瓣疾病需要手术；重度 + 进行性右心室扩大或右心室功能恶化（Ⅱa）
TS	/	重度 + 症状；重度 / 中度（Ⅱa）+ 二尖瓣疾病需要手术；

注：PMBV，经皮二尖瓣球囊成形术；MRV，二尖瓣修补 / 置换术；* 关于肺动脉瓣狭窄和关闭不全的处理，目前指南无专门讨论。

（蒋子涵，审阅：郭潇潇）

第十二节 心肌病

一、定义

非冠状动脉疾病、高血压、瓣膜病和先天性心脏缺陷导致的心肌结构和功能异常的心肌疾病。主要由遗传因素介导，常致心衰或死亡。诊断主要依靠超声心动图和心脏 MRI，必要时基因筛查；治疗的主要目的是改善症状和预后，防治室性心律失常及猝死。

二、分类及病因(表 4-12-1)

表 4-12-1　心肌病的分类

	肥厚型心肌病(HCM)	扩张型心肌病(DCM)	致心律失常右室心肌病	限制型心肌病(RCM)	未分类
家族性	• 肌小节蛋白突变(β肌球蛋白重链基因、肌球蛋白连接蛋白 C、cTnT、cTnI、α-tropomyosin) • 糖原贮积症 • 溶酶体累积症 • 脂肪酸代谢异常 • 肉毒碱缺陷 • 磷酸化酶 B 激酶缺陷 • 线粒体细胞病 • 家族性淀粉样变 • 与 HCM 相关的综合征	• 细胞骨架基因突变(肌营养不良蛋白、肌间线蛋白、Metavinculin、肌糖蛋白复合物、CRYAB、Epicardin) • Z-band 病 • 肌小节蛋白突变(见 HCM) • 核膜病变(核纤层蛋白) • 润盘蛋白突变(见 ARVC) • 线粒体细胞病 • 家族性(未知基因)	• 润盘蛋白突变(盘状球蛋白/桥粒斑蛋白/血小板亲和蛋白 2/桥粒芯蛋白 2/桥粒胶蛋白 2) • 心脏雷诺丁受体(RYR-2)、ARVC8 • TGF-β3 异常 • 家族性(未知基因)	• 家族性淀粉样变(甲状腺素转运蛋白/载脂蛋白基因突变) • 肌小节蛋白突变(cTnI/必需肌球蛋白轻链) • 结蛋白病 • 弹性纤维性假黄瘤 • 血色病 • Anderson-Fabry 病 • 糖原贮积症 • 家族性(未知基因)	• 左心室致密化不全(LVNC) • Barth 综合征 • 核纤层蛋白 A/C、*ZASP* 基因突变 • α-tropomyosin 异常

续表

	肥厚型心肌病（HCM）	扩张型心肌病（DCM）	致心律失常右室心肌病	限制型心肌病（RCM）	未分类
非家族性	• 肥胖 • 糖尿病母亲的新生儿 • 运动员 • 淀粉样变（AL 型）	• 心肌炎（感染性 / 中毒 / 免疫） • 川崎病 • 营养性（维生素 B1、肉毒碱、低磷酸盐 / 低钙血症） • 药物 • 内分泌 • 持续病毒感染 • 嗜酸细胞增多症（CSS） • 酒精性 • 心动过速性心肌病	• 炎症?	• 淀粉样变（AL） • 硬皮病 • 心内膜纤维化（嗜酸细胞增多，染色体病） • 药物（5-HT/ 麦角新碱 / 麦角胺 / 汞 / 白消安 / 蒽环类抗生素） • 转移癌 • 放射线 • 心脏良性肿瘤 • 特发性疾病	• TakoTsubo 心肌病

家族性心肌病：绝大多数为单基因病变。可分为两类：①结构异常性心肌病（扩张型、肥厚型、限制型和致心律失常性心肌病），即细胞骨架、肌节细胞连接病变的心肌病。②无结构异常的心肌病（短 QT 综合征和长 QT 综合征、Brugada 综合征及儿茶酚胺依赖性室速），即离子通道病。

诊断后应筛查遗传背景（记录家系图，包括至少 3 代人的心肌病、心脏性猝死和综合征表现）。

三、各论

1. 肥厚型心肌病（HCM）

(1) 定义：一种以心肌肥厚为特征的心肌疾病，主要表现为左心室壁增厚，通常不伴有左心室腔的扩大，需排除负荷增加如高血压、主动脉瓣狭窄和先天性主动脉瓣下隔膜等引起的左心室壁增厚。①梗阻性 HCM：左心室流出道与主动脉峰值压差（LVOTG）在安静时 ≥ 30mmHg。②隐匿型梗阻 HCM：安静时 LVOTG 正常，负荷运动时 LVOTG ≥ 30mmHg。③非梗阻性 HCM：安静或负荷时 LVOTG 均 <30mmHg。

(2) 临床表现：多样，无症状→劳力性呼吸困难、胸痛、晕厥→恶性室性心律失常，心衰，房颤伴栓塞，猝死等。自然病程可以很长，呈良性进展。

1)主要死亡原因：心脏性猝死，心力衰竭，血栓栓塞。

2) 猝死的主要危险因素：心脏骤停、心室颤动存活者；自发性持续性室速；未成年猝死的家族史；晕厥史；运动后血压反应异常，收缩压不升高或反而降低；左心室壁或室间隔厚度超过 30mm；流出道压差超过 50mmHg。

(3) 体格检查：胸骨左缘 3~5 肋间粗糙的收缩期喷射样杂音伴震颤（左心室流出道梗阻）；增加室内压差杂音增强（用力屏气、立位、洋地黄、硝酸甘油、异丙肾上腺素、室性期前收缩后);减少室内压差杂音减弱(下蹲、去甲肾上腺素、β受体阻滞剂、握拳、下肢抬高);心尖区收缩期杂音(相对性二尖瓣关闭不全)。

(4)辅助检查

1)心电图:明显的病理性Q波,尤其是下壁导联(Ⅱ、Ⅲ、aVF)和侧壁导联(Ⅰ、aVL或V_4~V_6);异常的P波;电轴左偏;心尖肥厚者常见V_2~V_4导联T波深倒置。

2)超声心动图:左心室壁或/和或多个节段室壁厚度≥15mm。

3)心脏MRI:心尖、近心尖室间隔部位肥厚,心肌致密或间质排列紊乱。可见钆对比剂延迟强化,多表现为肥厚心肌内局灶性或斑片状强化,以室间隔与右心室游离壁交界处局灶状强化最为典型。

4)基因筛查:推荐所有肥厚型心肌病患者进行遗传咨询。如先证者无突变或为意义不明的突变,则不推荐对其他亲属进行基因检测。

(5)诊断与评估:临床诊断+基因表型和基因筛选+猝死高危因素评估。需与高血压心脏病、限制型心肌病、主动脉瓣狭窄、缺血性心脏病、运动员心脏鉴别。所有HCM患者均应行24~48h动态心电图监测,以评估室性心律失常和猝死的风险,有助于判断心悸或晕厥的原因。

(6)治疗

• 1)一般治疗:无梗阻者毋需特殊治疗,仅需定期随访。有梗阻者(Ⅰ类推荐),①β受体阻滞剂:一线治疗,剂量可加至最大耐受剂量。②维拉帕米:β受体阻滞剂不耐受或有禁忌证者使用,小剂量开始,剂量可加至最大耐受剂量。但对LVOTG严重升高(≥100mmHg)、严重心衰或窦性心动过缓的患者应慎用。③丙吡胺:可以改善静息或刺激后出现左心室流出道梗阻患者的症状(国内尚无此药)。

2）HCM 伴心房颤动：易发生血栓及脱落，推荐华法林抗凝永久性或持续性房颤建议使用 β 受体阻滞剂、维拉帕米和地尔硫䓬控制心室率。

• 3）急性梗阻（血压下降）、心脏骤停、持续室速、室壁厚超过 30mm 时，①纠正诱因：增加前负荷（卧位，抬高双腿，适当补液）；因 β 受体阻滞剂 / 维拉帕米减量或停药诱发者恢复原药物剂量；纠正贫血。②去氧肾上腺素升压，静脉 β 受体阻滞剂（用于急性梗阻或恶性心律失常急救时）。③起搏治疗：临时起搏器，双腔起搏器，ICD 终止致命性室性心律失常（目前唯一可延长 HCM 生存期的治疗）。

4）外科会诊有无手术指征：经皮室间隔消融术、外科室间隔心肌切除术、心脏移植。

2. 扩张型心肌病（DCM）

（1）定义：以心室扩大和心肌收缩功能降低为特征的异质性心肌病，发病时除外高血压、心脏瓣膜病、先天性心脏病或缺血性心脏病等。

基于遗传学分为原发性和继发性。原发性包括①家族性 DCM：具有与 DCM 相关的 60 个基因之一的遗传学改变，其主要方式为常染色体遗传。②获得性 DCM：指遗传易感与环境因素共同作用引起的 DCM。③特发性 DCM：原因不明，需要排除全身性疾病，根据报道约占 DCM 的 50%。但基于国内基层医院诊断条件限制，建议保留此诊断类型。

（2）临床表现：气促、心悸、水肿等充血性心衰表现，骨骼肌和神经肌肉病变，猝死。

（3）辅助检查

1）心电图：非特异性复极异常，房早，室早，各种传导阻滞等；无特异性。

2）超声心动图：室壁运动弥漫减弱，左心室舒张末期内径（LVEDD）>50mm（F）/55mm（M）+ LVEF<45%。

3）心脏磁共振（CMR）：CMR平扫与延迟增强成像对DCM风险的评估及预后的判断具有重要价值（Ⅰ类推荐）。

4）免疫标记物：抗心肌抗体（anti-heart autoantibody，AHA），常见的包括抗线粒体腺嘌呤核苷异位酶（ANT）抗体、抗肾上腺素能β1受体（β1AR）抗体、抗胆碱能M2受体（M2R）抗体、抗肌球蛋白重链（MHC）抗体和抗L型钙通道（L-CaC）抗体。

5）基因筛查：发现与DCM连锁的突变位点（*TTN*、*LMNA*、*MYH7*、*MYH6*、*TNNT2*、*ACTC1*等）。

（4）诊断

• 1）临床诊断标准：具有心室扩大和心肌收缩功能降低的客观证据：① LVEDD>5.0cm（女性）和>5.5cm（男性），或大于年龄和体表面积预测值的117%（即预测值的2倍SD +5%）。② LVEF<45%（Simpsons法），左心室缩短分数<25%。③发病时除外高血压、心脏瓣膜病、先天性心脏病或缺血性心脏病。

2）病因诊断：家族性DCM、获得性DCM（免疫性DCM、酒精型心肌病、围生期心肌病和心动过速性心肌病等）、继发性DCM（自身免疫性疾病、代谢内分泌性或营养性疾病等）。

（5）治疗

1）阻止基础病因介导的心肌损害，控制心衰和心律失常，预防猝死和栓塞，提高患者生活治疗及生存率。

2）心衰治疗

• NYHA Ⅰ级：尽早使用β受体阻滞剂、ACEI/ARB。

• NYHA Ⅱ～Ⅲ级：存在体液潴留的患者应限制盐的摄入和合理使用利尿剂；无禁忌证者均应积极使用ACEI/ARB，或脑啡肽酶抑制剂（沙库巴曲缬沙坦）；对无禁忌且LVEF<45%的患者应积极使用β受体阻滞剂；中重度心衰且无肾功能严重受损的患者可使用螺内酯。

• NYHA Ⅳ级：经上述治疗后心衰症状仍不能缓解的患者，可考虑静脉滴注正性肌力药物（多巴胺、米力农、左西孟旦等）和血管扩张剂（硝酸甘油、硝普钠等）。窦性心律且 QRS 波宽度≥150ms 伴左束支传导阻滞，经药物治疗仍有症状、且 LVEF≤35% 的患者，推荐行心脏再同步治疗（CRT）。

3）心律失常和猝死的防治：纠正诱发室性心律失常的可逆因素（心衰、电解质紊乱等）；ICD 植入：药物治疗后仍 LVEF≤35% 且生存期 >1 年；或曾经发生过引起血流动力学紊乱的室性心律失常者。

4）栓塞防治：合并房颤且 CHA_2DS_2-VASc 评分男性≥2 分、女性≥3 分者，应予口服抗凝药，目标 INR 1.8~2.5。单纯 DCM 如无其他适应证，不建议常规应用华法林和阿司匹林。

5）心肌代谢药物：不改变不良事件发生率和预后，但可改善临床症状和心功能。曲美他嗪 20mg 每日 3 次（Ⅱb 类推荐）；辅酶 Q_{10}≥20mg 每日 3 次（Ⅱa 类推荐）。

3. 限制型心肌病（resitrictive cardiomyopathy，RCM）

（1）定义：在收缩容积正常或降低、舒张容积正常或降低（单 / 双心室）以及室壁厚度正常的情况下发生的限制性左心室生理学异常（心肌僵硬度增加所致的左心室充盈受限，心室舒张压力显著升高而心室容积仅轻度增加）。

RCM 发病率低，常继发于系统性疾病，如淀粉样变性、嗜酸细胞增多症、心内膜纤维化、结节病、血色病、硬皮病、类癌综合征、糖原贮积症等，通常累及心肌及心内膜。

（2）临床表现：早期症状隐匿，晚期主要为严重的舒张功能障碍，常表现为右心衰或全心衰，轻中度心脏扩大，重度颈静脉怒张，心音低钝，心率快，S3 奔马律，二尖瓣或三尖瓣收缩期杂音，P2 亢进，血压低，奇脉，移动性浊音阳性，肝大，发绀，体/肺动脉栓塞体征。

(3)辅助检查

1)心电图：窦心心动过速、非特异ST-T改变、低电压、假性Q波、房颤等各种类型心律失常。

2)超声心动图：心腔狭小，心内膜超声反射增强伴钙化，附壁血栓，心尖闭塞，左心室后壁和室间隔厚度对称性增加、运动幅度下降，房室瓣关闭不全，二尖瓣叶多层反射或瓣尖球状改变，心包积液。

3)心室造影：心内膜肥厚，心腔缩小，心尖钝角状，二尖瓣反流，流入道狭小，流出道扩张。

4)心肌活检：心内膜增厚、心内膜下心肌纤维化、附壁血栓。

(4)鉴别诊断：缩窄性心包炎、风湿性心脏病二尖瓣关闭不全、HCM、DCM、主动脉狭窄。

(5)治疗

1)原发病治疗：心脏铁色素沉积症——驱铁治疗；心脏结节病——激素；多发性骨髓瘤继发心脏淀粉样变——化疗。

2)心衰治疗：限钠限水，慎用利尿剂(可致前负荷过低→CO下降)，除非LVEF下降或合并房颤，否则不用洋地黄(淀粉样变所致时，禁用洋地黄)。

3)已有附壁血栓形成和发生血栓栓塞者长期华法林抗凝。

(6)心肌淀粉样变性：是淀粉样变性全身表现的一部分。

1)临床表现：可呈家族型发病；可合并其他系统受累表现；限制型心肌病特点(右心功能不全、周围性水肿)+收缩性心衰表现；直立性低血压；心脏激动形成与传导异常。

2)辅助检查

心电图：肢导联/胸导联低电压；电轴左偏；V_1~V_3

导联假性 Q 波;左前分支阻滞;完全性右束支阻滞。

血尿蛋白电泳:单克隆免疫球蛋白轻链,本周蛋白,大量蛋白尿等。

^{99}锝心肌扫描:心肌广泛受累、室间隔与左心室后壁肥厚。

超声心动图:落雪样强回声光点;室间隔及左心室后壁对称性肥厚,右心室壁增厚;各腔室大小正常;心脏瓣膜肥厚,二/三尖瓣轻度关闭不全;少到中量心包积液;左心室收缩功能正常或轻度减低,舒张充盈异常。

心内膜活检:PAS染色见心肌间质淀粉样蛋白沉积;刚果红染色阳性,偏光显微镜下见苹果绿双折光物质;电镜下见淀粉样蛋白沉积于间质,包围心肌细胞及血管。还可行腹壁脂肪、牙龈、直肠黏膜或其他受累脏器活检。

淀粉样变性不同亚型治疗原则及预后差异较大,应尽量辨别亚型以及评估淀粉样蛋白沉积范围和程度。

常规病理诊断不能区分淀粉样变性各亚型,未发现 M 蛋白、轻链等成分时应考虑免疫组化、DNA 测序分析、氨基酸测序及蛋白质组学等检查以明确亚型诊断。

3)鉴别诊断:淀粉样变各亚型、肥厚型心肌病、缩窄性心包炎、其他类型 RCM 等。

4)治疗:治疗原发病;防治心衰、恶性心律失常等并发症。

4. 致心律失常右室心肌病(arrhythmogenic right ventricular cardiomyopathy,ARVC)

(1)定义:右心室功能障碍(局部或整体),伴或不伴左心室疾病;同时有组织学证据(右心室心肌被脂肪和纤维组织逐步取代)和/或符合相应标准的心电图异常表现(室速呈左束支传导阻滞图形、频发室早)。

(2)发育不良三角:由右心室前壁漏斗部、心尖部及后下壁三者构成,是 ARVC 主要累及部位。

(3)临床表现:发病年龄较轻,男多于女,家族聚集倾向;早期症状轻微,晚期主要为室性心律失常伴心室扩大和心功能下降表现。

(4)辅助检查

1)心电图和活动平板:非特异 ST-T 改变;室性心律失常(室早,VT)多见。

2)超声心动图:右心室扩大;右心室受累部位(单个或多个)室壁低动力或无动力运动状态;右心室局部受累部位膨出或囊样突出;右心室流出道扩张不伴右心室弥漫增大;右心室舒张期结构变形,肌小梁排列紊乱。

3)心脏磁共振:可揭示右心室流出道的扩张,室壁的厚薄程度,发现舒张期膨隆以及左右心室游离壁心肌脂质浸润。

4)基因筛查:发现与 ARVC 连锁的突变位点(*DSC2*、*DSG2*、*DSP*、*JUP*、*PKP2* 及 *TMEM43*)。

5)心肌活检:部分或多个部位心室肌被脂肪和纤维组织代替,炎性细胞浸润。

6)电生理检查:鉴别特发性右心室流出道室速。

(5)治疗

1)确诊 ARVC 的患者不应参加竞技和/或耐力运动。

2)药物治疗,包括抗心律失常、β 受体阻滞剂和抗心衰治疗。

3)ICD 植入:推荐用于≥1 次伴有血流动力学不稳定的持续性室速或室颤者;或伴有严重心室收缩功能不全者(左心室、右心室或双心室)。

4)射频消融术:推进用于无休止室速或经药物治疗仍频繁发作室性心律失常者。

(6) 预后

晕厥、室颤、加速性室速、多形性或多源性室速、伴有心功能差或心室弥漫病变者预后较差，猝死发生率高。

5. 急性心肌炎

(1) 定义：心肌的局限或弥漫性炎症；病因以病毒感染为主，主要病原体为肠道病毒，包括柯萨奇病毒 A 及 B 组、埃可病毒、脊髓灰质炎病毒；还可见于其他感染(细菌、螺旋体、立克次体、真菌、Q 热、美洲锥虫病、莱姆病、人类免疫缺陷病毒、旋毛虫病、弓形虫病)及非感染性疾病(急性风湿热、过敏、阿霉素过量等药物中毒)。肠道病毒持续感染可能是病毒性心肌炎慢性进展和扩心病发病的原因。

(2) 临床表现及诊断标准

1) 病毒感染证据：上感、腹泻后 3 周内出现心脏受损表现，体液中病毒抗体效价升高 4 倍或 IgM>1∶320 或分离出柯萨奇病毒。

2) 心肌损伤表现(包括以下任 1 项)：心脏扩大、心衰、心律失常(频发或多源室早、房早二联律、房速、房颤、阵发室速、二至三度房室传导阻滞、严重窦性心动过缓、病态窦房结综合征等)、ST-T 改变 /QT 间期延长、心包摩擦音、病理杂音、无其他原因可解释的心肌酶升高。

3) 排除其他心肌病等器质性心脏病。

4) 暴发性心肌炎：合并阿 - 斯综合征、充血性心衰、心源性休克、急性肾衰、持续室速、心肌心包炎任 1 项。

(3) 特殊检查：心脏磁共振(CMR)平扫与延迟增强成像可协助判断病程的急慢性。以下情况应考虑心内膜活检：①不明原因的引起血流动力学紊乱的急性心衰(病程 <2 周)；②不明原因心衰，病程 2~3 周，且伴有左心室扩大、新发缓慢型心律失常、新发室速或充分治疗 1~2

周后心衰仍无缓解。

(4)治疗:卧床休息、营养(增加能量及维生素摄入)、防治心衰等并发症(限钠、ACEI、硝酸酯、β受体阻滞剂、利尿剂、血管扩张剂)、病程早期抗病毒治疗。暴发性心肌炎可考虑使用糖皮质激素和免疫球蛋白(证据等级弱)。

(蒋子涵,审阅:郭潇潇)

第五章

呼吸系统疾病

第一节　纤维支气管镜

一、适应证

1. 诊断性

(1)不明原因咯血、慢性咳嗽、哮鸣音、声音嘶哑或不明原因的喉返、膈神经麻痹。

(2)痰中发现癌细胞或可疑癌细胞,但肺内未找到病变者。

(3)影像检查异常:局限性肺气肿、阻塞性肺炎或肺不张等。

(4)感染性疾病时获取病原体。

(5)疑诊气管支气管裂伤 / 断裂 / 食管 - 气管瘘。

2. 治疗性

(1)清除气道异物及痰液、脓栓、血块等。

(2)明确出血部位及局部止血。

(3)引导气管插管。

(4)肿瘤患者局部治疗。

二、禁忌证

(1)活动性大咯血。

(2)凝血功能 / 血小板计数异常:APTT 超过正常值 3s,血小板计数根据情况决定。

(3)严重心、肺功能障碍,上腔静脉阻塞综合征。

(4)疑有主动脉瘤。

(5)全身情况极度衰竭不能耐受。

三、具体流程

1. 术前准备

(1)完善病史、查体,常规行胸部 CT。

(2) 完善血常规、肝肾功、凝血、感染 4 项(HBsAg、HIV-Ab、HCV-Ab、RPR)。

(3) 请呼吸科专业医生会诊,评价适应证 / 禁忌证。

(4) 向患者及家属沟通,签署知情同意书,检查过程家属陪同。

(5) 术前 1 周停用抗血小板药物,术前 6h 禁食水。

(6) 咳嗽剧烈者镇咳,哮喘或 COPD 未控制者应通过雾化治疗控制气道高反应性。

(7) 脾切除、人工心脏瓣膜或有心内膜炎病史患者术前预防性使用抗生素。

2. 操作流程

(1) 局部麻醉。

(2) 仰卧位,经鼻或口插入,观察。

(3) 标本:抽吸、刷检、大灌洗(100ml)、小灌洗(10~50ml)、钳夹活检、经支气管镜肺活检(transbronchial lung biopsy,TBLB)、经支气管淋巴结针吸活检(transbronchial needle aspiration,TBNA),保护性毛刷,送检病理、病原、细胞学等。

3. 标本送检

(1) 镜下所见支气管黏膜呈浸润性改变,应联合活检、刷检和冲洗。

(2) 镜下所见新生物活检时应至少取 4 块标本送检病理。

弥漫性肺疾病患者,TBLB 应尽可能从一侧肺取 3~4 块标本;多选择右中叶或左舌叶行经支气管镜肺泡灌洗(brochoaveolar lavage,BAL),灌入量以 100ml 左右为宜,回收量应 >30% 灌入量,否则细胞分类结果不可靠。

4. 术后注意事项

(1) 术后 2~3d 内可能有少量咯血。

(2) 术后 2h 若情况稳定,可恢复进食水。

(3) TBLB 患者当天下午应进行肺部查体警惕气胸。

5. 常见并发症　过敏、心脏骤停、喉痉挛、支气管哮喘、感染、出血或气胸。

（李佳宁，审阅：范俊平、邵池）

第二节　内科胸腔镜

一、定义

内科胸腔镜（medical thoracoscopy，又称 pleuroscopy）是一种将内镜置入胸膜腔，直接观察胸膜，完成活检或小型手术的操作。相对于外科胸腔镜，内科胸腔镜创伤更小，操作难度、麻醉要求均较低，缺点在于视野局限且活检部位有限。

二、适应证

1. 诊断性应用

（1）不明原因胸腔积液。

（2）胸膜结节增厚或占位。

（3）肺癌、胸膜间皮瘤、淋巴瘤的分期。

（4）其他：横膈病变、气胸和血胸的病因诊断，支气管胸膜瘘等。

2. 治疗性应用

（1）胸膜固定术（喷洒滑石粉等）。

（2）胸膜腔粘连松解术。

（3）脓胸的处理。

（4）自发性气胸的处理。

（5）胸腔异物取出。

三、禁忌证

1. 绝对禁忌证　严重的胸膜粘连、高碳酸血症、严重的呼吸窘迫、不可控制的咳嗽。

2. 相对禁忌证

(1)严重肥胖的患者。

(2)缺血性心脏病、近期心肌梗死(4周内)、凝血功能异常、出血性疾病、血小板计数 $<40\times10^9/L$、肾衰竭、免疫抑制状态。

(3)肺萎陷;中心气道梗阻。

四、并发症

出血、气胸、皮下气肿、肿瘤种植、复张性肺水肿、空气栓塞。

五、围术期准备

1. 常规

(1)血常规、肝功能、凝血、感染4项。

(2)心肺功能评估;可接受健侧卧位30min。

(3)CXR或胸部CT等影像学资料。

(4)签署知情同意书。

(5)术前24h内健侧卧位(侧卧,患侧向上),腋中线附近胸壁进行B超,确定穿刺点。

(6)停用抗血小板药物同手术前准备(一般5~7d),如有低分子肝素术前停用12h。

2. 操作当天注意

(1)手术前禁食4~8h。

(2)带保留针。

(3)通知家属陪同。

(4)送患者同时携带以下物品

1)患者病历。

2)影像资料(胸片、CT等)。

3)生理盐水易开盖500ml×1瓶,碘伏。

4)纱布:小方纱(或剪口方纱)×4包。

5)封皮针带线 ×1包。

6）手术刀片 ×1个。

7）胸腔闭式引流瓶 ×1个。

8）带侧孔的胸腔引流管。

3. 术后观察事项

（1）生命体征：血压、心率、血氧。

（2）引流瓶中的液量变化及性质（特别是术前非血性术后为血性胸腔积液者）。

（3）术后半小时内禁食、水，术后2h内宜静卧。

（4）次日复查血常规和胸片（胸片提示肺复张可夹闭拔管）。

（5）拔管请准备：拆线包 ×1，带针缝线 ×1，凡士林纱布 ×1，方纱 ×2，胶布 ×1卷，无菌手套 ×1双，碘伏及无菌纱球。

（李佳宁，审阅：范俊平、邵池）

第三节 肺部常见影像鉴别诊断

一、肺实变

1. 常见病因 肺部感染、ARDS、心源性肺水肿、肺梗死、肿瘤（肺泡癌、淋巴瘤、白血病）、机化性肺炎、放射性肺炎、肺出血-肾炎综合征、嗜酸性粒细胞性肺炎、肺泡蛋白沉积症。

2. 注意与肺不张鉴别 肺实变有支气管充气征，肺容积无缩小，不伴纵隔、叶间裂移位；肺不张无支气管充气征，可有纵隔偏向患侧、患侧膈肌抬高、叶间裂移位表现。

二、弥漫磨玻璃

肺透亮度介于正常和实变之间的影像改变。本质是肺泡未被完全填充或塌陷，尚含一部分气体成分所致。要注意在普通CT下，肺间质病变也可被误认为磨玻璃影。

1. 感染 肺孢子菌、病毒、支原体、衣原体、真菌等(特别是在免疫抑制状态)。

2. 非感染性

(1)嗜酸性粒细胞性肺炎、过敏性肺炎、药物性肺炎、放射性肺炎等。

(2)特发性间质性肺炎(IPF 除外)。

(3)血管炎、结缔组织病(结节病很少表现为磨玻璃)。

(4)肺泡蛋白沉积症。

(5)急性呼吸窘迫综合征(ARDS)、心源性肺水肿。

(6)肺泡出血。

(7)细支气管肺泡癌。

三、肺空洞

1. 感染革兰氏阴性菌(如肺炎克雷伯菌)、金黄色葡萄球菌、厌氧菌、真菌、结核分枝杆菌、非结核分枝杆菌、奴卡菌、放线菌、寄生虫。

2. 自身免疫性疾病 GPA、贝赫切特病、类风湿结节结节病(少见)。

3. 肿瘤鳞癌、腺癌、转移癌(耳鼻喉、宫颈鳞癌转移灶更常见空洞形成),淋巴瘤。

4. 先天性异常 先天性肺囊肿、肺隔离症。

四、囊性病变

1. 肺大疱。

2. 囊性支气管扩张 如囊性纤维化。

3. 原发性间质性肺病 特发性肺间质纤维化终末期(蜂窝形成)、淋巴细胞性间质性肺炎。

4. 结缔组织病相关间质性肺炎 特别是干燥综合征相关的淋巴细胞性间质性肺炎。

5. 朗格汉斯组织细胞增生症 囊样结构形状不规

则，伴结节，多分布于上肺。

6. 淋巴管肌瘤病　囊样结构多为圆形，分布于全肺。

7. BHD综合征（Birt-Hogg-Dube syndrome）　特征表现为肺囊肿、自发性气胸、头颈部良性皮肤错构瘤、肾脏肿瘤。

8. 偶见于正常人。

五、小叶间隔增宽（大网格影）

1. 淋巴管增宽　淋巴回流受阻，平滑型；淋巴转移癌、淋巴瘤、LIP，平滑型或结节型；结节病、硅沉着病，结节型或不规则型。

2. 静脉增宽　心源性肺水肿、中心肺静脉阻塞，平滑型。

3. 周围间质增宽　淀粉样变、感染（病毒、PCP）、ARDS、肺泡蛋白沉积症。

注：小网格影（广泛肺间质增厚所致）见于各种肺纤维化，如UIP、NSIP。

六、弥漫微结节

1. 淋巴管周围结节（沿淋巴管分布）　结节病、硅沉着病、淋巴转移癌、淋巴瘤、LIP。

2. 随机分布结节（沿毛细血管分布）　粟粒性肺结核、血播性真菌感染、血源性转移癌。

3. 小叶中心性结节（气道分布）　感染性细支气管炎（病毒、分枝杆菌、支原体、真菌、细菌等）、误吸、呼吸性细支气管炎伴间质性肺病（RB-ILD）、过敏性肺炎、弥漫性泛细支气管炎、滤泡性细支气管炎（可见于类风湿关节炎、干燥综合征、AIDS）、血管炎（小动脉和小支气管伴行）、肺泡癌早期。

七、孤立性肺结节（SPN）

被肺实质完全包绕的单发小病灶（≤3cm），不伴肺门淋巴结肿大、肺不张或胸腔积液。

1. 良性病变

(1) 肉芽肿疾病：结核、真菌、棘球蚴病、肉芽肿性多血管炎、类风湿结节结节病。

(2) 良性肿瘤：错构瘤、脂肪瘤、纤维瘤、平滑肌瘤、炎性假瘤。

(3) 其他：支气管囊肿、动静脉畸形、肺隔离症。

2. 恶性病变　支气管肺癌、转移癌、类癌、原发性肉瘤、淋巴瘤。

3. 大小　分类 <5mm，微小结节；5~10mm，小结节。

4. 密度分类　实性、亚实性，后者包括纯磨玻璃结节部分实性结节。

5. 处理　根据患者因素（包括年龄、吸烟史、既往肿瘤史、家族史、职业暴露，其他肺部疾患史如 COPD、肺纤维化，感染性因素如真菌感染、结核感染等）、影像学特征进行肺癌风险评估。

(1) 结节 ≤ 8mm，影像学随访。

(2) 8~10mm 的实性非钙化结节或部分实性结节，考虑 PET-CT 检查：如果肿瘤可能性小，3 个月后复查低剂量 CT；如果肿瘤可能性大，选择活检或外科切除结节。

(3) >10mm 的非实性结节，3~6 个月内复查低剂量 CT，如果病灶稳定，可以选择随访观察，或者活检或外科切除明确病理性质，一旦病灶增大或者变成实性或部分实性的结节，则选择外科切除明确是否为癌性结节。

（陈茹萱，审阅：范俊平、邵池）

第四节　氧疗

一、氧疗的指征

1. SaO_2<90% 或 PaO_2<60mmHg。

2. 呼吸窘迫。

3. 严重外伤后。

4. 急性心梗伴低氧血症。

5. 心输出量下降伴代谢性酸中毒。

6. 低血压。

7. 一氧化碳中毒。

8. 非明确指征，不伴低氧的气胸、不伴低氧的心肌梗死等。

二、氧疗方式

1. 鼻导管　1~6L/min；$FiO_2 \approx 21\% +$ 流量 $\times 4\%$，与呼吸频率(增加时 FiO_2 降低)、潮气量(增加时 FiO_2 降低)、经口呼吸程度有关；不影响进食。

2. 普通面罩　6~15L/min；最大 FiO_2 可达 50%，与呼吸频率、潮气量有关；呼出的二氧化碳可能在面罩内滞留，不适合 COPD 或呼吸频率过快者。

3. 储氧面罩　需保持气囊充盈，15L/min；对于有单向阀的储氧面罩，FiO_2 最大 80%~90%(因面罩与面部贴合不佳，难以达到 100%)，患者分钟通气量过大时 FiO_2 可能下降至 60%~80%；适用于严重低氧血症患者。

4. 文丘里面罩　高流量，可准确控制 FiO_2(最高 50% 左右)，适用于 COPD 患者；不湿化(湿化可能影响气流)；噪音偏大。

5. 经鼻高流量氧疗　可精确控制流量(最高至 60L/min)、FiO_2(最高至 100%)，充分加温加湿(提高舒适性，有利于气道分泌物引流和排除)，提供一定的气道内正压(“PEEP 效应”)，减少上气道解剖死腔；适用于 AECOPD、心源性肺水肿、ARDS、DPLD 等急性呼吸衰竭或撤机后的过渡。

6. 必要时考虑无创或有创机械通气。

低氧血症对氧疗的反应见表 5-4-1。

表 5-4-1　低氧血症对氧疗的反应

原因	临床举例	对氧疗的反应
摄氧减少	高原居住	PaO_2 迅速升高
肺泡通气不足	COPD	初始反应 PaO_2 升高，后期反应不定
通气 / 血流比失调	气道阻塞，ARDS	PaO_2 升高，有时欠满意
动 - 静脉分流	房间隔缺损、室间隔缺损、肺动静脉瘘	取决于分流量
弥散障碍	间质性肺炎	PaO_2 升高

三、氧疗目标

目标 SpO_2 94%~98%，对于存在慢性二氧化碳潴留（如 COPD）患者，可降低至 90% 左右。

四、氧疗并发症

1. 湿化不良导致气道黏膜干燥出血不适、分泌物干结不易排出。

2. COPD 患者吸入氧浓度过高抑制呼吸中枢，可能导致或加重 CO_2 潴留。

3. 使用面罩时，若发生呕吐容易造成误吸。

4. 氧中毒长时间高浓度吸氧造成自由基肺损伤，FiO_2<40% 是安全的，FiO_2>60% 不能超过 48h，若持续需要高浓度吸氧，建议机械通气。

（陈茹萱，审阅：范俊平、邵池）

第五节　胸腔积液

正常胸膜腔含 5~10ml 液体，每小时最多可有 0.2~

0.3ml/kg 液体被淋巴管吸收。任何原因导致的胸腔内液产生增加和/或再吸收减少，可导致胸腔积液。

一、发病机制

毛细血管静水压增加，血浆胶体渗透压降低，毛细血管通透性增加，淋巴回流受阻；少见机制：膈下疾病（如胰腺炎等）、胸导管破裂等。

二、胸腔积液化验

1. 常规、总蛋白（TP）、葡萄糖（Glu）、乳酸脱氢酶（LDH）、胆固醇（TC）、甘油三酯（TG）。

2. 腺苷脱氨酶（ADA）、抗酸染色、分枝杆菌培养、T-SPOT.TB 测定；细菌/真菌涂片、培养。

3. 找瘤细胞、肿瘤标志物（意义有限）、淀粉酶。

三、鉴别诊断（表 5-5-1 和表 5-5-2）

表 5-5-1 胸腔积液外观鉴别诊断

外观		胸腔积液检查	结果解释
漏出液	清澈透明	pH<1.018	
		白细胞	0.5×10^{9}~2.5×10^{9}/L：结核、肿瘤 >10×10^{9}/L：化脓 大量中性粒：急性化脓性炎症或结核性胸膜炎早期 淋巴细胞>50%：慢性炎症（主要为结核）或肿瘤 <1%：意义不大
渗出液	血性	血细胞比容	1%~20%：外伤、肿瘤、肺梗死、肺炎、结核 >50% 外周血细胞比容：血胸

续表

	外观	胸腔积液检查	结果解释
渗出液	乳糜色	离心	上清液乳白色提示脂肪含量高
		TG	>1.24mmol/L:乳糜胸 ≤ 1.24mmol/L,TC >5.17mmol/L:假性乳糜胸,可见于结核、类风湿关节炎
	恶臭	涂片 / 培养	厌氧菌感染
	黑色	涂片 / 培养	曲霉菌感染

表 5-5-2 胸腔积液的鉴别诊断

漏出性胸腔积液	渗出性胸腔积液
心衰(最常见;可伴有肺水肿表现) 缩窄性心包炎 / 心脏压塞 肝源性(伴有肝硬化相关表现,常见腹水) 肾病综合征(若合并肺栓塞,可为渗出性) 低白蛋白血症 上腔静脉阻塞 甲状腺功能减低(常伴有心包积液) 腹膜透析(透析液进入胸腔;90% 为右侧胸腔积液) 泌尿系梗阻(腹膜后尿液蓄积进入胸腔)	胸膜炎 肺炎旁积液 肿瘤 食管破裂(若不能及时诊治,病死率达 30%~60%) 肺梗死(常为少量胸腔积液) 心梗后 Dressler 综合征(多有发热、胸痛,可合并心包炎、肺炎) 结缔组织病(其中,RA 相关胸腔积液具有低糖、低 pH、高 LDH、高类风湿因子特点) 尿毒症性胸膜炎 胰源性(可见于急性胰腺炎或慢性胰腺假性囊肿,胸腔积液淀粉酶常增高) 石棉暴露(应除外间皮瘤等) 药物性(胺碘酮、呋喃妥因等) Meigs 综合征(也可表现为漏出液)

四、诊断流程(图 5-5-1)

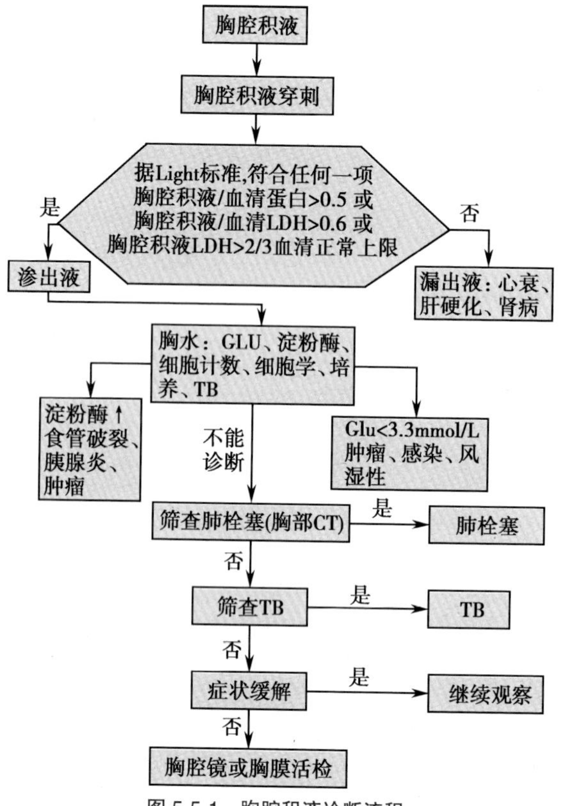

图 5-5-1 胸腔积液诊断流程

五、治疗

1. 明确病因 对因治疗。

2. 胸腔积液的一般处理

(1)漏出性胸腔积液：只在有明显压迫症状时行胸腔

穿刺引流。

(2)渗出性胸腔积液：脓胸应尽量、尽早引流干净；恶性胸腔积液，可行穿刺引流减轻患者症状，反复出现者可考虑注射白介素-2、硬化剂等药物。

（陈茹萱，审阅：范俊平、邵池）

第六节　气胸

一、定义

空气异常进入胸膜腔，导致胸膜腔内压力增高，肺组织受到压迫，吸气受限。

1. 自发性气胸　无明确基础肺部疾病，X线检查无明显病变，常见于瘦高体型男性青壮年。

2. 继发性气胸　各种肺部病变基础上形成肺大疱或直接损伤胸膜所致。

3. 张力性气胸　为气管、支气管或肺损伤处形成活瓣，气体随每次吸气进入胸膜腔导致胸膜腔压力过大，又称高压性气胸，属呼吸系统急重症，可迅速致死。

二、病因

继发性气胸病因：

1. 气道疾病　慢性阻塞性肺病，肺大疱，哮喘，囊性纤维化。

2. 肺实质疾病　特发性肺纤维化，结缔组织病继发间质性肺炎，肺组织细胞增多症，淋巴管肌瘤病，结节病。

3. 感染　结核，卡氏肺孢子菌。

4. 肿瘤　原发肺部肿瘤，转移性肿瘤。

5. 医源性　肺/胸膜活检，机械通气，深静脉置管术后,胸腔手术后。

6. 其他　马方综合征,内膜异位,肺栓塞等。

三、诊断

1. 临床表现

(1)症状:常急性起病,典型症状包括呼吸困难、胸膜性胸痛,其他症状包括胸闷、刺激性干咳;慢性起病者可无症状。

(2)体征:呼吸频率增快,患侧呼吸运动减弱,触觉语颤减弱或消失,叩诊鼓音,听诊呼吸音减弱或消失,大量气胸时有纵隔和膈肌移位体征。

2. 影像学

(1)立位胸片(吸气相拍摄)或胸部 CT 提示气胸线,为萎缩肺组织与胸膜腔内气体分界线,呈外凸线条影,线外为无纹理透光区。

(2)仰卧位气体积聚在胸腔前下方,表现为心包周围脂肪清晰可见。

(3)必要时可拍呼气相胸片,易显示气胸。

3. 其他辅助检查

(1)血气分析:肺组织萎缩后通气减少,导致部分肺通气 / 血流比降低,低氧血症,肺泡 - 动脉氧分压差增大,一般无二氧化碳潴留。

(2)心电图:左侧气胸可出现电轴右偏,左心室导联低电压。

四、治疗

1. 一般处理　卧床休息,氧疗,镇咳,镇痛,通便。

2. 临床稳定且胸片显示肺门水平胸膜与胸壁距离小于 2cm、肺尖与胸膜顶距离小于 3cm 者可观察,否则立即请胸外科行胸腔闭式引流术。对于继发性气胸应更积极处理。

3. 怀疑张力性气胸者 需立即用粗注射针头紧急穿刺排气(锁骨中线第二肋间)。

4. 闭式引流术后无气体漏出 24h复查胸片,夹闭引流管24h,复查胸片,无气胸残留征象可拔管。

5. 持续漏气或肺复张不佳 需电视辅助胸腔镜手术(VATS)或开放手术修补。

6. 预防复发

(1)戒烟,治疗原发病。

(2)VATS肺大疱缝合/套扎术。

(3)化学胸膜固定剂:滑石粉、四环素、多西环素,用于无法手术或拒绝手术者。

(4)病情完全恢复之前避免乘飞机;应终生避免潜水。

(陈茹萱,审阅:范俊平、邵池)

第七节 慢性阻塞性肺疾病

一、定义

1. 慢性阻塞性肺疾病(chronic obstructive pulmonary disease,COPD) 是一种常见的、可以预防和治疗的疾病,以持续呼吸症状和气流受限为特征,通常是由于明显暴露于有毒颗粒或气体引起的气道和/或肺泡异常所导致。目前认为COPD存在多种亚型,包括慢性气管炎型、肺气肿型以及哮喘-慢性阻塞性肺疾病重叠(ACO)等。

2. 慢性支气管炎 除外慢性咳嗽的其他原因后,连续2年每年慢性咳嗽、咳痰3个月以上。

3. 肺气肿 肺部远端气室到终末细支气管出现异常持久扩张,并伴有肺泡壁和细支气管的破坏而无明显纤维化。

二、病因 / 危险因素

1. 吸烟。
2. 职业粉尘、化学物质、大气污染。
3. 感染。
4. 遗传因素 α1抗胰蛋白酶缺乏症。

三、接诊要点

1. 病史采集

(1) 发病年龄，长期大量吸烟史，长期粉尘、烟雾接触史。

(2) 慢性咳嗽，可合并少量黏液痰，劳力性呼吸困难，合并感染时有脓痰。

(3) 晚期体重下降，食欲减退，乏力，抑郁或焦虑等全身表现。

2. 体格检查 早期体格检查可正常。随病情进展，可出现桶状胸(胸部前后径增大、肋间隙增宽)、缩唇呼吸、辅助呼吸肌参与，肺下界下移，移动度减低，呼气时间延长、呼吸音减低、双肺哮鸣音和湿啰音、心音遥远，重症者前倾坐位、发绀、下肢水肿、肝脏增大、颈静脉怒张。

四、辅助检查

1. 肺功能检查

(1) COPD 患者一秒用力呼气容积(FEV_1)/ 用力肺活量(FVC)<70%，FEV_1 常降低，吸入支气管扩张剂后不完全可逆。

(2) 其他指标：肺总量(TLC)、功能残气量(FRC)、残气量(RV)增加，肺活量(VC)减低；一氧化碳弥散量(DLCO)降低。

2. 影像学检查 对鉴别诊断意义重大。

(1)X线胸片:敏感性50%左右,表现为肺纹理增粗,肺过度充气(容积增大,胸腔前后径增长,肋骨走向变平,肺野透亮度增高,膈肌位置低平,心影狭长,肺门血管纹理呈残根状);部分患者可见肺大疱,晚期肺源性心脏病患者可出现肺动脉突出,肺门血管影扩大及右下肺动脉增宽。

(2)胸部CT:肺透亮度增加,正气道刀鞘样变,纵隔变窄,HRCT可鉴别小叶中心性肺气肿和全小叶型肺气肿、可诊断支气管扩张。

3. 动脉血气　轻症者仅存在轻中度低氧血症,晚期及重症者出现高碳酸血症。

五、诊断

结合危险因素、病史、体格检查、影像学、肺功能等,其中肺功能是金标准。GOLD分级见表5-7-1。

表5-7-1　GOLD分级

气流阻塞的严重程度分级	FEV_1 占预计值百分数(FEV_1%)
GOLD1(轻度)	$FEV_1 \geq 80\%$
GOLD2(中度)	$50\% \leq FEV_1<80\%$
GOLD3(重度)	$30\% \leq FEV_1<50\%$
GOLD4(极重度)	$FEV_1<30\%$

六、治疗

1. 治疗目标　预防并减轻症状,降低急性加重的频率和严重程度,阻止疾病进展,提高活动耐力,改善生活状态,降低死亡率。其总体治疗方案见表5-7-2,GOLD分组见表5-7-3。

表 5-7-2　COPD 总体评价方案

评价方法	评价指标
GOLD 方案	肺功能，呼吸困难指数(CAT 或 mMRC 评分)，急性加重风险(1 年内急性加重或住院次数)
BODE 指数	体重指数，气流阻塞、呼吸困难、运动能力

注：CAT，COPD 评估检查(COPD Assessment Test)；mMRC，改良英国医学研究会呼吸困难指数量表(modified British Medical Research Council)。

表 5-7-3　COPD 患者 GOLD 分组

加重风险	每年≥2 次的急性加重，或有 1 次导致住院的急性加重	C 组	D 组
	每年 0~1 次急性加重，未导致住院	A 组	B 组
		mMRC 评分为 0~1 或 CAT 评分 <10	mMRC 评分≥2 或 CAT 评分≥10
		症状评分	

2. 一般治疗　患者教育和管理，戒烟，控制职业和环境污染，慢性低氧血症者需长期氧疗，康复锻炼，营养支持。

3. 药物治疗

(1) 支气管扩张剂：是 COPD 治疗的核心药物，两类药物可联合应用，推荐长效制剂。

1) β 受体激动剂：短效制剂包括沙丁胺醇雾化吸入剂，用于缓解症状，按需使用；长效制剂包括沙美特罗、福莫特罗、茚达特罗，为定量吸入剂。

2）胆碱能拮抗剂：短效制剂包括异丙托溴铵，长效制剂包括噻托溴铵、格隆溴铵。

(2)吸入糖皮质激素：包括氟替卡松、布地奈德等，可减轻气道炎症，必须与支气管扩张剂联合应用。

(3)茶碱类：除非无法获得或是不能支付其他类型的支气管扩张剂，否则不推荐使用茶碱，对改善临床症状有效。与多种药物有相互作用，需监测血药浓度，治疗窗 5~15μg/ml。

(4)磷酸二酯酶 -4 抑制剂：部分证据证实西洛司特和罗氟司特可降低急性加重风险，即使使用了长效β受体激动剂 / 吸入糖皮质激素（LABA/ICS）或是长效β受体激动剂 / 长效胆碱能拮抗剂 / 吸入糖皮质激素(LABA/LAMA/ICS）仍有加重的患者以及慢性支气管炎和极重度气流受限的患者，可以考虑加用。

(5)其他

1）全身糖皮质激素：不推荐。

2）部分患者可使用祛痰剂，如盐酸氨溴索、乙酰半胱氨酸等，不推荐使用镇咳药。

3）长期抗生素：对稳定 COPD 患者不推荐。大环内酯类抗生素可能具有抗炎作用。

COPD 稳定期的治疗原则见表 5-7-4。

表 5-7-4 COPD 稳定期治疗原则

GOLD 方案	治疗原则
A 组	按需短效支气管扩张剂，或规律应用一种长效支气管扩张剂
B 组	规律应用一种或两种长效支气管扩张剂； 肺康复治疗

续表

GOLD方案	治疗原则
C组	起始治疗应为一种长效支气管扩张剂,首选LAMA;若效果不佳,可使用LABA/LAMA合剂,或使用LABA/ICS合剂,推荐前者; 肺康复治疗
D组	起始治疗推荐LABA/LAMA合剂;对于可能存在哮喘-慢阻肺重叠的患者,可首选LABA/ICS合剂; 病情仍有加重者可LABA/LAMA/ICS三药联用; 肺康复治疗

4. 疫苗　65岁以上COPD患者或FEV1占预测值小于40%者应当接种肺炎球菌疫苗;所有COPD患者应当每年接种流感疫苗。

5. 无创正压通气　对急性或重度慢性呼吸衰竭有效。

6. 手术　部分患者可行肺减容术(以上肺肺气肿为主的患者)或肺移植。

七、COPD急性加重(AECOPD)

1. 定义　可表现为短期内咳嗽、咳痰、气短喘息加重,痰量增多,脓性或黏液脓性痰,可伴有发热。属于临床诊断。

2. 诱因

(1)呼吸道感染:70%~80%源自细菌或病毒感染。

(2)环境因素:污染气体、粉尘。

(3)其他:心肌梗死、心衰、误吸、肺栓塞等。

3. 危险因素　高龄、痰多、病史长、抗生素应用史、反复急性发作史、应用茶碱治疗、有合并疾病(缺血性心脏病、慢性心衰或糖尿病)、胃食管反流病。

4. 鉴别诊断　哮喘、心衰、肺栓塞、间质性肺病等。

5. 评估 症状体征(咳嗽咳痰、痰液性状、呼吸困难、发病缓急、意识状态等)、动脉血气、胸片、心电图、血常规、常规生化检查、呼吸道分泌物病原学;急性期不建议行肺功能检查。

6. 治疗

(1) 氧疗:应用鼻导管或文丘里面罩控制性氧疗,保持 PaO_2 60~70mmHg,SaO_2 90%~94%。必须保证足够氧合,容许一定程度高碳酸血症。

1) 无创通气:中重度 AECOPD 的一线治疗,改善预后,应尽早应用。

2) 有创通气:若 PaO_2 持续低于 55mmHg、$PaCO_2$ 进行性升高、pH 进行性降低、呼吸频率持续增快、呼吸疲劳、神志改变或血流动力学不稳定时需考虑气管内插管 + 有创通气。

(2) 药物治疗(ABC,antibiotics,bronchodilators,corticosteroids)

1) 抗生素:覆盖 COPD 常见下呼吸道定植菌(流感嗜血杆菌、肺炎链球菌、卡他莫拉菌等),肺功能差、近期应用过抗生素者革兰氏阴性杆菌(铜绿假单胞菌)可能性增大。

2) 支气管扩张剂:吸入短效 β 受体激动剂,可通过雾化或定量吸入器给药,如沙丁胺醇;可联合应用短效胆碱能拮抗剂,如异丙托溴铵。效果不好者,可考虑静脉滴注茶碱类药物。β 受体激动剂、抗胆碱能药物及茶碱类药物由于分别作用于不同大小的气道,所以联合应用可获得更大的支气管舒张作用,但最好不要联用 β 受体激动剂和茶碱类。

3) 糖皮质激素:口服或静脉糖皮质激素,推荐剂量相当于泼尼松 30~40mg/d,疗程 7~14d。对轻症患者也可选用雾化吸入布地奈德替代口服激素治疗,剂量:6~8mg/d。

(陈茹萱,审阅:范俊平、邵池)

第八节　支气管哮喘

一、定义

支气管哮喘是一类以慢性气道炎症为特点的异质性疾病，存在可逆的呼气气流受限，并引起反复发作性喘息、咳嗽等症状。

二、诊断

1. 病史采集　反复发作性喘息（喘鸣音，呼气相为主，可能表述为胸闷、气急等）、咳嗽（常夜间加重）、呼吸困难，经治疗缓解或自行缓解。

（1）注意询问发作时的症状、诱因、持续时间、缓解因素；个人家族史（特应体质）。

（2）常见诱因：异常气味刺激（吸烟、香水等），变应原刺激（宠物、尘螨、花粉等），感染（上呼吸道感染、支气管炎、鼻窦炎），药物（如阿司匹林、NSAIDs、β受体阻滞剂等），情绪刺激，冷空气以及运动等。

2. 体征　发作时弥漫高调哮鸣音，呼气相为主，呼气相延长，不特异，常随时间变化。急性加重时：呼吸频数，心率增快，辅助呼吸肌肉参与，大汗，奇脉。

3. 肺功能检查　可逆的呼气气流受限；临床表现不典型者，应至少具备以下1项：

（1）支气管激发试验阳性：给予标准剂量乙酰甲胆碱或组胺，FEV_1 下降≥20%。

（2）支气管舒张试验阳性：FEV_1 增加≥12%且绝对值增加>200ml。

（3）平均日间呼气峰流速（PEF）变异率>10%（连续测定1~2周取平均值）。

4. 除外其他疾病导致的喘息、咳嗽。

5. 下列情况下诊断哮喘需慎重

(1)40 岁以上首次发病。

(2)嗜酸性粒细胞比例高于 15%。

(3)突发突止的呼吸困难。

(4)支气管扩张剂或激素治疗无效。

(5)大量吸烟者,痰多者。

(6)双肺哮鸣音不对称者。

(7)影像学有异常者。

三、治疗

1. 治疗目标

(1)无频繁哮喘症状发作。

(2)每周少于 2 次需要吸入短效 β 受体激动剂。

(3)保持良好肺功能。

(4)维持正常生活能力,包括工作、学习、运动。

(5)避免哮喘急性发作以及由此产生的急诊或住院。

(6)减少哮喘治疗引起的不良反应。

2. 常规监测　症状和肺功能,评估哮喘控制水平(表 5-8-1)。

表 5-8-1　哮喘控制水平

特征(既往 4 周内)	控制	部分控制	未控制
日间症状 >2 次 / 周 夜间憋醒 需要使用缓解性药物的次数 >2 次 / 周 活动受限	无任何一种特征	出现 1~2 种特征	出现 3~4 种特征

3. 患者教育,医患配合。

4. 控制诱因和环境因素。

(1)避免吸入变应原。

(2)避免呼吸道刺激物(吸烟、香水、洗涤剂、空气污染)。

(3)控制其他基础病(COPD、胃食管反流病、阻塞性呼吸睡眠暂停综合征等)。

(4)避免特定药物(非选择性β受体阻滞剂、阿司匹林、NSAID)。

(5)推荐每年接种流感疫苗和肺炎球菌疫苗。

5. 药物治疗　所有患者均适用急性缓解药物,吸入糖皮质激素(ICS)是治疗哮喘的基础。

(1)症状明显未控制者从第3级方案开始治疗,对未控制且肺功能较差患者可从第4级方案开始治疗。

(2)ICS+长效β_2受体激动剂(LABA)是推荐的中、重度哮喘患者起始治疗的首选方案。

(3)若控制病情,维持≥3个月(临床缓解期),则考虑降级。

哮喘的药物治疗选择方案见表5-8-2。

表5-8-2　药物治疗选择

降低←　　　　　　→升高

<table>
<tr><th>第1级</th><th>第2级</th><th>第3级</th><th>第4级</th><th>第5级</th></tr>
<tr><td colspan="5">哮喘教育;环境控制</td></tr>
<tr><td>按需使用速效β_2受体激动剂</td><td colspan="4">按需使用速效β_2受体激动剂</td></tr>
<tr><td rowspan="2">控制药物的选择</td><td>选择一种</td><td>选择一种</td><td>增加一种或多种</td><td>增加一种或多种</td></tr>
<tr><td>吸入
低剂量ICS</td><td>吸入
低剂量ICS+LABA</td><td>吸入
中高剂量ICS+LABA</td><td>口服糖皮质激素(低剂量)</td></tr>
</table>

续表

第1级	第2级	第3级	第4级	第5级
控制药物的选择	白三烯调节剂	吸入中高剂量ICS	白三烯调节剂	抗IgE治疗
		吸入低剂量ICS加白三烯调节剂	缓释茶碱	
		吸入低剂量ICS加缓释茶碱		

注：ICS吸入糖皮质激素，LABA长效β_2受体激动剂，白三烯调节剂包括受体拮抗剂或合成抑制剂。

四、哮喘急性发作

1. 常见诱因（DASTHMA）

Drugs：β受体阻滞剂、阿司匹林、ACEI。

Allergy：过敏。

Stress/Sports/Smoking：应激/运动/吸烟。

Temperature：寒冷。

Heart Burn：胃食管反流病。

Microbe：呼吸道感染、鼻窦炎。

Anxiety：情绪变化。

2. 提示病情危重的征象

(1) 既往1年内2次以上因哮喘住院、既往曾因哮喘住ICU、既往曾因哮喘气管插管、辅助呼吸肌参与呼吸、不能成句说话、不能平卧、大汗、神志改变、奇脉、初始急诊治疗无效。

(2) 注意：无上述征象的情况下，也可能发生致命性气道阻塞。

(3) 难以维持呼吸频率、发绀、神志改变常常提示很快呼吸停止。

3. 临床评价

(1) 呼气峰流速(peak expiratory flow rate,PEFR)和 FEV_1 是评价严重程度的最佳指标:PEFR< 预测值 40% 或 <200ml/min 均提示严重气道阻塞;注意严重呼吸困难者常不能配合肺功能检查。

(2) 重度低氧血症(高浓度吸氧条件下 $SpO_2 \leqslant 95\%$):提示即将呼吸停止;必须持续血氧监测。

(3) 动脉血气:严重哮喘常见轻度低氧血症和呼吸性碱中毒,高碳酸血症提示呼吸肌疲劳,即将呼吸停止。

(4) 胸片:对哮喘诊断没有帮助,可用于除外感染、气胸。

4. 标准治疗

(1) 轻度和部分中度:重复吸入 SABA。吸入或雾化吸入皮质激素。如果反应不佳,尽早口服皮质激素(泼尼松 0.5~1mg/kg)。

(2) 中度至重度:重复用短效 β 受体激动剂(SABA)或 SABA+ 短效胆碱能拮抗剂(SAMA),同时使用吸入皮质激素。尽早使用全身糖皮质激素(泼尼松 30~50mg/d)。

(3) 严重急性发作或口服激素不能耐受:甲泼尼龙 80~160mg/d 静脉分次给药。

(4) 氧疗:保证 $SaO_2 \geqslant 92\%$。

(5) 建立静脉通路。

(6) 硫酸镁:2g 重症患者 20min 内静脉注射。

5. 气管插管和机械通气

(1) 重症哮喘就诊后数分钟内根据临床表现决定是否插管。

(2) 插管指征:呼吸频率由快减慢、神志改变、难以维持呼吸做功、严重低氧血症、高碳酸血症。

(3) 机械通气注意事项:采用高吸气流速(80~

100L/min)、低潮气量(6~8ml/kg)、低呼吸频率(10~14次/min),保持平台压 <30cmH$_2$O,延长呼气时间,避免PEEP,减少过度通气。

(4)必要时使用肌松剂。

(陈茹萱,审阅:范俊平、邵池)

第九节　社区获得性肺炎

一、定义

社区获得性肺炎(community acquired pneumonia,CAP)是在社区环境中发生的肺实质感染(包括入院后48h内)。

二、严重程度评估

1. CURB-65 评分(表 5-9-1)

表 5-9-1　社区获得性肺炎 CURB-65 评分

项目	备注
Confusion 认知障碍	对人、地点、时间的认知障碍
Uremia 氮质血症	BUN>7mmol/L(20mg/dl)
Respiratory rate 呼吸频率	≥ 30 次 /min
Blood pressure 血压	SBP <90,或 DBP <60mmHg
Age 年龄	≥ 65 岁

注:0~1 分,门诊;2~3 分,住院;4~5 分,ICU

2. 重症 CAP 标准符合以下 1 条主要标准或 3 条次要标准(表 5-9-2)

表 5-9-2 重症社区获得性肺炎标准

主要标准	次要标准
有创机械通气 感染性休克，需使用血管活性药物	呼吸频率[a] ≥ 30 次 /min PaO_2/FiO_2[a] ≤ 250 肺炎累及双侧或多个肺叶 意识模糊 / 定向力障碍 氮质血症（BUN>7mmol/L） 白细胞减少[b]（$<4 \times 10^{12}$/L） 血小板减少[b]（$<100 \times 10^{12}$/L） 低体温（核心体温 <36.0℃） 低血压需要积极容量复苏

注：a 需要无创机械通气可相当于“呼吸频率≥ 30 次 /min”或“PaO_2/FiO_2 ≤ 250”；b 血象变化均因感染导致。

三、病原学检查（表 5-9-3~ 表 5-9-5）

表 5-9-3 社区获得性肺炎患者病原学检查

临床情况	痰涂片 + 培养	血培养	胸腔积液培养	支原体 / 衣原体 / 军团菌	呼吸道病毒	真菌	结核
群聚发病				√	√		
初始经验性治疗无效	√	√		√	√		
重症 CAP	√	√		√	√		
特殊影像学表现							
坏死性肺炎或合并空洞	√	√				√	√
合并胸腔积液	√	√	√	√			√
双肺多叶病灶	√	√		√	√		√

续表

临床情况	痰涂片+培养	血培养	胸腔积液培养	支原体/衣原体/军团菌	呼吸道病毒	真菌	结核
基础疾病							
合并 COPD	√						
合并结构性肺病	√						√
免疫缺陷	√	√		√	√	√	√
发病前 2 周外出旅行史				√			

表 5-9-4 社区获得性肺炎患者的易感病原体

门诊患者	住院患者(非 ICU)	入住 ICU 的患者
肺炎链球菌	左列各种病原体	肺炎链球菌
肺炎支原体	军团菌	葡萄球菌
流感嗜血杆菌	吸入因素	军团菌
肺炎克雷伯菌		革兰氏阴性菌
肺炎衣原体		流感嗜血杆菌
金黄色葡萄球菌		
呼吸道病毒*		

表 5-9-5 社区获得性肺炎患者的特殊临床状况下的病原体

特殊临床状况	常见的病原体
酗酒	肺炎链球菌,口腔厌氧菌,肺炎克雷伯菌,不动杆菌属,结核分枝杆菌

续表

特殊临床状况	常见的病原体
COPD 和/或吸烟	流感嗜血杆菌,铜绿假单胞菌,军团菌,肺炎链球菌,卡他莫拉菌,肺炎衣原体
吸入	肠道来源革兰氏阴性病原体,口腔厌氧菌
肺脓肿	社区来源 MRSA,口腔厌氧菌,地方性真菌,结核分枝杆菌,非结核分枝杆菌
HIV 感染(早期)	肺炎链球菌,流感嗜血杆菌,结核分枝杆菌
HIV 感染(晚期)	除早期 HIV 感染的病原体之外,卡氏肺孢子菌肺炎,隐球菌,组织胞浆菌,曲霉菌,非结核分枝杆菌
近期旅行史	军团菌
流感活跃的社区	流感,肺炎链球菌,金黄色葡萄球菌,流感嗜血杆菌
持续数周的咳嗽	百日咳杆菌
结构性肺病(支气管扩张)	铜绿假单胞菌,洋葱伯克霍尔德菌,金黄色葡萄球菌
支气管内阻塞	厌氧菌,肺炎链球菌,流感嗜血杆菌,金黄色葡萄球菌

四、经验性治疗方案

1. CAP 通常直接给予经验性治疗,及时正确的经验性治疗是改善预后的关键。

2. 可门诊治疗的患者毋需常规行病原学检查;需住院治疗患者必须尽快开始经验性治疗,并在治疗前留取相关病原学检查(痰、血、胸腔积液等)。

3. 轻中度 CAP 疗程 7~10d;非典型病原体肺炎疗

程 2~3 周；金黄色葡萄球菌、铜绿假单胞菌、克雷伯菌属、厌氧菌可适当延长疗程至 2~3 周。

4. 治疗有效者临床症状在 48~72h 内好转，体温正常 24h 后可考虑序贯口服抗生素。

5. CAP 的预防

（1）戒烟。

（2）灭活流感疫苗：年龄 ≥ 50 岁或存在流感风险的人群，如医务人员，应每年接种。

（3）肺炎球菌疫苗：年龄 ≥ 65 岁或存在高危合并疾病者。

6. 我国成人 CAP 患者中肺炎链球菌和肺炎支原体对大环内酯类药物的高耐药率是有别于欧美国家的重要特点。

7. 经验性治疗方案见表 5-9-6。

表 5-9-6　社区获得性肺炎患者的经验性治疗

门诊患者：推荐口服给药	
无基础病，<65 岁，前 3 个月内未用抗生素	青霉素 + 酶抑制剂；一代 / 二代头孢；多西环素、米诺环素；呼吸喹诺酮；大环内酯类（耐药率高）
有基础病（慢性心、肺、肝、肾病，糖尿病，肿瘤，酗酒，脾切除，免疫抑制状态或使用免疫抑制药物）、≥ 65 岁、前 3 个月内用过抗生素	青霉素 + 酶抑制剂；二代 / 三代头孢；呼吸喹诺酮；β 内酰胺类联合多西环素、米诺环素、大环内酯类
住院非 ICU 患者：静脉或口服给药	
无基础病，<65 岁	青霉素 + 酶抑制剂；二代 / 三代头孢 / 头霉素；β 内酰胺类 + 大环内酯类 / 多西环素 / 米诺环素；呼吸喹诺酮

续表

有基础病(慢性心/肺/肝/肾病,糖尿病,肿瘤,酗酒,脾切除,免疫抑制状态或使用免疫抑制药物)/≥ 65 岁	青霉素+酶抑制剂;三代头孢+酶抑制剂/头霉素/厄他培南;β内酰胺类+大环内酯类;呼吸喹诺酮
住院 ICU 患者:应努力获取病原学证据	
无基础病,<65 岁	青霉素+酶抑制剂/三代头孢/头霉素/厄他培南+大环内酯类;呼吸喹诺酮
有基础病(慢性心、肺、肝、肾病,糖尿病,肿瘤,酗酒,脾切除,免疫抑制状态或使用免疫抑制药物)、≥ 65 岁	青霉素+酶抑制剂/三代头孢/头霉素/厄他培南+大环内酯类/呼吸喹诺酮
存在铜绿假单胞菌风险(结构性肺病(如支气管扩张、COPD),激素治疗(泼尼松>10mg/d),过去1个月中广谱抗生素使用>7d,近期住院史,营养不良)者,选用抗铜绿假单胞菌的药物	①β-内酰胺类 • 哌拉西林 • 头孢他啶、头孢吡肟、头孢哌酮/舒巴坦 • 亚胺培南、美罗培南 • 氨曲南 ②氟喹诺酮类:环丙沙星、左氧氟沙星(750mg qd) ③氨基糖苷类:阿米卡星、庆大霉素 可联合用药:①+②,①+③,或②+③
怀疑 MRSA 者	可考虑使用万古霉素、利奈唑胺、替考拉宁、去甲万古霉素

(李佳宁,审阅:范俊平、邵池)

第十节 医院获得性肺炎

一、定义

医院获得性肺炎(hospital-acquired pneumonia,HAP)是指患者入院时不存在也不处于潜伏期,而于入院 48h 或以上发生的肺炎。

二、病原学

1. 常见病原体 革兰氏阴性杆菌(如大肠埃希菌、肺炎克雷伯菌、肠杆菌属、铜绿假单胞菌、不动杆菌属)和革兰氏阳性球菌(如金黄色葡萄球菌,包括 MRSA;链球菌属)。

2. 警惕多药耐药(multidrug resistant,MDR)病原体 危险因素包括:既往 90d 内接受过抗生素治疗;已住院时间≥ 5d;社区或医院特定病房中抗生素耐药病原体的发生率较高;免疫抑制状态(疾病或治疗后);重度脓毒性休克。

3. 除免疫功能受损的患者以外,由病毒或真菌引起的院内肺炎不多见。

三、治疗

1. 治疗前,采集下呼吸道标本。

2. 初始治疗方案取决于是否存在 MDR 危险因素;治疗后 48~72h 评估疗效,不推荐过于频繁的更换抗生素。

3. 病原明确后根据药敏调整为窄谱抗生素。

4. 抗生素疗程至少 7d,铜绿假单胞菌 8~15d,MRSA 可延长至 21d。

HAP 的抗生素方案选择见表 5-10-1。

表 5-10-1 医院获得性肺炎的抗生素方案

危险分层	抗生素方案
非危重患者 MDR 菌感染风险低 单药治疗	抗铜绿假单胞菌青霉素类(哌拉西林等) β 内酰胺酶抑制剂 第三 / 四代头孢菌素 喹诺酮类
非危重患者 MDR 菌感染风险高 单药或联合治疗	β 内酰胺酶抑制剂、抗铜绿假单胞菌头孢菌素类(头孢他啶、头孢吡肟等)、抗铜绿假单胞菌碳青霉烯类(亚胺培南、美罗培南等) 联合抗铜绿假单胞菌喹诺酮类(环丙沙星、左氧氟沙星等)、氨基糖苷类(阿米卡星等) 有 MRSA 感染风险时加用: 万古霉素、去甲万古霉素、替考拉宁、利奈唑胺
危重患者 联合治疗	β 内酰胺酶抑制剂 / 抗铜绿假单胞菌头孢菌素类(头孢他啶、头孢吡肟等)、抗铜绿假单胞菌碳青霉烯类(亚胺培南、美罗培南等) 联合抗铜绿假单胞菌喹诺酮类(环丙沙星、左氧氟沙星等)、氨基糖苷类(阿米卡星等) 有广泛耐药革兰氏阴性菌感染风险时可加用多黏菌素或替加环素 有 MRSA 感染风险时加用: 万古霉素、去甲万古霉素、替考拉宁、利奈唑胺

注:MRSA 风险包括呼吸道存在 MRSA 或所在医疗单元内 MRSA 分离率高。危重患者包括机械通气和感染性休克的患者。通常不联用 2 种 β 内酰胺类药物;氨基糖苷类药物仅用于联合治疗。

(李佳宁,审阅:范俊平、邵池)

第十一节　弥漫性实质性肺病

弥漫性实质性肺病(diffuse parenchymal lung disease,DPLD),又称间质性肺病(interstitial lung disease,ILD),是以弥漫性肺实质、肺泡炎症和间质纤维化为病理基本病变,以活动性呼吸困难、弥漫性肺部浸润阴影、限制性通气障碍、弥散功能降低和低氧血症为临床表现的不同种类疾病群构成的临床-病理实体的总称。

DPLD 分类见表 5-11-1,包括:

(1)已知病因的继发性 DPLD。

1)结缔组织疾病相关性间质性肺病(CTD-ILD):如系统性硬化症、多发性肌炎/皮肌炎、类风湿关节炎等相关。

2)药物/毒物相关性间质性肺病:如生物制剂、胺碘酮等药物相关。

3)职业环境相关性间质性肺病,包括各种职业相关性(如石棉肺、铍病等)、外源性过敏性肺泡炎(如养鸽者肺等)。

(2)肉芽肿性肺病:结节病等。

(3)特殊类型的间质性肺病(一般有特殊的胸部影像学表现):肺泡蛋白沉积症(PAP)、淋巴管肌瘤病(LAM)、肺朗格汉斯组织细胞增生症(PLCH)等。

(4)特发性间质性肺炎(IIP):进一步分为主要特发性间质性肺炎(详见下表)、罕见特发性间质性肺炎(包括特发性淋巴细胞间质性肺炎、特发性胸膜肺实质弹力纤维增生症 PPFE 等)、不能分类的特发性间质性肺炎。

表 5-11-1 主要特发性间质性肺炎的分类

分类	临床 - 影像 - 病理诊断	影像和 / 或病理形态学类型
慢性致纤维化性间质性肺炎	特发性肺纤维化 IPF	普通型间质性肺炎 UIP
	特发性非特异性间质性肺炎 NSIP	非特异性间质性肺炎 NSIP
吸烟相关性间质性肺炎	呼吸性细支气管炎 - 间质性肺疾病 RB-ILD	呼吸性细支气管炎 RB
	脱屑性间质性肺炎 DIP	脱屑性间质性肺炎 DIP
	隐源性机化性肺炎 COP	机化性肺炎 OP
急性 / 亚急性间质性肺炎	急性间质性肺炎 AIP	弥漫性肺泡损伤 DAD

注:脱屑性间质性肺炎也可见于非吸烟者

一、病史

1. 起病缓急

(1)急性(数天至数周):AIP、嗜酸性肺炎、急性过敏性肺炎——弥漫性肺泡渗出影。

(2)亚急性(数天至数月):结节病、药物、肺泡出血综合征、COP、SLE、多发性肌炎。

(3)慢性(数月至数年):IPF、结节病、LCH、CTD。

2. 年龄

(1)20~40 岁:结节病、CTD 相关 ILD、LAM、LCH、遗传性 ILD。

(2)>50 岁:大部分 IPF。

3. 性别

(1) 女性居多:LAM、结节性硬化相关肺部病变、赫-普综合征、CTD。

(2) 男性居多:尘肺、PLCH、RB-ILD。

4. 吸烟史

(1) PLCH 和 RB-ILD 明确和吸烟相关;IPF、DIP、PAP 也常有吸烟史。

(2) 就诊时仍吸烟的肺肾出血综合征的患者病情更活动。

5. 既往病史　如恶性肿瘤、炎症性肠病、结缔组织病、心脏病史等。

6. 职业、环境接触史　包括石棉、粉尘、油漆、宠物接触,染发、蘑菇种植、电焊等,接触频率、时间,有无防护措施。

7. 特殊药物使用及家族史　毒品、免疫抑制剂、抗肿瘤药物,IPF、神经纤维肌瘤病等。

二、症状体征

进行性加重的呼吸困难、喘息、干咳、活动耐量下降。

三、查体

爆裂音、杵状指、发绀。肺外表现如皮疹、毛细血管扩张、虹膜炎、腮腺肿大、肌肉无力、压痛。

四、辅助检查

1. 常规检查　全血细胞计数、肝肾功能、尿常规、HIV。

2. 血液检查　抗核抗体(ANA)、ANCA、抗基底膜抗体、肌炎抗体谱,sACE(考虑结节病时),重金属监测(可疑重金属接触史时)。

3. 胸片、高分辨肺 CT（HRCT） 前者最常做，后者更重要。HRCT（网格 / 结节 / 磨玻璃样改变 / 囊性变）。

4. 肺功能

(1) 肺一氧化碳弥散功能（DL_{CO}）降低（肺泡出血时可出现 DL_{CO} 升高）。

(2) 大多为限制性通气功能降低。

(3) 阻塞性通气功能降低见于 LAM、LCH 和过敏性肺泡炎，合并 COPD。

5. 支气管镜 BALF、TBLB（详见第五章第一节纤维支气管镜）。

6. 超声心动图 有助于评价心功能、肺动脉高压。

7. ABG 评价氧合，可进行运动前后比较。

8. 6min 步行试验 有助于判断呼吸功能。

9. 有创检查 支气管镜、经皮肺穿刺、胸腔镜、开胸肺活检。

10. 诊断流程图见图 5-11-1。

五、治疗原则

1. 一般治疗 避免暴露因素（如考虑染发剂相关肺炎者剃发）、戒烟、呼吸功能锻炼，必要时氧疗。

2. 特异性治疗 部分患者对激素、免疫抑制剂治疗有效，如 CTD。

3. 抗纤维化药物 适用于 IPF 以及部分纤维化为主要表现的 CTD 如系统性硬化症：吡非尼酮、尼达尼布等。

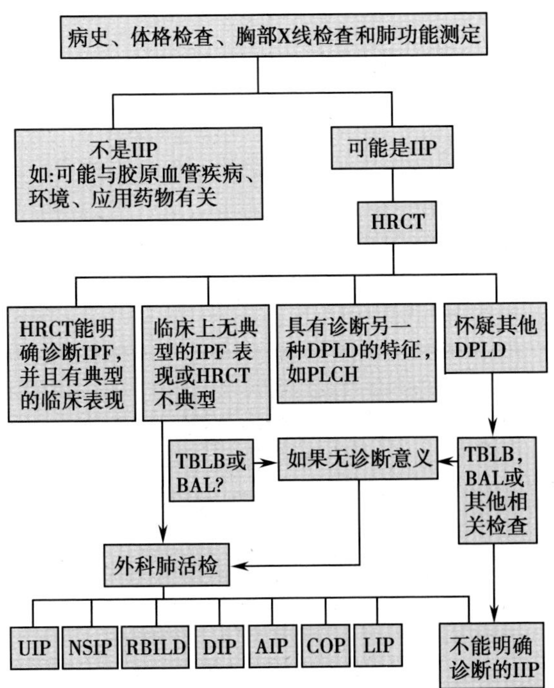

图 5-11-1 弥漫性实质性肺病的诊断流程图

注:特发性肺间质性肺炎,IIP;特发性肺纤维化,IPF;脱屑性间质性肺炎,DIP;呼吸性细支气管炎相关间质性肺病,RB-ILD;急性间质性肺炎,AIP;隐源性机化性肺炎,COP;非特异性间质性肺炎,NSIP;淋巴细胞间质性肺炎,LIP;肺淋巴管平滑肌瘤病,LAM;肺朗格罕斯组织细胞增多症,PLCH;嗜酸性粒细胞性肺炎,EP;肺泡蛋白沉着症,PAP。

（陈茹萱,审阅:范俊平、邵池）

第十二节　肺栓塞

一、定义

1. 肺栓塞(pulmonary embolism,PE) 是指由于内源性或外源性的物质(血栓、肿瘤、空气或脂肪)阻塞肺动脉或其分支,引起肺循环障碍的综合征。如无特别说明,肺栓塞一般指肺血栓栓塞。

2. 肺栓塞与深静脉血栓症实质是一种疾病过程在不同部位、不同阶段的表现,合称为静脉血栓栓塞症(venous thromboembolism,VTE)。引起临床症状的肺栓塞中大多数由下肢深静脉血栓脱落而来。

二、危险因素

大部分肺栓塞均有危险因素,见表 5-12-1。

表 5-12-1　肺栓塞的危险因素

Virchow 三要素	临床情况
静脉血流淤滞	制动 / 长期卧床,长途航空 / 汽车旅行、急性内科疾病(心衰、呼吸衰竭、感染等)
血液高凝状态	遗传性或获得性易栓症(抗磷脂抗体综合征(APS)、恶性肿瘤)、肾病综合征、口服避孕药、妊娠 / 产褥期、血管炎等自身免疫性疾病
血管内皮损伤	创伤 / 骨折,既往 3 个月内手术史(特别是骨科手术)、中心静脉置管或起搏器、吸烟

三、临床表现

1. 临床症状及体征 缺乏特异性，甚至无明显症状；具有高危因素的患者出现无法解释的症状应作为重点鉴别诊断考虑。

2. 常见症状 呼吸困难、胸痛、咳嗽、晕厥及咯血；动脉低血压及休克少见，但提示病情危重。

3. 体征 呼吸频率、心动过速、发热、发绀、啰音、胸膜摩擦音、P2 亢进、颈静脉充盈等。

四、辅助检查

1. ABG、心肌损伤标志物（cTnI 或 cTnT）和心衰标志物（BNP、NT-proBNP）、D- 二聚体（敏感性高、特异性差）。

2. 心电图（窦性心动过速或右束支传导阻滞、SⅠTⅢQⅢ及 $V_{1\sim4}$ 导联 T 波倒置）、ECHO、下肢静脉超声。

3. V/Q 显像 敏感性高、特异性差；对于周围小栓子的敏感性高于 CTPA。

4. CTPA 可能漏诊亚段 PTE。

5. 肺动脉造影 金标准，有创，开展 CTPA 后较少进行，但仍会用于肺栓塞的导管介入治疗。

6. 积极寻找相关可逆危险因素。

五、诊断及危险分层

1. 临床可能性评估表简化版 Wells 评分（表 5-12-2）。亦可使用改良 Geneva 评分。

如为“低度可疑”，查 D- 二聚体，如为阴性，除外；如为阳性，同“中度 / 高度可疑”。

如为“中度 / 高度可疑”；行 CTPA/V-Q 显像、ECHO、下肢深静脉超声等协助明确诊断。

表 5-12-2 简化 Wells 评分

参数	评分
DVT 临床症状	3.0
与 PE 相比,其他诊断可能性更小	3.0
心率 >100 次 /min	1.5
制动(≥ 3d)或前 4 周内手术史	1.5
既往 DVT/PE 病史	1.5
咯血	1.0
恶性肿瘤	1.0

注:三分法:0~1 分,低度可疑;2~6 分,中度可疑;≥ 7 分,高度可疑

两分法:0~4 分,低度可疑;>4 分,高度可疑。

2. 危险分层(表 5-12-3)

表 5-12-3 肺栓塞危险分层及治疗策略

危险分层	休克或低血压	影像学(右心功能不全)	实验室指标(心脏生物学标志物升高)	治疗策略
高危	+	+	+/–	初始再灌注治疗
中高危	–	+	+	抗凝,监护,考虑补救性再灌住
中低危	–	+/–	–/+	抗凝,住院治疗
低危	–	–	–	早期出院,门诊监护,抗凝

血流动力学状态→高危 / 非高危。

影像学右心功能不全 / 心肌标志物→中高 / 中低危。

六、治疗

1. 抗凝治疗(若无绝对禁忌,临床高度怀疑时立即开始!)

(1)前5~14d,推荐选用低分子肝素、普通肝素、磺达肝癸钠、负荷量的利伐沙班或阿哌沙班。

1)普通肝素(UFH):静脉泵入,需要检测APTT,治疗目标APTT为正常值的1.5~2.5倍。

2)低分子肝素(LMWH):如依诺肝素1mg/kg皮下注射每12h一次,按实际体重计算用量。对血流动力学不稳定(可能要溶栓),或出血风险较高的患者,仍以UFH泵入更稳妥(半衰期短,且有拮抗剂)。

3)磺达肝癸钠:5~10mg皮下注射每日一次≈UFH,用于HIT者。

4)直接Ⅹa因子抑制剂:利伐沙班(15mg,2次/d×3周,然后20mg qd)、阿哌沙班(10mg,2次/d×7d,然后5mg bid)。

5)直接凝血酶抑制剂(比伐卢定,阿加曲班):用于HIT者。

(2)维持治疗:标准疗程至少3个月,3个月后称为延展期抗凝。

1)华法林(目标INR 2~3):使用肝素的同时即开始口服华法林,下午给药更便于根据INR结果及时调整剂量。停肝素需同时满足两个条件:①与肝素重叠≥5d;②INR≥2至少24h。

2)直接口服抗凝药(DOACs):包括直接Ⅹa因子抑制剂(利伐沙班、阿哌沙班)和直接Ⅱa因子抑制剂(达比加群酯)。

3)有明确可逆危险因素者,抗凝3个月后,若危险因素去除,建议停用;危险因素持续存在,推荐继续抗凝。

4）特发性PTE，抗凝3个月后，仍未发现确切危险因素，且出血风险低，推荐延长抗凝时间，甚至终身抗凝；若出血风险高，动态评估血栓复发和出血风险，决定是否抗凝。

2. 溶栓治疗

（1）急性高危PE，若无禁忌，推荐溶栓治疗。

（2）急性中高危PE，建议先予抗凝，若病情恶化，且无禁忌，再考虑溶栓。

（3）溶栓方案：rt-PA（50~100mg 持续静脉滴注2h），或尿激酶2万U/kg持续静脉滴注2h或链激酶150万U持续静脉滴注2h。溶栓后需肝素抗凝；时间窗一般定为PE发生后14d内，但不作严格规定。

（4）对于急性高危患者，首选UFH，以便于及时转换到溶栓治疗。

（5）导管内溶栓与外周静脉溶栓效果相当。

3. 肺动脉取栓术　近端大块栓子栓塞+血流动力学不稳+溶栓禁忌，考虑手术。

4. 下腔静脉滤网

（1）适应证：存在抗凝禁忌证（近期手术、脑卒中）；充分抗凝下仍再次发生肺栓塞。

（2）注意：下腔静脉内有血栓并非直接适应证。

（3）滤网+抗凝→PTE风险减少1/2，DVT风险增加2倍，死亡率无差异。

（李佳宁，审阅：范俊平、邵池）

第十三节　肺动脉高压

一、定义

1. 肺动脉高压（pulmonary hypertension，PH）是一种以肺动脉压力升高为表现形式的血流动力学状态。

2. 诊断标准　在海平面状态下、静息时，右心导管检查肺动脉平均压（mPAP）≥ 20mmHg。

二、肺高压分类（Dana Point 分类，表 5-13-1）

表 5-13-1　肺高压分类

类别	疾病
第 1 类 动脉性肺动脉高压（PAH） （毛细血管前性 PH，PAOP ≤ 15mmHg）	1.1　特发性 PAH（IPAH） 1.2　遗传性 PAH（*BMPR2*、*ALK-1*、*endoglin* 基因突变等） 1.3　药物和毒物诱导的 PAH 1.4　疾病相关的 1.4.1　结缔组织病 1.4.2　HIV 感染 1.4.3　门脉高压 1.4.4　先天性心脏病 1.4.5　血吸虫病 1.5　长期钙通道阻滞剂相关的 1.6　肺静脉闭塞病（PVOD）/ 肺毛细血管瘤样增生症（PCH） 1.7　新生儿持续 PAH
第 2 类 左心疾病相关性 PH （毛细血管后性 PH，PAOP>15mmHg）	2.1　收缩功能障碍 2.2　舒张功能障碍 2.3　心脏瓣膜疾病 2.4　先天性 / 获得性导致毛细血管后 PH 心血管疾病
第 3 类 与呼吸系统疾病或缺氧相关的 PH （毛细血管前性 PH，PAOP ≤ 15mmHg）	3.1　阻塞性肺疾病 3.2　限制性肺疾病 3.3　其他兼有限制性和阻塞性通气功能障碍的肺疾病 3.4　非肺部疾病相关低氧 3.5　发育性肺疾病

续表

类别	疾病
第4类 慢性血栓栓塞性肺动脉高压(CTEPH)和其他肺动脉梗阻 (毛细血管前性PH,PAOP ≤ 15mmHg)	4.1 慢性血栓性疾病 4.2 其他肺动脉阻塞性疾病
第5类 机制不明或多种因素所致PH (毛细血管前性PH,PAOP ≤ 15mmHg)	5.1 血液系统疾病(慢性溶血性贫血/骨髓增生性疾病/脾切除等) 5.2 系统性疾病(结节病/肺朗格汉斯组织细胞增多症/淋巴管肌瘤病)与代谢性疾病(糖原贮积病、戈谢病、甲状腺疾病) 5.3 其他:肺肿瘤栓塞性微血管病、纤维性纵隔炎、节段性肺高压、慢性肾衰竭(接受/不接受透析) 5.4 复杂的先天性心脏病

三、临床表现

1. 症状 非特异,气短、乏力、虚弱、胸痛、干咳、晕厥等,静息时出现以上症状提示病情严重。

2. 体征 左侧胸骨旁抬举样搏动、肺动脉瓣区第二心音亢进、右心室区闻及第三心音、三尖瓣听诊区收缩期反流性杂音及肺动脉瓣听诊区舒张期反流性杂音。右心功能不全相关体征。

四、辅助检查

1. 病因评估

(1)血常规、血生化、甲状腺功能、HIV抗体、肝炎病毒等。

(2) 免疫指标：ANA(40%IPAH 存在低效价阳性)，类风湿因子，抗 ENA(抗 Scl-70、U3-RNP、抗中心粒抗体等)。常见可致肺高压的结缔组织病(CTD)：硬皮病/CREST、混合结缔组织病、系统性红斑狼疮、类风湿关节炎、多发性肌炎或皮肌炎、干燥综合征。

(3) CXR 及 HRCT：肺门动脉扩张伴远端外周分支纤细(“截断”征)、右心房/心室扩大；肺实质疾病。

(4) 肺功能(弥散 + 通气)：弥散↓，轻度限制性通气功能障碍；除外阻塞或限制性肺疾病。

(5) 多导睡眠监测：除外低通气和 OSAHS。

(6) V/Q 显像：PE、肺静脉闭塞症。

(7) CTPA or VQ 显像 ± 肺动脉造影：慢性血栓栓塞性肺动脉高压(CTEPH)。

2. 病情评估

(1) ABG：PaO_2 及 SaO_2 下降(尤其活动后)，$PaCO_2$ 下降，$P_{A-a}O_2$ 升高。

(2) 心电图：电轴右偏，RBBB，右心室肥厚，肺性 P 波。

(3) 超声心动图：首选的无创检查；右心室收缩压上升，右心室呈 D 形(室间隔变平)，三尖瓣反流，肺动脉瓣反流；除外先心病、瓣膜病、左心功能不全。

(4) 6min 步行试验：评价运动耐量及预后。

(5) 右心漂浮导管：诊断金标准；可鉴别毛细血管前/后性 PAH。同时还可行血管舒张试验。吸入 NO(首选)，或静脉前列环素或腺苷(注意系统性低血压)进行试验。

1) 阳性标准：用药后 mPAP ≤ 40mmHg，且 ΔmPAP 下降≥ 10mmHg，且 CO 上升或不变。

2) 阳性者口服 CCB 可能有效。

3. 提示预后不良的因素出现右心室衰竭表现、症状迅速进展、晕厥、WHO 心功能Ⅳ级、6MWT<300m、血浆 BNP>180pg/ml/ 血浆 NT-proBNP 水平 >1 500pg/ml、

UCG 改变(心包积液、显著右心室增大、右心房大)、右心房压 >20mmHg、心指数≤ 2.0L/min·m^2。

五、治疗

1. PAH 治疗原则 预防及逆转血管活性物质失衡/血管重构;预防右心室衰竭;保证足够的系统舒张压。

(1)治疗原发病。

(2)一般治疗:康复训练、避免感染、避孕、避免高空旅行或尽量携氧登机。

(3)支持治疗。

1)重度 PAH 猝死风险显著增加,首诊即应明确交代猝死可能。

2)避免剧烈快速运动、改变体位,用力动作,剧烈咳嗽及便秘应引起重视及时对症处理。

3)吸氧:目标 SaO_2>90%~92%。

4)利尿:减轻右心衰症状,避免低血压。

5)洋地黄类药物:CO<4L/min 或 CI<2.5L/(min·m^2);右心室明显扩张、基础 HR 心率 >100 次 /min,合并快室率房颤,对抗 CCB 负性肌力作用。

6)抗凝:口服华法林,INR1.5~2.0;可能减少右心衰相关血栓栓塞风险,抑制原位血栓形成,但生存获益尚不确定。

7)不推荐 PAH 患者使用 ACEI/ARB、β 受体阻滞剂、依法布雷定等药物,除非需要治疗相关合并症或并发症(高血压、冠心病、左心衰等)。

(4)特异性药物治疗

1)口服钙通道拮抗剂:适用于急性血管舒张试验阳性者。

- 小剂量开始,增加至最大耐受剂量。
- 硝苯地平(120~240mg/d)、氨氯地平(20mg qd 以上)适用于心率相对较慢者。

• 地尔硫䓬(240~720mg/d)适用于心率相对较快者。

• 1年后再次评估急性舒张试验,其中仅1/2长期有效、死亡率下降。

2)降肺动脉高压药物

• WHO 1~3级初始单药或联合口服治疗,疗效不佳加用第2/3种药物。

WHO 4级高危患者初始联合治疗(包括静脉前列环素类似物)。

• 磷酸二酯酶-5抑制剂(PDE-5)和磷酸鸟苷环化酶(sGC)激动剂:前者如西地那非、他达拉非,后者如利奥西呱。副作用:潮红、视觉障碍、腹泻等。

• 内皮素受体拮抗剂(ERAs):如波生坦(非选择性)、西他生坦及安立生坦(选择性)。副作用:药物相关肝损、贫血、潜在致畸等。

• 前列环素类似物(PCA):如依前列醇、伊洛前列素(万他维)、曲前列环素(瑞莫杜林)等。

(5)难治性PAH:球囊房间隔造口术;肺移植、心肺联合移植(Eisenmenger时)。

2. 第2、3、4型PH以治疗原发病为主,目前暂不推荐使用PAH靶向药物,CTEPH可考虑行肺动脉内膜剥脱术。

(李佳宁,审阅:范俊平、邵池)

第十四节 肺癌总论

一、定义

肺癌是原发于支气管和肺的癌,多数起源于各级支气管黏膜上皮。

二、分类

主要病理类型:腺癌、鳞状细胞癌、神经内分泌肿瘤、大细胞癌、腺鳞癌、肉瘤样癌、其他未分类癌、唾液腺型肿瘤。

三、临床表现

1. 肿瘤原发灶所致症状　咳嗽、咯血、呼吸困难、胸闷、发热、同一部位反复发作的肺炎。

2. 肿瘤胸腔内蔓延所致症状　胸痛、胸腔积液、上腔静脉阻塞、声嘶。

3. 肿瘤远处转移所致症状　癫痫、脊髓压迫症状、骨痛等。

4. 肿瘤的肺外表现　内分泌异常(库欣综合征、甲状旁腺功能亢进 - 高钙血症)、神经肌病(Eaton-Lambert 综合征、感觉运动神经病变、脊髓病、痴呆)、血液系统(贫血、高凝倾向)、结缔组织(杵状指、肺性肥大性骨关节病)、免疫系统(腹膜后纤维化、系统性硬化、皮肌炎)、全身表现(恶病质、厌食、发热)。

四、分期

1. NSCLC 分期　采用第 8 版 IASLC 的 TNM 分期:T 为原发肿瘤,N 为区域淋巴结转移,M 为远处转移(表 5-14-1)。

表 5-14-1　肺癌的 TNM 分期

T:原发肿瘤	
T_0	无原发肿瘤证据
Tis	原位癌:指局限在黏膜层的鳞状细胞癌或原位腺癌
T_1	肿瘤最大径≤ 3cm,周围被肺或脏层胸膜所包绕,支气管镜下肿瘤侵及叶支气管,未侵及主支气管
T_{1a}	肿瘤最大径≤ 1cm

续表

T_{1b}	肿瘤最大径 >1cm 但≤ 2cm
T_{1c}	肿瘤最大径 >2cm 但≤ 3cm
T_2	肿瘤最大径 >3cm 但≤ 5cm 或者肿瘤具有以下任一特征： • 累及主支气管，但距隆突≥ 2cm • 侵犯脏层胸膜 • 伴有扩展到肺门的肺不张或阻塞性肺炎，但未累及全肺
T_{2a}	肿瘤最大径 >3cm 但≤ 4cm
T_{2b}	肿瘤最大径 >4cm 但≤ 5cm
T_3	肿瘤最大径 >5cm 但≤ 7cm 或者肿瘤具有以下任一特征： • 累及胸壁、壁层心包、膈神经 • 原发肿瘤同一叶内出现单个或多个瘤结节
T_4	肿瘤最大径 >7cm 或者肿瘤具有以下任一特征： • 累及纵隔、膈肌、心脏、大血管、气管、喉返神经、食管、椎体、隆突 • 同侧非原发肿瘤所在叶的其他肺叶出现单个或多个瘤结节
N：区域淋巴结转移	
N_0	无区域淋巴结转移
N_1	转移至同侧肺内、支气管旁淋巴结和 / 或同侧肺门淋巴结
N_2	转移至同侧纵隔和 / 或隆突下淋巴结
N_3	转移至对侧纵隔淋巴结、对侧肺门淋巴结、同侧或对侧锁骨上淋巴结
M：远处转移	
M_0	无远处转移

续表

M_1	有远处转移
M_{1a}	恶性胸腔(或心包)积液或胸膜转移结节 对侧肺叶内出现分散的单个或多个肿瘤结节
M_{1b}	远处器官单发转移灶
M_{1c}	多个或单个器官多处转移

		N_0	N_1	N_2	N_3
T_1	T_{1a}	ⅠA1	ⅡB	ⅢA	ⅢB
	T_{1b}	ⅠA2	ⅡB	ⅢA	ⅢB
	T_{1c}	ⅠA3	ⅡB	ⅢA	ⅢB
T_2	T_{2a}	ⅠB	ⅡB	ⅢA	ⅢB
	T_{2b}	ⅡA	ⅡB	ⅢA	ⅢB
T_3	T_3	ⅡB	ⅢA	ⅢB	ⅢC
T_4	T_4	ⅢA	ⅢA	ⅢB	ⅢC
M	M_{1a}	ⅣA	ⅣA	ⅣA	ⅣA
	M_{1b}	ⅣA	ⅣA	ⅣA	ⅣA
	M_{1c}	ⅣB	ⅣB	ⅣB	ⅣB

2. SCLC 分期　多采用美国退伍军人医院分期,分为局限期(LD)和广泛期(ED)。

(1)局限期:系指病变局限于一侧胸腔,可以安全地包括在一个放射野内,可有纵隔、前斜角肌与锁骨上淋巴结转移。

(2)广泛期:是指超出了上述范围。

五、治疗原则

1. 非小细胞肺癌　尽可能获取纵隔淋巴结结果,明确分期。

(1) Ⅰ期 NSCLC 患者的综合治疗：首选外科治疗，高危患者可考虑辅助化疗，不能耐受手术者根治性放疗。

(2) Ⅱ期 NSCLC 患者的综合治疗：手术 + 辅助化疗 / 放疗，不能耐受手术者根治性放疗。

(3) Ⅲ期 NSCLC 患者的综合治疗：多学科综合治疗。

1) 可手术者：手术 + 辅助化疗 / 放疗。

2) 预计手术难以切尽者：新辅助治疗 + 手术 + 辅助化疗。

3) 不可手术者：化疗 + 放疗 + 化疗序贯治疗，或化疗 + 同步放化疗。

(4) Ⅳ期 NSCLC 患者的综合治疗：全身治疗为主要手段，治疗目的是提高生存质量，延长生存期。

驱动基因（*EGFR*、*ALK* 等）阳性患者可使用靶向药物，没有驱动突变的患者通常进行含铂的两药联合方案化疗，维持治疗包括培美曲塞、多西他赛、吉西他滨、免疫治疗（PD-1/PD-L1 单抗等）。

2. 小细胞肺癌的治疗原则

(1) 以化疗为主，可以联合或序贯以放疗。

(2) 局限期 SCLC 以同步放化疗或化疗、放疗序贯治疗为主。

(3) 广泛期 SCLC 以化疗为主，择期行局部或转移灶治疗。

（李佳宁，审阅：范俊平、邵池）

第十五节　系统性疾病的肺部表现

一、结缔组织病

常见的累及呼吸系统的结缔组织疾病包括系统性硬化症、炎性肌病、干燥综合征、类风湿关节炎、系统性红斑狼疮、混合性结缔组织病,结缔组织病可累及呼吸系统各个部位。不同结缔组织疾病的呼吸系统受累特征及病理类型见表 5-15-1 和表 5-15-2。

表 5-15-1 结缔组织病呼吸系统受累特征

	肺间质病	气道	胸膜	肺血管	肺泡出血	呼吸肌
系统性硬化症	+++	–	–	+++	–	–
多发性肌炎 / 皮肌炎	+++	–	–	+	–	++
原发性干燥综合征	++	++	+	+	–	–
类风湿关节炎	++	++	+	+	–	–
系统性红斑狼疮	+	+	+++	+	++	+
混合性结缔组织病	++	+	+	++	–	+

表 5-15-2 结缔组织病相关肺间质病的病理类型

	UIP	NSIP	OP	DAD	LIP
系统性硬化症	+++	+++	+	+	–
多发性肌炎 / 皮肌炎	++	++++	++	++	–
原发性干燥综合征	+	+	+	+	+++
类风湿关节炎	++	++	+	+	–
系统性红斑狼疮	+	+	+	++	–
混合性结缔组织病	+	++	–	–	–

注:具体病理类型对应影像学特征见相关章节

CTD-ILD 的诊断:原发病诊断依据各种风湿病分类标准,结合胸部 HRCT、肺功能(常表现为限制性通气功能障碍、弥散障碍）可以诊断。支气管镜肺泡灌洗可协助鉴别感染、肺泡出血等。某些 CTD 与肿瘤性疾病具相关性，支气管镜活检或肺活检有助于鉴别。

二、ANCA 相关性小血管炎的临床特征（表 5-15-3）

表 5-15-3　ANCA 相关小血管炎肺部受累表现

疾病	临床表现	影像学	血清学
肉芽肿性血管炎	呼吸道症状（鼻窦炎、鼻黏膜病变）、肺部症状和肾小球肾炎	肺部结节伴中央坏死，厚壁或薄壁空洞形成，胸腔积液，亦可表现为肺叶阴影	c-ANCA（80%~90%）p-ANCA（20%~40%）
显微镜下多动脉炎	肺出血、胸腔积液，无上呼吸道受累	肺泡渗出 肺间质纤维化	p-ANCA（50%）c-ANCA（20%~40%）
嗜酸性粒细胞性肉芽肿性血管炎	哮喘、过敏性鼻炎、鼻息肉；消化道、冠状动脉、皮肤、多发单神经病变	游走性肺部浸润影	P-ANCA（35%）c-ANCA（35%）

其他血管炎的呼吸系统表现

1. 巨细胞动脉炎　咳嗽、声音嘶哑、肺结节间质病变等。

2. 大动脉炎　肺动脉狭窄闭塞，肺动脉高压。

3. 抗 GBM 抗体综合征　急进性肾小球肾炎、咯血，肺部影像学表现为弥漫性肺泡出血。

4. 贝赫切特病　肺内动脉瘤。是肺动脉瘤的最常见原因。

三、消化系统疾病(表 5-15-4)

表 5-15-4 消化系统疾病累及肺部的表现

疾病	肺部表现
溃疡性结肠炎	局限性大气道狭窄、支气管扩张、慢性支气管炎、机化性肺炎、肺间质纤维化 肺血管炎 柳氮磺胺吡啶相关嗜酸性粒细胞肺炎或肺间质纤维化
克罗恩病	上述气道疾病
贲门失弛缓症 / 膈疝	吸入性肺炎、肺脓肿
乳糜泻	过敏性肺炎、肺含铁血黄素沉积症、结核
肝硬化	肝肺综合征、门肺高压
急性胰腺炎	ARDS,胸腔积液

四、内分泌代谢疾病(表 5-15-5)

表 5-15-5 内分泌代谢疾病的肺部受累表现

疾病	肺部表现
肥胖	阻塞性睡眠呼吸暂停综合征
肢端肥大症	上呼吸道梗阻、阻塞性睡眠呼吸暂停综合征
甲状腺疾病	呼吸肌无力、呼吸困难(继发于充血性心力衰竭、贫血)
糖尿病	肺微血管病,感染(结核)

(李佳宁,审阅:范俊平、邵池)

第六章

消化疾病

第一节 消化系统检查注意事项

一、实验室检查项目

1. 碳水化合物吸收试验（D- 木糖试验） 试验前应查肾功能，正常或基本正常时才可作此项试验；检查前一晚进餐后禁食，受试期间为保证尿量可饮白水，但不能进食及饮用含糖饮料。

2. 血清胃泌素测定 测定前 1 周停用抑酸剂，如 PPI 类、H_2 受体阻滞剂等。

二、内镜检查项目

生命体征不稳定及疑有穿孔的患者通常为检查禁忌，若必须检查，例如心肌梗死患者因化脓性胆管炎须行 ERCP，应由相关专科会诊评估。降压药物及冠心病用药可在早 7 点前照常服用（尽量少饮水），但原则上氯吡格雷及阿司匹林等抗血小板药物须停用一周，低分子肝素须停用 24h，根据肾功能情况提前停用达比加群等口服抗凝药 12~72h（eGFR 30~50ml/min，停用 72h）。

1. 胃镜检查前须禁食水 8h。

2. 结肠镜 充分的肠道准备是检查的必要条件，检查当日可进少量白糖水，以免发生低血糖或虚脱。

（1）饮食要求：检查的前 2d 开始吃少渣饮食，如：稀粥、烂面条、蛋羹、藕粉、米糊等，不要进食蔬菜和水果，检查当天应禁食，但可以饮糖水、无色果汁，麻醉肠镜者术前 6h 禁食水。

（2）应用硫酸镁的患者：提前 3d 开始每晚各服酚酞 2 片（连服两晚，检查前一晚不吃）。下午检查者，当天早 6 点服用 50% 硫酸镁 40ml，之后半小时之内饮 2 000ml 水，上午 11 点再服用 50% 硫酸镁 40ml，之后半小时之内饮 2 000ml 水。上午检查者，前一天晚 7 点服用 50% 硫酸镁 40ml，之后半小时内饮 2 000ml 白开水，次日 6 点服用 50% 硫酸镁 40ml，之后半小时之内饮约 2 000ml 白开水。如腹泻严重、随时补充饮水，直至排清水样大便。不全肠梗阻、肾功能不全及有心脑血管疾病的患者慎用硫酸镁。

(3) 应用聚乙二醇制剂的患者：按每袋用凉开水 1 000ml 溶解药物。以每小时 1 000ml 的速度服用，建议慢走以加强重力导泻效果。当排出物为无色或黄色透明水样便时，肠道准备结束。如最后一次排出物为有形便或有渣便，则需加服，但总量一般不超过 4 000ml。上午检查者，前 1d 晚 7 点服药 2 袋，次日晨起服用 1 袋。下午检查者，早晨 8 点服药。

(4) 行无痛胃肠镜检查患者，需要在麻醉前 4~6h 禁食、禁水。

3. 内镜下逆行性胰胆管造影（ERCP） 检查前须禁食水 8h。

4. 超声内镜（EUS） 检查前须禁食水 8h。

5. 小肠镜 需由麻醉科医师评估风险，余注意事项同全麻胃肠镜。

三、胃肠动力检查项目

1. 24h 食管 pH 监测 严重的食管静脉曲张患者慎做该检查。检查前停用抑酸剂、促动力剂至少 72h，最好达 1 周。检查前禁食水 12h。检查期间不进酸性或碱性的食物及饮料，尽可能保持日常的生活饮食规律。

2. 食管测压 严重的心肺功能不全者、全身衰竭或昏迷者、精神病患者、检查不配合者、重度的食管静脉曲张及食管机械性梗阻为检查禁忌。检查前 3d 要停用药物，尤其是影响食管压力变化的药物，主要为抑酸剂及促动力剂。检查前至少禁食 8h，有明显的吞咽困难者，前1d晚餐应进流食，晚上8时后禁食，必要时延长禁食时间。

3. 胃电图　不能静坐或静卧者禁忌检查。术前48h停用影响胃肌电活动的药物，如甲氧氯普胺、吗丁啉、莫沙必利等。前1d晚餐后禁食，第2天晨空腹进行检查。

4. 直肠测压　检查前一周停用影响胃肠动力的药物。

5. 胃排空试验　检查前禁食12h。检查前1周停用影响胃肠动力的药物。

6. 全消化道通过时间测定　同胃排空试验。

（徐天铭，审阅：李骥）

第二节　胃癌

胃癌是最常见的恶性肿瘤之一，发病率高居第4位，死亡率排第3位。全球每年新发胃癌病例约120万，中国约占其中40%。

一、病史采集

1. 中老年患者（男女比例为2∶1），慢性病程。

2. 临床表现　早期胃癌常无特异症状，随着病情进展可出现类似胃炎、胃溃疡的症状。

（1）上腹饱胀不适和隐痛：饭后为重。胃窦溃疡型可表现为类似溃疡病节律样疼痛。胃癌所致疼痛可对抑酸治疗有反应，不可据此除外胃癌。

（2）食欲减退、嗳气、反酸等。

（3）恶心、呕吐：常为肿瘤继发梗阻；进行性加重吞咽困难和反流提示贲门部癌。

（4）呕血、黑便：出血量一般不大。

（5）胃部疼痛持续向腰背放射：提示可能存在胰腺和

腹腔神经丛受侵。

(6) 并发症：出血、穿孔、梗阻。可造成盆腔占位(Krukenberg 瘤)。

(7) 副癌综合征：①皮肤病变：Leser-Trelat 综合征：突然出现并迅速加重的脂溢性角化病、黑棘皮病。皮肌炎：向阳疹、戈登征、V 领区皮疹，四肢近端肌无力，肌酶谱升高反复，肌电图提示肌源形损害，肌活检病理可明确。②神经综合征：多发性神经炎、小脑变性。③血液系统：微血管病性溶血性贫血或游走性血栓性静脉炎。④膜性肾病。

3. 既往史

(1) 癌前状态：指具有癌易发倾向的疾病，包括①慢性萎缩性胃炎；②胃息肉，多发性息肉或腺瘤型息肉 >2cm；③残胃，毕Ⅱ式较毕Ⅰ式多，术后 >10 年者胃癌发病率上升；④胃溃疡，>2.5cm；⑤恶性贫血、胃体明显萎缩；⑥巨大胃肥厚黏膜症。

(2) 癌前病变：指易发生癌的病理组织学变化，包括肠上皮化生及不典型增生。

(3) 幽门螺杆菌(Hp)感染。

4. 个人史　长期进食含高浓度硝酸盐的食品，如熏烤、腌制和霉变食品；吸烟史。

5. 家族史　胃癌家族史。

6. 查体　早期胃癌常无体征，偶有上腹部深压痛。中晚期胃癌可出现上腹部肿块，呈结节状、质坚实、有压痛；消瘦甚至恶病质；有远处转移者，可发现左锁骨上淋巴结肿大(Virchow 淋巴结)、肝大并能触及坚实结节、腹水、肠梗阻、脐部肿物或直肠前窝触到肿块等。

二、入院检查

1. 血常规(注意有无贫血)、血型、配血(消化道出血者)、肝肾功、凝血、感染四项、尿常规、心电图、胸片。

2. 粪常规＋隐血。

3. 肿瘤标志物　CA72-4、CEA 有一定诊断价值，但阳性率不高，且与其他肿瘤有交叉阳性。

4. X 线钡餐检查　检查敏感度及特异度不高，逐渐被内镜取代。

5. 胃镜检查　胃镜及病理活检是胃癌诊断的最重要手段。近些年放大内镜联合窄光带成像检查有助于早期胃癌的诊断。正确选择取材部位及多块活检(>7 块)有助于提高诊断率的关键。部分 Borrmann Ⅳ型胃癌的疾病早期胃黏膜面正常或仅表现为水肿、充血，常规胃镜活检的阳性率低，多部位深挖活检或黏膜大活检有助于提高诊断的阳性率；对于疑诊的患者可行钡餐造影了解胃形态及蠕动情况。

6. 超声内镜　明确肿瘤浸润深度和了解有无周围增殖或转移，适合内镜下治疗前评估以及肿瘤的分期。

7. 腹盆增强 CT　腹盆增强 CT 检查有助于判断有无肿瘤转移及周围淋巴结受累，但常规腹盆增强 CT 检查无法对胃癌进行准确的 T 分期。胃重建使胃腔充分充盈后检查并重建，有助于胃癌的 T 分期。

8. 病理

(1) 大体

1) 早期胃癌：胃癌限于黏膜及黏膜下层，不论其大小及有无淋巴结转移。

日本早期胃癌分型：(山田，1962 年)

Ⅰ，隆起型，隆起高度 >0.5cm。

Ⅱ，平坦型，

Ⅱa：隆起高度 <0.5cm；Ⅱb：平坦，仅有色泽改变；Ⅱc：凹陷病变 <0.3cm。

Ⅲ，凹陷型。

复合型：如Ⅱc＋Ⅲ，Ⅱc＋Ⅱa。

2）进展期胃癌：突破黏膜下层即中晚期胃癌，采用Borrmann分型。

（2）Borrmann分型法（1929年，Bormann）

Borrmann Ⅰ型：息肉型，一般直径>3.0cm。

Borrmann Ⅱ型：溃疡型。

Borrmann Ⅲ型：溃疡浸润型癌。

Borrmann Ⅳ型：弥漫浸润型癌（皮革胃）。

（3）组织学分型：腺癌（高分化、中分化、低分化）、黏液腺癌、印戒细胞癌、硬癌、未分化癌和混合型癌。

（4）好发部位：可发生于胃的任何部位，半数以上位于胃窦部，大弯、小弯及前后壁均可受累，其次在贲门部，胃体及累及全胃相对少见。

三、入院诊断

1. 高危人群　目前提倡对高危人群定期筛查胃镜。年龄>40岁＋以下任何一条：

（1）胃癌高发地区人群。

（2）有癌前状态和癌前病变者。

（3）有胃癌家族史者。

（4）幽门螺杆菌感染。

（5）存在胃癌其他高危因素（高盐、腌制饮食、吸烟、重度饮酒等）。

2. 胃镜加活检可确诊。

四、鉴别诊断

1. 良性胃溃疡　X线钡餐检查和胃镜加活检是主要鉴别方法。有时良恶性溃疡从形态上难以鉴别，抑酸治疗后及时复查胃镜非常重要。

2. 其他胃部肿瘤　如淋巴瘤、间质瘤、神经内分泌瘤、平滑肌瘤、腺瘤等。鉴别依赖于影像学、内镜及病理学诊断。

五、治疗

早期发现、早期诊断、早期治疗是关键，以手术为中心的综合治疗。

1. 手术治疗　手术切除肿瘤和淋巴结是目前唯一有可能根治胃癌的手段。手术效果取决于胃癌的分期、癌浸润深度和扩散范围。可行根治性胃部分切除术，或扩大根治术；已有远处转移者，仅作姑息手术，以减轻症状、维持营养。

2. 内镜下治疗　对早期胃癌（未突破黏膜下层）可行内镜下黏膜切除术（ESD），其理论基础在于早期胃癌很少发生淋巴结转移，内镜治疗与手术治疗远期预后无异。成功关键在于早期发现病变，但对于低分化腺癌及黏液腺癌，由于转移和复发率较高，一般主张手术治疗。

3. 化学治疗　包括姑息化疗、新辅助化疗、辅助化疗以及挽救化疗。5-氟尿嘧啶为传统基础药物，新一代药物包括紫杉类、拓扑异构酶抑制剂、卡培他滨、奥沙利铂等。

4. 靶向治疗　如曲妥珠单抗、表皮生长因子受体（EGFR）抑制剂等。

5. 放射治疗　局部晚期胃癌接受术前/术后同步放化疗联合围术期化疗的治疗模式，有望改善局部复发和无病生存率。

六、早期胃癌筛查

早期胃癌（early gastric cancer）是癌组织仅局限于胃黏膜层或黏膜下层，不论有无淋巴结转移。在日本和韩国，早期胃癌检出率已占全部胃癌的比例的50%。而我国早期胃癌检出率只占5%~20%。因此，针对胃癌高危人群进行筛查，才是可能行之有效的方法。

1. 筛查对象　我国40岁以上人群胃癌发生率显

著上升,因此建议以40岁为胃癌筛查的起始年龄。根据我国国情和胃癌流行病学,以下符合第1条和2~6中任一条者均应列为胃癌高危人群,建议作为筛查对象:①年龄40岁以上,男女不限;②胃癌高发地区人群;③幽门螺杆菌感染者;④既往患有慢性萎缩性胃炎、胃溃疡、手术后残胃、肥厚性胃炎或恶性贫血等胃癌前疾病;⑤胃癌患者一级亲属;⑥存在胃癌其他高危因素(高盐、腌制饮食、吸烟、重度饮酒等)。

2. 筛查方法 原则:采用无创诊断方法筛选出胃癌高风险人群,继而进行有目的的内镜下精查是较为可行的诊断策略。

(1)无创检查:血清胃蛋白酶原(pepsinogen,PG);胃泌素17(gastrin-17,G-17)和上消化道钡餐。

(2)常用的内镜筛查方法

1)普通白光内镜:早期胃癌的白光内镜表现并不具有明显的特征性,易与胃炎等良性病变的黏膜改变相混淆。

2)化学染色内镜(chromoendoscopy):在常规内镜检查的基础上,将色素染料喷洒至需观察的黏膜表面,使病灶与正常黏膜对比更加明显,从而有助于病变的辨认及提高活检的准确性,提高活检的阳性率;并可对早期胃癌的边缘和范围进行较准确的判断,以提高内镜下黏膜切除的完整性。

3)电子染色内镜(digital chromoendoscopy):不喷洒染色剂就能显示黏膜腺管形态的改变,从而避免染料分布不均匀而对病变的错误判断,与化学染色内镜相比,电子染色内镜还可清晰观察黏膜浅表微血管形态,并且能在普通白光内镜和电子染色内镜之间反复切换对比观察,操作更为简便。目前临床最常用的是窄带成像技术(narrow band imaging,NBI)。

4)放大内镜(magnifying endoscopy):可将胃黏膜放

大几十甚至上百倍，可以观察胃黏膜腺体表面小凹结构和黏膜微血管网形态特征的细微变化，尤其是与电子染色内镜相结合，黏膜特征显示更为清楚，具有较高的鉴别诊断价值。

5）激光共聚焦显微内镜（confocal caser endomicroscopy，CLE）：可实时模拟组织学检查，清晰显示目标部位胃小凹、细胞以及亚细胞水平的显微结构，易于检出黏膜内早期癌变。

（徐天铭，审阅：李骥）

第三节 大肠癌

结肠癌、直肠癌（carcinoma of the colon and rectum）统称为大肠癌，在我国居恶性肿瘤发病率第3位，死亡率居第5位。

一、病史采集

1. 男性发病率和死亡率均高于女性，中老年人好发。

2. 临床表现 症状常与病变发生部位有关。

（1）共同表现：腹部不适或腹痛、排便习惯改变（腹泻、便秘或腹泻便秘交替）、血便。影像学检查发现腹腔内肿块，伴乏力、贫血、低热、体重减轻等全身症状。出现盆腔转移时可有腰骶部酸痛、坠胀感。

（2）右侧结肠癌：以排便习惯改变、贫血、腹部肿块为主要表现，血便为血与粪便混合呈红褐色。由于右半结肠无成形粪便，故较少发生肠梗阻。

（3）左侧结肠癌：以腹痛和肠梗阻为主，血便常不与粪便混合。

（4）直肠癌：粪便变细，次数增多伴里急后重，粪便表面常有鲜血和黏液。如侵犯骶丛神经可出现剧痛，侵犯泌尿系统可有泌尿系统症状。

3. 既往史

(1)大肠腺瘤病史或无蒂锯齿状息肉病史:通常癌变需5年以上。腺瘤>2cm、绒毛状腺瘤、重度不典型增生、宽基底腺瘤癌变概率大。

(2)大肠慢性炎症:①溃疡性结肠炎,长病程、全结肠病变、合并原发性硬化性胆管炎易发生大肠癌;②克罗恩病、慢性细菌性痢疾、慢性阿米巴肠病、血吸虫病患者大肠癌发病率有所升高。

(3)胆囊切除术:近端结肠癌发病率增加。

(4)腹部或盆腔放疗史。

4. 个人史　高脂饮食、红肉和加工肉类大量摄入、吸烟、长期大量饮酒、肥胖。

5. 家族史　大肠癌家族史,如家族性腺瘤性息肉病(FAP)、遗传性非息肉性大肠癌(HNPCC)。

6. 查体　部分患者有腹部包块。直肠指诊非常重要,可触及直肠内7~8cm以下的癌肿。我国下段直肠癌远较国外多见,超过75%的直肠癌位于7cm以下。

二、入院检查

1. 血常规(注意有无贫血)、血型、肝肾功能、凝血、感染四项、尿常规、心电图、胸片。

2. 粪常规+隐血。

3. 肿瘤标志物(CEA、CA242、CA19-9)　敏感性和特异性有限,诊断价值不大。但对监测大肠癌手术后复发有一定参考价值。

4. X线气钡双重对比造影　可清晰显示肠黏膜的肿物、溃疡及狭窄病变。适合于暂不能接受结肠镜检查的患者,已有梗阻的患者检查后需用导泻剂(如液状石蜡)加快钡剂排出。

5. 大肠镜检查　最佳确诊方法,属有创检查。一般情况差、严重凝血功能障碍、既往有腹主动脉瘤的患者需严格把握适应证。

6. 超声、腹盆增强 CT 及直肠 MRI 检查　对确定肿瘤大小、与血管关系及有无转移有价值。直肠超声内镜检查可显示肿块的大小和周围组织的情况，直肠 MRI 检查已成为直肠癌肿瘤分期最重要的影像学检查手段。

7. 病理　其组织学类型可分为腺癌(包括乳头状腺癌及管状腺癌)、黏液癌、印戒细胞癌、鳞状细胞癌、腺鳞癌、未分化癌及其他。其中腺癌最常见，约占 80%。

8. 好发部位　依次为直肠、乙状结肠、回盲部和升结肠。

三、入院诊断

临床病理分期目前仍多沿用 Dukes 分期。

A 期：癌肿浸润深度限于黏膜或黏膜下层，未穿出深肌层，且无淋巴结转移。

B 期：癌肿侵犯浆膜层，亦可侵入浆膜外或肠外周围组织，但尚能整块切除，无淋巴结转移。B1 期：侵及固有肌层，无淋巴结转移；B2 期：穿透固有肌层，累及浆膜层，无淋巴结转移。

C 期：侵犯肠壁全层或未侵犯全层，但伴有淋巴结转移。C1 期：区域淋巴结转移但无系膜血管旁淋巴结转移；C2 期：系膜血管旁淋巴结转移。

D 期：远处转移或腹腔转移，或广泛浸润无法切除。

四、鉴别诊断

1. 内痔　反复便血应与直肠癌相鉴别。可行直肠指诊及直肠镜。

2. 溃疡性结肠炎、菌痢　脓血便伴里急后重应与直肠、乙状结肠癌相鉴别。

3. 阑尾炎、克罗恩病　右下腹痛、腹部包块应与右半结肠癌相鉴别，大肠癌通常抗炎治疗无效，可通过影像学检查及内镜检查明确。

4. 卵巢肿瘤 女性患者应注意完善妇科检查。

5. 肠梗阻 排气排便停止、恶心、呕吐需注意鉴别是否为大肠癌所致肠梗阻，但大肠癌常先出现排便习惯改变。

五、治疗

1. 手术治疗 手术切除病变为首选治疗手段，应切除肿瘤所在肠段及其相应的肠系膜和所属区域淋巴结。手术方法及部位取决于肿瘤部位。

2. 非手术治疗

(1) 内镜治疗：结肠腺瘤、腺瘤癌变和黏膜内的早期癌可经结肠镜下内镜下黏膜切除术（endoscopic mucosal resection，EMR）和内镜黏膜下剥离术（endoscopic submucosal dissection，ESD）切除。

(2) 化疗：大肠癌对化疗一般不敏感，多用于肿瘤术后复发、局部进展、远处转移而又无法手术切除的患者。传统方案以铂类联合 5- 氟尿嘧啶及亚叶酸钙治疗。新型药物：拓扑异构酶抑制剂、铂类药物、卡培他滨等。

(3) 放射治疗：结肠癌对放射治疗不敏感，多用于直肠癌有局部淋巴结转移，或肿瘤体积大，与盆腔器官粘连者，术前放疗可防止扩散，术后放疗与化疗合用减少复发，但有发生放射性直肠炎的可能。

3. 推荐小剂量阿司匹林作为结直肠癌术后二级预防治疗。

六、预后

多数早期结直肠癌患者可以治愈，5 年生存率可达 90%，晚期结直肠癌则为 10%~15%。肿瘤部位是Ⅲ、Ⅳ期结直肠癌的独立预后因素，右半结肠癌预后显著差于左半结肠和直肠，与治疗手段无关。

（徐天铭，审阅：李骥）

第四节 急性胰腺炎

一、病史采集

1. 诱因 饮食不当、大量饮酒、药物、外伤、其他代谢与医源性因素（表 6-4-1）。

表 6-4-1 急性胰腺炎的病因

常见病因	其他病因
胆石症（我国最常见病因，包括胆道微结石） 酒精 高甘油三酯血症	药物：呋塞米、噻嗪类、磺胺、雌激素、6-巯基嘌呤（6-MP）/ 硫唑嘌呤（AZA）、血管紧张素转化酶抑制剂（ACEI）、5-氨基水杨酸（5-ASA）、化疗药、抗反转录病毒药等 肿瘤（胰腺或壶腹部的肿瘤等） 解剖因素：壶腹乳头括约肌功能不良、乳头旁憩室、胰腺分裂症等 遗传因素：α1-抗胰蛋白酶缺乏、*PRSS1* 基因突变、*CFTR* 基因突变、*SPINK1* 基因突变等 感染：柯萨奇病毒、巨细胞病毒、腮腺炎病毒、免疫缺陷病毒、结核杆菌、蛔虫 免疫：自身免疫性胰腺炎、系统性红斑狼疮、干燥综合征 高钙血症 医源性（ERCP、外科手术、经口小肠镜） 外伤、毒物、血管炎

2. 临床表现

（1）腹痛：几乎均有，中上腹及左上腹痛为主，少数为右上腹痛，并向腰背部放射，进食后加重。腹痛多剧烈且持续不缓解。

(2) 恶心、呕吐：以胃内容物及胆汁为主，呕吐后腹痛无缓解。

(3) 发热：可有中度发热，若出现高热、畏寒、寒战，需警惕并发化脓性胆管炎。

(4) 黄疸：提示胆道梗阻。

(5) 其他全身表现：重症胰腺炎可累及胰外器官，出现呼吸急促、神智改变、少尿、休克等，个别甚至可猝死。

3. 既往史 胆石症、高脂血症、手术、相关药物服用史，既往胰腺炎发作史，其他解剖及遗传因素。

4. 个人史 饮食因素，有无酗酒。

5. 家族史 胰腺炎、胆石症家族史。

6. 查体 生命体征，计算体重指数(BMI)，注意有无休克表现及神志、呼吸情况；腹部有压痛、肌紧张，肠鸣音多减弱甚至消失，如有胆道梗阻可能有皮肤巩膜黄染；Cullen 征(脐周蓝紫色瘀斑)，Grey-Turner 征(肋腹的蓝紫色瘀斑)较为罕见，提示腹膜后出血，预后差。

二、入院检查

1. 血常规、血型、配血、肝肾功能、血淀粉酶、血脂肪酶、血钙、血脂、C 反应蛋白(CRP，发病 72h 后 CRP>150mg/L 提示胰腺组织坏死)、凝血、感染四项、动脉血气分析(重症患者)、尿常规、尿淀粉酶(疑有巨淀粉酶血症者)、心电图、胸片。如有发热，于高热、畏寒时及时留取血培养。血小板计数 $<100\times10^9$/L，纤维蛋白原 <1.00g/L，血钙 <1.88mmol/L 均提示预后不良。

2. 腹部 CT 扫描 首选影像学方法，建议急诊患者就诊后 12h 内完成 CT 平扫，以评估胰腺炎症的渗出范围及鉴别诊断，发病 72h 后完成增强 CT 检查，可有效区分胰周液体积聚和胰腺坏死范围，用于病变严重程度分级、评估并发症和了解预后。

3. 腹部超声　建议完善，虽因肠胀气而难以直接观察胰腺，但可了解有无胆系异常，可以观察有无假性囊肿、了解腹水情况。

4. MRCP　胆源性胰腺炎及其他解剖或遗传因素所致胰腺炎，且可观察有无坏死。

5. 超声内镜　适合高度怀疑胆系病变，但其他检查阴性者，可发现 <5mm 胆管结石，不受起搏器、心脏支架、义齿等因素限制，但属有创检查。

6. 基因检测　适合 30 岁以下、无明显其他原因发病且有胰腺疾病家族史的患者。

三、入院诊断

1. 急性胰腺炎的诊断　通常需要满足下列 3 项中至少 2 项方成立。

(1) 与急性胰腺炎符合的腹痛（急性、突发、持续、剧烈的上腹部疼痛，常向背部放射）。

(2) 血清淀粉酶和 / 或脂肪酶升高超过 3 倍上限。

(3) 腹部影像学的特征性改变。

关于血清淀粉酶和脂肪酶：升高程度与病情轻重无明显相关，脂肪酶升高持续时间更长，特异性较高；假阳性包括肾衰竭、胃肠道穿孔或梗阻、缺血性肠病等，另唾液腺或卵巢等器官病变可致淀粉酶假阳性，糖尿病酮症酸中毒、头颅外伤可致脂肪酶假阳性。

2. 急性胰腺炎的分级诊断标准

(1) 轻症 AP（mild acute pancreatitis，MAP）：无局部或全身并发症，无器官功能衰竭，Ranson 评分 <3 分，APACHEII 评分 <8 分，BISAP 评分 <3 分，MCTSI 评分 <4 分。通常在 1~2 周内恢复。MAP 占 AP 的 60%~80%，病死率极低。

(2) 中重症 AP（moderately severe acute pancreatitis，

MSAP):伴有局部或全身并发症,可伴有一过性的器官功能衰竭(48h 内可恢复),急性期满足下列之一:APACHEII 评分≥ 8 分,MCTSI 评分≥ 4 分(表 6-4-2),Ranson 评分≥ 3 分(表 6-4-3),BISAP 评分≥ 3 分(表 6-4-4)。恢复期出现需要干预的假性囊肿、胰瘘或胰周脓肿等。MSAP 占 AP 的 10%~30%,病死率 <5%。

(3)重症 AP(severe acute pancreatitis,SAP):伴有持续的器官功能衰竭(持续 48h 以上),可累及一个或多个脏器,改良 Marshall 评分≥ 2 分。SAP 占 AP 的 5%~10%,病死率高达 30%~50%。

3. 临床上完整的 AP 诊断　应包括疾病诊断、病因诊断、分级诊断、并发症诊断,例如急性胰腺炎(胆源性、重度、成人呼吸窘迫综合征)。局部并发症包括急性液体积聚、急性坏死物积聚、胰腺假性囊肿、包裹性坏死和胰腺脓肿等;全身并发症主要包括器官功能障碍、全身炎症反应综合征(SIRS)、全身感染、腹腔内高压或腹腔间隔室综合征、胰性脑病等。

表 6-4-2　MCTSI 评分

特征		评分
胰腺炎症反应	正常	0
	胰腺或胰周炎性改变	2
	胰周脂肪坏死	4
胰腺坏死评分	无坏死	0
	坏死范围 <30%	2
	坏死范围≥ 30%	4
胰腺并发症	无并发症	0
	有并发症	2

注:MCTSI 总分 0~10 分,A 级为≤ 4 分,B 级为 4~6 分,C 级为 7~10 分。

表 6-4-3　Ranson 标准

入院时	入院 48h 后
非胆源性胰腺炎 • 年龄 >55 岁 • 白细胞计数 $>16\times10^9$/L • 血糖 >11.1mmol/L • LDH>350U/L • AST>250U/L	非胆源性胰腺炎 • 血细胞比容↓ >10% • 尿素氮↑ >1.79mmol/L • 血钙 <2mmol/L • PaO_2<60mmHg • 碱缺乏 >4mmol • 液体需要量 >6L
胆源性胰腺炎 • 年龄 >70 • 白细胞计数 $>18\times10^9$/L • 血糖 >12.2mmol/L • LDH>400U/L • AST>250U/L	胆源性胰腺炎 • 血细胞比容↓ >10% • BUN↑ >0.71mmol/L • Ca<2mmol/L • 碱缺乏 >6mmol • 液体需要量 >4L

注：符合标准（病死率）1~2 条（1%）；3~4 条（15%）；≥ 6 条（>50%）。

表 6-4-4　急性胰腺炎的 BISAP 评分

尿素氮 >25mg/dl（8.9mmol/L）	1
意识状态改变，GCS 评分 <15 分	1
存在 SIRS	1
患者年龄 >60 岁	1
影像学提示胸腔积液	1

注：0~2 分，病死率较低（<2%），3~5 分，病死率稍高（>15%）。

4. 转入 ICU 指征　APACHE Ⅱ 评分 ≥ 8 分、多脏器功能衰竭、胰性脑病、合并心脏基础病需行血流动力学监测。

5. 除参考评分外，提示病情严重的信息 年龄>55岁、肥胖（BMI>30kg/m^2）、意识改变、有其他共患病、SIRS、提示低血容量的指标（如尿素氮>20mg/dl或持续升高、血细胞比容>44%或升高）、肌酐升高、胸腔积液、肺内渗出、胰周液体积聚。

四、治疗

1. 持续监护，观察生命体征、神志、呼吸情况、腹部体征，监测尿量。

2. 吸氧，禁食禁水，胃肠减压。如无明显恶心、呕吐可暂缓鼻胃管引流。

3. 充分补液 早期起始目标导向性的初始补液治疗，根据生命体征、尿量、尿素氮、血细胞比容调整。

4. 营养支持 可耐受的情况下早期(可早至24h内)恢复经口进食，不能耐受进口进食的也应采用肠内营养，如放置鼻胃管或鼻空肠管。

5. 镇痛 哌替啶50~100mg肌注，最大量可至150mg，注意间隔4h以上。不推荐吗啡（可引起Oddi括约肌痉挛），但目前尚无明确证据禁用吗啡。慎用胆碱能拮抗剂如阿托品、山莨菪碱（可加重肠麻痹）。

6. 抗生素 目前指南不建议预防性使用抗生素。

7. 胰腺外分泌抑制剂和胰酶抑制剂

（1）奥曲肽0.1mg q8h，但不降低SAP病死率。

（2）胰酶抑制剂（加贝酯）可减少并发症，但不降低病死率。

8. 对于急性胆源性胰腺炎患者，若合并胆管炎，建议行急诊ERCP取石；轻症患者应在首次出院前完成是否行胆囊切除术的评估，重症胆源性胰腺炎患者手术时机尚有争议，可考虑推迟至活动性炎症缓解、积液消退或至稳定超过6周后实施。

9. 对于急性酒精性胰腺炎患者，首次住院期间即应做简单的戒酒干预。

10. 对于高甘油三酯血症所致急性胰腺炎，需积极控制甘油三酯水平，除禁食水、降脂药之外，可采取持续静脉给予胰岛素和肝素、血浆置换等干预措施。

11. 发热的处理早期常有中度发热，后期若持续高热需警惕感染，可考虑复查胰腺CT薄扫、积极留取病原学证据，必要时行胰腺细针穿刺培养，经验性抗生素首选美罗培南(疗程7~14d)。如有感染性坏死并存在脓毒血症表现、胰周脓肿形成、巨大假性囊肿压迫者多需要放射介入、外科或内镜干预，引入多学科治疗流程。

五、预后

MAP多预后良好，SAP病死率呈现两个高峰：发病第1周主要死因为脏器功能衰竭，第2~6周主要为胰腺坏死及感染。

（杨莹韵，审阅：李骥）

第五节 慢性胰腺炎

慢性胰腺炎是指胰腺进行性纤维炎性病变，可导致永久性结构损害，从而引起胰腺外分泌和内分泌功能异常。病因包括长期酗酒、胆道疾病、自身免疫因素、遗传因素、高钙血症、高脂血症和胰腺外伤等因素，其中以长期酗酒和胆道疾病最常见。少数患者确无病因可寻，称特发性慢性胰腺炎。

一、病史采集

1. 性别、年龄　无显著差异，慢性病程。
2. 临床表现　腹痛和胰腺功能不全相关表现。

(1)腹痛:阵发性或反复发作上腹痛,可放射至左、右季肋部、左肩及后背。胰性腹痛的患者好取前倾坐位、弯腰、俯卧或侧卧蜷腿,可缓解疼痛,但若平卧、进食后躺下时疼痛又可加剧,据此可与空腔脏器痉挛性腹痛鉴别。

(2)胰腺外分泌不足表现:消化不良症状,包块、食欲缺乏、腹胀、脂肪泻;吸收不良症状,消瘦、低蛋白血症、全身性水肿、头发枯萎等。

(3)胰腺内分泌不足表现:糖尿病或糖耐量异常,糖尿病常于慢性胰腺炎症状出现五年后发生。

(4)并发症相关:假性囊肿形成,其压迫胆总管时可致黄疸,压迫胃、十二指肠可致肠梗阻,胰腺假性囊肿破裂可形成胰源性腹水。长期并发症还包括胰腺癌。

3. 既往史　胆道疾病、甲状旁腺功能亢进、多发性骨髓瘤、高脂血症、腹部手术史、血色病、自身免疫性疾病等,还需要重点追问有无医源性因素,特别是药物服用史。

4. 个人史　饮酒史,是否生长于热带地区。

5. 家族史　慢性胰腺炎家族史。

6. 查体　营养状态、皮肤巩膜黄染,上腹部包块、腹膜刺激征、移动性浊音。

二、入院检查

1. 常规检查　血常规、血型、肝肾功、凝血、感染四项、尿常规、心电图、胸片。

2. 血淀粉酶、脂肪酶　急性发作时血淀粉酶、脂肪酶可显著升高。

3. 血糖及糖耐量试验　评价是否合并糖尿病或糖耐量异常。监测血糖谱。

4. 粪便显微镜检查　粪便中含有未消化肌肉纤维

和脂肪滴，苏丹Ⅲ染色阳性，后者提示可能有消化或吸收不良，但不能鉴别胰源性或肠源性吸收不良。

5. 胰腺外分泌功能检查

(1)促胰泌素试验(直接刺激试验)：可刺激胰腺腺泡分泌胰液和碳酸氢钠，特异性强，但轻度外分泌功能障碍时敏感性差，无助于早期诊断。

(2)血、尿N-苯甲酰-L酪氨酰对氨苯甲酸(BT-PABA试验)：是一种间接刺激试验，口服BT-PABA后，测定血、尿中PABA含量。慢性胰腺炎患者中两项指标均下降。血BT-PABA试验与尿相比，其结果不受肾功能影响。但血PABA降低不能完全排除小肠吸收不良对检查的影响，最好同时作D-木糖吸收试验判断小肠吸收功能状况。

6. 胰腺内分泌功能检查

(1)血浆胰岛素测定：慢性胰腺炎者空腹血浆胰岛素水平大多正常，口服葡萄糖或甲苯磺丁脲、静注胰岛素后不上升者，提示胰腺内胰岛素储备减少。

(2)血浆胰多肽(PP)测定：慢性胰腺炎者血浆PP水平明显下降。

7. 血清IgG亚型检测　重点筛查IgG4水平，如明显升高，有助于Ⅰ型自身免疫性胰腺炎的诊断。

8. 影像学及内镜检查

(1)腹部平片：可在胰腺部位发现钙化点或结石。

(2)钡餐检查：并发较大的胰腺假性囊肿时可发现胃或十二指肠受压、变形等。

(3)超声：可发现胰腺有无囊肿、钙化，胰管有无狭窄、扩张或结石。

(4)腹盆增强CT：可显示胰腺边缘不清、体积增大或缩小、密度降低、钙化/结石影及假性囊肿等。

(5)核磁胰胆管显像(MRCP)：可显示胆管有无狭窄、扩张，胰管有无狭窄、扭曲、扩张或不规则呈串珠状。

(6)逆行性胰胆管造影(ERCP):是诊断慢性胰腺炎的影像学金标准,可发现胰管有无变形、扭曲、狭窄或扩张、结石及囊肿等。

(7)超声内镜(EUS):是早期诊断慢性胰腺炎的主要手段,可发现胰腺有无回声不均、钙化、小叶化并除外占位性病变,可显示胰管有无扩张、狭窄及结石,周围淋巴结有无肿大。

9. 病理 可通过超声、CT或EUS引导或手术探查用细针穿刺吸取活组织、进行病理切片检查。其病理组织学改变主要是胰腺实质纤维化,伴胰腺细胞破坏,胰管及分支有不同程度的狭窄、扩张,若发生钙化或结石,则大部分沉着于胰管内,可使胰管阻塞、腺泡萎缩,最后导致整个胰实质破坏、纤维化及萎缩。胰腺可有不同程度的腺泡萎缩或胰管畸形,有部分或广泛的胰腺纤维化或钙化,有轻重不一的胰腺外分泌或内分泌功能障碍。

10. 外周血遗传性胰腺炎易感基因筛查 对于病因未明、有慢性胰腺炎家族史、青少年起病的患者,可考虑行外周血遗传性胰腺炎易感基因突变位点的检测,有助于明确病因。

三、诊断

慢性胰腺炎患者的实验室检查和影像学检查可能正常,临床诊断常有难度。慢性胰腺炎典型三联征(即胰腺钙化、脂肪泻和糖尿病)仅在病程晚期才同时出现。以下诊断标准仅供参考。

1. 典型临床表现 腹痛、胰腺外分泌功能不全。

2. 组织病理学 有慢性胰腺炎改变。

3. 影像学 提示慢性胰腺炎征象,包括以下任何一项。

(1)X 线腹部摄片:在胰腺区域有钙化、结石影。

(2)超声、CT 或 EUS:显示胰腺钙化、结石影,胰管不规则狭窄扩张。

(3) ERCP 或 MRCP:显示胰管不规则扭曲、狭窄、扩张呈串珠样,胰腺结石及钙化影。

4. 实验室检查 有胰腺外分泌功能不全依据。

5. 除外胰腺癌。

符合 1+2+5 确诊,1+3+5 基本确诊,1+4+5 疑诊。

四、鉴别诊断

1. 胰腺癌 对于疑似慢性胰腺炎的患者,胰腺癌是必须考虑的首要鉴别诊断。肿块型慢性胰腺炎有时与胰腺癌鉴别困难。血清学指标 CA19-9 与 CA242 升高对胰腺癌有一定诊断价值;ERCP 留取胰液查瘤细胞;EUS、腹部超声或 CT 下穿刺有诊断价值,其中 EUS+FNA 在胰腺实质占位病变良恶性的鉴别中的应用越来越被重视。

2. 消化性溃疡 十二指肠球部后壁穿透性溃疡可与胰腺粘连而引起腹痛,可行内镜检查鉴别。

3. 其他 如胆道感染、小肠吸收不良综合征等疾病,其鉴别依赖影像、内镜及组织病理学。

五、治疗

1. 内科治疗

(1)戒酒与积极治疗胆道疾病,去除病因。

(2)饮食:高蛋白、高热量、高维生素、低脂肪饮食,餐中补充胰酶制剂。

(3)镇痛:胰酶制剂可能会反馈抑制胰腺分泌而减轻疼痛。H_2 受体拮抗剂与 PPI,减少胰液分泌,并增加胰酶制剂疗效(pH>6.0 胰酶活性较强)。不推荐吗啡。

(4)胰内分泌功能不全，糖尿病患者选用胰岛素替代治疗。

(5)诊为自身免疫性胰腺炎患者，可给予糖皮质激素单药或联合免疫抑制剂治疗。

2. 内镜治疗

(1)胆总管梗阻可植入支架，有助于减轻黄疸。

(2)胰头部胰管局限狭窄者可植入支架，有助于减轻胰管内压力，缓解疼痛。部分胰管内结石可在体外震波碎石后行胰管括约肌切开取石。

(3)胰腺假性囊肿可行EUS引导下经胃囊肿穿刺内引流术。

3. 外科治疗

(1)手术目的：为解除胰管梗阻，缓解疼痛及保证胰液、胆汁引流通畅。

(2)手术指征：①内科或内镜治疗无效的顽固性腹痛；②并发胰腺假性囊肿或脓肿者；③形成胰腺瘘管者；④因胰头肿大或囊肿压迫胆总管发生梗阻性黄疸者；⑤疑为胰腺癌者。

六、预后

积极治疗胆管疾病，戒酒，补充营养与使用胰酶制剂，控制糖尿病可改善预后。病程晚期并发重度营养不良、糖尿病、胆道化脓性感染、全身衰竭者可致死，部分发展为胰腺癌。

(柏小寅，审阅：李骥)

第六节　炎症性肠病

炎症性肠病(IBD)是一种病因未明的慢性非特异性肠道炎症性疾病，主要包括溃疡性结肠炎(UC)和克罗恩病(CD)两大类，两者的特点概括为表6-6-1。

表 6-6-1 炎症性肠病分类及特点

UC	CD
黏液脓血便为主	除黏液脓血便外，可出现腹部包块、肛周病变、其他瘘管
直肠 - 结肠受累，连续分布，少数重症患者可累及末段回肠（倒灌性回肠炎）	多见于末段回肠与邻近结肠，节段性分布；可累及消化道任何部位
黏膜和黏膜下层，浅层糜烂溃疡，隐窝炎、隐窝脓肿，少数重症患者可出现结肠全层炎	肠壁全层炎，裂隙样溃疡，非干酪样肉芽肿
慢性非特异性结肠炎	慢性肉芽肿性炎
ANCA（+）多见，主要为不典型 p-ANCA	单独 ASCA 阳性的鉴别诊断价值有限

注：ANCA，抗中性粒细胞胞质抗体；ASCA，抗酿酒酵母细胞抗体。

一、溃疡性结肠炎

1. 病史采集

（1）诱因：有无前驱感染史，抗生素和 NSAIDs 药物用药史、应激因素等。

（2）病程：常在 3 个月以上，反复发作。病程小于 8 周者诊断 UC 应慎重。

（3）临床表现

1）腹泻：次数常与病情严重程度平行，多至数十次 / 天。多为黏液脓血便，严重时为鲜血便，轻症者仅有便不成形，或成形便表面少量鲜血，多伴里急后重。

2）腹痛：便前或餐后多见，常位于左下腹或下腹。性质为绞痛，阵发加重，腹痛便后可缓解或无改善。

3）全身症状：发热、体重下降等。

4）肠外表现：以关节炎或关节痛多见，还可出现反复口腔溃疡、肝胆系统受累、结节性红斑、坏疽性脓皮病、眼前节受累（虹膜睫状体炎）等。部分肠外表现与疾病活动相关。

5）并发症：消化道出血、穿孔、中毒性巨结肠、癌变等。

(4) 入院前末次结肠镜检查所见，治疗用药经过。

2. 病情评估

(1) 临床类型：可分为慢性复发型和初发型。既往曾有暴发性结肠炎，但目前各个指南尚不统一。

(2) 严重程度：根据改良的 Truelove-Witts 分级（表 6-6-2）。

表 6-6-2 改良的 Truelove-Witts 分级

	轻度	重度
排便次数（次 /d）	<4	>6
便血	轻或无	多
体温（℃）	正常	>37.5
脉搏（次 /min）	正常	>90
血红蛋白（g/L）	正常	<75
ESR（mm/h）	<30	>30

注：中度介于轻、重度之间

(3) 病情分期：分为活动期和缓解期。可根据改良 Mayo 评分（表 6-6-3）评估疾病活动情况。

糖皮质激素无效或抵抗：相当于泼尼松 0.75~1mg/(kg·d) 的剂量 4 周后病情或者静脉激素治疗 3~5d 仍处于活动期。

糖皮质激素依赖：等剂量泼尼松治疗 3 个月后剂量

无法减量至 10mg/d，或停药 3 个月内复发。

表 6-6-3 Southerland 疾病活动指数（改良 Mayo 评分）

项目	0	1	2	3
腹泻	正常	超过正常 1~2 次 /d	超过正常 3~4 次 /d	超过正常 5 次 /d
便血	无	少许	明显	以血为主
内镜发现	正常	红斑、轻度易脆、血管纹理减少	明显红斑，血管纹理缺乏、易脆、糜烂	自发出血、溃疡形成
医师评估病情	正常	轻	中	重

注：各项得分 ≤ 2 分为症状缓解，3~5 分为轻度活动，6~10 分为中度活动，11~12 分为重度活动。

（4）病变范围（结肠镜结果，蒙特利尔分型）

1）E1 直肠型：局限于直肠，未达乙状结肠。

2）E2 左半结肠型：累及左半结肠（脾曲以远）。

3）E3 广泛结肠型：广泛病变累及脾曲以近乃至全结肠。

3. 入院检查

（1）血常规、血型、配血、肝肾功、凝血、感染四项、红细胞沉降率、超敏 C 反应蛋白（hsCRP）、尿常规、心电图、胸片、立位腹平片、腹部超声。

（2）粪常规 + 隐血、粪便细菌培养、粪便找寄生虫至少三次。活动期患者需完善粪便难辨梭菌毒素测定、粪难辨梭状芽孢杆菌培养和巨细胞病毒 DNA 测定、巨细胞病毒抗原 pp65 测定。

（3）钡灌肠检查（重度患者不推荐）

1）黏膜粗乱和 / 或颗粒样改变。

2）肠管边缘呈锯齿状或毛刺样，肠壁有多发性小充盈缺损。

3）肠管短缩，袋囊消失呈铅管样。

（4）结肠镜检查：重度患者或暴发型患者，尤其蛋白显著减低患者应暂缓或仅行灌肠后直乙结肠检查。病变往往从直肠开始，表现为结直肠连续、弥漫病变。

1）黏膜血管纹理模糊、紊乱或消失、充血、水肿、质脆、出血、脓性分泌物附着，亦常见黏膜粗糙，呈细颗粒状；

2）病变明显处可见弥漫性、多发性糜烂或溃疡；

3）缓解期患者可见结肠袋囊变浅、变钝或消失，假息肉及桥形黏膜等。

（5）活检病理与手术病理

1）活动期：①固有膜内有弥漫性慢性炎性细胞、中性粒细胞、嗜酸性粒细胞浸润。②隐窝有急性炎性细胞浸润，尤其是上皮细胞间有中性粒细胞浸润及隐窝炎，甚至形成隐窝脓肿，脓肿可溃入固有膜。但隐窝脓肿并非仅见于炎症性肠病。③隐窝上皮增生，杯状细胞减少。④可见黏膜表层糜烂、溃疡形成和肉芽组织增生。⑤可行巨细胞病毒免疫组化、EBER 除外巨细胞病毒肠炎及 EB 病毒感染。

2）缓解期：①中性粒细胞消失，慢性炎性细胞减少；②隐窝大小、形态不规则，排列紊乱；③腺上皮与黏膜肌层间隙增宽；④潘氏细胞化生。

4. 入院诊断

（1）诊断标准：首先应除外细菌性痢疾、阿米巴痢疾、慢性血吸虫病、肠结核等感染性结肠炎，及结肠 CD、缺血性结肠炎、放射性结肠炎等疾病。

1）疑诊：具有典型临床表现，可进一步检查。

2）拟诊：疑诊 + 典型钡灌肠表现或疑诊 + 典型结肠镜表现。

3）确诊：拟诊＋典型病理表现。

4）初发病例、临床表现和结肠镜改变不典型者，暂不诊断，随访3~6个月，观察发作情况。

5）结肠镜检查发现的轻度慢性直、乙状结肠炎不能与UC等同，应观察病情变化，认真寻找病因。

（2）诊断内容：完整的诊断应包括疾病的临床类型、严重程度、病情分期、病变范围及并发症。如溃疡性结肠炎暴发型、重度、活动期，全结肠受累，中毒性巨结肠。

5. 鉴别诊断

（1）感染性结肠炎：如细菌性痢疾、阿米巴痢疾、慢性血吸虫病、肠结核等，行病原学检查鉴别，且抗感染治疗有效。

（2）克罗恩病。

（3）结直肠癌：指诊、结肠镜、活检病理。但需注意UC相关性结直肠癌，其高危因素包括长病程、全结肠受累、合并原发性硬化性胆管炎（PSC）。

（4）肠易激综合征：便中有黏液而无脓血，结肠镜及活检无器质性病变证据。近年有研究认为IBD合并IBS具有更差的预后，在临床上这两种疾病常可合并。

6. 治疗

（1）一般治疗：卧床休息，少量多餐，保证足够热量与维生素摄入。活动期注意少渣饮食，必要时予肠外营养支持。纠正贫血，维持水电解质平衡。腹痛时谨慎使用抗胆碱能药物。

（2）内科治疗

1）活动期治疗：尽快控制炎症，缓解病情。

A. 轻度UC

a. 口服药：柳氮磺胺吡啶（SASP）1g，3次/d或4次/d。应用5-氨基水杨酸（5-ASA）注意换算：SASP 1g相当于美沙拉嗪0.4g。

b. 栓剂:适用于远段结肠病变。SASP 或 5-ASA 栓剂 0.5g 或 1g,每 12h 一次置肛。

c. 灌肠:5-ASA 灌肠液 1~2g 或氢化可的松琥珀酸钠盐灌肠液 100~200mg,每晚 1 次保留灌肠。其他灌肠剂:布地奈德 2mg 保留灌肠,每晚一次;中药。

d. 对于远段结直肠病变,口服联合局部用药疗效优于单一用药。

B. 中度 UC:对上述剂量水杨酸类制剂和局部治疗反应不佳者可适当加量或改服糖皮质激素,常用泼尼松 30~40mg/d 口服。

C. 重度 UC

a. 一般治疗:卧床休息,适当输液、补充电解质。营养不良、病情较重者可用要素饮食,病情严重者应予肠外营养。便血量大、Hb < 90g/L 和持续出血不止者应考虑输血。慎用解痉剂及止泻剂,以避免诱发中毒性巨结肠。

b. 既往无激素治疗史,可口服泼尼松或泼尼松龙 40~60mg/d,观察 7~10d,亦可直接静脉给药;已使用糖皮质激素者,应静脉滴注氢化可的松琥珀酸钠 300mg/d 或甲泼尼龙 48mg/d。

c. 静脉糖皮质激素使用 3~5d 后无效者,可考虑转化治疗,方案考虑环孢素、抗肿瘤坏死因子 α(TNF-α)单克隆抗体(如英夫利西单抗等),也可考虑手术治疗。环孢素 2~4mg/(kg·d)静脉滴注 7~10d,后续改为口服环孢素治疗,应严格监测血药浓度,维持谷浓度在 100~250ng/ml,观察免疫抑制作用、肾脏毒性作用及其他不良反应。顽固性 UC 亦可考虑其他免疫抑制剂,如硫唑嘌呤(AZA)、6- 巯基嘌呤(6-MP)等。

d. 肠外应用广谱抗生素控制肠道继发感染,但应除外难辨梭状芽孢杆菌引起的抗生素相关性腹泻。

e. 巨细胞病毒感染可造成 UC 对糖皮质激素抵抗,

应查 CMV-DNA，并对肠黏膜活检组织明确有无病毒包涵体或 CMV 免疫组化染色，阳性者可根据具体病情选用更昔洛韦或膦甲酸钠治疗。

f. 密切监测生命体征、腹部体征和动脉血气（乳酸升高者预后不良），尽早发现和处理并发症。药物疗效不佳及时请外科会诊，确定外科手术的时机和方式。

2）缓解期的治疗：继续维持治疗，预防复发。

A. 除初发病例、轻症远段结肠炎患者症状完全缓解后可停药观察外，所有患者完全缓解后均应继续维持治疗 3~5 年，甚至终生用药。诱导缓解后 6 个月内复发者应维持治疗。

B. 维持治疗药物：SASP 0.5g，3 次 /d 或 1g，2 次 /d，通常为活动期一半剂量，并可加用叶酸、肠道益生菌等。亦可用与诱导缓解相同剂量的 5-ASA 类药物。

C. 糖皮质激素无维持治疗效果，在症状缓解后应逐渐减量。

D. SASP 或 5-ASA 不能维持或糖皮质激素依赖患者可应用 6-MP 或 AZA。

3）生物制剂：如抗肿瘤坏死因子 -α（TNF-α）单克隆抗体，其中英夫利西单抗已于 2019 年获 CFDA 批准应用于 UC 患者的治疗，其使用临床指征包括糖皮质激素抵抗的转化治疗、糖皮质激素依赖的活动期患者、肠外表现明显的疾病活动期患者。

（3）外科手术治疗：术式包括末端回肠造瘘，全结肠切除，全结肠及直肠切除，回肠储袋与肛管吻合术（IPAA）等，应根据具体病情和术者经验决定。

1）绝对指征：大出血、穿孔、明确或高度怀疑癌肿及组织学检查发现重度异型增生非内镜下可切除病灶。

2）相对指征：重度 UC 伴中毒性巨结肠、静脉用药无效者；内科治疗症状顽固、体能下降、对糖皮质激素抵抗或依赖的顽固性病例，替换治疗方案仍无效者。

7. 预后及随访 内镜下愈合已逐渐被认为是UC的治疗靶点。

(1)完全缓解：临床症状消失，结肠镜复查发现黏膜大致正常。

(2)有效：临床症状基本消失，结肠镜复查黏膜轻度炎症或假息肉形成。

(3)无效：经治疗后临床症状、内镜及病理检查结果均无改善。

(4)癌变的监测：对病程8~10年以上的广泛性结肠炎、全结肠炎和病程20年以上的左半结肠炎、直乙状结肠炎患者，UC合并原发性硬化性胆管炎者，应行监测性结肠镜检查，至少2年1次，并作多部位活检。对组织学检查发现有异型增生者，更应密切随访，如为重度异型增生，一经确认需评估能否内镜下治愈性切除，若不能内镜干预则行全结直肠切除术。

二、克罗恩病

1. 病史采集

(1)诱因：基本同UC。

(2)病程：多在4~6周以上，反复发作。

(3)临床表现

1)腹痛：便前或餐后加重，以右下腹或脐周尤著。多为隐痛、钝痛，偶有绞痛，如出现持续性腹痛或腹膜刺激征，警惕穿孔或腹腔脓肿。

2)腹泻：发病初期间歇发作，后持续。黏液脓血便、里急后重少见，出现时提示远段结肠或直肠受累。

3)腹部包块：右下腹、脐周多见，可有不全肠梗阻表现。

4)全身症状：发热、体重下降、营养不良。

5)肠外表现：基本同UC。

6)并发症：肠梗阻、瘘管形成、腹腔内脓肿或肛周脓肿、穿孔、消化道出血等。

(4) 入院前钡灌肠、结肠镜、活检病理及用药史。既往有无结核病史。既往生长发育及营养状况。

(5) 个人史：重点采集其吸烟史，因为吸烟是疾病活动、控制不满意的危险因素。

2. 病情评估

(1) 临床类型(蒙特利尔分型)

确诊年龄(A)：A1(≤ 16 岁)、A2(17~40 岁)、A3(>40 岁)。

病变部位(L)：L1(回肠末段)、L2(结肠)、L3(回结肠)、L4(上消化道)。

疾病行为(B)：B1(非狭窄非穿透)、B2(狭窄)和 B3(穿透)。

(2) 严重程度

1) 轻度：无全身症状、腹部压痛、腹部包块与梗阻。

2) 重度：明显腹痛、腹泻、全身症状与并发症。

3) 中度：介于轻度与重度之间。

(3) 病情分期：分为活动期和缓解期。可根据简化 CDAI 评分(表 6-6-4)确定，临床科研则常用 Best CDAI 评分(表 6-6-5)。CDAI 评分主要包含临床表现及血红细胞比容，但与内镜下黏膜愈合及组织病理学活动评分的相关性较差。

表 6-6-4 简化的 CDAI

项目	0	1	2	3	4
一般情况	良好	稍差	差	不良	极差
腹痛	无	轻	中	重	
腹泻	稀便每日 1 次记 1 分				
腹块	无	可疑	确定	伴触痛	

续表

项目	0	1	2	3	4
并发症	以下每个症状记 1 分：关节痛、虹膜炎、结节性红斑、坏疽性脓皮病、口腔阿弗他溃疡、新瘘管和脓肿等				

注：各项得分≤ 4 分为缓解期，5~8 分为中度活动，≥ 9 分为重度活动。

表 6-6-5 Best CDAI 计算法

变量	权重
稀便次数（1 周）	2
腹痛天数（1 周总评，0~3 分）	5
一般情况（1 周总评，0~4 分）	7
肠外表现与并发症（1 项 1 分）	20
阿片类止泻药（0、1 分）	30
腹部包块（可疑 2 分，肯定 5 分）	10
红细胞比容降低值（正常：男 47，女 42）	6
100 ×（1– 体重 / 标准体重）	1

注：我国红细胞比容正常值：男 40%，女 37%。Best CDAI 根据腹痛、腹泻、腹块等 8 个变量，通过 1 周的观察计分，乘以规定的权重，求得各自的分值，8 项分值之和为总分。CDAI<150 分为缓解期，≥ 150 分为活动期；150~220 分为轻度，221~450 分为中度，>450 分为重度。

3. 入院检查

（1）血常规、血型、配血、肝肾功能、凝血、感染四项、红细胞沉降率、CRP、结核干扰素释放试验（T-SPOT.TB）、PPD、尿常规、心电图、胸片、立位腹平片。

（2）粪常规 + OB、粪便细菌培养、粪便找寄生虫至少

3次。

(3)腹部超声、CT小肠重建或MRI检查:受累肠段、肠壁增厚、黏膜面强化、梳齿征、腹盆腔脓肿或瘘管等。

(4)钡灌肠检查:多发性、跳跃性病变,节段性炎症伴僵硬、狭窄、裂隙状溃疡、瘘管、假息肉和鹅卵石样改变。

(5)肠镜检查

1)结肠镜应达末段回肠。可见节段性、非对称性的黏膜炎症、纵行或阿弗他溃疡、鹅卵石样改变,可有肠腔狭窄和肠壁僵硬等。双气囊小肠镜更可取活检助诊。如有上消化道症状,应做胃镜检查。

2)胶囊内镜对发现小肠病变,特别是早期损害意义重大,但肠梗阻患者禁用;

3)超声内镜有助于确定范围和深度,发现腹腔内肿块或脓肿。

(6)活检病理:内镜活检宜包括炎症与非炎症区域,以确定炎症是否节段性分布;每个病变部位至少取2块组织。以下8条典型病理改变中,裂隙样溃疡、神经节炎难以在活检组织中发现:①非干酪性肉芽肿;②阿弗他溃疡;③裂隙状溃疡(内镜活检标本难以见到);④固有膜慢性炎细胞浸润、底部和黏膜下层淋巴细胞聚集;⑤黏膜下层增宽;⑥淋巴管扩张;⑦神经节炎;⑧隐窝结构大多正常,杯状细胞不减少。

(7)手术病理:大体改变有肠管局限性病变、节段性损害、鹅卵石样外观、肠腔狭窄、肠壁僵硬等特征,镜下除以上病变外,病变肠段更可见全层炎、肠壁水肿、纤维化以及系膜脂肪包绕等改变,局部淋巴结亦可有肉芽肿形成。

4. 入院诊断

(1)诊断标准:首先应除外肠结核、阿米巴痢疾、耶尔森菌等慢性肠道感染炎、肠道淋巴瘤、憩室炎、缺血性肠炎、贝赫切特病以及UC等疾病。

1）疑诊：具有典型临床表现，可进一步检查。

2）拟诊：疑诊＋典型影像学表现（钡剂造影、腹部B超、CT、MRI）或疑诊＋典型结肠镜表现。

3）确诊：包括临床确诊和病理确诊，病理确诊有赖于手术病理中发现符合CD的典型病理改变；临床确诊是在无病理确诊的情况下，随访6~12个月以上，根据对治疗的反应和病情变化判断，符合CD的自然病程做出的。

(2) 诊断内容：完整的诊断应包括疾病的临床类型、严重程度、病情分期、病变范围及并发症。

5. 鉴别诊断

(1) 肠结核：是克罗恩病的主要鉴别诊断，我国结核发病率高，鉴别尤为重要。肠结核既往或现有肠外结核病史，鲜见肠瘘、腹腔脓肿及肛周病变，内镜下病变节段性不明显，环形溃疡多见，多有回盲瓣受累，可有盲肠、升结肠挛缩。肠壁与肠系膜淋巴结内干酪样坏死性肉芽肿及抗酸杆菌阳性。对于肠结核和CD鉴别困难者，可诊断性抗结核治疗8~12周判断疗效。部分诊断困难、不除外恶性、并发肠瘘或肠梗阻的患者，可考虑手术探查，术中需注意行多个肠系膜淋巴结活检协助诊断。

(2) 贝赫切特病（BD）：反复口腔溃疡（1年内超过3次）、外阴溃疡、眼病（累及前节和/或后节，CD相关眼病通常仅累及前节）、皮肤病变（结节性红斑、假性毛囊炎、丘疹性脓疱、痤疮样结节）、针刺试验（+）。相对于CD病，肠BD患者的肠外表现更突出，且结肠镜下典型溃疡表现为局限在回盲部的小于5个的环形溃疡，往往边界清晰。

(3) 溃疡性结肠炎：典型病例鉴别无困难，若兼有两者特征且未行病理确诊时，可使用“未分化型IBD”诊断。

6. 治疗

(1)一般治疗:基本同 UC。

(2)内科治疗

1)活动期治疗:

A. 回结肠型 CD

a. 轻度:SASP、5-ASA 口服治疗同 UC。亦可采用泼尼松 0.8mg/kg,1 次 /d。

b. 中度:不推荐应用 5-ASA。可加用糖皮质激素治疗,用法同中度 UC。警惕感染,及时应用抗生素。

c. 重度:糖皮质激素诱导治疗,用法同重度 UC。早期复发、激素治疗无效或激素依赖者需加用 AZA 1.5~2.5mg/(kg·d)或 6-MP 0.75~1.5mg/(kg·d)。不能耐受者可改为甲氨蝶呤(MTX)15~25mg/ 周肌内注射或沙利度胺 100~150mg 口服 1 次 / 晚。治疗无效或不能耐受可应用英夫利西单抗(infliximab)等生物制剂,控制发作一般需用药至少 3 次。注意:AZA、MTX 等起效需 2~3 个月,需警惕骨髓抑制、肝肾功能损伤等副作用。

对于起病年龄轻、小肠病变受累广、肠外表现突出、病情重度活动的患者,有早期应用英夫利西单抗治疗的指征。

B. 结肠型 CD、回肠型 CD 及上消化道受累:治疗药物方案见表 6-6-6。

2)缓解期的治疗:强调戒烟,药物治疗如下,维持治疗时间一般为 3~5 年甚至更长。

A. 初治缓解:5-ASA 维持,剂量与诱导缓解剂量相同。

B. 频繁复发、病情严重,应用糖皮质激素诱导缓解:及时加用 AZA 或 6-MP,并在取得缓解后继续以 AZA 或 6-MP 维持缓解,不能耐受者可改用 MTX。

C. 使用英夫利西诱导缓解:继续定期使用以维持缓解,但建议与其他药物如免疫抑制剂联合使用。

表 6-6-6 CD 药物治疗方案

	回结肠型	结肠型	小肠型	胃、十二指肠受累
轻度	口服 5-ASA、SASP	口服 5-ASA、SASP，可早期应用GCS，远段结肠病变灌肠有一定疗效	回肠：足量控释 5-ASA；广泛小肠病变应重视营养支持	加用质子泵抑制剂，其余治疗同小肠型CD
中度	口服 GCS、应用抗生素		同中、重度回结肠型 CD，注意营养支持及抗感染治疗	
重度	口服或静脉 GCS，AZA 或 6-MP，MTX，沙利度胺，生物制剂	同回结肠型		

(3)外科手术治疗：外科手术不能根治 CD。CD 患者平均一生中会至少接受一次手术。

1)手术指征：积极内科治疗无效而病情危及生命或严重影响生存质量者，尤其是已出现严重并发症(穿孔、梗阻、肠瘘等)者。

2)术后预防复发：术后若不治疗 1 年复发率为 70%~80%，2 年复发率几乎 100%。应待伤口愈合、手术恢复后及时用药预防复发。可选用 AZA、6-MP、MTX 或生物制剂。5-ASA 预防复发效果不明确。

7. 治疗疗效及随访

(1)临床缓解：临床症状消失，CDAI 评分 <150。

(2)临床有效：临床症状减轻，CDAI 下降 70 以上，但 CDAI 评分仍大于 150。

(3)无效：临床症状无改善，CDAI>150、减少未达上述指标（如 CDAI 增加 70 以上为恶化或复发）。

（4）癌变的监测：结肠型 CD 癌变风险略低于 UC，监测方法相同。

（5）黏膜愈合业已成为 CD 治疗的靶点，组织病理学及影像组学水平的治疗靶点也逐渐受到重视。

（柏小寅，审阅：李骥）

第七节　缺血性肠病

一、定义

由于肠道血液供应不足或回流受阻致肠壁缺氧损伤所引起的急性和慢性炎症病变，根据发病时间长短分为慢性与急性；根据受累肠段分类，累及小肠的通常被称为肠系膜缺血，累及大肠的被称为结肠缺血。

二、慢性肠缺血

1. 小肠缺血　又称肠系膜缺血、肠绞痛，多见于老年人（>60 岁），女性占到 75%。病因多为肠系膜动脉粥样硬化。临床表现为反复餐后腹痛，体重下降，餐后痛的机制可能与餐后胃肠供血需求增大而导致小肠灌注不足加重相关。查体特异性不强，往往症状重，体征轻，约一半患者可在腹部闻及收缩期杂音。腹盆 CTA 对于该病诊断具有很高的敏感性和特异性，选择性动脉造影检查是确诊该病的金标准。治疗：①内科治疗，戒烟、抗血小板、降脂治疗；②介入治疗，肠系膜血管成形术联合支架植入术目前是首选治疗方案；③外科治疗，旁路术、动脉内膜切除术及血管移植术。

2. 结肠缺血　也称缺血性结肠炎，多见于老年患者，可伴发动脉粥样硬化基础疾病，或伴发低血容量性休克、心衰，好发于肠系膜上、下动脉交接部位（结肠脾曲)。临床表现为突发痉挛性腹痛(左侧多见),伴腹泻、血便;多呈自限性(侧支循环形成)。治疗:休息、禁食、避免应用缩血管药物、胃肠减压,严重病例引起肠坏死者需手术治疗。

三、急性肠系膜缺血

急性肠系膜缺血是指突发的小肠灌注不足,可有动脉供血或静脉流出的闭塞性或非闭塞性阻塞引起。最常累及的血管是肠系膜上动脉。

1. 流行病学(表 6-7-1)

表 6-7-1　急性肠系膜缺血的流行病学

疾病	SMAE	SMAT	NOMI	MVT	FSI
发生率	50%	10%	25%	10%	5%
病因	房颤、心脏增大、心梗、瓣膜赘生物、菌栓	长期动脉粥样硬化+急性动脉闭塞	低血容量、休克、血管活性药物、充血性心衰、洋地黄	门脉高压、易栓症、感染、腹腔肿瘤,外伤、妊娠、雌激素治疗	动脉粥样硬化、绞窄疝、血管炎

注:SMAE,肠系膜上动脉栓塞;SMAT,肠系膜上动脉血栓形成;NOMI,非阻塞性肠缺血;MVT,肠系膜静脉血栓形成;FSI,局灶性节段性小肠缺血。

2. 临床表现

(1)共同特点

1)早期:腹痛剧烈、定位模糊,症状重,体征轻。

2)晚期:腹膜刺激征、高 AG 代谢性酸中毒、LDH/淀粉酶升高。

(2)SAME:急性腹痛+心脏疾病 ± 剧烈呕吐/腹泻。

(3)SAMT:既往肠绞痛+急性腹痛 ± 血便 ± 发热

(腹痛程度较 SAME 轻)。

(4) MVT:急性腹痛 + 高凝倾向。

(5) NOMI:常为原发病所掩盖,原发病因素解除后仍可有腹痛、腹胀(肠道灌注未完全恢复)。

(6) FSI:急性小肠炎需鉴别阑尾炎;慢性小肠炎需鉴别克罗恩病、肠梗阻、小肠细菌过度生长及盲袢综合征。

(7) 病史采集要点:腹部症状(腹痛、恶心、呕吐、便血、黑便、排便习惯改变、体重下降)、动脉粥样硬化及栓塞危险因素(高血压、糖尿病、高血脂、药物、心律失常、感染、肿瘤等)

3. 影像学检查

(1) 选择性腹腔血管造影:金标准。NOMI 表现为动脉本身无阻塞,但其主干或分支弥漫或节段性痉挛,肠壁内血管充盈不佳。SAME 或 SMAT 应注意肠系膜上动脉是否有侧支循环形成。

(2) CT 血管成像(CTA):提高造影剂注入速度,敏感性 > 普通 CT 或超声。

(3) 超声:特异性 >90%,敏感性 70%,远端血管栓塞敏感性低,无法诊断 NOMI。

(4) 腹平片:对急性肠系膜缺血敏感性低(30%),早期正常,出现肠梗阻时病死率 78%。

4. 治疗原则　一般治疗包括胃肠减压、液体复苏、血流动力学监测和支持、纠正电解质异常、镇痛以及广谱抗生素的使用。

(1) SAME:病死率 71%,改善预后的关键是早期发现并处理。

1) 有腹膜炎表现:手术取栓并切除坏死肠管。

2) 无腹膜炎表现:手术取栓、溶栓、抗凝。

(2) SAMT:手术取栓。

(3) MVT:抗凝。

(柏小寅,审阅:李骥)

第八节　肝功能异常

一、急性肝损伤的定义及类型

急性肝损伤是指4周内发生的肝脏功能异常，可由多种原因引起。目前肝脏的生化检测包括AST、ALT、ALP、GGT和胆红素，但是真正反映肝脏合成功能的检测是ALB、INR（或PT）。

肝损伤的类型包括如下几种：

1. 肝细胞型　AST、ALT升高。
2. 胆汁淤积型　总胆红素、ALP和GGT升高。
3. 浸润型　ALP升高的比例大于总胆红素。
4. 肝脏合成功能减退　ALB降低、PT、INR延长。
5. 胆管梗阻　胆红素和ALP升高。

二、AST和ALT

当肝细胞损伤时，AST和/或ALT升高，ALT的升高往往更特异，除肝脏外，AST还存在于心脏、肌肉、肾脏和脑组织中。不同原因导致转氨酶升高的程度也有所不同。升高超过正常上限的20~25倍，应考虑急性病毒性肝炎、自身免疫性肝炎、缺血性肝病、药物/毒物、Wilson病、急性胆管梗阻、急性布-加综合征等；升高低于正常上限5倍时，应分两种情况：ALT升高为主时，考虑急性或慢性肝炎、药物/毒物、非酒精性脂肪肝、Wilson病、血色病、自身免疫性肝炎；AST升高为主时，考虑酒精性肝病，同时应除外其他脏器受累，例如心脏、骨骼肌等。诊断流程见图6-8-1。

三、ALP和GGT

1. ALP和GGT升高往往提示胆汁淤积　GGT的

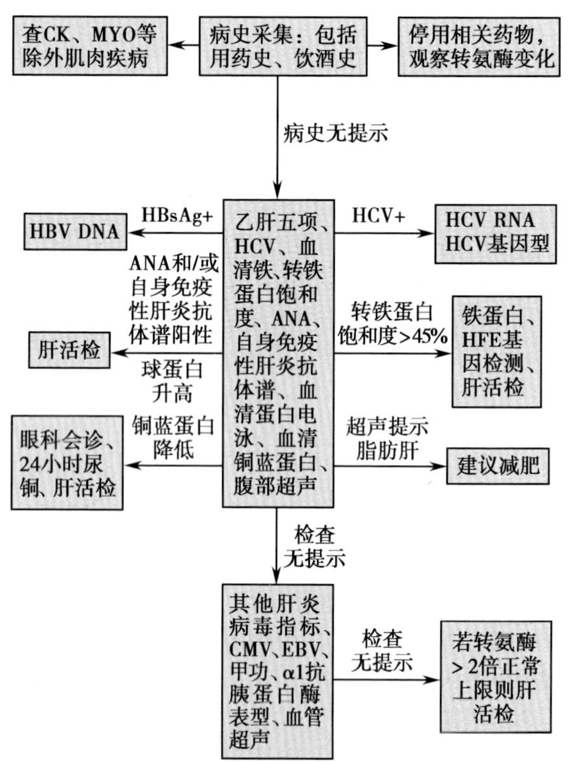

图 6-8-1　转氨酶升高的诊断流程示意图

注：CK 磷酸激酶，MYO 肌红蛋白，ANA 抗核抗体。

肝脏特异性较好。除肝脏外，ALP 还存在于骨骼、肾脏、小肠和胎盘中。如果单纯 ALP 升高，还可能由骨骼病变、肾衰竭、充血性心衰、感染、炎症和妊娠所致。

2. 可能导致 ALP 升高的肝脏基础情况　包括胆道梗阻、原发性胆汁性胆管炎（PBC）、原发性硬化性胆管炎（PSC）、药物性肝炎、肝硬化、病毒性肝炎、系统性疾病肝脏受累、肝脓肿等。

3. 系统性疾病肝脏受累　包括结核、结节病、真菌感染、淋巴瘤、实体瘤(肝癌或肝转移癌)、淀粉样变和其他肉芽肿性疾病等。

4. 可导致胆汁淤积的药物　包括复方磺胺甲噁唑、阿莫西林克拉维酸、口服避孕药、雄激素、环孢菌素、红霉素、甲巯咪唑、别嘌醇、卡托普利、地尔硫䓬、奎尼丁等。

四、胆红素

1. 孤立的间接胆红素升高　往往提示溶血、Gilbert病、Crigler-Najjar综合征、较大血肿的吸收等。

2. 孤立的直接胆红素升高　往往提示胆道梗阻、各种急慢性肝细胞疾病、脓毒血症、Dubin-Johnson综合征、肝内胆汁淤积等。

(杨莹韵,审阅:李骥)

第九节　腹水

一、腹水的成因

1. 门脉高压性　门脉压力升高到一定程度,循环中的一氧化氮水平升高,导致血管扩张。调节机制的存在使得体内的缩血管介质增多,交感兴奋,肾素、醛固酮增多,导致肾脏水钠潴留,血管内容量增多,腹水形成。

(1)肝前性:如门静脉血栓/瘤栓、区域性门脉高压。

(2)肝性:如肝硬化、酒精性肝炎、肝癌、妊娠脂肪肝、暴发性肝衰、肝窦阻塞综合征。

(3)肝后性:如布-加综合征、右心衰、缩窄性心包炎。

2. 非门脉高压性

(1)炎症或肿瘤在腹腔内产生较多富含蛋白的液体,

为了维持渗透压平衡，细胞外液进入腹腔。如结核、肠穿孔 / 梗阻 / 缺血、腹膜肿瘤、妇科肿瘤或肠道肿瘤。

(2)肿瘤或腹腔手术或淋巴管瘤病等导致淋巴管破裂，使得淋巴液漏至腹腔，即乳糜腹水。

(3)胰液或胆汁漏入腹腔，因化学物质刺激腹膜产生腹水。

(4)血管内渗透压降低，液体进入腹腔。如低蛋白血症。

二、问诊要点

1. 85% 的腹水是由肝硬化导致的，而肝硬化的最常见原因包括慢性肝炎病毒感染、酗酒和非酒精性脂肪肝(NASH)。因此腹水患者应注意询问肝病的危险因素，包括饮酒史、肥胖史、输血史、不洁性生活史、非正规操作的针灸或文身史。

2. 长期稳定的肝硬化患者，如果近期突然出现腹水(尤其是血性腹水)，应警惕是否继发肝细胞肝癌。

3. 腹水患者合并心衰史，应考虑心源性腹水的可能。

4. 慢性腹水患者合并发热、腹痛，应考虑有无自发性腹膜炎、结核性腹膜炎、癌性腹水的可能。常见的易出现腹水的肿瘤，如卵巢癌、胃癌、大肠癌、胰腺癌。

5. 急性坏死性胰腺炎或慢性胰腺炎假性囊肿破裂都可出现腹水，其特点为腹水淀粉酶水平显著升高，应注意询问胰腺炎病史。

6. 腹水患者同时全身水肿，既往糖尿病史，需要考虑肾病继发的低蛋白血症。

7. 老年人有黏液水肿表现的腹水患者，需考虑甲状腺功能减退。

8. 自身免疫病可出现多浆膜腔积液，可注意询问有无多系统受累的情况，如脱发、皮疹、口腔溃疡等。

三、体格检查要点

1. 许多临床怀疑腹水的患者，需重视腹部查体，特别是移动性浊音，移动性浊音阳性者，腹水总量常在1 000ml 以上，液波震颤阳性，提示腹水总量在 3 000ml 以上。

2. 应注意有无慢性肝病或门脉高压的体征，如肝掌、蜘蛛痣、腹壁静脉曲张。

3. 颈静脉怒张是否存在，可以鉴别腹水是由肝硬化继发，还是由心脏疾病继发。

4. 肝病继发的水肿往往仅累及下肢和腹壁。若全身水肿，多为心衰或肾病综合征所致。

四、诊断要点

1. 腹水的诊断可以通过腹穿或影像学来确立。腹腔穿刺的细节可参考“常规操作规范”章节。腹水的外观、常规、白蛋白、总蛋白、LDH、GLU、细菌涂片、培养、淀粉酶、T-SPOT.TB、找瘤细胞等项目，可以协助判断其成因。

2. 在常规检查中，因为白细胞计数容易受到利尿治疗的影响，因此通常更关注多核中性粒细胞（PMN）的计数。

3. 从腹水的外观可以初步判断其细胞数量，比如清亮腹水中的 PMN<1 000/mm^3，絮状腹水中 PMN>5 000/mm^3，黏稠腹水中 PMN>50 000/mm^3，血性腹水中 RBC>20 000/mm^3。乳白色腹水应进一步查腹水中甘油三酯水平，黑褐色腹水应查腹水胆红素水平。

4. 血清 - 腹水白蛋白梯度（SAAG），即血清[ALB]–腹水[ALB]，对于鉴别腹水的成因非常有帮助。SAAG ≥ 11g/L 时，考虑为门脉高压性腹水（特异性 97%）；SAAG<11g/L 时，多为非门脉高压性腹水，但也可

以是混合因素作用的结果；腹水总蛋白（TP）>25g/L 且 SAAG ≥ 11g/L 时，多为心源性腹水。

五、腹水的鉴别流程

1. PMN<250/mm^3

（1）若 SAAG ≥ 11g/L 且 TP<25g/L，考虑肝硬化腹水，进一步影像学检查。

（2）若 SAAG ≥ 11g/L 且 TP ≥ 25g/L，考虑心源性腹水，进一步心脏相关检查。

（3）若 SAAG<11g/L 且 TP<25g/L，考虑肾源性腹水及其他病因。

2. PMN ≥ 250/mm^3，且占白细胞总数≥ 50%

（1）若腹水培养提示多种细菌感染，或 TP>10g/L，或 Glu<2.8mmol/L，或 LDH ≥ 225U/L，需考虑是否存在继发性细菌性腹膜炎，进一步立位腹平片或 CT 除外肠穿孔。

（2）若上述培养、TP、Glu、LDH 的结果无一满足，且 SAAG ≥ 11g/L，需考虑自发性腹膜炎。

（3）若上述培养、TP、Glu、LDH 的结果无一满足，且 SAAG<11g/L+ 腹水淀粉酶 >100U/L，需考虑胰源性腹水，进一步 CT 检查。

3. PMN ≥ 250/mm^3，且占白细胞总数 <50%

（1）若病理检查可见肿瘤细胞，应进一步寻找原发灶。

（2）若病理检查未见肿瘤细胞，应行结核相关检查，必要时腹膜活检，标本送结核培养及病理。

（3）若 SAAG ≥ 11g/L，往往提示在慢性感染或肿瘤的基础上合并肝硬化或门脉高压。

六、常见并发症

1. 腹水　继发感染感染性腹水的分类标准见表 6-9-1。

表 6-9-1 感染性腹水的分类标准

分类	PMN/mm³	腹水培养
培养阴性的中性粒细胞腹水	>250	–
非中性粒细胞细菌性腹水	<250	+
自发性细菌性腹膜炎(SBP)	>250	+
继发性细菌性腹膜炎*	>250	+(多种细菌生长)
混合细菌性腹水**	<250	+(多种细菌生长)

注:*继发性细菌性腹膜炎通常需要急诊外科干预;**若腹穿过程较困难、损伤大,或有粪质、气体等抽出,且化验提示混合细菌性腹水,应考虑穿刺误入肠管;分类的前三种均属于自发性腹水感染的亚类,同样由于菌血症所致,机体的免疫状态不同,最终转归不同。SBP 的表现:发热(70%)、腹痛(50%)、腹部压痛(40%)、反跳痛(10%)、脑病加重(55%);13% 无典型临床表现。SBP 的危险因素:免疫缺陷、腹水 TP<10g/L、胆红素>42.8μmol/L、曲张静脉出血、泌尿系感染、中心静脉导管、既往 SBP 史(半年复发率 40%)。

2. 蜂窝织炎 通常继发于下肢或腹壁水肿,肥胖、卫生条件差是高危因素。

3. 张力性腹水 腹水量过多,增加腹腔内压力,影响膈肌运动,导致呼吸、进食困难,严重者可引起肾功能减退。

4. 胸腔积液 肝硬化腹水易出现右侧胸腔积液,少数为双侧。胰源性腹水易出现左侧胸腔积液。

5. 腹壁疝 通常为脐疝或切口疝,偶有腹股沟疝。如果腹水不能控制,单纯外科治疗复发率高。

七、治疗

1. 非门脉高压性腹水 以治疗原发病为主。

2. 门脉高压性腹水

(1)原发病治疗:抗病毒治疗(肝炎肝硬化)、糖皮质激素(自身免疫性肝炎)。

(2)去除诱因:慎用 NSAIDs 药物,避免围术期补液过多、消化道出血。

(3)饮食:戒酒(酒精性肝硬化),限钠≤ 2g/d。

(4)限制容量:严重低钠血症时,需考虑限水≤ 1 000ml/d,但应监测肾功能和血钠水平,避免肾功能不全以及血钠升高过快。

(5)利尿:口服螺内酯 + 呋塞米(剂量比例为 5:2),使患者体重下降≤ 0.5kg/d,且血钾水平正常。必要时,也可根据血钾水平分别调整两种利尿剂的用量。若效果不理想,可每 3~5d 增加剂量,呋塞米≤ 160mg/d,螺内酯≤ 400mg/d。对于住院患者也尽量选择口服药物,有证据表明静脉呋塞米易诱发肝性脑病。

(6)难治性腹水:对于利尿剂不敏感者,或张力性腹水需要尽快减压,可引流腹水 4~5L+ 引流后静脉补充白蛋白(每升补充 8~10g)。利尿剂敏感者不建议大量引流腹水,引流量不足 5L 者不建议常规静脉补充白蛋白。

(7)肝移植术:严重肝病合并腹水患者可考虑。

3. 腹水继发感染:感染性腹水的治疗策略见表 6-9-2。

表 6-9-2 感染性腹水的治疗策略

诊断	治疗
培养阴性的中性粒细胞腹水	静脉用三代头孢治疗 5d
非中性粒细胞细菌性腹水	如果患者有症状或培养持续阳性,建议静脉用敏感抗生素治疗 5d
自发性细菌性腹膜炎(SBP)*	先经验性用静脉头孢噻肟 2g,每 8h 一次,待培养结果回报后改为敏感抗生素,共治疗 5d

续表

诊断	治疗
继发性细菌性腹膜炎	外科干预，同时用静脉头孢类抗生素 + 抗厌氧菌药物(如头孢噻肟 + 甲硝唑)，共 2 周
混合细菌性腹水	静脉三代头孢 + 抗厌氧菌药物，根据临床表现、PMN 计数和培养结果决定疗程

注：* 静脉补充白蛋白，可降低肾衰发生率，改善预后。

八、预后

肝硬化合并腹水者生活质量和预期生存时间都较差。未出现失代偿表现的肝硬化患者中约半数会在 10 年内出现腹水，一旦出现腹水，2 年的预期生存率约 50%。

(柏小寅，审阅：李骥)

第十节　肝性脑病

一、成因及分型

肝性脑病是肝脏功能严重障碍和 / 或门体旁路所致的中枢神经系统功能失调的一种综合征。亚临床肝性脑病，指无明显临床表现和生化异常，仅能用精细的智力心理测验或电生理检测才可作出诊断。

确切病理生理过程还不清楚，多种核心假说均来自动物实验。目前公认的是血氨异常增多在其发病中起重要作用。由于肝细胞解毒作用减弱，同时门体分流增多，结肠细菌代谢产物氨在循环中的含量增多。氨透过血脑屏障，导致脑水肿、神经递质及其受体功能改变（如GABA-苯二氮䓬系统），最终出现临床症状。

肝性脑病的临床分型见表 6-10-1。

表 6-10-1　肝性脑病临床分型

类型	描述	亚型	亚组
A	急性肝衰	无	无
B	门体旁路而无肝脏本身病变	无	无
C	肝硬化或门脉高压/门体分流	发作性	诱发型 自发型 复发型
		持续性	轻度 重度 治疗依赖
		轻微	无

二、问诊要点

1. 临床表现多样，从轻度认知异常到深度昏迷，有时是慢性肝病的首发表现，应注意询问有无生活行为异常，比如健忘、字体改变、驾驶困难、睡眠昼夜颠倒等。较为明显的异常包括震颤、易激动、行为难以自控、癫痫、昏迷等。

2. 应注意询问有无肝性脑病的诱因，包括蛋白摄入过多、消化道出血、感染、用药史（如利尿剂、镇静剂、酒精等）、入量不足、大量放腹水、便秘、低钾等。

三、体格检查要点

1. 除慢性肝病的体征外，应关注患者的意识状态，还有定向力(时间、地点、人物)、计算力等高级智能活动。

2. 许多肝性脑病的患者由于代谢异常,呼出气会有甜腥的气味,也称肝臭。

3. 扑翼样震颤的检查,嘱患者两臂平伸,肘关节固定,手掌向背侧伸展,手指分开。若检查阳性者,可见到手向外侧偏斜,掌指关节腕关节甚至肘与肩关节不规则地扑击样抖动。此外,患者手紧握医生手1min,也能感到患者抖动。

4. 神经系统查体时应注意有无肌张力增高、腱反射亢进、锥体束征(如巴宾斯基征)阳性。

四、诊断

肝性脑病的临床分期见表6-10-2。

表6-10-2 肝性脑病的临床分期

分级	异常表现	
	智能活动	神经肌肉功能
0	正常	正常
亚临床	常规查体正常;工作或驾驶轻度异常	轻度视觉异常或心理智能测验异常*
1	人格改变、注意力下降、易怒、抑郁	轻度震颤、共济失调
2	睡眠昼夜节律改变、昏睡、情绪行为异常、认知力下降	扑翼样震颤、醉酒步态、言语异常(如缓慢、不连续)
3	嗜睡、混乱、定向力障碍	肌张力高、眼震、腱反射亢进、巴宾斯基征阳性
4	昏迷	眼头运动反射(一种脊髓低级反射);对于有害刺激无反应

注:* 不同的期别之间可互相重叠,并无明确的分界。

1. 肝性脑病为临床诊断，不能通过特异性的辅助检查确诊，需要除外颅内器质性病变和其他代谢性疾病。肝病患者出现意识状态改变，若同时血氨水平升高，则支持肝性脑病的诊断。但是仅有血氨升高无神经精神症状，不能诊断肝性脑病。

2. 其他辅助检查有脑电图、神经生理测试（视觉诱发电位、脑干听觉诱发电位及体表感觉诱发电位）、神经影像学检查（如磁共振质子光谱分析、PET）等。

3. 血氨明显升高不仅见于肝脏疾病，还可见于严重外伤、消化道出血、先天性代谢异常（如尿素循环障碍）、脓毒症休克等多种危重疾病。利尿剂、镇静剂及丙戊酸等药物，吸烟、饮酒等不良生活方式也可造成血氨升高。

五、治疗

1. 急性期治疗

(1) 识别和纠正诱因：最常见的诱因包括消化道出血、感染、过度利尿、腹泻、呕吐，其他重要的诱因还有电解质异常（低钾血症）、外科操作、经颈静脉肝内门体分流术（TIPS）术后、便秘和使用镇静药物。通过血尿培养、胸片、皮肤软组织检查寻找感染灶，及时开始抗感染。腹泻的患者需要除外难辨梭菌感染。

(2) 紧急处理：评估患者的意识状态，判断是否需要气道保护。

(3) 降低血氨浓度：针对肝性脑病的治疗目的在于减少氨的产生。可以口服药物的患者口服乳果糖15~30ml，每日3次，目标排软便3~5次/d。其副作用包括腹胀、呕吐、腹泻、严重脱水、高钠血症，因此应从小剂量开始逐渐加量。对于48h内无改善或不能使用乳果糖的患者，可考虑使用利福昔明。利福昔明是一种不被肠道吸收的抗生素，作用于肠内菌群，越来越多的证据支持其治疗肝性脑病。用法为200mg，每日3~4次，最多1 200mg/d。此外,乳果糖、白醋等灌肠治疗时,可降低肠内pH,减少氨的吸收。

2. 肝性脑病的预防 利福昔明联合乳果糖口服可降低肝性脑病的复发率。

六、预后

50%~70%的肝硬化患者会出现肝性脑病,一旦出现往往提示预后不佳。不进行肝移植者1年生存率43%,3年生存率23%。

(柏小寅,审阅:李骥)

第十一节 肝硬化

肝硬化是肝内纤维组织较严重的异常增生,纤维胶原充满了肝实质与肝窦的间隙,形成纤维分隔,导致肝内血管重构、肝细胞功能受损、肝内压力增高,甚至最终继发癌变。欧美的肝硬化发病率0.15%左右,中国发病率更高。

一、问诊要点

1. 多种因素可导致肝硬化,包括慢性病毒性肝炎、酒精、非酒精性脂肪肝(NASH)、自身免疫病、寄生虫、胆管病变、遗传代谢疾病等。应注意询问有无慢性肝炎史、饮酒史、代谢综合征相关表现(如肥胖、糖尿病史、高血压史、高脂血症史)、不洁饮食史、遗传代谢异常家族史,以及自身免疫病相关的一些临床表现。

2. 代偿期肝硬化患者临床症状并不突出,但50%以上的患者会有一些非特异性表现,如食欲缺乏、乏力、体重下降。酒精性肝硬化和血色病的患者,还会出现性功能减退。

3. 失代偿期肝硬化患者应注意有无肝功能减退和门脉高压的相关表现,如黄疸、腹水、消化道出血、肝性脑病等。

二、体格检查要点(表 6-11-1)

表 6-11-1 肝硬化体征及相关病理生理

体征	描述	病理生理基础
肝掌	手掌根部、手指掌面发红明显	肝脏灭活雌激素能力下降，雌激素水平升高
白甲	横向指甲白纹或指甲近端大约 80% 的部分变白	低蛋白血症
杵状指	长骨的痛性增生性骨病	由于严重的右向左分流导致低氧
黄疸	皮肤、巩膜和黏膜黄染	肝细胞分泌受阻，当血清总胆红素高于 34μmol/L 时出现症状
蜘蛛痣	皮肤上可见小动脉及周围放射状的细小血管，主要位于躯干和面部	肝脏灭活雌激素能力下降，雌激素水平升高
男性乳房发育	男性乳腺良性增生	肝脏灭活雌激素能力下降，同时雄激素转化为雌激素
肝结节	肝脏触诊时质地较硬且凸凹不平	纤维化，不规则增生
脾大	触诊可及脾脏	门脉高压继发脾脏淤血
腹水	腹腔内液体积聚，总量大于 1.0L 时可经查体发现	门脉高压
海蛇头	腹部曲张的静脉以脐为中心向四周伸展	门脉高压导致门体分流，脐静脉开放
扑翼样震颤	手掌背伸时出现不自主的扑击样动作	肝性脑病时运动神经元的脱抑制状态
肝臭	甜腥的气味	门体分流或肝衰时产生的挥发性二甲基硫醚

三、诊断及分期

1. 代偿期肝硬化患者可仅存在肝功轻度异常或肝功完全正常，影像学（B超或CT）可提示肝脏病变。典型肝硬化的肝脏形态改变为，肝右叶萎缩，肝左叶特别是尾状叶增生。

2. 肝活检取得肝脏病理为代偿期肝硬化诊断金标准。对于失代偿期者不建议用肝活检确认肝硬化的诊断。

3. 失代偿期患者往往存在严重的并发症，包括食管胃底静脉曲张破裂出血、腹水、SBP、肝性脑病、肝癌等。

4. 目前尚无特别理想的无创检查，可以反映肝脏纤维化的程度。近年来，血清学标志物的研究集中在三方面（与基质沉积相关的标志物、与细胞外基质降解相关的标志物和与肝纤维化相关的细胞因子和趋化因子），单个标志物对于特定人群的评估可能有意义，联合应用这些血清学标志物能一定程度上提高预测能力。此外，超声弹性成像也广泛应用于肝纤维化评估。

5. 肝硬化的实验室表现（表6-11-2）

表6-11-2　肝硬化的常见实验室检查表现

项目	表现	病理生理基础
AST、ALT	正常或轻中度异常	肝细胞破坏释放，AST/ALT通常大于1
ALP	升高不超过正常值的3倍	胆汁淤积
GGT	比ALP的特异性好，在酗酒者中明显升高	胆汁淤积
胆红素	比ALP、GGT升高晚，提示预后不佳	胆汁淤积，同时肾脏排泄能力下降

续表

项目	表现	病理生理基础
ALB	晚期肝硬化者降低	肝脏合成能力下降，而且部分漏入腹水及间质中。应与营养不良及失蛋白肠病鉴别
PT	晚期肝硬化者延长	肝脏合成Ⅴ、Ⅶ因子能力下降。应与维生素K缺乏鉴别
免疫球蛋白	升高(主要是IgG)	携带抗原的门静脉血流分流后，刺激淋巴组织内的浆细胞分泌
Na	低钠血症	抗利尿激素活性升高，肾脏排水能力下降
血红蛋白	大细胞、正细胞或小细胞贫血	叶酸缺乏、脾亢、消化道出血
血小板计数、白细胞计数	降低	脾亢进、纤维蛋白原异常、肝脏合成促血小板生成素(TPO)能力下降

6. 肝硬化病因诊断(表6-11-3)

表6-11-3 不同病因肝硬化的临床、实验室表现及肝活检诊断价值

病因	相关临床特征	特异实验室检查	肝活检价值
HBV	关节炎	乙肝五项、HBV DNA	+
HCV	冷球蛋白血症	HCV抗体、HCV RNA	+
酒精性肝炎		AST/ALT大于2、GGT升高	++

续表

病因	相关临床特征	特异实验室检查	肝活检价值
非酒精性脂肪肝	超重/肥胖、代谢综合征、2型糖尿病	尿酸、空腹血糖、胰岛素、甘油三酯	++
自身免疫性		自身抗体(ANA、抗LKM、抗SLA); GGT升高	+++
原发性胆汁性胆管炎	干燥综合征、眼睑黄色瘤	AMA-M2;GGT、ALP、胆固醇升高	++
原发性硬化性胆管炎	溃疡性结肠炎	pANCA阳性;GGT、ALP升高;肝内外胆管串珠样改变	+++
血色素沉积症	关节炎、心肌炎、糖尿病	转铁蛋白饱和度>60%(男性)、>50%(女性);铁蛋白升高;HFE基因突变	++
Wilson病	神经系统改变	血清铜蓝蛋白水平降低;24h尿铜增多;裂隙灯下见角膜铜沉积	+++
α-抗胰蛋白酶	肺纤维化	α-抗胰蛋白酶减少;可检测到α-抗胰蛋白酶亚型	+++
先天性疾病			+++

7. 肝硬化的分级

(1)为了评价肝损伤的程度并预测预后,需要对肝硬化进行分级。

(2) Child-Pugh-Turcotte(简称Child-Pugh)分级应用最为广泛(表6-11-4)。

表 6-11-4 Child-Pugh 分级

	1分	2分	3分
肝性脑病	无	可用药物控制	药物控制不佳
腹水	无	可控制	难治性
胆红素(μmol/L)	<34	34~51	>51
白蛋白(g/L)	>35	28~35	<28
PT(延长时间)	1~3s	4~6s	>6s

注:A 级:5~6 分 B 级:7~9 分 C 级:10~15 分。

(3)对于等待肝移植的终末期肝病患者,MELD 评分基于肌酐、胆红素、INR 的水平,可以预测其 3 个月的生存率。

四、治疗

1. 去除诱因 可延缓肝病进展,降低肝癌发生率。酒精性肝硬化患者戒酒,慢性肝炎患者在能耐受的前提下接受抗病毒治疗,都可以获益。PBC 患者早期诊断开始服用熊去氧胆酸。其他类型的肝硬化对因治疗获益尚不明确。

2. 抗纤维化治疗 尚处于研究阶段。

3. 合并症的治疗和预防(表 6-11-5)

表 6-11-5 肝硬化合并症的治疗和预防

	治疗	预防
静脉曲张出血	急性出血:液体复苏、血管活性药物、内镜治疗(硬化剂、组织胶或套扎)、TIPS、外科分流 慢性出血:TIPS、外科分流	非选择性 β 阻滞剂;套扎
腹水	限钠、利尿、引流腹水、TIPS	限钠

续表

	治疗	预防
肾衰	停止利尿，补液、输蛋白	避免容量不足
肝性脑病	去除诱因，乳果糖、利福昔明	避免诱因
SBP	早期腹穿检测 PMN、及时抗感染	口服抗生素、治疗腹水

注：TIPS：经颈静脉肝内门体分流术

五、预后

肝硬化的自然病程与病因及针对病因的治疗情况有关。酒精性肝硬化者如果继续饮酒，会导致新的炎症，从而加速失代偿的发生。不论何种肝病继发的肝硬化，一旦失代偿，5 年死亡率高达 85%。

Child A 级者 1 年生存率 100%，而 B 级者降至 80%，C 级者仅为 45%；预期生存期分别为 15~20 年、4~14 年、1~3 年；围术期死亡率（腹部手术）分别为 10%、30%、80%。

（柏小寅，审阅：李骥）

第十二节　门脉高压

一、门脉高压成因

门脉高压的定义为肝窦内压力 >6mmHg。从解剖学角度，可分为如下几类。

1. 肝前性　如门静脉血栓 / 瘤栓、区域性门脉高压（脾静脉血栓）。

2. 肝性　分为窦前、窦性和窦后。

(1) 窦前性：特发性门脉高压、PBC、结节病、血吸虫病。

(2)窦性:酒精性肝炎、酒精性肝硬化、隐源性肝硬化、坏死后肝硬化。

(3)窦后性:肝窦阻塞综合征。

3. 肝后性　布-加综合征、右心衰、缩窄性心包炎。

许多疾病可能表现为混合型门脉高压,如肝癌,可以同时有门静脉血栓和肝内结构改变。

二、问诊要点

1. 门脉高压的常见病因包括肝硬化、门脉血栓/瘤栓、血吸虫病等,少见原因包括纤维多囊性肝病、恶性肿瘤、骨髓增殖性疾病、结节病、脾动静脉瘘等。应注意询问有无慢性肝炎史、饮酒史、代谢综合征相关表现(如肥胖、糖尿病史、高血压史、高脂血症史)、不洁饮食史、疫区疫水接触史、遗传代谢异常家族史,以及自身免疫病相关的临床表现。

2. 门脉血栓的患者还应该注意有无高凝因素,如口服避孕药、腹部创伤、胰腺炎、IBD 等。

3. 门脉高压早期往往没有临床症状,当患者出现上消化道曲张静脉破裂出血或腹水时,才会就诊。因此应询问有无呕血、呕吐咖啡样物质、便血、黑便、腹胀、下肢水肿的情况。上消化道曲张静脉破裂出血往往是急性的,而门脉高压胃病的出血多为慢性或亚急性。

三、体格检查要点

1. 查体时注意有无慢性肝病的相关体征　包括黄疸、蜘蛛痣、肝掌、男性第二性征消退、腹水、脾大、海蛇头、肝结节等。

2. 布-加综合征　其体表静脉曲张则另有特点,分布于腹部和背部,回流方向均向上。而一般门静脉高压患者脐以上血流方向由下至上,脐以下血流由上至下。

四、门脉高压诊断

1. 金标准为测定肝静脉压力梯度(HVPG),是一种有创性的间接测定门脉压力的方法。如果存在门脉高压已知危险因素的患者出现门脉高压相关症状,即可诊断门脉高压。若对诊断存疑时,才考虑 HVPG 来协助诊断。

2. 超声是目前最常用的判断门脉高压的方法,当门脉宽度大于 13mm,且吸气变化率小于 50% 时,提示有门脉高压。该方法敏感性好,特异性差。

3. CT 可以发现许多门脉高压的特征性表现,如腹水、脾大、侧支血管形成。多排螺旋 CT 有希望成为筛查曲张静脉的方法之一。

4. 门脉高压所致的食管胃底静脉曲张往往需内镜确诊,但有诱发静脉破裂出血风险。门脉高压性胃病的诊断必须通过内镜检查。

5. 实验室检查可能提示肝合成功能下降,包括 PT 延长、低白蛋白血症;还可能有血小板和白细胞降低,提示脾亢。严重的消化道出血患者会有低血容量性休克,出现肾功能不全,血肌酐、尿素氮升高。

五、降低门脉压力的治疗

1. 药物治疗

(1)减少门脉血流

1)非选择性 β 受体拮抗剂:多用于预防曲张静脉出血及再出血。普萘洛尔,10mg/d 起,逐渐加量,使静息心率下降 25%。禁忌证为窦性心动过缓、哮喘、COPD、急性心衰、房室传导阻滞等。目前临床上卡维地洛的应用也明显增多。

2)生长抑素及其衍生物:多用于控制急性出血。生长抑素,首剂 250μg 静推,继以 250μg/h 泵入;奥曲肽,首剂 100μg 静推，继以 25~50μg/h 泵入。

3）垂体后叶素：多用于控制急性出血。0.4U/min 泵入。副作用有腹痛、血压升高、心绞痛。合用硝酸甘油（舌下或静脉）可减少其副作用。

（2）降低门脉阻力：临床可考虑使用硝酸酯类药物。硝酸甘油静脉泵入，10μg/min 起，不影响循环的前提下，可用到 200μg/min。或口服单硝酸异山梨醇，20~40mg，每日 2 次。目前该类药物并未被广泛推荐为一级预防用药，系统性回顾研究也未发现其能降低出血率或死亡率，故目前临床应用较少。

2. 介入治疗经颈静脉肝内门体分流术（TIPS） 原理为在肝静脉和门脉肝内的分支之间建立人工交通支，从而降低门脉压力。目前无证据支持 TIPS 可作为曲张静脉出血的一级预防。

3. 外科手术 虽然手术能非常有效的预防曲张静脉出血，但术后肝性脑病发生率高，并未改善总生存率。

（1）非分流术：胃食管断流。

（2）分流术：选择性分流，如脾肾分流；部分分流，如限制性门腔侧侧分流；完全分流，如门腔端侧分流、门腔侧侧分流。

六、门脉高压相关出血的治疗

1. 预防出血 曲张的食管静脉直径 >5mm 时，2 年出血率约 30%。为预防出血，首选普萘洛尔口服。若患者有用药禁忌或不能耐受，再考虑内镜下套扎治疗。

2. 急性出血的治疗

（1）密切监护，迅速开始液体复苏，维持循环稳定。若患者呕血量大，需要评估气道，必要时气管插管保护气道。同时静脉用降低门脉压力的药物，如生长抑素、垂体后叶素等。加用抗生素预防菌血症和 SBP，如左氧氟沙星 500mg 每日 1 次、环丙沙星 400mg 每日 2 次或头孢曲松 1g 每日 1 次，连用 7d。输血使血细胞比容维持在 25% 左右，过高易再次出血。

(2) 循环相对稳定者，有条件应进行急诊内镜，并根据情况进行套扎或硬化剂治疗。胃底曲张静脉出血者，应首选注射组织黏合剂(氰基丙烯酸酯)。若反复内镜治疗失败，应考虑外科手术或 TIPS 治疗。Child A 级者可选择两者之一，Child B 或 C 级者只能考虑 TIPS 治疗。

(3) 出血未控制的征象包括：需要红细胞 4U 以上才能维持血细胞比容在 25%~30%；无法将收缩压提高 20mmHg 或升至 70mmHg 以上；心率持续大于 100 次 /min。

(4) 使用三腔两囊管对胃底和食管下段进行气囊填塞，为暂时的止血措施，再出血率较高，但可为急救赢得时间。压迫时间不宜大于 24h。

3. 预防再出血

(1) Child C 级者，首选内镜下套扎治疗，若情况稳定，则加用普萘洛尔口服。

(2) Chlid A 级者，首选普萘洛尔口服，若控制不理想，再考虑内镜下套扎治疗，或请外科会诊评估有无手术指征。

七、预后

1. 门脉高压最重要的并发症是食管胃底曲张静脉出血，一旦急性出血，6 周内的病死率约为 20%，而早期再次出血、出现肝功能恶化、肾衰竭、需要输红细胞 4U 以上者，预后最差。

2. 酒精性肝硬化、高胆红素血症、低白蛋白血症、肝性脑病和肝癌等因素都会增加 6 周病死率。

(柏小寅，审阅：李骥)

第十三节 肝癌

一、肝癌发病率及危险因素

肝细胞癌是最常见的肝脏原发恶性肿瘤，其发生分布具有明显的地域性。我国是高发地区，肝癌病例数约占全世界50%，年发病率大于15/100 000。肝癌的危险因素见表6-13-1。

表6-13-1 肝癌的危险因素

主要危险因素	其他肝脏疾病	与肝脏无关的遗传疾病
慢性乙肝病毒感染	α1抗胰蛋白酶缺陷	毛细血管扩张症
慢性丙肝病毒感染	血色素沉积症	高瓜氨酸血症
肝硬化	Ⅰ型和Ⅱ型糖原累积症	其他因素
黄曲霉毒素B1	Ⅰ型遗传性酪氨酸血症	吸烟
	Wilson病	糖尿病
		口服避孕药

二、问诊要点

1. 问诊时应注意询问有无肝癌相关的危险因素，即肝硬化史、肝炎接触史、输血史、饮食习惯、吸烟史、避孕药服用史、糖尿病史。

2. 肝癌最常见，往往也是最先出现的症状，是右季肋区疼痛或上腹痛(59%~95%)。消瘦也很常见(34%~71%)。其他的症状包括，乏力(22%~53%)、腹胀(28%~43%)、非特异消化道症状(25%~28%)、黄疸(5%~26%)。但是越来越多的患者于体检时发现,并无自觉症状。

3. 有副肿瘤综合征者,可有高钙血症、自发性低血糖等,临床表现意识状态改变、恶心、水样泻等。

三、体格检查要点

1. 肝癌早期仅有基础肝病相关的体征,如肝硬化相关的腹水(35%~61%)、脾大(27%~42%)、黄疸(4%~35%)。随着肝癌的进展,会出现肝大(54%~98%)、发热(11%~54%)、消瘦(25%~41%)、肝区血管杂音(6%~25%)。当肿瘤累及肝静脉并最终阻塞下腔静脉时,会出现下肢至会阴部水肿。

2. 少数患者可因肝癌细胞异常分泌导致副肿瘤综合征,出现肥厚性骨病、神经病变、多发性肌炎,查体时应注意肢端的外观、神经系统体征、肌力等。

四、肝癌诊断

1. 肝癌诊断的金标准是病理诊断。但为了兼顾实用性,当甲胎蛋白(AFP)>400μg/L,且影像学提示肝内特征性占位病变时,可诊断肝癌。

2. AFP 在肝癌的阳性率为 50%~70%,胆管上皮癌和肝转移癌不升高,是目前最为广泛应用的肝癌血清标志物。AFP 升高还可见于活动性肝炎、肝硬化以及生殖细胞肿瘤,因此不能单凭 AFP 升高诊断肝癌,须结合影像检查并动态观察。

3. 影像学检查中,超声的敏感性差(48%),特异性好(97%)。优点是安全、方便、廉价,缺点是容易受到脂肪、钙化和坏死的影响。

4. 增强 CT 是诊断的重要手段,典型表现包括:动脉期强化明显、门脉期和延迟期病灶内造影剂信号较周围正常肝组织明显减弱。当肿瘤直径 >2cm,结合典型表现可诊断肝癌。当肿瘤直径在 1~2cm,需要另一种影像学检查(如 MRI)同时确认,方可诊断。

5. 当上述检查不能确诊时,可考虑肝穿刺活检。风险是出血、肿瘤破裂和针道转移。

五、肝癌分期及治疗

分期用于指导治疗和估计预后。目前有多种肝癌分期系统,如 Okuda、TNM、CLIP、BCLC、CUPI、JIS 等。有报道认为 BCLC 分期预测转归准确性较高。

六、肝癌筛查

高危人群包括乙肝病毒携带者和肝硬化患者。对于乙肝病毒携带者而言,特别是 >40 岁的男性、>50 岁的女性、有肝癌家族史、合并肝硬化或者 HBV-DNA 复制水平高且有持续肝损伤表现,应格外警惕。对于肝硬化患者而言,特别是酒精性肝硬化、血色病、乙肝、丙肝、PBC 的患者,应加强监测。高危人群建议每 6~12 个月复查一次超声,不建议单独用 AFP 作为监测指标。

(柏小寅,审阅:李骥)

第十四节 急性胆管炎

一、胆管炎成因

胆管出现急性炎症和感染,称为急性胆管炎。一方面胆管内细菌量增多,另一方面胆管压力升高导致细菌入血,共同促成了急性胆管炎形成。可能导致胆管炎的病因见表 6-14-1。

表 6-14-1　胆管炎的病因

胆石症(最常见)	恶性肿瘤梗阻	壶腹部纤维化
良性胆管狭窄	• 胆管肿瘤	十二指肠憩室
胆系手术史	• 胆囊肿瘤	血栓
胆系寄生虫	• 壶腹肿瘤	
胰腺炎	• 胰腺肿瘤	
外压	• 十二指肠肿瘤	

二、问诊要点

1. 问诊时应注意询问有无胆管炎相关的危险因素，如胆石症史、胆系手术史、疫区疫水接触史、不洁饮食史。

2. 急性胆管炎者应注意询问腹痛的部位、起病经过、有无发热寒战、黄疸。还应询问有无休克早期的症状，如少尿。

三、体格检查要点

1. 首先应关注患者的生命体征，如血压、心率，有无休克表现，意识状态改变(谵妄、嗜睡、昏迷等)；注意皮肤黏膜有无黄染。

2. 腹部查体是重点，注意有无腹部压痛、腹膜刺激征，胆囊炎继发的胆管炎会有胆囊增大和 Murphy 征。但没有相关腹部体征不能除外胆管炎的诊断，特别是在老年人和免疫功能相对低下的人群中。另外，肝内胆管梗阻导致的胆管炎，可没有典型的腹部体征。

四、诊断标准(表 6-14-2)

表 6-14-2　2013 年急性胆管炎东京指南

A. 临床表现	1. 发热和 / 或寒战
	2. 黄疸

续表

B. 实验室检查	3. 炎症反应的证据* 4. 肝功能异常#
C. 影像学检查	5. 胆管扩张 6. 有病因的提示(如狭窄、结石、支架等)
疑诊	满足 1 或 3+2 或 4
确诊	疑诊 +5+6

注:* 白细胞计数异常、血清 CRP 水平升高或其他炎症指标异常。# 血清 ALP、GGT、ALT 或 AST 升高。

五、严重程度分级及治疗

1. 严重程度分级

(1) 轻度:对于最初的支持治疗和抗生素治疗反应良好。

(2) 中度:对于支持治疗和抗生素治疗反应不佳,但是未合并器官功能衰竭。

(3) 重度:至少有下述一种器官功能衰竭。

1) 心血管系统:需要血管活性药物纠正低血压。

2) 神经系统:意识模糊。

3) 呼吸系统:$PaO_2/FiO_2<300$。

4) 肾脏:Cr>177μmol/L。

5) 肝脏:INR>1.5。

6) 血液系统:血小板计数 $<100\times10^9/L$。

2. 治疗流程　胆管减压引流极为关键,尤其是重症病例,早期胆管引流尽量在起病 24h 内完成(图 6-14-1)。

3. 抗生素的选择　对于中重度急性胆管炎,早期广谱抗生素应用十分关键,可选择的方案为下列制剂中任一种与甲硝唑联用,或单用碳青霉烯类药物,如亚胺培南、美罗培南等(表 6-14-3)。

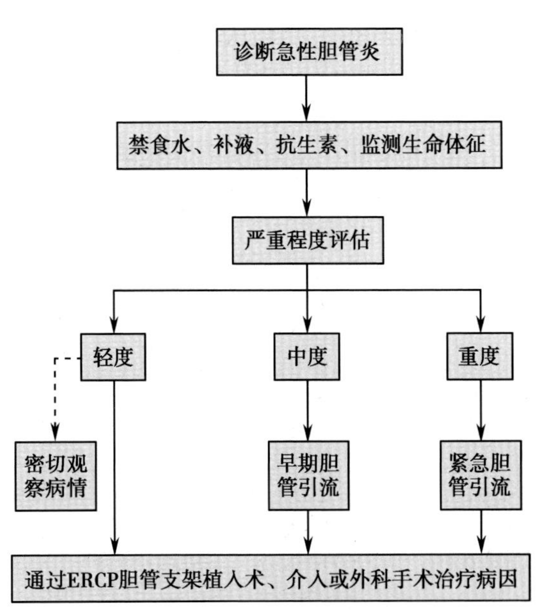

图 6-14-1　急性胆管炎的诊疗流程

表 6-14-3　中重度急性胆管炎的治疗策略

加酶青霉素类	阿莫西林 - 舒巴坦、哌拉西林 - 他唑巴坦
三代或四代头孢	头孢哌酮 - 舒巴坦、头孢曲松、头孢他啶、头孢吡肟
单胺类	氨曲南
氟喹诺酮类	莫西沙星、环丙沙星、左氧氟沙星

六、预后

1. 急性胆管炎患者如果早期出现多脏器功能衰竭

的表现，如肾衰竭、弥散性血管内凝血（DIC）、意识状态改变、休克；或者患者有急性胆管炎的征象，在保守治疗后改善效果不明显，应该早期开始静脉抗生素治疗和胆管减压，否则病死率极高。

2. 目前病死率为10%~30%，主要的致死原因是难以纠正的休克，最终导致多脏器功能衰竭。

（柏小寅，审阅：李骥）

第十五节 系统性疾病的胃肠道表现

一、自身免疫病的胃肠道表现（表6-15-1）

表6-15-1 自身免疫病胃肠道表现一览

疾病	受累情况	临床表现
类风湿关节炎	食管运动异常	吞咽困难、GERD
	肠道血管炎	腹痛、肠道溃疡或梗死
	淀粉样变	假性肠梗阻、吸收不良、失蛋白肠病、肠道溃疡或梗死、胃出口梗阻
		曲张静脉出血
	门脉高压（Felty综合征）	
系统性硬化	食管运动异常	吞咽困难、GERD、Barrett食管
	胃轻瘫	胃潴留、GERD
	肠道纤维化和运动异常	便秘、假性肠梗阻、吸收不良、肠套叠、肠扭转、肠管积气
	假憩室	出血、细菌过度生长
	动脉炎	肠系膜栓塞、肠梗死、胰腺坏死

续表

疾病	受累情况	临床表现
系统性红斑狼疮	食管运动异常 肠道血管炎	吞咽困难、反流 肠道溃疡、肠梗死、肠套叠、胰腺炎、肠管积气
干燥综合征	黏膜干燥 胰腺炎 原发性胆汁性胆管炎	吞咽费力 腹痛、胰腺外分泌功能不足 黄疸、肝衰、曲张静脉出血
多发性肌炎/皮肌炎	平滑肌运动异常 肠道血管炎	吞咽困难、GERD、胃轻瘫、便秘 胃肠溃疡、穿孔、肠管积气
混合性结缔组织病	运动异常	吞咽困难、GERD、胃轻瘫、假性肠梗阻、粪石
结节性多动脉炎	肠道血管炎	溃疡、穿孔、胰腺炎、胆囊炎、阑尾炎、黏膜出血、黏膜下血肿
Churg-Strauss 综合征	肠道血管炎 嗜酸细胞胃肠炎	出血、溃疡、肠道梗死、穿孔 胃部肿物、肠壁增厚僵硬
韦格纳肉芽肿	肠道血管炎	胆囊炎、阑尾炎、盲肠炎、小肠梗死
贝赫切特病	黏膜溃疡	出血、穿孔、肠瘘

注:GERD,胃食管反流病。

二、内分泌疾病的胃肠道表现(表 6-15-2)

表 6-15-2 内分泌疾病的胃肠道表现一览

疾病	受累情况	临床表现
甲亢	淋巴细胞浸润黏膜	浅表性胃炎、脂肪泻
	肠道运动亢进	腹泻
	肝脏组织学轻度异常	转氨酶升高、轻度间接胆红素升高
甲状腺髓样癌	血清降钙素水平升高	水样泻
	MEN-ⅡA 或 MEN-ⅡB	嗜铬细胞瘤、黏膜神经纤维瘤、肠梗阻、巨结肠
肾上腺皮质功能不全	皮质激素分泌不足	恶心、呕吐、食欲缺乏、腹泻、吸收不良
嗜铬细胞瘤	血浆儿茶酚胺水平升高	麻痹性肠梗阻、巨结肠
	胆石症	胆绞痛、胆囊炎
高皮质醇血症(库欣病)	垂体 ACTH 水平升高	胃溃疡
肢端肥大症	垂体生长激素水平升高	结直肠肿瘤
甲状旁腺功能亢进	血钙升高	便秘、恶心、呕吐、胰腺炎
	胃溃疡	出血、腹痛、穿孔
	MEN-I	胃泌素瘤、VIP 瘤
甲状旁腺功能低减	吸收不良	腹泻、脂肪泻
	小肠淋巴管扩张	失蛋白肠病
糖尿病	食管运动异常	吞咽困难、反流性食管炎
	念珠菌食管炎	吞咽疼痛、吞咽困难
	胃轻瘫	恶心、呕吐、胃出口梗阻
	小肠动力低下	细菌过度生长、吸收不良、腹泻
	结肠动力低下	便秘、巨结肠、便失禁
	肠道缺血	缺血性结肠炎、梗死

注:VIP 瘤,血管活性肠肽瘤

三、恶性肿瘤的胃肠道表现

1. 转移瘤的胃肠道表现　最常见的易发生胃肠道转移的实体瘤包括乳腺癌、肺癌、卵巢癌和黑色素瘤。最常见的转移瘤临床表现为小肠梗阻，此外还可能出现腹痛、发热、腹水、消化道出血和穿孔。

2. 副肿瘤综合征的胃肠道表现　类癌、VIP 瘤、胃泌素瘤、生长抑素瘤、嗜铬细胞瘤等有分泌功能的肿瘤，会影响胃肠道，出现水样泻、便秘、假性肠梗阻等肠道动力异常的表现。

3. 血液系统恶性肿瘤　肝脏作为网状内皮系统的重要组成部分，因此血液系统恶性疾病常常出现肝内浸润。不同疾病的发生率有所不同，如霍奇金淋巴瘤（8%~14%）、非霍奇金淋巴瘤（16%~57%）、肝脾 γδT 细胞淋巴瘤（80%）、多发性骨髓瘤（30%~40%）、毛细胞白血病（100%）。

四、浸润性疾病

淀粉样变是淀粉样物质在单个或多个器官的沉积，可累及整个胃肠道（表 6-15-3）。

表 6-15-3　淀粉样变的消化系统表现

部位	症状	体征	临床表现
口腔	口腔充满感、出血、牙痛、感觉异常、口干	巨舌、舌体僵硬、舌和颊黏膜可见结节口腔血疱	发音困难、咀嚼和吞咽困难、唾液少、呼吸睡眠暂停
食管	胃灼热、反酸、吞咽困难		食管动力低下、食管炎
胃	恶心、呕吐、上腹痛、食欲缺乏、腹胀、出血、体重减轻	振水音、恶病质	糜烂和溃疡、淀粉样结节胃轻瘫、胃出口梗阻

续表

部位	症状	体征	临床表现
小肠	腹泻、便秘、腹痛、出血、体重减轻	恶病质	小肠缺血/出血、假性肠梗阻、吸收不良、肠梗阻
结肠	腹泻、便秘、腹痛、出血	恶病质	结肠缺血/出血、假性肠梗阻、便失禁、淀粉样息肉
肝脏	黄疸、腹痛	肝大、门脉高压	ALP升高、肝内肿物
脾脏	腹痛	脾大	脾功能减退
胰腺	腹泻/脂肪泻、腹痛		胰腺外分泌功能不足、胰腺炎

（柏小寅，审阅：李骥）

第七章

肾脏疾病

第一节 常规检查及判读

一、蛋白尿的诊断思路

（一）概念

尿蛋白定量 >150mg/d，或尿蛋白肌酐比值 >200mg/g Cr。

（二）蛋白尿分类

1. 假性　体液污染（血液、脓液、精液），放置时间过长，乳糜尿。

2. 一过性　直立性（青少年消瘦者，卧位消失）、运动后、高热。

3. 病理性（持续性）

（1）肾实质：肾小球 / 肾小管蛋白尿。

（2）肾血循环：静脉血栓、心功能不全、心包积液所致肾淤血。

（3）循环中异常蛋白从尿中排泄：肌红蛋白、血红蛋白、本 - 周蛋白。

（三）形成机制（表 7-1-1）

表 7-1-1　病理性蛋白尿的形成机制

分类	机制	特点
肾小球性蛋白尿	肾小球基底膜通透性增高（分子和 / 或电荷屏障）	尿蛋白多 >1g/d，中大分子为主
肾小管性蛋白尿	肾小管重吸收能力降低	尿蛋白多 <2~2.5g/d，小分子为主
溢出性蛋白尿	肾小球滤液中含有大量低分子量蛋白，超过肾小管重吸收能力	多发性骨髓瘤、横纹肌溶解、血管内溶血
组织性蛋白尿	病理情况下，肾小管上皮细胞分泌 Tamm-Horsfall 蛋白增多	肾盂肾炎、尿路肿瘤，尿蛋白很少 >1g/d

(四) 检测

1. 普通试纸法　仅对白蛋白敏感,半定量,受到尿液浓缩稀释的影响。

2. 24h 尿蛋白定量　"金标准",收集困难。

3. 尿蛋白肌酐比(PCR)与尿白蛋白肌酐比(ACR)　单次采集,变异较大。以 mg/mmol 为单位的测量值可乘以 10 以估算 24h 尿蛋白定量(假定每日肌酐排泄为 10mmol/L);以 mg/g 为单位的测量值则乘以 8.8。

(五) 诊断思路

1. 排除假性、生理性蛋白尿。

2. 鉴别肾小球源性、肾小管源性蛋白尿

(1) 尿常规 + 沉渣、24h 尿蛋白定量。

(2) 血、尿蛋白电泳。

(3) 血、尿免疫固定电泳。

(4) 尿轻链定量。

(5) 肾小管重吸收功能蛋白。

蛋白尿的诊治思路见图 7-1-1。

二、肾小球功能检查

(一) 肾小球滤过率(GFR)

单位时间内从肾脏滤过的血浆的毫升数(ml/min)。

$$\text{GFR}=\frac{U\times V}{P\times T}$$

U 和 P 分别代表该物质在尿和血浆中的浓度,T 为时间(min),V 为在 T 时间内的尿量(ml)。

应用该公式的前提为该物质只由肾小球滤过清除,而在肾小管内既不被重吸收也不排泌。

(二) 菊粉清除率

1. 理想的测定肾小球滤过率的物质不被机体分解、结合、利用和破坏,自由通过肾小球,在肾小管内既不被重吸收也不排泌。

2. 测定程序复杂,仅用于研究。

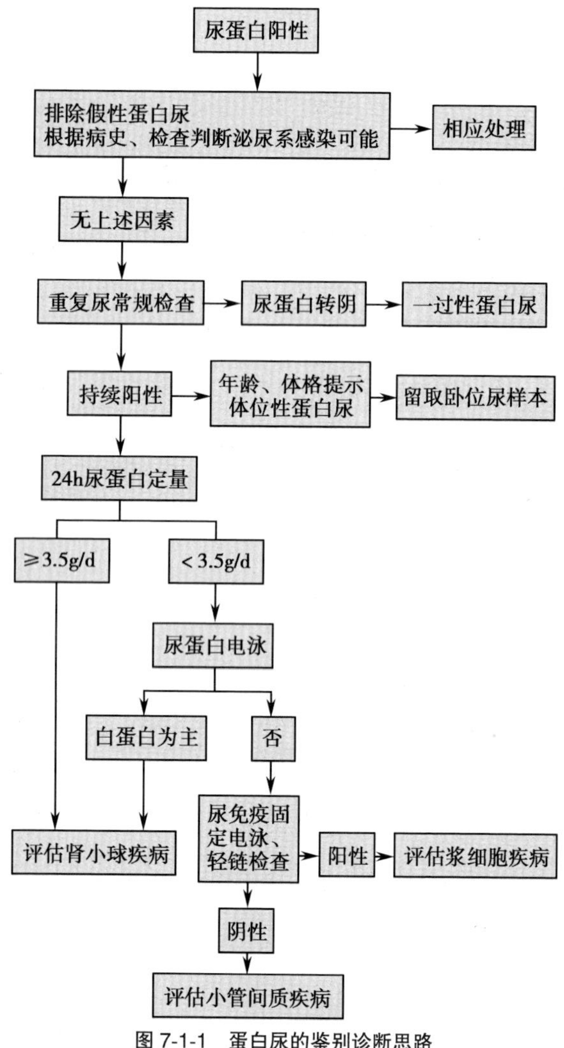

图 7-1-1 蛋白尿的鉴别诊断思路

（三）血肌酐

1. 不能早期反映肾小球滤过功能损害　只有当肾小球滤过率（GFR）下降至正常人的 1/3 时，血肌酐才明显升高。

2. 不同测定方法

（1）苦味酸法：特异性差，血中的丙酮、丙酮酸、叶酸、抗坏血酸、葡萄糖乙酰乙酸等物质都会影响肌酐测定。

（2）酶法：特异性高，但是受某些药物如羟苯磺酸钙影响。

（3）当血肌酐水平较低时，酶法测定值较苦味酸法测定值低；当血肌酐 >471μmol/L 时，酶法测定值高于苦味酸法。

3. 影响因素　性别、年龄对肌酐的影响归结于肌肉容积的不同，同一肌酐水平对于不同人群意义不同。

（四）血尿素氮

1. 影响因素多　高蛋白摄入、消化道出血、高分解代谢状态时升高。

2. 敏感性差　GFR 下降至正常 1/2 时，血尿素氮才会升高。

（五）血胱抑素（cystatin C）

1. 升高提示肾小球滤过功能受损。

2. 相较于肌酐，在成人中不受性别、年龄、肌容量影响。

3. 影响因素包括甲状腺功能、使用糖皮质激素、肥胖、糖尿病、吸烟、高炎症状态等。

（六）内生肌酐清除率（Ccr）

1. 方法　连续 3d 无肌酐饮食（每日蛋白摄入量 <40g），避免剧烈运动；第 4 日早晨 6 时，排尿弃去，后准确留取 24h 尿液，加入防腐剂甲苯 4~5ml；第 5 日晨计算 24h 尿量后送尿标本测尿肌酐，同时采血测血肌酐。

$$Ccr=\frac{尿肌酐\ \times 24h\ 尿量}{血肌酐\ \times 1\ 440}$$

2. 临床意义

(1)判断肾小球损害的敏感指标。

(2)初步估价肾功能的损害程度,指导治疗。

(3)肾功能明显受损时,肌酐通过肾小管排泌相对增多,故此时 Ccr 值高估 GFR。

(4)留尿过程烦琐,受影响因素多。

(七) GFR 评估方程(eGFR)(表 7-1-2)

表 7-1-2 GFR 评估方程

公式	计算方式	评价	局限性
Cockcroft-Gault (C-G)公式 (1976)	[140−age]×wt(kg)/Scr(μmol/L)× 0.81 女性:× 0.85	应用广泛,优于留 24h 尿肌酐法	不适用于肥胖、水肿明显、AKI 患者
MDRD 公式 (1999)	eGFR[ml/(min·1.73m²)]= 175×(Scr,mg/dl)−1.234×(年龄)−0.179×(0.79 女性)	相较 C-G 公式更准确;肌酐为苦味酸法测定	不适用于绝对素食者、严重肥胖、截肢患者以及孕妇
CKI-EPI 公式 (2009)	141×min(SCr/κ,1)α×max(SCr/κ,1)−1.209×0.993age×1.018(女性)×1.159(黑人) K:男性 0.9,女性 0.7; α:男性 −0.411,女性 −0.329; min:SCr/κ 与 1 中小者; max:SCr/κ 与 1 中大者	在 GFR>60ml/min 的患者中较 MDRD 公式更准确;基于酶法测定肌酐	可能会高估 GFR,在 GFR 较低的患者中欠准确

三、肾小管功能检查

(一) 近端肾小管功能——主要反映重吸收功能

1. 尿氨基酸

(1)提示近端肾小管重吸收功能减退。

(2)结果受饮食影响较大,避免高蛋白饮食。

2. 尿β_2-微球蛋白

(1)排除合成增加因素(血液系统和实体肿瘤),尿β_2微球蛋白增加反映近端小管重吸收障碍。

(2)在尿中容易降解,应留新鲜尿尽快检测。

3. 尿α_1-微球蛋白　与尿β_2-微球蛋白增加意义相似,稳定性更高。

4. N-乙酰-β-D氨基葡萄糖苷酶(NAG)　存在于肾小管上皮细胞中,小管损伤后,尿NAG增加。

5. 尿糖　血糖正常性尿糖提示肾小管病变。

(二) 远端肾小管功能——主要反映浓缩稀释功能

1. 尿比重

(1)反映远端肾小管浓缩功能。

(2)波动大,临床判读时应多次测定。

(3)恒定低比重尿:持续尿比重均在1.010左右,提示肾小管浓缩功能差。

2. 尿渗透压

(1)禁水12h尿渗透压<600mOsm/(kg·H_2O),或多次尿渗透压<血渗透压,提示尿浓缩功能障碍。

(2)利尿剂可导致尿渗透压降低。

(三) 肾小管酸化功能

1. 氯化铵负荷(酸负荷)试验

(1)原理:酸性药物氯化铵经肝脏代谢,使机体产生代谢性酸中毒,增加肾小管泌氢负担。肾小管泌氢功能障碍,酸性物质不能排出,尿液无法酸化。

(2)方法

1）停用碱性药物 2~3d，口服氯化铵 0.1g/（kg·d），分 3~4 次口服，连续口服 3d。

2）第 3 日收集尿液，每小时 1 次，共 5 次，测定每次尿 pH 值。

3）阳性结果：试验后血 pH<7.34 或 $CO_2CP \leqslant$ 20mmol/L，而尿 pH 不能降至 5.5 以下。

4）因氯化铵经肝代谢，肝功能损害者可用氯化钙替代。

2. 碳酸氢盐重吸收排泌（碱负荷）试验

（1）原理：用碳酸氢钠使体液碱化，增加肾小管重吸收碳酸氢根离子的负担。近端小管受损时，重吸收碳酸氢根功能减退，检测尿液碳酸氢根排泌分数，有助于诊断近端肾小管酸中毒。治疗性诊断试验，安全性好。

（2）方法

1）口服法：口服碳酸氢钠 1~10mmol/（kg·d），每 3d 逐渐加量 1 次，直至酸中毒被纠正，然后分别测定血和尿的肌酐、碳酸氢根。

2）静脉注射法：静脉滴注 5% $NaHCO_3$ 500ml，4ml/min，每小时收集 1 次尿、血的碳酸氢根和肌酐，计算 HCO_3^- 排泄分数。

HCO_3^- 排泄分数 =（尿 HCO_3^- × 血肌酐）/（血 HCO_3^- × 尿肌酐）。

正常人排泄分数为 0，近端肾小管酸中毒 >15%，远端肾小管酸中毒 <5%。

四、肾脏影像学检查

（一）X 线检查

1. 腹部平片（KUB）

（1）肾脏外轮廓、大小。

（2）是否有钙化灶及不透 X 线的结石。

2. 静脉肾盂造影（IVP）

（1）粗略反映肾脏滤过功能。

(2) 肾盂、肾盏形态是否规则，有无占位病变。

(3) 肾盂、输尿管引流情况，有无梗阻。

(4) 肾功能受损者慎行该检查。

（二）超声检查

1. 普通超声

(1) 提供肾脏大小、包膜形态、肾皮质厚度、肾实质回声增强，有助于鉴别急慢性肾衰竭。

(2) 发现肾盂积水，明确有无肾后性梗阻导致急性肾损伤。

(3) 超声引导下肾穿刺活检术。

(4) 肾脏囊性疾病或实性占位。

正常肾脏长径参考值：右肾 11cm ± 1cm，左肾 11.5cm ± 1cm。

2. 彩色多普勒血管超声　观察肾脏大血管、肾小动脉阻力。

(1) 肾动脉狭窄无创性检查首选方法。

(2) 阻力指数(RI)反映小叶间动脉、弓形动脉血流情况。

(3) 有无肾静脉主干血栓形成，有无胡桃夹现象。

(4) 肾穿刺后肉眼血尿，除外有无肾动静脉瘘形成。

3. 超声造影　使用微泡造影剂，经呼吸排除，对肾功能无要求。可用于评估肾血流灌注。

（三）CT 检查

1. CT 平扫及增强　为肾结石、感染、占位、泌尿系统畸形等疾病提供有价值的信息。

2. CTRA　通过 CT 肾动脉成像诊断肾动脉狭窄。

（四）CTU 检查

能清晰全面显示尿路全貌，更好地显示肾及输尿管内的小病灶，对小结石的显示率较高，包括尿酸成分构成的阴性结石；且可同时评价肾血管情况。

（五）MRI 和 MRU

1. 可用于肾脏及泌尿系统形态检查。

2. 钆造影剂成像可判断肾动脉狭窄、测量 GFR；严重肾功能不全者可行无造影剂动脉成像。

3. 近年来功能核磁迅速发展，可用于评估肾脏血流、氧供、纤维化、小管损伤等。

（六）放射性核素检查（肾血流图）

1. 双血浆法　检测肾功能类似菊酚清除率，可作为 GFR 评价的金标准。

2. Gates 法　优势在于可测定分肾功能。

3. GFR　测量准确性受多种操作因素干扰。

4. 不适用于妊娠和哺乳期妇女。

五、肾活检

（一）适应证

肾活检的指征并无统一结论，通常包括

1. 成人肾病综合征。
2. 非肾病范围蛋白尿。
3. 不明原因的急性肾损伤。
4. 急进性肾小球肾炎。
5. 慢性肾功能不全伴有蛋白尿或血尿。
6. 移植肾（基线评估、肾功能减退、怀疑排异反应）。

（二）禁忌证

1. 孤立肾。
2. 明显出血倾向不能纠正。
3. 不能纠正的严重高血压。
4. 精神疾病不能配合。
5. 肾脏活动性感染。
6. 肾脏解剖异常如占位、囊肿位于穿刺部位。
7. 肾脏位置过高、游走肾、马蹄肾。
8. 肾脏缩小、皮质变薄。

（三）术前准备

1. 术前知情同意，训练体位（俯卧位）、憋气（至少

20s)、平卧状态排尿。

2. 术前实验室检查　全血细胞分析、肝肾功能、凝血功能、感染指标、血型、肾脏超声；相对安全的肾活检条件：血红蛋白 >90g/L，血小板 >100×10^9/L，凝血时间或活化部分凝血酶时间在正常值 1.2 倍以内

3. 术前物品　标本小瓶，分装不同固定液；填写病理申请单；

4. 术前核查　肾穿刺前 3d 停用抗凝药物，前 1 周停用抗血小板药物；已开始血液透析患者，在肾活检前至少 24h 停止肝素透析，可改为绝无肝素透析，透析通路为深静脉置管者应改为生理盐水或枸橼酸钠封管。

（四）术后处理

肾活检后绝对制动平卧 12h，之后 12h 可床上轻微活动四肢及侧身平卧，期间需监测血压、心率变化，鼓励患者饮水、排尿以观察尿色变化。肾活检次日复查全血细胞分析、尿常规，如无特殊变化可下地活动，2d 后复查肾脏超声，1 个月内避免剧烈运动。

（五）并发症

1. 出血

(1)镜下血尿发生率 100%，多在肾活检后 1~2d 内自行消失。

(2)肉眼血尿应视为并发症，多数在数天内自行消失。

(3)若出现腰痛、腹痛，尿液持续为鲜红色、有血块，应嘱患者绝对卧床，及时输血、止血支持，若出现循环不稳定，血红蛋白进行性下降，应联系介入科行肾动脉造影，明确出血部位行肾动脉栓塞治疗；严重情况下需评估是否需行肾切除术。

2. 肾周血肿

(1)多为无症状的血肿可自行吸收。

(2)大血肿应限制患者活动，输血、止血支持，如有感

染迹象可考虑应用抗生素。

(3)如血肿进行性增大，需联系介入科或外科干预。

3. 动-静脉瘘　绝大多数可自行闭合，如有严重血尿、高血压、心衰，则需外科手术或血管造影介入治疗。

(六)肾活检后出血的危险因素

北京协和医院肾内科研究发现，在1 262例自体肾活检患者中，出现严重出血并发症，需要输血的仅0.6%(7/1 261)，需栓塞止血仅0.2%(3/1 261)，出现严重并发症与患者原发病密切相关，自身免疫性疾病(如SLE、硬皮病肾危象)、肾淀粉样变患者属于高危人群。因此对于上述需行肾活检的患者，临床医生应给予足够重视，做好充分的术前准备与患者宣教。

(夏鹏，石穿，审阅：李超)

第二节　急性肾损伤

一、定义和分期

急性肾损伤(acute kidney injury，AKI)，48h内血肌酐升高≥0.3mg/dl(26.5μmol/L)，或7d内血肌酐升至基线水平的1.5倍，或尿量<0.5ml/(kg·h)超过6h。KDIGO分期见表7-2-1。

表7-2-1　KDIGO分期

分期	血肌酐	尿量
Ⅰ	>基线值1.5~1.9倍或升高>0.3mg/dl	<0.5ml/(kg·h)持续6~12h
Ⅱ	>基线值2.0~2.9倍	<0.5ml/(kg·h)超过12h
Ⅲ	>基线值3.0倍或超过4.0mg/dl或需要肾脏替代治疗	<0.3ml/(kg·h)超过24h或无尿超过12h

二、常见病因（表 7-2-2）

表 7-2-2　急性肾损伤常见病因

肾前性因素	
血管内容量不足	胃肠道丢失体液（呕吐、腹泻等） 出血 肾脏丢失体液（利尿剂、渗透性利尿、失盐性肾病等） 体液分布于第三间隙（烧伤、胰腺炎、腹膜炎、挤压综合征、肾病综合征、肝硬化等）
心排血量减低	心源性休克、心肌梗死、心律失常、严重心肌病、瓣膜病、限制性心包炎、心脏压塞、肺源性心脏病、大面积肺栓塞等
系统性血管舒张	脓毒症、肝硬化、变态反应、肾上腺皮质功能不全、扩血管药物、降压药物、电解质异常（高镁血症、高碳酸血症）
肾脏血管收缩	药物（NSAIDs、ACEI/ARB、钙调蛋白抑制剂、升压药物） 肝肾综合征 急性高碳酸血症 早期脓毒症、内毒素释放
肾性因素	
血管	动脉夹层、创伤、动静脉血栓、栓塞（胆固醇、血栓） 血管炎、恶性高血压、血栓性微血管病、硬皮病肾危象、过敏性紫癜、弥散性血管内凝血
肾小球	急进性肾小球肾炎、感染后肾小球肾炎、IgA 肾病、感染性心内膜炎继发肾小球肾炎、ANCA 相关小血管炎、过敏性紫癜、局灶节段性肾小球硬化、膜增生性肾小球肾炎

续表

肾小管间质	药物(抗生素、质子泵抑制剂、非甾体抗炎药等)、高钙血症 浸润病变:结节病、淋巴瘤、白血病 急性肾小管坏死
肾后性因素	
肾小管堵塞	结晶沉积、蛋白沉积(肌红蛋白、血红蛋白、轻链)
尿路梗阻	尿路结石、肿瘤等
尿路外梗阻	腹膜后纤维化、盆腔肿瘤、腹主动脉瘤等
下尿道梗阻	前列腺增生、前列腺癌、膀胱肿瘤、膀胱潴留、神经源性膀胱

三、诊断流程

1. 病史

(1)既往史:系统性疾病如高血压、糖尿病、痛风、缺血性心脏病、房颤等病史,有无尿路症状及基线肾功能资料。

(2)完整用药史:如NSAIDs、中药、抗生素、抗病毒药物、RAS抑制剂等。

(3)有无导致容量丢失、有效循环血容量不足等情况,有无操作史,有无导致血管疾病的病史,尿量情况,有无腰背部疼痛等。

2. 体格检查 血压、心率等基础生命体征。

(1)皮肤:瘀斑、紫癜提示血管炎性病变;皮肤梗死需考虑栓塞可能;弥漫性红色斑丘疹可见于急性间质性肾炎或狼疮肾炎;皮肤弹性下降需注意容量不足(但老年人不特异)。

(2)眼:葡萄膜炎见于间质性肾炎和坏死性血管炎,

眼肌麻痹见于乙二醇中毒和坏死性血管炎，Roth斑见于感染性心内膜炎，视网膜渗出出血、视神经盘水肿提示恶性高血压。

(3)心血管和容量状态：直立性低血压、皮肤黏膜干燥、皮肤弹性下降提示容量不足，也可见于败血症和充血性心力衰竭。心脏杂音需警惕感染性心内膜炎、心房黏液瘤。

(4)腹部：膀胱区叩诊有无尿路梗阻。上季肋区压痛需除外输尿管梗阻或肾梗死。腹部血管杂音需警惕肾动脉狭窄、肾血管血栓栓塞性疾病。肋腹部扪及包块需除外因肿瘤或腹膜后纤维化导致的泌尿系梗阻。肾区叩痛需考虑感染或肾静脉血栓形成。若患者手术后出现腹部明显膨隆需警惕腹间隔室综合征。

(5)四肢：水肿，组织缺血，肌肉压痛(横纹肌溶解)，关节肿痛(结缔组织病或感染)。

3. 尿液检查　尿量、尿常规+沉渣、电解质、渗透压。

4. 钠排泄分数(FE_{Na})$=\dfrac{\text{尿 Na/ 血 Na}}{\text{尿 Cr/ 血 Cr}}$

(1)<1%：提示肾前性AKI，造影剂肾病或肾小球肾炎。

(2)>2%：肾小管坏死。

(3)如使用利尿剂，计算$FE_{UN}=\dfrac{\text{尿 UN/ 血 UN}}{\text{尿 Cr/ 血 Cr}}$，若<35%，提示肾前性AKI。

5. 肾脏超声　除外泌尿系梗阻，了解肾脏大小以及肾脏疾病慢性化程度。

6. 血清学检查(如有指征)　详见肾小球疾病。

7. 肾脏活检　如果病因不清，需要行肾活检。

8. AKI与慢性肾脏疾病(CKD)的鉴别　要点见表7-2-3。

表 7-2-3 AKI 与 CKD 鉴别要点

鉴别点	临床意义
病史	有明确长期肾脏病史或肾脏损害因素存在提示 CKD
CKD-MBD	影像发现骨炎、骨软化、纤维囊性骨炎提示 CKD，血钙磷代谢异常
肾脏大小(长径)	缩小(<9cm)：进展期 CKD 正常(9~12cm)：AKI、CKD、HIV 肾病、糖尿病肾病、肾淀粉样变性 增大(>12cm)：多囊肾、梗阻性肾病
肾性贫血	正细胞正色素性贫血支持 CKD
肾活检	病理诊断

注：CKD，慢性肾脏疾病。

四、治疗

1. 治疗基础病。

2. 避免使用肾毒性药物，用药前要阅读经肾脏排泄药物的说明书。

3. 注意调整血流动力学(MAP 和 CO)；ATN 恢复需要至少 1~2 周。

4. 监测并纠正容量负荷过多，电解质(高钾血症、高磷血症)、酸碱紊乱。

5. 如果 AKI 因肾后性梗阻引起，并已经解除，需注意：

(1) 低张性利尿(继发性高尿素氮，肾小管损伤)；静脉补液治疗(例如补 1/2 张生理盐水)。

(2) 出血性膀胱炎(膀胱血管容量迅速增高)；减压应缓慢，避免出血发生。

6. 紧急透析指征(保守治疗无效时):

A(acid-base disturbance)严重代谢性酸中毒(pH<7.1)。

E(electrolyte disorder)电解质紊乱:无法纠正的高钾血症(K>6.5mmol/L),偶见于高钙血症和溶瘤。

I(intoxication)中毒:甲醇,乙二醇,锂,水杨酸盐。

O(overload of volume)容量负荷过多:利尿无效的心衰,少尿≥ 4d 或无尿≥ 2d。

U(uremia)尿毒症:心包炎、脑病、出血。

(夏鹏,审阅:李超)

第三节 造影剂肾病

一、定义

造影剂肾病(contrast-induced nephropathy,CIN),血管内注射造影剂后 2~3d 出现无其他原因可解释的急性肾损伤,血肌酐较基线水平升高超过 25% 或 0.5mg/dl,或尿量减少≤ 0.5ml/(kg·h)超过 6h。

二、发生机制

尚不完全清楚,可能包括①髓质肾血管收缩导致肾缺血;②造影剂直接的细胞毒性导致肾小管上皮细胞坏死。

三、危险因素

1. 造影相关

(1)不同造影剂种类的肾毒性:等渗非离子型<低渗<高渗。

(2)不同操作:静脉造影<动脉造影。

2. 危险分层 参考 2012 年 KDIGO 的急性肾损伤指南(表 7-3-1)。

表 7-3-1 急性肾损伤危险分层

危险因素	评分
低血压	5
应用主动脉球囊反搏(IABP)	5
心力衰竭:心功能Ⅲ~Ⅳ(NYHA 分级)	5
年龄≥ 75 岁	4
贫血:血细胞比容男性 < 39%,女性 < 36%	3
糖尿病	3
造影剂用量	1/ 每 100ml
血肌酐 >132.6μmol/L 或 eGFR<60ml/(min·1.73m^2)	2 40~60
	4 20~39
	6 <20

注:低危:累积评分 <5 ;高危:累计评分 >16。

3. 用药情况　联合应用肾毒性药物如 NSAIDs 或氨基糖苷类抗生素等。

四、预防措施

1. 选择合适的适应证　术前评估不可逆危险因素,纠正可逆危险因素(停用 ACEI/ARB、NSAIDs 以及利尿剂,纠正脱水、贫血,控制心衰)。

2. 选择合适的造影剂

(1) 尽量减少造影剂用量。

(2) 尽量优选等渗非离子型造影剂(如碘克沙醇),低危患者可考虑应用低渗造影剂(如碘海醇)。

3. 围术期充分水化

(1) 造影剂前 3~12h,造影后 6~12h,0.9% 生理盐水 1~1.5ml/(kg·h)。

(2)需当日操作时,操作前使用生理盐水或碳酸氢钠 3ml/(kg·h),至少 1h,操作后 6h。

(3)生理盐水与碳酸氢钠溶液无显著差异。

(4)以心房内压、中心静脉压指导补液可能会进一步降低 CIN 风险。

4. 其他药物　他汀类降脂药物、N-乙酰半胱氨酸等对于能否有效预防 CIN 的证据尚不统一。

5. 血液滤过　血液滤过可清除含碘造影剂,但是预防性血液滤过作为降低 CIN 危险的有效措施未被认可,但是对于非常高危的患者(血肌酐 3~4mg/dl,eGFR 15~20ml/min)可考虑在操作前 6h 及操作后 12~18h 进行血滤。

五、Gadolinium(钆)增强 MRI 造影剂

1. 在 CKD 4 期患者可造成 AKI,目前尚无有效预防措施。

2. 肾源性系统性纤维化(nephrogenic systemic fibrosis)　中度到重度 CKD 患者在应用钆造影剂后 2~4 周内出现皮肤、关节眼、内脏器官纤维化。

(夏鹏,审阅:李超)

第四节　急性肾小球肾炎

一、定义

以血尿、蛋白尿、高血压、水肿、少尿及氮质血症为常见临床表现,又称急性肾炎综合征．绝大多数属急性链球菌感染后肾小球肾炎。

二、病因及发病机制

致病菌多为 β 溶血性链球菌 A 组,致肾病抗原植

入肾小球，循环免疫复合物沉积在局部，改变肾脏原有抗原使其具有自身免疫性，介导自身免疫反应，从而致病。

三、病理改变

1. 光镜　毛细血管内增生性肾小球肾炎，偶可见新月体形成

2. 免疫荧光

(1) 星芒型：IgG 和 C3 沿毛细血管壁和系膜区弥漫细颗粒沉积，见于疾病早期。

(2) 系膜型：C3 为主的系膜区沉积，见于疾病晚期。

(3) 花环型：IgG 和 C3 沿毛细血管壁和系膜区弥漫粗颗粒沉积，多见于疾病早期，也见于晚期。

3. 电镜　可见上皮细胞下“驼峰样”电子致密物沉积。

四、临床表现

1. 发患者群儿童多见，2 岁以下及 40 岁以上少见。

2. 前驱感染　发病前 1~3 周多有呼吸道或皮肤感染史。

3. 血尿　半数患者为肉眼血尿，肉眼血尿消失后仍有镜下血尿。

4. 蛋白尿　非选择性蛋白尿，轻 - 中度，少数为肾病范围蛋白尿。

5. 水肿　青少年多为晨起后颜面水肿，儿童可有全身水肿。

6. 高血压　轻、中度血压升高，水钠潴留所致，与水肿程度平行。

7. 急性肾损伤　起病初期肾小球滤过率降低，尿量减少，一过性氮质血症，极少数肾功能不能恢复。

五、并发症

1. 急性充血性心力衰竭。
2. 高血压脑病。
3. 急性肾损伤。

六、诊断与鉴别诊断

1. 诊断要点　起病前1~3周有链球菌或其他细菌感染；临床表现为急性肾炎综合征；血清补体C3一过性下降，发病6~8周内恢复正常。

2. 鉴别诊断（表7-4-1、表7-4-2）

表7-4-1　急性肾小球肾炎鉴别诊断

疾病	鉴别要点
系膜增生性肾小球肾炎	感染1~2d内出现血尿，血清C3多正常
膜增生性肾小球肾炎	蛋白尿突出，持续低补体血症(8周内不恢复)，无自愈倾向
急进性肾小球肾炎	临床表现类似，但症状重，少尿甚至无尿，肾功能进行性下降
系统性疾病肾脏损害	SLE、过敏性紫癜、系统性血管炎均可引起类似表现，但多有其他系统受累表现

表7-4-2　引起血清补体下降的常见肾小球疾病

	链球菌感染后肾小球肾炎	膜增生性肾小球肾炎	狼疮肾炎	乙肝相关性肾炎	丙肝相关性肾炎
病史	起病前2~3周可有链球菌感染史	可有前驱感染史		乙肝病毒感染史	丙肝病毒感染史

续表

	链球菌感染后肾小球肾炎	膜增生性肾小球肾炎	狼疮肾炎	乙肝相关性肾炎	丙肝相关性肾炎
临床特点	急性肾炎综合征，多为自限性疾病	肾病综合征和/或急性肾炎综合征，可有眼部病变和局部脂肪萎缩	系统性损害(皮肤黏膜、关节肌肉、内脏、神经、血液)	慢性肾炎综合征	肾炎综合征或肾病综合征，可有急性肾损伤和高血压
辅助检查	抗链球菌溶血素O升高		ANA、抗dsDNA、抗Sm抗体	乙肝病原学检查阳性	丙肝病原学检查阳性，冷球蛋白血症
补体	C3下降明显，6~8周内恢复	持续性C3和总补体下降	C3、C4和总补体均下降，与病情活动一致	C3下降，可伴有C4下降	C4下降，C3轻度下降
肾脏病理特点	毛细血管内增生，上皮下电子致密物"驼峰"状	双轨征，系膜细胞和基质增生	免疫荧光呈"满堂亮"	多为不典型膜性肾病，荧光乙肝抗原染色阳性	双轨征，毛细血管内皮增生、假血栓形成

七、治疗

1. 一般治疗　卧床休息2~3周至症状缓解，限制水钠摄入，氮质血症者适当限蛋白。

2. 抗感染　应用青霉素或头孢菌素治疗，对于高危人群可考虑预防。

3. 对症治疗　酌情应用利尿消肿、降压治疗。

4. 肾脏替代治疗　有紧急透析指征者及时透析，一般不需维持性透析。

5. 免疫抑制治疗　对于新月体形成较多者可考虑，但证据尚不充分。

（夏鹏，审阅：李超）

第五节　急进性肾小球肾炎

一、定义

急进性肾小球肾炎（rapidly progressing glomerulonephritis，RPGN）病情发展急骤，临床特点为肾功能在数周至数月内迅速发展至肾衰竭，常伴有血尿、蛋白尿、少尿，病理特点为广泛的肾小球新月体形成。

二、病理分型及临床特点（表 7-5-1、表 7-5-2 和图 7-5-1）

表 7-5-1　RPGN 分型及特点

类型	临床特点	病理特点
Ⅰ型 抗 GBM 病	- 两个发病高峰（青年和老年） - 少尿 / 无尿突出 - 贫血突出	- 免疫荧光：IgG 和 C3 沿基底膜呈线样沉积 - 光镜：新月体活动病变较一致
Ⅱ型 免疫复合物型	- 中青年多见 - 常有肾病综合征表现	- 免疫荧光：免疫球蛋白或补体成分在系膜区或毛细血管袢呈颗粒状沉积 - 电镜：系膜区或内皮下电子致密物沉积

续表

类型	临床特点	病理特点
Ⅲ型寡免疫复合物型	- 中老年多见 - 通常是系统性血管炎的肾脏表现,起病可隐匿,以不明原因发热、关节痛、肌痛和腹痛等为前驱表现 - 70%~80% 血清 ANCA 阳性	- 肾小球内无或微量免疫复合物沉积 - 光镜:袢坏死突出,新月体的活动病变均一性低

表 7-5-2 Ⅲ型 RPGN

ANCA 相关血管炎(寡免疫复合物型)~ 占 40%~45%					
疾病	肾脏	肺脏	哮喘	ANCA 类型	阳性率
肉芽肿性多血管炎(GPA)	80%	90%(+ENT)	-	c-ANCA(anti-PR3)	90%
显微镜下多血管炎(MPA)	90%	50%	-	p-ANCA(anti-MPO)	70%
嗜酸性肉芽肿血管炎(EGPA)	45%	70%	阳性	p-ANCA(anti-MPO)	50%

三、药物治疗原则

1. Ⅰ型 RPGN/ 抗 GBM 病

(1)血浆置换:目标为尽快清除抗 GBM 抗体,在肺泡出血患者中获益更多,大致方案:每日或隔日血浆置换,每次 1~1.5 血浆当量,直至患者血清抗 GBM 抗体转阴。

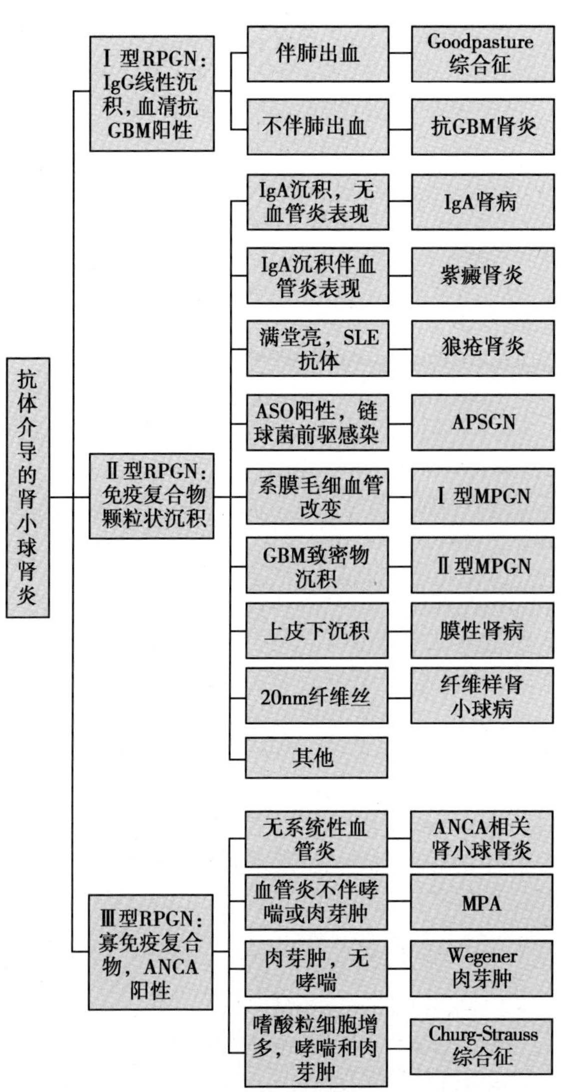

图 7-5-1　抗体介导的肾小球肾炎病因及其病理改变

(2) 糖皮质激素：泼尼松 1.0mg/(kg·d)，甲泼尼龙冲击治疗在临床中经常应用但存在争议。

(3) 免疫抑制剂：首选环磷酰胺治疗。

2. Ⅱ型 RPGN 根据病理类型指导治疗，常用甲泼尼龙冲击联合免疫抑制剂治疗。

3. Ⅲ型 RPGN/ANCA 相关血管炎诱导治疗：糖皮质激素联合环磷酰胺或糖皮质激素联合利妥昔单抗。

(1) 糖皮质激素：泼尼松 1mg/(kg·d)，不超过泼尼松 80mg，1 次 /d，对于重要脏器受损严重者可考虑甲泼尼龙 0.5~1g，1 次 /d × 3d 冲击治疗。

(2) 环磷酰胺：2mg/(kg·d)，持续应用 3~6 个月。

(3) 利妥昔单抗：375mg/m^2，d1，d8，d15，d22。

(4) 血浆置换：对于肺泡出血、临床符合急进性肾小球肾炎且血肌酐超过 500μmol/L 者可考虑血浆置换，大致方案：每日或隔日血浆置换，每次 1~1.5 血浆当量，直至患者 ANCA 效价明显降低或转阴。

(夏鹏，审阅：李超)

第六节　肾病综合征

一、定义

肾病综合征(NS)是以①大量蛋白尿(≥ 3.5g/d)；②低白蛋白血症(≤ 30g/L)；③水肿；④高脂血症为基本特征的临床综合征。前两条为诊断的必要条件。

二、诊断思路

1. 是否符合肾病综合征

(1) 大量蛋白尿：足细胞损伤可能是主要机制，尿蛋白以白蛋白为主，是诊断肾病综合征最基本的特征。

(2) 低蛋白血症：大量白蛋白从尿中丢失；蛋白分

解代谢增加；消化道黏膜水肿导致食欲减退，蛋白摄入不足。

(3) 高脂血症：血浆蛋白降低，肝脏代偿合成脂蛋白增加。

(4) 水肿：肾脏原发潴留水钠，低白蛋白血症导致血浆胶体渗透压降低。

2. 除外继发性肾病综合征（表 7-6-1）

表 7-6-1　继发性肾病综合征常见病因

系统性疾病	糖尿病 系统性红斑狼疮，干燥综合征，IgG4 相关疾病 血管炎性疾病（冷球蛋白血症，炎症性多血管炎，紫癜性肾炎）
感染性疾病	细菌（梅毒、感染性心内膜炎、分流性肾炎） 病毒（HBV，HCV，HIV，传染性单核细胞增多症，巨细胞病毒感染） 寄生虫（疟疾、弓形虫、血吸虫）
药物介导	金制剂、汞、重金属 青霉胺 非甾体抗炎药 锂 卡托普利
肿瘤	霍奇金淋巴瘤、白血病（多为微小病变） 实体肿瘤（多为膜性肾病） 淀粉样变性
遗传和代谢性疾病	Alport 综合征 Fabry 病 甲 - 髌综合征

3. 确定原发性肾病综合征病理类型(表7-6-2和表7-6-3)

表7-6-2 原发性肾病综合征病理类型及相应特点

病理类型	临床特点	病理表现	备注
微小病变肾病(MCD)	发病年龄双峰性(青少年与老年),起病急,基本均表现为NS,血尿少见,易合并AKI	IF:阴性 LM:基本正常 EM:足突广泛融合	对糖皮质激素治疗敏感,易复发
膜性肾病(MN)	中老年多见,隐匿起病,80%表现为NS,70%抗PLA2R抗体阳性,与肿瘤有一定相关性,7%~8%合并血栓栓塞	IF:IgG和C3为主沿毛细血管袢颗粒样沉积 LM:肾小球基底膜僵硬→基底膜增厚,钉突形成→基底膜明显增厚呈链环状 EM:足突广泛融合,基底膜增厚,上皮下电子致密物颗粒状沉积	单用糖皮质激素无效
局灶节段性肾小球硬化(FSGS)	见于任何年龄,青少年略多见,2/3表现为NS,血尿多见,常有肾功能不全、高血压	IF:非硬化小球多为阴性,也可见节段性IgM和/或C3呈颗粒状、团块状在毛细血管袢和系膜区沉积 LM:Columbia分型:门部型、顶端型、细胞型、塌陷型和寻常型 电镜:广泛足突融合	需长期应用大剂量糖皮质激素,部分患者为遗传性FSGS,疗效较差

续表

病理类型	临床特点	病理表现	备注
系膜增生性肾炎(MsPGN)	青少年男性,隐匿起病,常有前驱呼吸道感染;部分表现为NS,补体正常	IF:IgA肾病:以IgA为主肾小球系膜区颗粒状或团块状弥漫沉积;非IgA肾病:以IgG、C3最常见 LM:肾小球弥漫系膜增生伴基质增多 EM:系膜细胞增生,电子致密物在系膜基质沉积	
膜增生性肾小球肾炎(MPGN)	青少年高发,原发性相对少见,半数表现为NS,常伴有血尿、高血压和肾功能损害,常见C3持续降低	IF、EM: Ⅰ型:IgG及C3沿毛细血管袢及系膜区颗粒状花瓣样沉积,电镜见系膜区和内皮下电子致密物沉积 Ⅱ型:C3线样、条带状沉积于毛细血管壁,电镜见电子致密物在GBM中沉积 Ⅲ型:IF表现类似于Ⅰ型,电镜下电子致密物还有上皮下沉积 LM:内皮细胞和系膜细胞增生,系膜基质广泛插入基底膜和内皮下形成“双轨征”,肾小球可见单核细胞和中性粒细胞浸润,增生明显时肾小球“分叶”,肾小管萎缩和间质纤维化可见	新分类按照免疫荧光成分分类,见参考文献

注:IF. 免疫荧光;LM. 普通光镜;GM. 电镜。

表 7-6-3 不同年龄群肾病综合征的常见病因

分类	儿童	青少年	中老年
原发性	MCD	MsGPN、MPGN、FSGS	MN
继发性	过敏性紫癜肾炎 乙肝相关性肾炎 先天性肾病综合征	SLE 过敏性紫癜肾炎 乙肝相关性肾炎	糖尿病肾病 肾淀粉样变性 骨髓瘤性肾病 肿瘤性肾病

三、并发症

1. 感染　肾病综合征最常见的并发症，与尿中免疫球蛋白大量丢失、营养不良、免疫功能紊乱、应用免疫抑制治疗有关。常见感染部位包括呼吸道、泌尿道、皮肤、自发性腹膜炎等。感染是肾病综合征复发、激素抵抗的重要原因。

2. 血栓和栓塞　与尿中丢失大量抗凝物质、血液浓缩、高脂血症、血小板功能亢进以及应用利尿剂和糖皮质激素有关，以肾静脉血栓最常见，直接影响原发病的疗效和预后。

3. 肾病综合征特发性急性肾损伤　微小病变肾病和 FSGS 多见，可能与有效循环血容量不足、肾脏间质高度水肿、肾小管型阻塞肾小管及过度利尿有关。

4. 蛋白质和脂肪代谢紊乱。

四、治疗

1. 一般治疗

(1) 注意休息，适量活动，避免感染，0.8g/(kg·d) 优质蛋白，根据尿蛋白量适度增加。

(2) 水肿的治疗：限水(<1.5L/d)，限钠(NaCl<6g/d，相当于 Na<2.4g/d)，适度利尿，常用袢利尿剂或噻嗪类利

尿剂；体重下降目标 0.5~1kg/d。

2. 免疫抑制治疗原则

(1) 治疗目标：尽快诱导缓解，以最小量糖皮质激素和免疫抑制剂维持，保护肾功能稳定，减少复发和感染等并发症。

(2) 糖皮质激素：起始剂量足，泼尼松 1.0mg/(kg·d) 顿服，最大 60mg qd，连用 6~8 周，部分患者根据病理类型延长至 12 周；缓慢减量，缓解后小剂量维持治疗。

(3) 免疫抑制剂：根据病理类型和患者情况选用合适的免疫抑制剂，见表 7-6-4。

表 7-6-4 常用免疫抑制剂使用方法及副作用

种类	常用剂量	副作用
环磷酰胺(CTX)	100mg/d 口服，或隔日 200mg 静脉，累计剂量 6~8g，一般连续使用不超过 12g	胃肠道反应、骨髓抑制、肝功能损害、出血性膀胱炎、感染
环孢素(CsA)	3-5mg/(kg·d)，每 12h 一次口服，调整剂量维持药物谷浓度 100~200ng/ml	高血压、高尿酸血症、牙龈增生及多毛症、肾间质纤维化
他克莫司(FK-506)	0.05~0.1mg/(kg·d)，每 12h 一次口服，控制药物谷浓度 5~10ng/ml	血糖升高、高血压、肾毒性
吗替麦考酚酯(MMF)	1.5~2.0g/d	感染、胃肠道反应、骨髓抑制、肝功能损害

3. 生物制剂利妥昔单抗 近年来逐步应用于治疗难治性膜性肾病、微小病变肾病、局灶节段性肾小球硬化症，取得一定疗效且相对安全。

4. 降脂治疗 低脂饮食，首选他汀类药物，肾病综合征缓解后高脂血症通常改善，不必长期应用降脂药物。

5. 抗凝治疗　血浆白蛋白 <20g/L 时(膜性肾病白蛋白 <25g/L),静脉血栓发生率明显升高,如无禁忌可预防性抗凝。

五、影响原发性肾病综合征预后的因素

1. 病理类型　MCD、轻度 MsPGN 预后较好,MPGN、FSGS、重度 MsPGN 预后较差。部分遗传性 FSGS 对治疗反应很差。

2. 临床表现　大量蛋白尿、肾功能损害及严重高血压者预后差。

3. 治疗反应　激素敏感者预后好,难治性肾病综合征预后差。

六、与激素治疗反应有关的概念

1. 完全缓解　临床症状消失,24h 尿蛋白定量 <0.3g,白蛋白 >35g/L,肾功能稳定。

2. 部分缓解　24h 尿蛋白较治疗前减少 >50%,绝对值 >0.3g 且 <3.5g 且肾功能稳定。

3. 未缓解　24h 尿蛋白 >3.5g 且下降幅度 < 基线水平 50%。

4. 复发缓解　后再次出现 3d 以上的 ≥ 2+ 的蛋白尿。

5. 频繁复发　6 个月内 ≥ 2 次复发或 1 年内 ≥ 3 次复发。

6. 激素敏感　激素治疗后 8 周内尿蛋白转阴。

7. 激素抵抗　激素治疗 8 周后肾病综合征不能缓解(成人 FSGS>12 周)。

8. 激素依赖　激素减量或停用后 2 周内复发。

(夏鹏,审阅:李超)

第七节 间质性肾炎

一、急性间质性肾炎

(一) 定义

急性间质性肾炎(AIN)是由多种病因引起、临床表现为急性肾损伤,病理以肾间质炎细胞浸润、肾小管呈不同程度变性为基本特征的一组临床病理综合征。根据肾脏病理特点分为:

1. 原发性 AIN 肾脏损伤位于肾小管和间质,无明显肾小球和肾血管病变。

2. 继发性 AIN 小管和间质损伤继发于肾小球和肾血管疾病(不在本章讨论范围,见相关章节)。

(二) 病因

1. 感染 肾盂肾炎、病毒感染。

2. 药物 镇痛药、非甾体抗炎药、抗生素(β-内酰胺类、磺胺类、万古霉素)、利尿剂(噻嗪类、呋塞米)、抗惊厥药、环孢素、质子泵抑制剂、H_2受体阻断剂、中草药(关木通、广防己),免疫肿瘤学药物如检查点抑制剂。

3. 特发性 AIN TINU 综合征(肾小管间质性肾炎-眼色素膜炎综合征)。

4. 代谢 高尿酸血症、高钙血症。

5. 血液病 多发性骨髓瘤、轻链病、淋巴瘤、镰状细胞病。

6. 自身免疫病 干燥综合征、SLE、IgG4 相关疾病、结节病。

7. 尿路梗阻。

8. 肿瘤浸润。

9. 肾移植。

10. 遗传性多囊肾。

（三）临床表现

1. 急性肾损伤　可伴发热、皮疹、关节痛、眼部症状。

2. 肾小管功能损伤　肾小管酸中毒，肾性糖尿、氨基酸尿，低磷血症、血尿酸降低，严重者可达范科尼综合征。

（四）实验室检查

1. 尿液检查　镜下血尿，小管性蛋白尿（<2g/d），可出现嗜酸性粒细胞；尿 β_2 微球蛋白、α_1 球蛋白、NAG；尿葡萄糖、氨基酸增多。

2. 肾功能检查　代谢性酸中毒，不同程度血肌酐、尿素氮升高。

3. 血常规　白细胞增多，药物性 AIN 嗜酸性粒细胞增多。

（五）肾脏病理

大体上肾脏肿胀、增大，显微镜下可见肾脏间质水肿，肾间质大量炎症细胞浸润，以淋巴细胞和巨噬细胞为主，可见中性粒细胞和嗜酸性粒细胞；可见“肾小管炎”表现。通常肾小球、小血管正常；免疫荧光多为阴性。

（六）诊断思路

1. 鉴别　急性肾损伤还是慢性肾损伤。

2. 诊断线索

(1) 发病前可疑用药史。

(2) 全身变态反应：药物热、药疹、外周血嗜酸性粒细胞升高。

(3) 尿常规改变轻：无菌性白细胞尿，轻度蛋白尿。

3. 急性 AIN 早期诊断关键在于尽早实施肾活检。

4. 需与 ATN、RPGN 鉴别诊断，见表 7-7-1。

表 7-7-1 原发性和继发性 AIN 鉴别要点

	原发性 AIN	继发性 AIN
尿液检查	尿蛋白 <2g/d，红细胞少见	尿蛋白 >2g/d，红细胞突出
临床表现	肾小管功能受损突出，伴贫血或电解质紊乱	肾炎或肾病综合征 肾脏外表现，特殊抗体
肾脏病理	无明显肾小球和肾血管病变	肾间质病变与肾小球和肾血管病变存在结构上的关联
常见病因	药物、感染、免疫、代谢、理化、遗传	- 原发性肾小球肾炎：FSGS，IgA 肾病，MPGN - 继发性肾小球肾炎：狼疮性肾炎，糖尿病肾病，高血压肾损害，骨髓瘤肾病

（七）治疗

1. 去除诱因　停用可疑药物；合理应用抗生素治疗感染性 AIN。

2. 积极治疗原发病。

3. 对症支持治疗　必要时行肾脏替代治疗。

4. 糖皮质激素　对于药物引起的 AIN，应用糖皮质激素者肾脏恢复似更好，若停药后 5~7d 肾功能无改善，可考虑加用泼尼松 0.5~1.0mg/（kg·d）（不超过 60mg/d）治疗 1 个月，肾功能多在用药后 1~2 周内改善；总疗程一般不超过 3 个月；缺乏确切证据支持。

二、慢性间质性肾炎

（一）定义

慢性间质性肾炎由多种病因引起、临床表现为肾小管功能异常及进展性慢性肾功能不全，病理以不同程度肾小管萎缩、肾间质炎细胞浸润及纤维化病变为基本特征的一组临床病理综合征。

（二）病因

1. 药物 止痛药-解热镇痛药、含马兜铃酸类中草药、钙调磷酸酶抑制剂（环孢素和FK506）。

2. 代谢 高钙、高尿酸、低钾血症。

3. 免疫 干燥综合征、系统性红斑狼疮、肉芽肿性多血管炎、结节病。

（三）临床表现

1. 多无自觉症状，因不明原因血肌酐升高或电解质（高或低钾血症，高钙血症）、酸碱平衡紊乱就诊。

2. 贫血严重 与慢性肾功能不全程度不成比例。

3. 肾小管功能损伤 重吸收功能障碍（糖尿、氨基酸尿、磷酸盐尿），浓缩功能障碍（夜尿、多尿、低比重尿）。

（四）肾脏病理

大体上肾脏大小常随病程进展而缩小，光镜可见肾小管萎缩、间质纤维化、不同程度的炎症细胞浸润，病变分布常不均匀；通常合并有肾小球病变，表现为局灶节段性肾小球硬化、缺血性肾小球改变等；小血管病变在高血压患者可见。免疫复合物介导的间质性肾炎可见到免疫球蛋白和补体成分沿肾小管基底膜沉积。

（五）诊断思路

1. 诊断线索

(1) 长期服用肾毒性药物史或有自身免疫性基础疾病。

(2) 不明原因肾功能不全伴肾小管功能受损，而尿常规+沉渣改变不明显。

(3) 贫血突出，而无明显水肿、高血压。

(4) 不明原因代谢性酸中毒、高/低钾血症、低磷血症、骨软化。

2. 肾活检 明确诊断慢性间质性肾炎活检较AIN容易发生出血，应慎重考虑。

3. 鉴别诊断　需与肾动脉狭窄引起缺血性肾病鉴别。

（六）治疗

早期确诊，去除病因，治疗原发病，对症支持，按慢性肾脏疾病（CKD）一体化方案治疗。

（夏鹏，审阅：李超）

第八节　肾小管酸中毒

一、定义

肾小管酸中毒（renal tubular acidosis，RTA）是由于各种病因导致肾脏酸化功能障碍而引起的阴离子间隙正常的代谢性酸中毒。

二、分类及诊断思路（表 7-8-1、图 7-8-1）

1. 远端肾小管酸中毒（1 型 RTA）。
2. 近端肾小管酸中毒（2 型 RTA）。
3. 混合型肾小管酸中毒（3 型 RTA）。
4. 高血钾型肾小管酸中毒（4 型 RTA）。

表 7-8-1　各型 RTA 鉴别要点

	1 型 RTA	2 型 RTA	4 型 RTA
发病机制	远端小管泌氢功能障碍	近端小管重吸收 HCO_3 障碍	醛固酮不足 / 对醛固酮拮抗
尿 pH	> 5.5	可 < 5.5	通常 < 5.5
尿 AG	正	负	正
尿钾	升高	升高	降低
血钾	降低	降低	升高

续表

	1型RTA	2型RTA	4型RTA
尿HCO_3^-排泄分数	<5%	>10%~15%	>5%~10%
肾结石	有	无	无
常见病因	特发性 家族性 自身免疫病（干燥综合征、PBC、SLE） 药物（两性霉素、顺铂、氨基糖苷） 引起肾钙化疾病（甲状旁腺功能亢进、维生素D中毒） 小管间质疾病（梗阻性疾病、止痛剂肾病）	家族性 干燥综合征 甲状旁腺功能亢进 肾移植 基因异常（糖原贮积病，Wilson病） 多发性骨髓瘤 药物（他克莫司、氨基糖苷，异环磷酰胺）	醛固酮抵抗的肾脏疾病（糖尿病、淀粉样变、SLE、尿路梗阻） 低肾素疾病（糖尿病神经病变、镰状细胞贫血） 原发性低醛固酮血症 肾上腺皮质功能不全 药物（螺内酯、环孢素、他克莫司、三甲氧苄氨嘧啶）

三、诊断功能试验

1. 碳酸氢钠重吸收试验　5% $NaHCO_3$ 静脉点滴，定期取血样本测血 HCO_3^- 浓度，至血 HCO_3^- 为25~27mmol/L，留血、尿测Cr和 HCO_3^-，计算碳酸氢钠排泄分数，若>15%诊断近端RTA。

2. 氯化铵负荷试验　血 HCO_3^- 为20mmol/L左右，酸中毒严重者不做 NH_4Cl 负荷试验；肝功能不全者可用 $CaCl_2$ 代替 NH_4Cl。试验日早餐后给 NH_4Cl（0.3g/片）按0.1g/kg体重，一次顿服服药前查尿pH，服药后2h、4h、

6h 及 8h 分别留尿测 pH，服药后 2~3h 之间测血气。

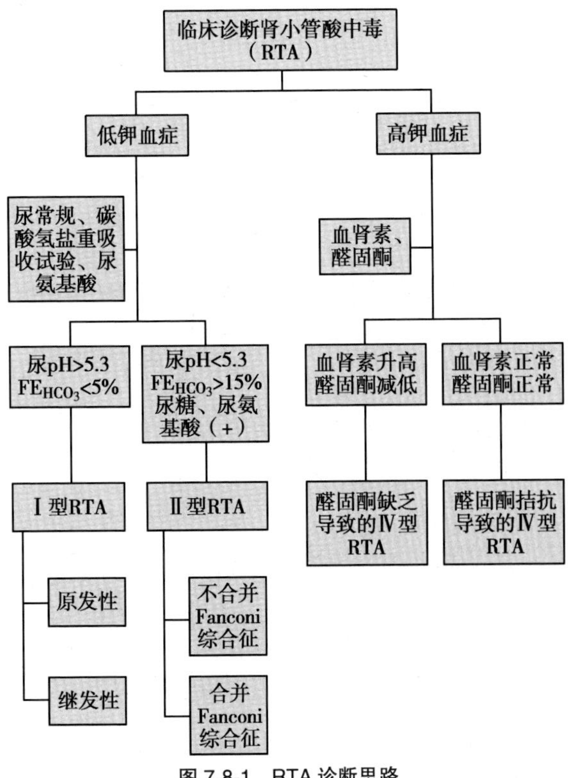

图 7-8-1 RTA 诊断思路

当血 pH<7.35 时，正常人尿 pH<5.5，远端 RTA 尿 pH>5.5。

四、治疗

1. 病因治疗。
2. 纠正酸中毒

(1) 2 型 RTA 补碱量大：10~20mmol/（kg·d），首选

苏氏(Shohl)合剂(1 000ml 水中加入枸橼酸 140g,枸橼酸钠 98g,日服 50~100ml,分 3 次),同时限钠饮食。

(2)1 型 RTA 补碱量小:1~2mmol/(kg·d),常用枸橼酸钠钾或枸橼酸合剂(每 1 000ml 蒸馏水中加枸橼酸钾及枸橼酸钠各 100g),也可用碳酸氢钠。

(3)4 型 RTA:1.5~2.0mmol/(kg·d),可用碳酸氢钠。

3. 纠正血钾异常

(1)1~3 型 RTA 可用枸橼酸钾补钾。

(2)4 型 RTA 避免高钾饮食和保钾药物。

4. 防止并发症肾结石、肾钙化和骨病。

(夏鹏,审阅:李超)

第九节 慢性肾脏疾病

一、定义

慢性肾脏疾病(CKD)是指任何原因导致的 GFR<60ml/(min·1.73m^2),和/或出现肾损害表现(肾脏病理异常,肾损害血、尿标志物异常,肾脏影像学检查异常),持续时间≥ 3 个月。

二、诊治思路

1. 识别 CKD 的高危因素 对于存在糖尿病、高血压、HBV 等病毒感染等 CKD 高危因素的患者,至少每年检测肾功能、蛋白尿。

2. 确定 CKD 的原因 回顾病史、疾病进程、尿检、实验室检查、影像学检查等,以明确病因;对于可能改变诊治计划的患者,可考虑肾活检。

CKD 分类见表 7-9-1。

表 7-9-1　按照致病原因和定位的 CKD 分类

	影响肾脏的系统性疾病	原发性肾脏疾病
肾小球疾病	糖尿病、自身免疫病、系统性感染、肿瘤（包括淀粉样变）	弥漫、局灶或新月体性增殖性肾炎、局灶节段性肾小球硬化、膜性肾病、微小病变肾病
肾小管间质疾病	系统性感染、自身免疫病、结节病、药物、毒物、肿瘤（骨髓瘤）	尿路感染、泌尿系结石、梗阻
血管疾病	灌注减低（心衰等）、高血压、动脉粥样硬化、胆固醇栓塞、系统性硬化、血管炎、血栓性微血管病	ANCA 相关血管炎、纤维肌发育不良
囊性、先天性疾病	多囊肾、Alport 综合征、Fabry 病等	肾发育不良、髓质囊性病

3. 评估肾脏损伤　完善尿常规（比重、pH 值、红细胞、蛋白、葡萄糖、异常细胞、管型、结晶等），定量白蛋白尿。

4. 评估肾小球滤过率　根据血肌酐估算，推荐应用 CKD-EPI 公式；胱抑素 C 受人种、肌肉含量影响较少，同时纳入血肌酐和胱抑素 C 的公式可能更为精确。

5. 处理　根据 eGFR 和蛋白尿指导治疗，总原则是延缓 CKD 进展、降低心血管疾病风险，避免应用肾毒性物质，治疗 CKD 并发症（表 7-9-2）。

表 7-9-2　慢性肾脏病的分期标准及一体化治疗

CKD 分期		
分期	GFR [ml/(min·1.73m^2)]	目标
1. 正常或 GFR 增加	≥ 90	治疗基础病和并存疾病，减慢进展；降低心血管疾病风险

续表

CKD 分期		
分期	GFR [ml/(min·1.73m²)]	目标
2. GFR 轻度下降	60~89	估计是否进展及进展速度
3. GFR 中度下降	30~59	评估和治疗并发症
4. GFR 重度下降	15-29	准备肾脏替代治疗
5. 肾衰竭	<15 或透析	透析或肾移植替代治疗

三、CKD 并发症(表 7-9-3)

1. 肾性高血压　较难控制,可加速 CKD 进展。

2. 心血管疾病　CKD 患者死亡的主要原因,影响其预后的主要因素。

3. 肾性贫血　与促红细胞生成素(EPO)缺乏、铁缺乏、慢性炎症和失血、尿毒症毒素抑制骨髓有关。

4. 慢性肾脏病矿物质及骨代谢紊乱　由 CKD 引起的矿物质及骨代谢紊乱,包括钙、磷、甲状旁腺素或维生素 D 代谢异常,骨的转换、矿化异常,血管或其他软组织钙化等。

表 7-9-3　尿毒症的症状和体征

一般情况	恶心,食欲缺乏,乏力,氨臭味,金属味觉,容易发生药物过量,低体温
皮肤	尿素霜(皮肤白色结晶),瘙痒,钙化,神经病变,肾源性系统性纤维化
神经	脑病(意识状态改变,记忆力和醒觉力下降),抽搐,神经病变,睡眠障碍,不宁腿综合征

续表

心血管	心包炎,动脉粥样硬化加速,高血压,高脂血症,容量过多,慢性心衰,心肌病(左心室肥厚尤著)
血液系统	贫血,出血(血小板功能障碍)
内分泌代谢	高钾血症,高磷血症,酸中毒,低钙血症,继发性甲状旁腺功能亢进,骨营养不良

四、诊断

1. CKD的完整诊断

(1)功能评估:CKD分期。

(2)病因诊断。

(3)与肾功能水平相关的并发症,如肾性贫血、肾性高血压。

(4)合并症:如心血管疾病、糖尿病等。

2. 注意

(1)因正常老年人、婴儿、素食者以及单侧肾均可引起肾脏灌注下降,仅有GFR在60~90ml/(min·1.73m^2)一项,不能诊断CKD。

(2)对于单项GFR<45~60ml/(min·1.73m^2)的老年人,应在排除血管性疾病引起的CKD后,动态监测GFR改变,如GFR每年下降速度在1ml/(min·1.73m^2),可能为生理性下降,不应诊断CKD。

五、治疗

1. CKD患者的营养

(1)低蛋白饮食为营养治疗的核心,可延缓肾脏病进展,方案见表7-9-4。

表 7-9-4 CKD 不同分期低蛋白饮食要求

	非糖尿病肾病	糖尿病肾病
CKD 1 期	0.8g/(kg·d)	临床肾病期推荐 0.8g/(kg·d)
CKD 2 期	0.8g/(kg·d)	0.6g/(kg·d)
CKD3 期	0.6g/(kg·d)	0.6g/(kg·d)
CKD 4 期	0.4g/(kg·d)	0.4g/(kg·d)
CKD 5 期	0.4g/(kg·d)	0.4g/(kg·d)

摄入蛋白质的 50% 为优质蛋白;为避免低蛋白饮食导致的营养不良,GFR<50ml/min,可考虑适量应用复方 α 酮酸制剂(开同):4~8 片 / 次,3 次 /d;进入透析后无须继续低蛋白饮食,尤其是腹膜透析时腹透液丢失蛋白。

(2)严格控制血糖(糖尿病患者)、治疗高脂血症。

2. 肾性高血压

(1)控制目标:尿蛋白 <1g/d,血压 <130/80mmHg;尿蛋白 >1g/d,血压 <125/75mmHg;血压控制下限尚无循证医学证据,建议避免血压 <110/60mmHg,老年人可适当放宽标准。

(2)改善生活方式,限盐:推荐钠摄入 <100mmol/d(相当于食盐 5.8g/d)。

(3)药物治疗

1)首选 ACEI/ARB 类,适用于糖尿病和非糖尿病肾病患者,两者合用尚无证据支持;K/DOQI 推荐应用 2 倍以上常规剂量;应用该类药物后 1~2 周,需监测血肌酐和血钾,如果血肌酐升高 >30% 和 / 或血钾 >5.4mmol/L 时需停用(在限制饮食和袢利尿剂应用后仍如此);SGLT2 抑制剂近年来发现可能有助于延缓糖尿病肾病进展。

2)其他药物

利尿剂:控制水负荷对于控制肾性高血压有益,并且可增加钠排出,通常应用噻嗪类利尿剂,若血肌酐偏高可选择袢利尿剂。

钙通道阻滞剂（CCB）：推荐在ACEI和利尿剂应用后血压不达标，或血压达标而尿蛋白不达标时，加用CCB类（非二氢吡啶类）。

α/β受体拮抗剂：抑制交感神经活性，但无独立于降压外的降尿蛋白疗效。

3. 代谢性酸中毒与高钾血症　若HCO_3^-<22mmol/L，口服碳酸氢钠1g，3次/d，根据HCO_3^-调整剂量；低钾饮食。

4. 肾性贫血

（1）诊断标准：成年男性血红蛋白<130g/L，成年非妊娠女性血红蛋白<120g/L，成年妊娠女性血红蛋白<110g/L。

（2）贫血评估：Hb、血细胞比容、网织红细胞计数；血清铁、铁蛋白、总铁结合力、转铁蛋白饱和度；甲状旁腺激素；C反应蛋白；粪隐血。

（3）治疗目标：血红蛋白≥115g/L，不建议>130g/L。

（4）红细胞生成刺激素（erythrocyte stimulating agent，ESA）

1）治疗开始时机：透析及透析前CKD患者，Hb≤100g/L。

2）治疗剂量：初始剂量为100~150U/（kg·周），分2~3次皮下或静脉注射，以每月血红蛋白增加10~20g/L为宜；若血红蛋白不达标可适度加量，若血红蛋白接近130g/L可减低剂量。

3）副作用：高血压、透析通路血栓、纯红再障、癫痫、肌痛或输液样反应，可能促进肿瘤进展。

（5）补铁治疗

1）治疗开始时机：转铁蛋白饱和度≤20%或铁蛋白≤100μg/L。

2）治疗目标：20%<转铁蛋白饱和度<50%且200μg/L<血清铁蛋白<500μg/L。

3）口服补铁：元素铁200mg/d，1~3个月后评价铁状态。

4）静脉补铁：①初始治疗阶段：一个疗程为蔗糖铁或右旋糖酐铁 1 000mg，100mg/ 次，每周 3 次；②维持治疗阶段：铁状态达标后根据指标、对铁剂的反应、血红蛋白水平、ESAs 用量、并发症等调整，每周平均需要蔗糖铁或右旋糖酐铁量约 50mg。

5. CKD-MBD

（1）诊断：自 CKD3a 期起监测血钙、磷、ALP、iPTH 和血清 25（OH）D 水平（表 7-9-5）。

表 7-9-5 CKD 各期 MBD 相关生化指标监测频率

CKD 分期	血磷	血钙	ALP	iPTH	25(OH)D
G1~G2	6~12 个月	6~12 个月	6~12 个月	根据基线水平和 CKD 进展情况决定	
G3a，G3b	6~12 个月	6~12 个月	6~12 个月	根据基线水平和 CKD 进展情况决定	根据基线水平和治疗干预措施决定
G4	3~6 个月	3~6 个月	6~12 个月，如 iPTH 升高可缩短	6~12 个月	根据基线水平和治疗干预措施决定
G5	1~3 个月	1~3 个月	1~3 个月，如 iPTH 升高可缩短	3~6 个月	根据基线水平和治疗干预措施决定

注：CKD G5 期含 CKDG5D 期；CKD 慢性肾脏病；MBD 矿物质和骨密度；ALP 碱性磷酸酶；iPTH 全段甲状旁腺激素。

骨病变的评价：骨活检为金标准，可根据需要行骨密度检查。

血管钙化的评估：应用侧位腹部X线片评价是否存在血管钙化，应用超声心动图评价是否存在心脏瓣膜钙化。

(2) 治疗

1) 降低高血磷、维持血钙正常。

CKD G3a-5D：饮食磷摄入800~1 000mg/d，限制蛋白摄入总量，血磷升高时应用磷结合剂治疗，限制含钙磷结合剂的应用。目前常用的不含钙的磷结合剂有碳酸司维拉姆和碳酸镧。

2) 继发性甲旁亢的治疗

CKD 3a-5期目标iPTH尚不清楚，CKD5D期控制于正常上限2~9倍。

CKD3a-5期未接收透析的成年患者，不建议应用活性维生素D。

CKD5D期需要降PTH的患者，可使用活性维生素D或拟钙剂。

当出现下列情况，建议行甲状旁腺切除术：①iPTH持续>800 pg/ml；②药物治疗无效的持续性高钙和/或高磷血症；③具备至少一枚甲状旁腺增大的影像学证据；④既往对活性维生素D及其类似物药物治疗抵抗。

3) 血管钙化防治：控制高磷血症，限制含钙磷结合剂的使用，避免高钙血症，治疗继发性甲旁亢。

（夏鹏，审阅：李超）

第十节 血液净化治疗

一、概述

(一) 维持性透析治疗的时机

非糖尿病肾病患者GFR<10ml/(min·1.73m^2)，糖尿

病肾病患者 GFR<15ml/(min·1.73m^2)时可考虑开始透析。上述指标并非决定患者开始透析的唯一指标，需结合患者尿量、水肿情况、容量状态及生化指标等综合判断。

（二）维持性透析方式选择

1. 一般情况好，无禁忌的患者可根据个人喜好、便利程度、经济状况和家庭支持情况选择维持性透析方式，对于部分高龄、高级智能活动减退、恶性肿瘤、心肺功能极差的患者，也可考虑缓和医疗。

2. 更适合血液透析腹腔粘连、腹部肿瘤；限制性通气功能障碍。

3. 更适合腹膜透析　居住地远离血液透析中心，伴严重心血管疾病，建立血管通路困难，行动不便，经常旅行者。

（三）水和溶质清除原理

1. 水分清除——超滤（ultrafiltration）

(1) 渗透（osmosis）：水由渗透压低侧向渗透压高侧移动。

(2) 对流（convection）：水从静水压高侧向低侧移动（通过一侧施加正压或另一侧给予负压）。

2. 溶质清除

(1) 扩散（diffusion）：溶质从化学浓度高侧向浓度低侧转运。

(2) 对流：溶质随水从静水压高侧向低侧移动。

(3) 吸附（adsorption）：通过电荷或范德华力作用，溶质与固定吸附剂结合而被清除。

(4) 分离（separation）：利用离心方法将血浆和血细胞分离，弃除血浆，回输血细胞，补充必要的血浆成分。

二、血液透析

（一）血液透析的组成部分（图 7-10-1）

1. 透析器 / 透析膜

(1) 生物相容性好。

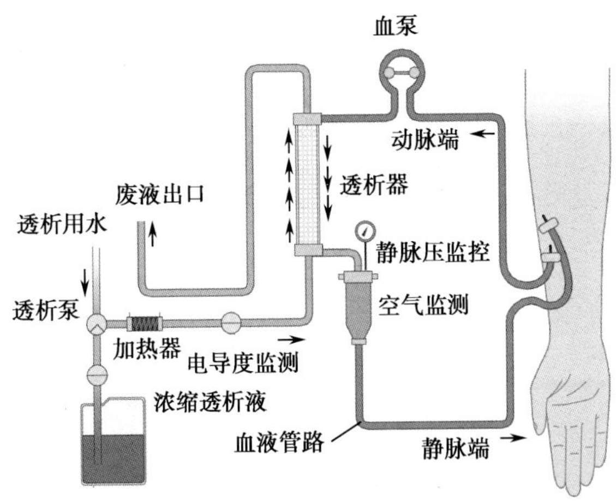

图 7-10-1 血液透析示意图

(2)透析膜通透性:透析膜对水的通透能力,以超滤系数 Kuf 表示,单位时间内单位压力下水的超滤量。不同透析膜特点见表 7-10-1。

表 7-10-1 不同透析膜特点及应用

	低通量	中通量	高通量
Kuf(ml/mmHg·h)	<6	7~20	20~60
用途	普通血液透析	高效透析	高通量透析和血液滤过

(3)透析膜溶质筛系数:对流作用下透析膜对溶质的透过能力,用 S 表示,与溶质分子量大小有关。S=1 表示溶质可 100% 透过透析膜,S=0 表示 100% 不能通过。小分子溶质(尿素、肌酐)的筛系数通常为 1,但中大分子的筛系数存在很大差别。

2. 透析液(表 7-10-2)

表 7-10-2 常用透析液组成成分

成分	浓度(mmol/L)	说明
钠	135~140	心衰、水潴留明显时采用低钠;低血压时适当提高钠浓度
钾	2~3	多选用 2mmol/L
钙	1.25~1.75	在血清游离钙和总钙之间
镁	0.5	因肾衰排镁减少,明显低于正常血清
氯	102~106	与正常血清相近
碳酸氢盐	35	最常用
醋酸盐	3	副作用多,肝功能损害时尤著
葡萄糖	0~6	防止低血糖发生

3. 透析机

(1)透析液供给系统。

(2)血液循环控制系统:包括血泵、压力监测器、肝素泵、空气探测器。

(3)超滤控制系统:分为压力控制超滤和容量控制超滤,后者多用。

4. 血液净化血管通路(表 7-10-3)

表 7-10-3 血液净化血管通路

	急性血管通路	慢性血管通路	
类型	中心静脉留置双腔导管:最常用,多选择颈内静脉、股静脉	中心静脉长期留置导管	动静脉内瘘:分自体和移植物(人造)

续表

	急性血管通路	慢性血管通路	
适应证	- AKI 的血液透析或 CRRT - 慢性肾衰无永久血管通路	- 内瘘未成熟，需立即血透 - 内瘘术多次失败 - 心功能不能耐受内瘘	维持性血液透析最佳血管通路
使用与维护	- 首次使用前行胸片检查，了解有无出血、血肿、气胸 - 每次使用前检查导管位置，有无打折、脱出、扭曲，固定 - 缝线有无断开 - 永久管还应观察皮下隧道部分有无红肿、触痛 - 临时管使用最好不超过 3 周		自体动静脉内瘘成熟最少需 1 个月（人造血管内瘘至少 2 周）
并发症	- 感染 - 导管相关菌血症 - 导管功能不良：常规治疗时间内导管不能提供足够的血流量（150~300ml/min）达到充分透析；早期多为机械因素，晚期多为血栓形成		- 狭窄及血栓形成： - 感染 - 动脉瘤 - 肢体缺血 - 肢体水肿 - 心衰

（二）抗凝方法、血液透析急性并发症（见急诊血液净化）

（三）血液透析慢性并发症

1. 高血压

(1) 血透患者血压测量：透析前、透析后和透析间血压。

(2) 血压控制目标值：透析前血压 <140/90mmHg（坐位），透析后血压 130/80mmHg。

(3)控制血压的措施

1)限盐:<6g/d。

2)控制入量:透析间期体重增长不超干体重的3%~5%。

3)联合降压。

2. 肝炎(治疗见"感染性疾病"一章)。

三、腹膜透析

(一)腹透透析系统

1. 原理利用腹膜作为生物性透析膜,依靠弥散和超滤作用,清除体内代谢废物和纠正水电解质失调。

2. 主要组成腹膜和腹腔、透析液、腹透导管和腹透液连接管路,腹膜透析液成分见表 7-10-4。

表 7-10-4 腹膜透析液成分

	含水葡萄糖	渗透压(mOsmol/L)	离子浓度(mmol/L)					pH
			Na	Ca	Mg	Cl	乳酸盐	
1.5%	1.5g	346	132	1.75 或 1.25(低钙)	0.25	96	40	5.2(4.5-6.5)
2.5%	2.5g	396						
4.25%	4.25g	485						

(二)腹透透析的临床应用

1. 适应证

(1)急性腹膜透析:各种原因导致的 AKI,简便易行,对血流动力学影响较小,避免失衡综合征发生。

(2)慢性腹膜透析:适用于多种原因所致的慢性肾衰。下列情况可优先考虑腹膜透析

1）老年人、婴幼儿和儿童。

2）有心、脑血管疾病史或心血管状态不稳定者。

3）血管条件不佳或反复动静脉造瘘失败。

4）凝血功能障碍伴明显出血或出血倾向。

5）尚存较好的残余肾功能。

6）偏好居家治疗，或需要白天工作、上学者。

7）交通不便的农村偏远地区患者。

2. 禁忌证

（1）腹膜广泛纤维化、粘连。

（2）严重的皮肤病、腹壁广泛感染或腹部大面积烧伤患者无合适部位置入腹膜透析导管。

（3）难以纠正的机械性问题：外科难以修补的疝、脐突出、腹裂、膀胱外翻等。

（4）严重腹膜缺损。

（5）精神障碍又无合适助手的患者。

3. 基本方式

（1）持续不卧床腹膜透析（continuous ambulatory peritoneal dialysis，CAPD）：慢性腹膜透析的基本方式。日间进行 2~3 组交换，每组保留 4~6h，晚间保留 1 组过夜，时间 8~10h。推荐采用递增式腹膜透析。

（2）自动化腹膜透析（automated peritoneal dialysis，APD）：使用腹膜液自动交换机进行。

4. 腹膜转运特性评估

（1）根据腹膜平衡试验（peritoneal equilibration test，PET）结果将腹膜溶质转运功能分为四组：高转运、高平均转运、低平均转运和低转运。

（2）腹膜溶质转运功能与超滤功能呈反比。

（3）根据腹膜转运特性确定适当的透析方式（表 7-10-5）。

表 7-10-5 腹膜转运特性及应用

腹膜转运特性	PET 结果		CAPD 效果预测		推荐透析处方
	D/P	D/D0	超滤率	清除率	
高转运	1.03~0.81	0.12~0.26	差	充分	APD，DAPD
高平均转运	0.80~0.65	0.27~0.38	充分	充分	标准剂量 PD
低平均转运	0.64~0.50	0.39~0.49	好	不充分	大剂量 PD
低转运	0.49~0.34	0.50~0.61	非常好	不充分	大剂量 PD 或 HD

（三）腹膜透析的并发症

1. 感染性并发症

(1) 腹透相关腹膜炎

1) 诊断：透析液浑浊、腹痛、发热；透析液白细胞 $>100/mm^3$，中性粒细胞 >50%。

2) 治疗：初始经验治疗，覆盖革兰氏阳性和阴性菌，后续治疗根据培养和药敏结果调整抗生素。细菌感染疗程 2~3 周，阴性菌混合感染多应拔管，真菌性腹膜炎至少 4 周。给药途径包括腹腔(存腹 6h) 和静脉。

3) 腹膜炎时腹膜通透性增高，超滤减少可导致水负荷增多；透出液纤维蛋白增多，可堵塞管路导致引流不畅。

(2) 腹透管外出口及隧道感染。

2. 非感染性并发症

(1) 机械性并发症：腹腔内压增高导致，包括疝形成、腹壁渗漏、生殖器水肿、胸腔积液、背痛。

(2) 胃肠道并发症：腹胀、呃逆，食管反流及痉挛，气腹。

(3) 血性腹透液：常见于月经引起。其他原因：甲旁亢导致的腹膜钙化、肿瘤侵犯浆膜引起出血、肝脏肿瘤、凝血障碍等。血性腹透液通常不需停止腹透，多可自行停止。

(4) 超滤衰竭：4.25% 腹透液 2L 留腹 4h 后引流，超滤量 <400ml/4h 或每日应用 4.25% 腹透液 ≥ 2~3 次，而不能稳定维持干体重，存在水肿。

(5) 代谢性并发症：丢失蛋白、水溶性维生素，高血糖、高脂血症。

3. 导管相关并发症及处理

(1) 早期并发症：出血、渗漏、堵塞、移位、疼痛。

(2) 晚期并发症：出口感染、浅涤纶套外露、堵塞、导管周围渗漏、腹膜炎。

(四) 透析充分性的评价

1. 患者的临床情况食欲、血压、心功能、贫血和营养状况。

2. 实验室检查血清肌酐、尿素氮、电解质、PTH 和酸碱平衡状况。

3. 尿素清除指数（Kt/V）

$$Kt/V=-Ln(R-0.008t)+(4-3.5R)\times UF/W$$

R= 透析后 BUN/ 透析前 BUN，t- 每次透析时间，UF- 超滤量（L），W- 透析后体重（kg）。

血液透析要求 Kt/V 至少 1.2。

腹膜透析要求 Kt/V 在 2.0 以上。

（夏鹏，审阅：李超）

第十一节 系统性疾病的肾脏表现

一、狼疮性肾炎

（一）临床表现

绝大部分系统性红斑狼疮患者在病程中会出现肾脏受累，大约 1/3 的患者以肾脏表现起病。

1. 肾脏表现　多表现为蛋白尿、镜下血尿、肾功能损害，可表现为肾病综合征，偶表现为急进性肾小球肾炎，可出现肾小管功能损伤。

2. 肾外表现　多系统受累，如皮肤黏膜、关节肌肉、血液系统、中枢神经系统、心血管系统、消化系统等。

（二）实验室评估

1. 常规检查　血常规、肝肾功能、血脂、炎症指标、补体、免疫球蛋白、尿常规、尿蛋白定量等。

2. 自身抗体　抗核抗体、抗 dsDNA 抗体、抗 Sm 抗体等。

（三）肾活检病理（表 7-11-1、表 7-11-2）

表 7-11-1　狼疮性肾炎的病理学分型（ISN/RPS，2018）

Ⅰ型，轻微系膜性 LN（minimal mesangial LN）
Ⅱ型，系膜增生性 LN（meangialproliferative LN）
Ⅲ型，局灶性 LN（focal LN）
Ⅳ型，弥漫性 LN（diffuse LN）
Ⅴ型，膜性 LN（membranous LN）
可合并Ⅲ型或Ⅳ型病变，则应作出复合性诊断，如Ⅲ+Ⅴ，Ⅳ+Ⅴ等，并可进展为Ⅵ型硬化型 LN。
Ⅵ型，严重硬化型 LN（advanced sclerosing LN）

表 7-11-2　狼疮性肾炎肾活检标本活动性和慢性化评分

活动性指数	病变肾小球比例	积分
毛细血管内皮细胞增多	<25% 为 1+,25%~50% 为 2+,>50% 为 3+	0~3
中性粒细胞和/或苏木素小体	同上	0~3
纤维素样坏死	同上	0~3，×2
透明变性样沉积(白金耳和/或透明血栓)	同上	0~3
细胞和/或纤维细胞性新月体	同上	0~3，×2
间质炎细胞浸润	占皮质比例,分级同上	0~3
总分		0~24
慢性化指数	**病变肾小球比例**	**积分**
硬化(球性和/或节段硬化)	<25% 为 1+,25-50% 为 2+,>50% 为 3+	0~3
纤维性新月体	同上	0~3
肾小管萎缩	占皮质小管比例,分级同上	0~3
间质纤维化	占皮质比例,分级同上	0~3
总分		0~12

（四）治疗(表 7-11-3)

表 7-11-3　不同病理类型狼疮性肾炎的治疗

分型	特点	治疗
Ⅱ型	蛋白尿 >1g	中小剂量激素 ± 硫唑嘌呤
Ⅲ型	轻度局灶增生	中等量激素 + 硫唑嘌呤
	重度局灶增生	诱导缓解(4~6 个月)

续表

分型	特点	治疗
Ⅳ型	弥漫增生	足量激素 0.8~1mg/(kg·d)(必要时可冲击治疗,甲泼尼龙 0.5~1g/d×3 日)+环磷酰胺/霉酚酸酯 维持治疗 泼尼松 7.5~5mg/d+免疫抑制剂(霉酚酸酯/硫唑嘌呤)
Ⅴ型	Ⅳ+Ⅴ型	
	单纯Ⅴ型	中等量至足量激素+霉酚酸酯/环磷酰胺/钙调蛋白抑制剂

注:狼疮肾炎的治疗存在个体化差异。

二、肾脏淀粉样变性

(一)临床表现

1. 好发于中老年,以肾病综合征为主要表现,晚期可出现肾衰竭。以下线索有提示意义:

(1)体重下降或严重肾病综合征时体重不变。

(2)低血压或血压较发病前下降≥20mmHg。

(3)肝脾大,舌体肥大或心肌肥厚,肾脏体积增大。

(4)血、尿免疫固定电泳发现单克隆轻链(λ型常见)。

2. 明确诊断 首选肾脏活检,加做刚果红染色;如有禁忌及肾外组织受累证据,可行腹壁脂肪、直肠黏膜、骨髓、牙龈及舌体活检。

3. 正确分型

(1)AL型:肾脏免疫荧光检测轻链,血、尿免疫固定电泳,血游离轻链检测。

(2)AA型:高锰酸钾氧化法,肾脏免疫组化AA蛋白染色。

(二)鉴别诊断

1. 糖尿病肾病。

2. 轻链沉积病。

3. 纤维样肾小球病。

（三）治疗

1. AL 型　见“第九章第十一节”。

2. AA 型　需控制原发病和清除感染病灶。

三、多发性骨髓瘤肾脏损害

（一）多发性骨髓瘤肾脏损害的类型

1. 管型肾病（狭义的骨髓瘤肾损害）。

2. AL 型肾淀粉样变性。

3. 轻链和 / 或重链沉积病。

4. 肾小管损伤。

5. 高钙血症肾损伤。

6. 高尿酸肾病。

7. 高黏滞血症。

8. 肾组织浆细胞浸润。

9. 其他肾盂肾炎，药物（ACEI、NSAIDs）或造影剂诱发的急性肾损伤。

（二）临床表现

缩写是 CRAB，C- 高钙血症，R- 肾脏损伤 / 反复感染，A- 贫血，B- 骨破坏。

1. 肾脏表现

（1）蛋白尿：尿常规尿蛋白定性（少）与 24h 尿蛋白定量（多）不平行。

（2）肾小管功能障碍：浓缩、重吸收功能下降。

（3）急性肾损伤：多有诱因（脱水、感染、肾毒性药物）。

（4）慢性肾衰竭：贫血出现早，与肾功能受损程度不平行；肾脏体积无明显缩小；多无高血压。

（5）其他：高钙、高尿酸血症，LDH、β_2 微球蛋白升高。

2. 肾外表现

（1）浆细胞浸润

1）骨髓：贫血、血小板减少。

2）骨骼：骨质疏松、溶骨。

3）肝脾、淋巴结大，神经系统（中枢与外周）。

（2）异常蛋白相关症状：感染、出血倾向、高黏滞综合征、淀粉样变性。

（三）肾脏病理（管型肾病）

1. 光镜　肾小管内较多管型（特点：黏稠、裂隙样，周围可见多核巨细胞），肾小管出现变性、坏死、萎缩。间质炎性细胞浸润、纤维化。

2. 免疫荧光　管型为 κ 或 λ 阳性。

3. 电镜　管型呈结晶样结构。

（四）诊断线索

中老年，尤其是老年男性出现大量蛋白尿及以下情况需要考虑多发性骨髓瘤。

1. 尿蛋白定性与定量不平行。

2. 严重贫血，红细胞沉降率明显升高。

3. 血白蛋白下降，而总蛋白升高。

4. 急性肾损伤、肾小管功能受损。

诊断标准见“第九章第十一节”。

（五）治疗

见“第九章第十一节”。

四、具有肾脏意义的单克隆丙种球蛋白病（MGRS）

（一）定义

B 细胞或浆细胞克隆性淋巴增殖性疾病：①肾脏损伤与单克隆免疫球蛋白相关；②潜在的 B 细胞或浆细胞克隆暂未导致肿瘤相关并发症或满足血液病治疗的标准。

（二）分类

根据在肾脏组织沉积的成分和结构进行分类：

1. 单克隆免疫球蛋白沉积

（1）结构有序

1）纤维状沉积：免疫球蛋白相关淀粉样变、单克隆纤维样肾小球病。

2）微管状沉积：免疫触须样肾小球病、Ⅰ型/Ⅱ型冷球蛋白血症肾小球肾炎。

3）包涵体或结晶状沉积：轻链近端小管病、晶体贮存组织细胞增多症、晶状球蛋白肾小球肾炎。

（2）结构无序：单克隆免疫球蛋白沉积病、增殖性肾小球肾炎伴单克隆免疫球蛋白沉积。

2. 无单克隆免疫球蛋白沉积

（1）单克隆免疫球蛋白病相关C3肾病。

（2）血栓性微血管病。

（三）治疗原则

主要针对B细胞/浆细胞克隆、肾脏疾病本身进行治疗，仍存在争议。

五、乙型肝炎病毒相关性肾炎

肾小球肾炎是常发生在HBV感染患者的一种疾病，病理主要表现为不典型膜性肾病（atypical membranous nephropathy，AMN）和膜增生性肾炎（MPGN）。

（一）临床表现

1. 多见于儿童和青少年。

2. 肾炎综合征合并肾病综合征。

3. AMN少有肾功能不全，MPGN约40%高血压，20%肾功能不全。

（二）实验室检查

1. 起病初期可有低补体血症。

2. 血清中存在现症或既往HBV感染证据，甚至存在HBV-DNA复制。

3. 组织病理学（不典型膜性肾病）

（1）光镜下，弥漫性GBM增厚，钉突形成，系膜增生明显。

(2)免疫荧光,IgG 及 C3 颗粒样沿毛细血管壁沉积。

(3)电镜下,大块电子致密物呈多部位分布,包括上皮下、基底膜内、内皮下及系膜区。

(三) 诊断标准

1989 年中华医学会肾脏病分会关于 HBV 相关肾炎的诊断标准:

1. 血清 HBV 抗原阳性。

2. 膜性肾病或膜增生性肾炎,并除外狼疮性肾炎等继发性肾小球疾病。

3. 肾组织切片上找到 HBV 抗原。

第 3 条为诊断基本条件。

(四) 治疗

1. 降低尿蛋白 ACEI/ARB;糖皮质激素联合免疫抑制剂在抗病毒治疗的前提下根据病情酌情应用,用药期间需检测 HBV 复制指标。

2. 防止复发 有 HBV 活动复制证据应积极抗病毒治疗。

3. 保护肾功能 延缓肾脏病进展。

六、糖尿病肾病

(一) 临床表现及分期(表 7-11-4)

表 7-11-4 1 型糖尿病肾病 Mogensen 分期

分期	临床特点	尿蛋白	GFR [ml/(min·1.73m²)]	病理改变
Ⅰ	肾小球高滤过	阴性	增高,可达 150	肾小球肥大
Ⅱ	肾小球高滤过	阴性,应激后 UAER 可增加	150~130	GBM 增厚、系膜基质增多

续表

分期	临床特点	尿蛋白	GFR [ml/(min·1.73m²)]	病理改变
Ⅲ	微量白蛋白尿期(早期糖尿病肾病)	尿常规检查可阴性,尿蛋白定量 <0.5g/d,UAER20~200μg/min	正常	GBM 增厚、系膜基质增多更加明显
Ⅳ	大量蛋白尿(显性糖尿病肾病)	尿蛋白定量 >0.5g/d,UAER>200μg/min	早期正常,后期可下降至 20	GBM 及系膜病变更加明显,可出现典型的结节性肾小球硬化症
Ⅴ	ESRD	因肾小球荒废而减少	<20	广泛肾小球硬化

注:GFR,肾小球滤过率;UAER,尿白蛋白排泄率;GBM,肾小球基底膜。

2 型糖尿病肾病与 1 型糖尿病肾病的区别:

1. Ⅰ期少见。
2. 高血压出现早,发生率高。
3. 病程经过多样性,可跨期进展。
4. 不一定伴糖尿病视网膜病变。

临床倾向于将 2 型糖尿病肾病分为隐性、显性及终末期糖尿病肾病,分别对应 1 型糖尿病的中的Ⅲ、Ⅳ、Ⅴ期。

(二) 肾脏病理

1. 光镜　典型改变可出现 K-W 结节,嗜银(PASM

染色为黑色),同心圆状排列,常与微血管瘤相邻,入球及出球小动脉出现透明样变。

2. 免疫荧光 有时存在IgG沿肾小球毛细血管壁线样非特异性沉积。

3. 电镜 无电子致密物沉积;GBM增厚,系膜基质增多;足细胞足突融合。

(三) 诊断与鉴别诊断

1. 早期诊断 初次诊断糖尿病,常规尿检和UAER,3个月内3次检查中2次尿微量白蛋白增高,应及时治疗;若正常,每半年至一年复查。

2. 诊断标准

(1)多年糖尿病病史。

(2)有微量白蛋白尿水平以上的蛋白尿。

(3)高血压和糖尿病其他靶器官损害证据。

(4)除外其他肾脏病。

糖尿病肾病通常不需要肾活检证实。

3. 鉴别诊断

(1)应与造成肾脏体积增大的肾脏病鉴别:肾淀粉样变性病、多发性骨髓瘤肾损害。

(2)出现以下情况,需要肾活检明确糖尿病合并非糖尿病肾病

1)肾脏病出现距糖尿病起病时间短于5年。

2)肾小球源性血尿突出。

3)急性肾损伤起病的肾病综合征。

4)大量蛋白尿时血压正常。

5)无糖尿病其他靶器官损害。

(四) 治疗原则

1. 控制血糖 严格控制血糖(见“内分泌疾病-糖尿病”),常用口服药物对于肾功能的要求见表7-11-5。

表 7-11-5 常用口服药物对于肾功能的要求

<table>
<tr><td>CKD 分期</td><td colspan="9">口服降糖药物</td></tr>
<tr><td>CKD 1-2</td><td colspan="9">均可应用</td></tr>
<tr><td>CKD 3a</td><td>二甲双胍(减量)</td><td rowspan="2">阿卡波糖</td><td rowspan="2">达格列净</td><td rowspan="2">格列齐特格列喹酮</td><td rowspan="3">格列美脲</td><td rowspan="3">恩格列净</td><td rowspan="2">伏格列波糖</td><td rowspan="4">瑞格列奈</td><td rowspan="4">利格列汀</td></tr>
<tr><td>CKD 3b</td><td>—</td></tr>
<tr><td>CKD 4</td><td>—</td><td>—</td><td>—</td><td>—</td><td rowspan="2">慎用</td></tr>
<tr><td>CKD 5</td><td>—</td><td>—</td><td>—</td><td>—</td><td>—</td><td>—</td></tr>
</table>

注:根据药品说明书整理。

2. 控制血压 靶目标≤130/80mmHg,ACEI/ARB首选。

3. 饮食治疗。

4. 终末期肾病治疗。

5. 尿毒症 症状出现较早,适当放宽透析指征:肌酐清除率降至15ml/min或伴有明显胃肠道症状、难以控制高血压和/或心衰。

6. 血液透析和腹膜透析的生存率相近。

7. 肾移植或胰肾联合移植。

(夏鹏,审阅:李超)

第八章

营养、酸碱平衡和水电解质紊乱

第一节　营养评估

营养评估目的是评价机体的营养状态及营养支持效果，包括营养评价和代谢评价两部分。营养不良的诊断需要先有营养不良的危险因素，并且符合临床表型标准和病因标准，营养不良的严重程度评估目前缺乏统一的标准。

一、营养评价

1. 人体测量

(1) 体重：理想体重 ±20%。体重指数（body mass index，BMI）：（亚洲人）正常值 18.5~23kg/m^2，23~25kg/m^2 为超重，>25kg/m^2 为肥胖（WHO 正常值 18.5~25kg/m^2，≥ 30kg/m^2 为肥胖）。

(2) 三头肌皮褶厚度（triceps skinfold thickness，TSF，反映脂肪储备）：正常值，男性 11.3~13.7mm，女性 14.9~18.1mm。

(3) 上臂肌围（arm muscle circumference，AMC，反映骨骼肌群量）：正常值，男性 22.8~27.8cm；女性 20.9~25.5cm。AMC（cm）= 上臂中点周径（cm）−3.14 × TSF（mm）。

2. 生化指标

(1) 血浆蛋白：白蛋白（$T_{1/2}$=18~20d），前白蛋白（$T_{1/2}$=2d，对营养状况评估敏感性高于白蛋白），转铁蛋白（$T_{1/2}$=7d 受铁储备影响）

(2) 血红蛋白：必要时可查血清铁蛋白、叶酸及维生素 B_{12} 等。

3. 营养风险评估(表 8-1-1)

表 8-1-1 Nutritional Risk Screening(NRS)2002
(针对成年住院患者)

分值	①营养状况评分	②疾病评分
0	正常	无
1	- 3个月内体重下降 >5% - 未来时间内,食物摄入 < 正常需要的 50%~75%	臀部骨折、慢性病(尤其是合并急性并发症时:肝硬化、COPD)、慢性透析、糖尿病、肿瘤
2	- 2个月内体重下降 >5% - BMI 18.5~20.5 且一般情况差 - 未来时间内,食物摄入 < 正常需要量的 25%~50%	大型腹部手术,卒中,严重肺炎,血液系统恶性肿瘤
3	- 1个月内体重下降 >5% - BMI <18.5 且一般情况差 - 未来时间内,食物摄入 < 正常需要量的 25%	头部外伤 骨髓移植 入住 ICU

注:评分 = ① + ②(年龄 >70 再加 1 分),评分 ≥ 3 的患者需要营养支持。

二、代谢评价

1. 氮平衡(g) 摄入氮(摄入蛋白质 g/6.25) - 排出[24h 尿素氮量 g + 3g(其他丢失量)]。

2. 重要脏器功能 肝肾功能、电解质。

3. 葡萄糖和脂肪的代谢 血糖、糖化血红蛋白、血脂。

三、营养不良的诊断

营养不良的诊断流程，见图 8-1-1 及表 8-1-2。

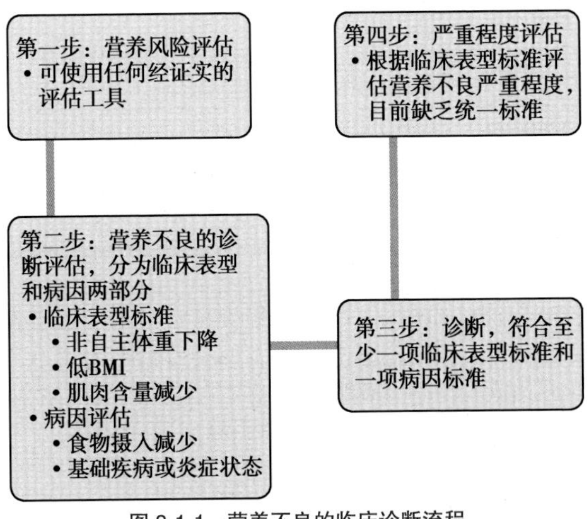

图 8-1-1 营养不良的临床诊断流程

表 8-1-2 营养不良诊断的临床表型标准和病因标准

临床表型标准	
非主动体重下降	过去 6 个月之内下降 >5% 基础体重 – 比 6 个月更长时间内下降 >10% 基础体重
低 BMI (kg/m^2)	– <70 岁，<18.5 – >70 岁，<20
肌肉含量减少	使用经过证实的评估肌肉含量方法 – DXA，BIA，超声、CT 或 MRI 等影像学检查 – 用 DXA 测定的亚洲人群肌肉含量减少标准为男性 <7.0kg/m^2，女性 <5.4kg/m^2 – 肌肉功能测定 – 男性握力 <26.0kg，女性握力 <18.0kg – 行走速度（测定 6m 行走）<0.8m/s

续表

病因标准	
食物摄入减少	小于 50% 的热量需求 >1 周 或任何量的减少 >2 周 或任何慢性胃肠道疾病导致食物摄取和吸收障碍
炎症状态	– 急性疾病或外伤：感染，烧伤，外伤或闭合头部外伤及其他导致炎症状态的急性疾病 – 慢性疾病：肿瘤、慢性阻塞性肺病、充血性心衰、慢性肾功能不全等导致慢性炎症状态的疾病

注：DXA（dual energy x-ray absorptiometry）双能 X 线吸收法，BIA（bioelectrical impedance analysis）生物电阻抗分析，BMI（body mass index）体质指数。

（郑西希，审阅：康军仁）

第二节 肠外营养

一、适应证

胃肠道功能障碍或衰竭（胃肠梗阻、吸收功能丧失、炎症较重、机体状况差等），且预计 7~10d 内无法实现足够的肠内营养者。

二、禁忌证

1. 可肠内营养（EN）或预计 5d 内可恢复胃肠功能者。

2. 血流动力学尚不稳定（如感染性休克、心源性休克）。

3. 肠外营养（PN）危险大于益处者（例如基础疾病为恶性肿瘤，无法治疗）。

三、肠外营养的需要量

1g 葡萄糖 =4kcal，1g 脂肪 =9kcal，1g 蛋白质 =4kcal，氮量 = 蛋白质（g）/6.25（1kcal=4.184kJ）。

1. 需求量

（1）液体量：正常状态下成人每天需水 30~40ml/kg。

（2）能量：非蛋白供能，蛋白用于氮平衡。在不能使用间接热量测定仪的时候可采用根据体重估测的公式 25~30kcal/（kg·d）。

（3）蛋白质：对于病重且有营养风险者 1.2~2.0g/（kg·d），老年、肥胖、烧伤、外伤以及进行连续肾脏替代治疗者宜给予高蛋白质。

2. 氨基酸 1~1.5g/（kg·d）［氮量：0.1~0.25g/（kg·d）］

（1）与糖和 / 或脂肪同时给予，以保证充分利用。对于严重疾病患者早期（入院后 1 周）使用高蛋白（1.7g/（kg·d））低热能（15kcal/（kg·d））的营养模式可能预后更好。

（2）普通：复方氨基酸 18AA（18 种氨基酸），乐凡命：8.5%（氮量 14g/L）。

（3）肝用：复方氨基酸 15AA（减少芳香族氨基酸，有利于肝昏迷）。

（4）肾用氨基酸：必需氨基酸 9AA（含组氨酸及 8 种人体必需氨基酸，减轻肾脏负担）。

（5）其他：丙氨酰谷氨酰胺，与氨基酸共输，改善氮平衡，1.5~2ml/（kg·d）。

3. 葡萄糖 2~4g/（kg·d）

（1）占非蛋白热能的 70%。

（2）≥ 100~150g/d，抑制糖异生，防止酮症。

（3）胰岛素：非糖尿病者不需常规补充胰岛素，对于高血糖者，建议胰岛素泵入维持血糖 8~10mmol/L，初始计算 1U 胰岛素：4~6g 糖，不建议将胰岛素直接加入 3L

袋中。

4. 脂肪 1~1.5g/(kg·d) 最好不超过 1.0g/(kg·d),监测血 TG<4.5mmol/L。

(1)长链脂肪乳:英脱利匹特(C14~24)。

(2)中长链脂肪乳 MCT/LCT(物理混合):力能(C6~24),力保肪宁(C8~24)。

(3)结构脂肪乳剂 MCT/LCT(化学混合,增加氮平衡):力文(C6~24)。

(4)长链 ω-3 脂肪酸:尤文(重症患者,可能有助于减轻炎症反应)。

5. 电解质(需要量 /d)

(1)Na/Cl:80~100mmol,0.9% NaCl 500ml=4.5g NaCl=77mmol NaCl。

(2)K:60~150mmol,15% KCl 10ml=1.5g KCl=20mmol K。

(3)Ca:5~10mmol,10% 葡萄糖酸钙 10ml=1g 葡萄糖酸钙 =2.32mmol Ca。

(4)Mg:8~12mmol,10% $MgSO_4$ 10ml=1g $MgSO_4$=4mmol Mg。

(5)P:10~30mmol,2.16g 甘油磷酸钠(格列福斯)=10mmol P。

6. 维生素(需要量 /d)

(1)脂溶性维生素:维生素 A 2 500IU,维生素 D 100IU,维生素 E 10mg,维生素 K_1 10mg。维他利匹特每 10ml 含:维生素 A 3 300IU,维生素 D2 200IU,维生素 E 9.1mg,维生素 K_1 0.15mg。

(2)水溶性维生素:维生素 B_1 3mg,维生素 B_2 3.6mg,烟酰胺 40mg,维生素 B_6 4mg,维生素 B_{12} 5μg,泛酸 15mg,叶酸 400μg,维生素 C 100mg。水乐维他每 1 西林含维生素 B_1 3mg、B_2 3.6mg,烟酰胺 40mg。

7. 微量元素(需要量 /d) 铜 0.3mg,硒 30~60μg,

钼 19μg，锰 0.2~0.3mg，铬 10~20μg，铁 1.2mg，碘 131μg，锌 3.2mg。安达美每 10ml 含铜 1.28mg，硒 32μg，钼 19.2μg，锰 0.275mg，铬 10μg，铁 1.12mg。

四、肠外营养途径

外周静脉因渗透压限制，输液量较大，且脂肪比例会升高易造成静脉炎，用于短期或辅助营养。

1. 外周静脉　短期肠外营养（<2 周）、营养液渗透压 <900mOsm/L。

2. 中心静脉（经外周中心静脉导管（PICC）、颈内静脉导管、锁骨下静脉导管）　肠外营养超过 2 周、营养液渗透压 >1 200mOsm/L。

五、肠外营养速度

1. 脂肪乳　LCT <0.1g/（kg·h），中链脂肪酸 / 长链脂肪酸 <0.15g/（kg·h）。例如，20% 的 MCT/LCT 脂肪乳 250ml，以 60kg 计，约 5.5h。

2. 氨基酸　复方氨基酸（18AA）8.5% 1 000ml>8h，每分钟 30~40 滴。

六、并发症

1. 通路相关损伤　导管周围组织感染。

2. 营养相关　血糖过高（>10mmol/L）会增加感染并发症，过低（<4.5mmol/L）会出现低血糖，（甘油三酯过高会出现胰腺炎），氨基酸及液体平衡，再喂养综合征（长期营养不良开始营养支持后出现严重电解质异常低磷血症）。

3. 代谢相关　电解质、酸碱紊乱、肝肾功能损伤。

七、实例

1. 某患者，体重 50kg，中度应激状态，长期完全肠外营养（TPN）。

2. 能量 25kcal/（kg·d）=1 250kcal，非蛋白热能；NPC∶N=150∶1，氮量约 8g。

3. 液体 1 500~2 000ml/d，需保持出入平衡。

4. 分配　葡萄糖 200g：50% 葡萄糖溶液 250ml+10% 葡萄糖溶液 250ml。脂肪 50g：20%MCT/LCT 250ml。蛋白质 50g（氮量 8g）：8.5% 复方氨基酸 18AA 250ml=22g，共约 500ml。NaCl 100mmol：0.9% 氯化钠溶液 750ml。K 60mmol：15%KCl 30ml。Ca 5mmol：葡萄糖酸钙 1g。10% 硫酸镁 5~10ml。P：格列福斯 10ml。维生素：维他利匹特 10ml、水乐维他 10ml。微量元素：安达美 10ml。适当补充维生素 K、维生素 C。

（郑西希，审阅：康军仁）

第三节　肠内营养

一、适应证

1. 住院患者营养不良风险高者，预计 5~7d 不能通过自主进食达 >50% 的能量需求。

2. 只要胃肠道允许，应尽可能选择肠内营养（If the gut works，use it！）。

3. 优点　方便价廉，营养效果好，减少感染，保护胃肠道黏膜屏障功能，维持肠道菌群平衡，减少肠道炎症反应。

二、禁忌证

1. 严重应激状态，液体复苏不到位，肠道缺血未纠正。

2. 肠道病变　腹泻急性期、顽固性呕吐、上消化道大出血、麻痹性肠梗阻、腹膜炎、严重吸收不良综合征、小肠广泛切除术后、高流量肠瘘。

三、能量、途径、种类及速度

1. 能量见肠外营养。

2. 途径　口服、鼻胃管、鼻空肠管、胃造口、空肠造口。首选口服和鼻胃管。只有肠内营养 >4 周时才考虑造口。

3. 种类

(1) 非要素膳食：以整蛋白为氮源，渗透压接近等渗(250~350mOsm/L)。

1) 不含纤维素：安素(4.5kcal/g，每 6 勺为 250kcal)、瑞素(1kcal/ml)、瑞高。

2) 含纤维素：能全力(0.75~1.5kcal/ml)、瑞代、瑞能。

3) 疾病相关：瑞高(1.5kcal/ml，富含蛋白，低蛋白血症适用)；瑞代(0.9kcal/ml，糖尿病专用)、瑞能(1.3kcal/ml，富含 ω-3 脂肪酸，肿瘤 / 呼吸患者适用)。

(2) 要素膳食(均不含膳食纤维)

1)以水解蛋白为氮源，适用于胃肠消化功能不全者：百普力(1kcal/ml)、百普素，渗透压 400mOsm/L。

2) 氨基酸为氮源，适用于胃肠消化功能障碍者：维沃(80.4g+250ml 水至 300ml，1kcal/ml)，渗透压 610mOsm/L。

4. 量和速度

(1) 连续输注：开始用等渗液，25~50ml/h，500ml/d。能耐受后每 8~12h 递增 25ml/h，然后增加浓度。

(2) 速度和浓度一般不同时增加，每次加量需有一定的适应期，在 48~72h 内达到目标速度。

(3) 含膳食纤维的营养制剂易堵管，每隔 4h 用 20~30ml 温水冲洗导管。

四、并发症及处理方法

1. 胃肠道并发症(20%) 腹泻(20%可能出现假膜性肠炎)、腹胀、腹痛、呕吐,部分因为营养剂渗透压过高导致,可试用其他制剂。

2. 误吸 最需要注意的并发症,增加肺炎风险,抬高床头30%~45%,每日2次口腔护理,改顿饲为持续输注,肠内营养管置入至Treitz韧带以下。

3. 非胃肠道或机械并发症 造瘘口漏、置管不当、导管梗阻、黏膜机械性损害。

4. 代谢并发症 糖、脂、蛋白、电解质及酸碱代谢紊乱。

(郑西希,审阅:康军仁)

第四节 酸碱平衡紊乱

一、正常值

1. pH 7.35~7.45。
2. pCO_2 35~45mmHg。
3. pO_2 70~100mmHg。
4. HCO_3^- 22~27mmol/L。
5. BE ±3mmol/L。

二、判断方法与流程

1. 酸碱紊乱诊治流程

(1)第一步:根据pH、$PaCO_2$、HCO_3^-确定原发酸碱紊乱。

(2)第二步:确定有无混合酸碱紊乱(代偿公式)。

(3)第三步:计算阴离子间隙(AG),AG增高意味着代谢性酸中毒必然存在。

(4)第四步:AG增高者根据校正HCO_3^-判断有无代

谢性碱中毒或 AG 正常代谢性酸中毒。

(5) 第五步：结合临床表现判断酸碱失衡病因。

2. 确定原发酸碱紊乱（表 8-4-1）

表 8-4-1 各类酸碱紊乱病理生理机制及动脉血气表现

紊乱类型	病理生理	pH	$PaCO_2$	HCO_3^-
呼吸性碱中毒	通气↑	>7.40	<40	
呼吸性酸中毒	通气↓	<7.40	>40	
代谢性碱中毒	丢失 H^+、产生 HCO_3^-	>7.40		>24
代谢性酸中毒	产生 H^+、丢失 HCO_3^-	<7.40		<24

3. 确定有无混合酸碱紊乱（表 8-4-2）

(1) 呼吸：排出 CO_2 对代谢性酸中毒进行代偿，数分钟内发生。

(2) 肾脏：调节 HCO_3^-/H^+ 排出，以代偿呼吸性酸中毒或呼吸性碱中毒，需数小时或数天。

(3) 切记：pH 不会因代偿而正常，若正常应警惕混合酸碱紊乱。

表 8-4-2 各类酸碱平衡紊乱类型及代偿公式

紊乱类型	代偿公式
代谢性酸中毒	$PaCO_2\downarrow=1.25\times\Delta[HCO_3^-]$ 或 $PaCO_2\approx$ pH 小数点后两位
代谢性碱中毒	$PaCO_2\uparrow=0.75\times\Delta[HCO_3^-]$

续表

紊乱类型	代偿公式
急性呼吸性酸中毒	$[HCO_3^-]\uparrow = 0.1\times\Delta PaCO_2$ 或 $pH\downarrow = 0.008\times\Delta PaCO_2$
慢性呼吸性酸中毒	$[HCO_3^-]\uparrow = 0.4\times\Delta PaCO_2$ 或 $pH\downarrow = 0.003\times\Delta PaCO_2$
急性呼吸性碱中毒	$[HCO_3^-]\downarrow = 0.2\times\Delta PaCO_2$ 或 $pH\uparrow = 0.008\times\Delta PaCO_2$
慢性呼吸性碱中毒	$[HCO_3^-]\downarrow = 0.4\times\Delta PaCO_2$

4. 阴离子间隙（AG）（正常值 8~16mmol/L）

（1）$AG = [Na^+] - [Cl^-] - [HCO_3^-]$。

（2）校正 AG=AG+（40–［白蛋白（g/L）］）× 0.25。

5. 校正$[HCO_3^-]$ = ［AG-12］+ $[HCO_3^-]$（正常值 23~30mmol/L）

（1）校正$[HCO_3^-]$>30：合并代谢性碱中毒。

（2）校正$[HCO_3^-]$<23：合并 AG 正常代谢性酸中毒。

三、呼吸性酸中毒

1. 原因　通气不足。

2. 临床表现　急性呼吸性酸中毒可出现嗜睡、烦躁、昏迷、脑水肿、球结膜水肿。

3. 治疗原则

（1）治疗原发病和诱发因素。

（2）增加通气量。

四、呼吸性碱中毒

1. 原因　过度通气。

2. 临床表现　手足麻木甚至抽搐、头晕、意识障碍。

3. 治疗原则　治疗原发病。

五、代谢性酸中毒

1. 病因（表 8-4-3）

(1) AG 升高代谢性酸中毒

1) 乳酸酸中毒。

表 8-4-3　乳酸酸中毒机制及病因

分型	L 型乳酸酸中毒		D 型乳酸酸中毒
	A 型	B 型	
病因	组织缺氧（休克、脓毒血症、低氧血症、肠缺血、CO 中毒）	非组织缺氧［恶性肿瘤、肝病、癫痫发作、维生素 B1 缺乏、药 / 毒物（二甲双胍、核苷类反转录酶抑制剂、水杨酸、丙泊酚、醇类、氰化物）］	肠道细菌过度生长

2) 酮症酸中毒。

3) 有机酸清除障碍（ESRD）。

4) 中毒（如甲醇、乙二醇、水杨酸）。

(2) AG 正常代谢性酸中毒

1) HCO_3^- 丢失（腹泻、2 型 RTA）。

2) 肾脏 H^+ 排泄受损（轻中度肾功能不全、1/4 型 RTA）。

3) 其他（过量盐水输注、卤化物中毒、肾上腺皮质功能不全）。

2. 临床表现　呼吸深快、疲劳、意识模糊、嗜睡、昏迷。

3. 治疗原则

(1) 处理原发病和诱因。

(2)纠正酸中毒:5%碳酸氢钠250ml约增加[HCO_3^-]8~10mmol/L,严重酸中毒可先予1/3~1/2量,需监测动脉血气。

六、代谢性碱中毒

1. 病因(表8-4-4)

表8-4-4 代谢性碱中毒的病因

Cl^- 反应型(尿 Cl^-<10~20mmol/L)	Cl^- 抵抗型(尿 Cl^->20mmol/L)
消化液丢失	高血压:醛固酮受体激活(原发/继发性醛固酮增多症、皮质醇增多症、Liddle's综合征)
利尿剂	正常血压:低钾血症、Gitelman综合征、Bartter综合征、严重高钙血症、外源性碱摄入

2. 临床表现 同呼吸性碱中毒,意识障碍较呼吸性碱中毒少见。

3. 治疗原则

(1)治疗原发病和诱因。

(2)补足容量,补钾。

(石穿,审阅:张磊)

第五节 低钠血症

一、病理生理概论

1. 定义 血钠<135mmol/L,是临床上最常见的水电解质异常。实际是水平衡异常,水绝对过多或水相对于钠过多。只有当低钠血症导致血浆有效渗透压不足

时才有临床意义，即只有低张性低钠血症需要治疗。

严重症状：脑组织水肿、颅内压升高所致的癫痫及意识障碍。急性低钠血症（<48h）更易致严重症状。

2. 血浆张力与血浆渗透压

(1) 血浆张力：即有效渗透压，是血浆中不能自由透过细胞膜的溶质的浓度，包括钠、葡萄糖。

(2) 血浆渗透压：血浆中所有溶质的浓度，包括钠、葡萄糖、尿素、酒精。

3. 调控激素　ADH：下丘脑合成，垂体后叶分泌，受血浆渗透压及血容量调节。渗透压上升或血容量减少—ADH 分泌增多—远端肾小管及集合管 AQP2 水通道增加—水重吸收增加。

尿渗透压反映 ADH 多少：无 ADH 时，尿液极度稀释 Uosm<100mOsm/L，一般由精神性多饮引起。

二、鉴别诊断思路

1. 步骤 1　只有低张性低钠血症有临床意义，诊断首先应除外等张和高张性低钠血症。

(1) 高张性低钠血症：另一种有效溶质增多，如葡萄糖、甘露醇。多数为高血糖（血糖在 5.5mmol/L 以上每升高 5.5mmol/L 血钠下降 2.4mmol/L）如果纠正后血钠正常则不需处理。

(2) 等张性低钠血症：多为假性低钠血症，可由高甘油三酯血症、浆细胞病副蛋白血症、输注 IVIG 造成。可复查血气中钠浓度，若正常则提示假性低钠血症。

2. 步骤 2　低张性低钠血症血浆渗透压<275mOsm/kg（测定值而非计算值），根据血容量情况分为三种（表 8-5-1）。

表 8-5-1 低张性低钠血症的分类

容量情况	病理生理	病因	治疗原则
高血容量 总水↑↑+总钠↑	1. 有效循环血容量不足 U_{Na}↓≤30 U_{osm}↑	充血性心衰、肝硬化、肾病综合征(有效循环血量下降,保钠,同时ADH分泌增多,尿液浓缩,水潴留多于钠潴留)	限水、限钠、袢利尿剂
	2. 自由水排出障碍 U_{Na}↑>30	CKD/ESRD	
低血容量 总水↓+总钠↓↓ U_{Na}↓≤30(容量绝对不足) U_{osm}↑(容量不足刺激ADH分泌尿液浓缩)	1. 肾性丢失	利尿剂(噻嗪类),小管间质疾病(RTA、CIN等),盐皮质激素缺乏	补充生理盐水或钠盐
	2. 肾外丢失	呕吐、腹泻、肠瘘、皮肤丢失(大面积烧伤、皮损)	
	3. 进入第三间隙	急性胰腺炎	
血容量正常 总水↑	1. 水摄入增多或自由水排泄障碍 U_{osm}↓<100	精神性多饮 下丘脑疾病导致渴感异常 溶质摄入过少导致无法排除足够水(酗酒食物摄入不足、老年人营养状态差)	限水,或增加溶质

续表

容量情况	病理生理	病因	治疗原则
血容量正常 总水↑	2. ADH 分泌增多 U_{osm} ≥ 100	甲减（心输出量↓，肾小球滤过率↓，需严重甲减） 糖皮质激素缺乏（CRH 分泌同时 ADH 分泌增加） 渗透压调定点变化：孕期常见 SIADH（见下）	针对原发病治疗

注：CKD，慢性肾脏疾病；ESRD，终末期肾病；CRH，促肾上腺皮质激素释放激素；U_{Na} 单位 mmol/L，U_{osm} 单位 mOsm/kg。

抗利尿激素分泌失调综合征（syndrome of inappropriate antidiuretic hormone secretion，SIADH）：除外性诊断，血容量正常，血浆有效渗透压 <275mOsm/kg，尿渗透压 >100mOsm/kg，尿钠浓度 >30mmol/L，除外利尿剂使用及内分泌因素。

病因：①肿瘤（小细胞肺癌、脑、消化道、淋巴瘤、白血病、胸腺瘤、间皮瘤）；②肺病病变：吸气时无法正常产生胸腔内负压导致压力感受器认为容量不足 ADH ↑（肺炎、哮喘、COPD、气胸、正压机械通气）；③颅内病变（外伤、卒中、出血、脑积水，海绵窦血栓）；④药物（抗精神病药、抗抑郁药物、抗癫痫药物、血管升压素、化疗药）；⑤其他（疼痛、呕吐、术后）。

成人中最常见的低张性低钠血症病因：①噻嗪类利尿剂；② SIADH；③精神性多饮。

三、治疗

1. 治疗目标　补充足够的钠避免低钠所致的脑水

肿，避免快速纠正低钠所致的脱髓鞘脑病。

2. 治疗方案　选择取决于是否有严重症状、是否为急性低钠血症、容量情况。

(1)症状严重或者急性(<48h)低钠血症

初始治疗：20min 内静脉予 150ml 3% 氯化钠，密切监测。

目标速率：第 1 小时升高 5mmol/L；在第一个 24h 内升高≤ 10mmol/L，之后每 24h 内升高不超过 8mmol/L，或直到症状缓解或血钠≥ 130mmol/L。

在专科指导下，可考虑同时予去氨加压素 1~2μg i.v. 避免过度纠正。

(2)慢性低钠血症(>48h)且无神经系统症状：单纯升高血钠值不能改善预后。

基础治疗：停用不必要液体、可能导致低钠血症的药物、同时开始鉴别诊断。

高血容量：限水，使用托伐普坦可升高血钠但不改善预后。

低血容量：使用 0.9% 氯化钠溶液慢速补钠[推荐速率 0.5~1ml/(kg·h)]，维持血流动力学，血容量恢复后易出现过度纠正。

SIADH：限水是一线治疗，根据病因治疗，3% 氯化钠溶液补钠(1L 可升高血钠约 10mmol/L)± 袢利尿剂，不可用 0.9% 氯化钠溶液会加重低钠血症，严重者可使用托伐普坦。

(3)过度纠正：血钠升高速率 >8~10mmol/L 每 24h，Tx：停止升钠治疗，使用无渗透物质的液体如 5% 葡萄糖溶液 10ml/kg(1h 内输注)+2μg 去氨加压素，监测血钠。

过度纠正易导致渗透性脱髓鞘综合征。①危险因素：血钠 <120mmol/L、升高 24h 内≥ 12mmol/L、酗酒、低钾血症、肝功能异常、使用噻嗪类利尿剂、抗抑郁药物；②临床表现：2~6 日后出现症状，神经症状(四肢瘫痪、假性延髓

麻痹、癫痫和昏迷);③诊断方法:MRI 脑桥中央异常信号,MRI 改变常晚于临床症状需多次复查,症状常不可逆。

3. 计算补钠液体速率 密切监测血钠水平最重要。

每升液体可使血 Na 升高的浓度 =($[Na]_{输入液体}-[Na]_{血}$)/(TBW+1),TBW= 理想体重 ×0.6(老人和女性乘以 0.5)。

输注速率 = 总液量(ml)/ 纠正时间(h)。

常用液体钠浓度:

0.9% NaCl 约 154mmol/L

3% NaCl 约 513mmol/L,配制 3% NaCl:0.9% NaCl 100ml + 10% 浓氯化钠(10ml:1g)30ml

例:60kg 男性,急性低钠,血 Na 浓度 120mmol/L,

输入 1L 0.9% NaCl,血 Na 可升高(154–120)/(60×0.6+1)= 0.9mmol/L。

输入 1L 3% NaCl,血 Na 可升高(513–120)/(60×0.6+1)= 10.6mmol/L。

理想纠正时间 >24h,需在 24h 左右输注 3% NaCl 1L,输注速度最快 1 000ml/24h=41.6ml/h,若症状严重,建议先快速予 150ml 3%NaCl 再根据血钠水平计算补钠速率。

(郑西希,审阅:张磊)

第六节 高钠血症

一、定义

血钠 >145mmol/L。

二、病理生理

水缺乏多于钠缺乏,丢失低张液体或输注高张液体且无法自主补水(神志异常、气管插管、老年人),能够正常饮水者很少出现高钠血症。

三、临床表现

口渴，皮肤干燥，神经系统改变（疲乏、烦躁、神志改变、昏迷）。

四、鉴别诊断

测定尿渗透压（Uosm）、尿钠浓度（U-Na），评估血容量（生命体征、卧立位血压、皮肤状态、颈静脉压、BUN、Cr等）：95% 以上的高钠血症继发于血容量不足。

1. 肾外失水　胃肠道（呕吐、腹泻、鼻胃管、肠瘘），不显性失水（发热、机械通气）

2. 肾性失水

（1）利尿剂：特别是渗透性利尿剂（甘露醇、葡萄糖等）。

（2）尿崩症：中枢性尿崩；肾性尿崩。

（3）其他：输注高张液体。

五、治疗原则

1. 容量不足时予低渗液；容量正常或过多时予饮水、5% GS、呋塞米。

2. 血钠下降速度 <0.5mmol/L/h。

3. 补充液体（纯水）量 =［（血 Na–140）/140］× TBW。TBW= 体重（kg）× 0.6（男性）或 0.5（女性和老年）

4. 血钠下降浓度（mmol/L）=（血钠 – 输入液钠浓度）/（TBW+1）。血钠下降速度不要超过 0.5mmol/L/h 避免脑水肿。

例：60kg 男性，血 Na 浓度 150mmol/L。

（1）总液（纯水）量需要［（150–140）/140］×（60 × 0.6）=2.6L。

（2）输入 1L 5% GS，血 Na 可下降（150–0）/（60 × 0.6+1）=4mmol/L。

5. 及时复查血 Na。

（郑西希，审阅：张磊）

第七节 高钾血症

一、定义

血钾 >5.5mmol/L。

二、临床表现

1. 常无症状。
2. 心悸、恶心。
3. 神经肌肉乏力、感觉异常。
4. 代谢:轻度高氯血症、代谢性碱中毒。
5. 心脏 T 波高尖、宽 QRS 波、P 波消失、正弦波、心室颤动、心脏骤停(心电图对高钾诊断敏感性差,心脏骤停可能是首发表现)。

三、原因(表 8-7-1)

表 8-7-1 高钾血症的原因

细胞转运(尿钾 >30mmol/L)	排钾减少(尿钾 <30mmol/L)	其他(假性升高、摄入过多或测量误差)
1. 酸中毒 2. 细胞大量死亡 (1) 横纹肌溶解 (2) 烧伤、挤压伤 (3) 肿瘤溶解 3. 药物 (1) 洋地黄 (2) β 受体阻滞剂 (3) 胰岛素不足	1. 肾衰竭 2. 远端肾小管排钾减少 3. Ⅳ型 RTA(可继发于糖尿病) 4. 间质性肾病 5. 药物 (1) 螺内酯 (2) ACEI/ARB (3) 磺胺、肝素、NSAIDs (4) 钙调蛋白抑制剂 6. 醛固酮减少:如艾迪生病	1. 假性升高: (1) 标本溶血 (2) 血小板计数 >100×10^9/L 或白细胞计数 (>50×10^9/L) 2. 摄入过量 3. 医源性(库存血) 4. 长时间使用静脉止血带 5. 输液侧采血

四、治疗

1. 心电图 必要时心电监护。
2. 及时复查血钾。
3. 除外假性高钾，去除摄入过多、药物因素。
4. 药物治疗见表 8-7-2。

表 8-7-2 纠正高钾血症的常用药物

	药物用法	起效及持续时间
稳定心肌细胞膜（特别是心电图改变者）	10% 葡萄糖酸钙 10ml 静推 3min，5min 后可重复 1 次	即刻，30~60min
向胞内转运钾	• 胰岛素 10U+10% 葡萄糖溶液 500ml 静点	20min，4~6h
	• 5% 碳酸氢钠 125ml 静点	15~30min，一过性（输液期间）
	• 沙丁胺醇 10~20mg+ 生理盐水 4ml 雾化	30min，2h
减少钾吸收	• 降钾树脂（聚苯乙烯磺酸钠）15~30g 口服	>2h，4~6h 可能引起肠梗阻
促进钾排出	• 呋塞米 40~80mg，静脉注射	15min，2~3h
	• 血液透析	

注：①治疗后每 1~2h 复查血钾；②洋地黄中毒所致高钾，必要时予硫酸镁 1~2g 静推（钙剂易诱发室性心律失常）。

（郑西希，审阅：张磊）

第八节　低钾血症

一、定义

血 K<3.5mmol/L。

二、临床表现

1. 神经肌肉系统　肌无力，腹胀、便秘、尿潴留；严重时瘫痪、呼吸肌衰竭、横纹肌溶解（血钾 <2.5mmol/L）。

2. 肾脏　代谢性碱中毒（氨生成增多，碳酸氢盐重吸收增多）、浓缩功能受损、低钾性肾病。

3. 循环系统　多种心律失常。心电图：T 波低平及 U 波、ST 段压低、QT 间期延长、QRS 波增宽、室性心律失常（室性期前收缩、室性心动过速、心室颤动）；有基础心脏病、服用洋地黄、服用抗心律失常药物者更易出现。

三、原因

单纯膳食改变很少出现血钾波动，体内总钾 3 500mmol，每日摄入 100mmol 左右。

细胞外钾占总钾的 2%，细胞内钾占总钾 98%。引起低钾血症的原因见表 8-8-1。

表 8-8-1　低钾血症的原因

细胞转运 细胞外钾进入细胞内	碱中毒、大量胰岛素、高儿茶酚胺状态（β 受体激动剂）、甲状腺毒性周期性麻痹、低体温
消化道丢失 24h 尿钾 <20mmol	**上消化道丢失：**呕吐或消化道引流，肠瘘（可有继发醛固酮增加导致肾脏排钾增多，常伴碱中毒） **下消化道丢失：**腹泻、大量泻药及绒毛腺瘤（常伴酸中毒）

续表

肾脏丢失 24h 尿钾 >30mmol	**伴血压升高:**原发性醛固酮增多症、高肾素状态(恶性高血压、肾血管疾病、分泌肾素的肿瘤)、库欣综合征、Liddle 综合征(集合管钠离子重吸收增加钾排泌增加) **不伴血压升高:** • 伴酸中毒:酮症酸中毒、肾小管酸中毒 • 伴碱中毒:利尿剂、Bartter 综合征(类袢利尿剂表现)、Gitelmen 综合征(类噻嗪类利尿剂表现)

四、诊断思路(图 8-8-1)

五、治疗

1. 去除诱因。

2. 对于转运障碍引起的低钾　补钾需密切监测。心脏基础疾病及服用洋地黄建议血钾维持在 4.0mmol/L 左右。低血镁者需要同时补镁。

3. 补钾量　血钾下降 1mmol/L 提示缺钾≈200mmol。

(1)轻中度低钾(2.5~3.5mmol/L):口服每 4~6h 一次,每次最多 40mmol,必要时静脉补钾。

(2)重度低钾(<2.5mmol/L):静脉,每补充 20~30mmol 则复查血钾。

4. 补钾药物及速度

(1)药物:20% 枸橼酸钾口服液:0.9mmol/ml(4.5mmol/g)。15% 氯化钾注射液:2mmol/ml。0.5g 氯化钾缓释片:6.7mmol/ 片。

(2)静脉补钾速度:外周静脉 <10mmol/h,浓度 <0.3%。中心静脉 <20mmol/h。

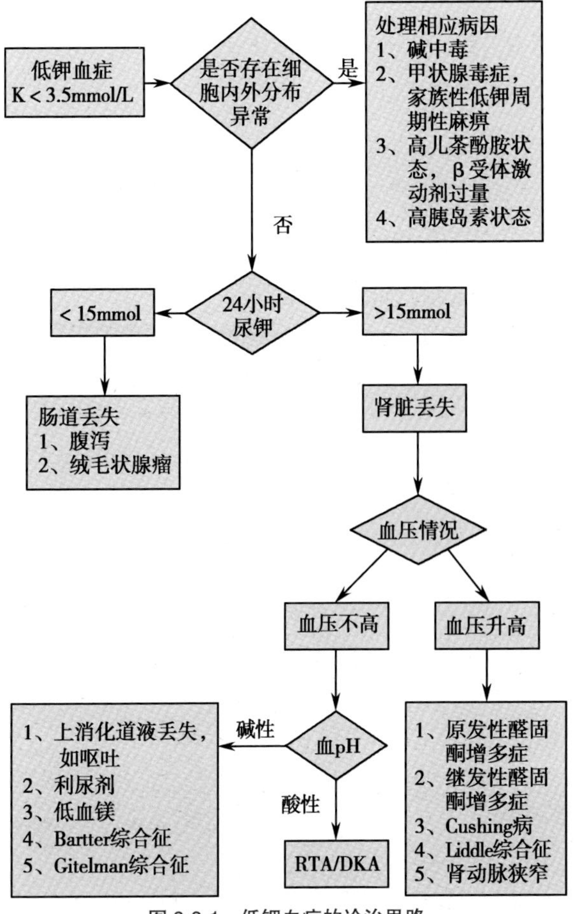

图 8-8-1　低钾血症的诊治思路

（郑西希，审阅：张磊）

第九节　高钙血症

一、定义

校正血钙 >2.70mmol/L。

二、临床表现

1. Bones　骨痛、骨折。
2. Stones　肾结石、异位钙化。
3. Abdominal groans　厌食、恶心、呕吐、便秘、胰腺炎。
4. Psychic moans　烦躁、谵妄、精神异常、嗜睡、昏迷。
5. 多尿。
6. 心电图 QT 间期缩短。

三、病因（表 8-9-1）

表 8-9-1　高钙血症病因

PTH 升高 / 正常	PTH 降低
甲状旁腺亢进症（原发、三发）[占 80%~90%]	恶性肿瘤 [占 5%~10%]
家族性低尿钙高钙血症	内分泌疾病 甲状腺功能亢进、肾上腺皮质功能减退 肉芽肿性疾病 药物 维生素 D、维生素 A、噻嗪类 制动、Paget 骨病

四、处理原则

1. 治疗基础病。

2. 扩容　4~6L 生理盐水 /24h。

3. 利尿　补足容量后静脉用呋塞米。

4. 降钙素

(1) 鲑鱼降钙素 100U 肌注每 6~12h。

(2) 起效快，作用时间短。

5. 双膦酸盐

(1) 帕米膦酸二钠：60~90mg + 500ml NS/GS 静脉滴注 >2h，1~2d 内起效。

1) 用量：轻度高钙酌情使用，中度 60~90mg；重度 90mg。

2) 肾功能不全需减量。

(2) 唑来膦酸：4mg+100ml 生理盐水 / 葡萄糖溶液静脉滴注 >15min。副作用有流感样症状、降镁、降磷；可在滴注前使用 NSAIDs。

6. 糖皮质激素

(1) 氢化可的松 200mg，1 次 /d 或泼尼松 20~40mg，1 次 /d。

(2) 对部分血液系统肿瘤、结节病、维生素 D 中毒有效。

7. 透析　用于肾衰竭或其他手段无效时。

（石穿，审阅：张磊）

第十节　低钙血症

一、定义

校正血钙 <2.13mmol/L。

1. 计算校正值校正总 Ca=［40–Alb（g/L）］× 0.02+ 实测 Ca。

2. 若血白蛋白 <20g/L，检测游离钙［正常 1.16~1.31mmol/L］。

3. 碱中毒下钙与白蛋白结合更紧密，游离钙减少，加重症状。

二、临床表现（仅见于游离钙浓度降低）

1. 神经肌肉　兴奋性增加，麻木、手足搐搦，严重时喉痉挛、癫痫；Trousseau 征（止血带 / 血压计气囊上臂加压，2~3min 出现腕痉挛）、Chvostek 征（叩击耳前面神经出现面肌收缩）。

2. 心电图　QT 间期延长。

三、病因（表 8-10-1）

表 8-10-1　低钙血症常见病因

甲状旁腺相关	甲状旁腺功能减低、甲状旁腺激素抵抗（假性甲状旁腺功能减低）
维生素 D 相关	维生素 D 缺乏、维生素 D 羟化障碍(肾衰竭、Ⅰ型维生素 D 依赖性佝偻病等)、维生素 D 抵抗（Ⅱ型维生素 D 依赖性佝偻病等）
其他	骨矿化加速（成骨性骨转移、骨饥饿综合征） 钙螯合剂增加（急性高磷血症、输入枸橼酸盐等） 危重症（胰腺炎、ICU 患者等）

四、治疗

1. 症状性或钙 <1.5mmol/L　葡萄糖酸钙 1~2g 缓慢静推，或加入 5% 葡萄糖溶液中静点。

2. 无症状或慢性低钙　口服钙剂（如 $CaCO_3$ 0.5~1.0g，3 次 /d）、维生素 D。

3. 纠正低镁血症。

（石穿，审阅：张磊）

第九章

血液系统与肿瘤性疾病

第一节　贫血概论

一、我国成年人贫血标准及分级(海平面地区)

男性血红蛋白(hemoglobin,Hb)<120g/L,红细胞计数(RBC)<4.0×10^{12}/L,血细胞比容(HCT)<0.40。

女性 Hb<110g/L;RBC<3.5×10^{12}/L,HCT<0.37。

轻度贫血,Hb>90g/L;中度贫血,Hb 90~60g/L;重度贫血,Hb 60~30g/L;极重度贫血,Hb<30g/L。

二、贫血的形态学分类及病因(表 9-1-1)

表 9-1-1　贫血的形态学分类及病因

红细胞体积	主要疾病
小细胞低色素性贫血 MCV<80fL MCH<27pg MCHC<320g/L	铁代谢障碍性疾病:缺铁性贫血、慢性病贫血、铁粒幼细胞贫血 血红素生成障碍:卟啉病、铅中毒 珠蛋白生成障碍性贫血
正细胞性贫血 MCV 80~100fL 正色素 / 低色素 MCH 27~34pg<27pg MCHC 320~360g/L <320g/L	红细胞生成减少:再生障碍性贫血、白血病、骨髓纤维化、骨髓增生异常综合征、多发性骨髓瘤、恶性肿瘤骨髓转移 慢性病贫血 肾性贫血 急性失血性贫血 溶血性贫血 脾功能亢进

续表

红细胞体积	主要疾病
大细胞性贫血 MCV>100fL MCH>34pg MCHC 320~360g/L	巨幼细胞性贫血(叶酸或维生素 B_{12} 缺乏) 溶血性贫血 急性失血性贫血 骨髓增生异常综合征、白血病(AML-M6) 其他:肝病、甲减、药物(抗惊厥、抗反转录病毒药物等)

注:MCV,平均红细胞体积;MCH,平均红细胞血红蛋白量;MCHC,红细胞平均血红蛋白浓度;MDS,骨髓增生异常综合征;MM,多发性骨髓瘤。

三、症状学

1. 一般表现　乏力、头晕、耳鸣、记忆力减退。

2. 各系统表现

(1)循环系统:心悸、心绞痛、晕厥、低血压、心功能不全。

(2)呼吸系统:气短。

(3)消化系统:食欲缺乏、恶心、腹胀、腹泻。

(4)泌尿生殖系统:夜尿增多、月经失调、性欲减退。

四、病史采集要点

1. 发病时间与起病缓急程度　有无诱因。

2. 主要伴随症状　上腹痛、反酸、胃灼热、黑便、尿色、发热、骨痛、出血倾向。

3. 饮食习惯　偏食(荤/素)、饮茶、酗酒。

4. 既往及个人史　是否有胃肠手术、肾脏、内分泌、结缔组织疾病、感染性疾病及肿瘤病史;是否应用抗凝、抗血小板、解热镇痛药;有无射线与毒物接触史。

5. 月经及婚育史　月经量。

6. 家族史　家族中有无其他贫血患者。

五、体格检查要点

血压、心率、皮肤巩膜、指(趾)甲、舌面、淋巴结、心脏杂音、肝脾。

六、辅助检查

1. 基本检查

(1) 血常规:按 MCV 分为小细胞、正细胞与大细胞性贫血,注意贫血程度、白细胞与血小板的变化。

(2) 网织红细胞:生成减少与破坏增多的方向。

(3) 血涂片:对贫血诊断具有重要价值,如缺铁性贫血(红细胞体积小、中心淡染区扩大)、巨幼贫(巨幼变、白细胞分叶增多)、微血管病性溶血性贫血(破碎红细胞)、骨髓纤维化(泪滴形红细胞)。

2. 针对性检查

(1) 小细胞性贫血:粪隐血、血清铁、血清铁蛋白、总铁结合力、转铁蛋白饱和度、血红蛋白电泳。

(2) 巨幼细胞性贫血:血清叶酸、维生素 B_{12}、内因子抗体。

(3) 溶血性贫血:血清胆红素、LDH、Coombs 试验、自身抗体、冷凝集试验、酸溶血 + 糖水试验、CD55/59 异常细胞检测、红细胞渗透脆性试验、G-6-PD 酶、血红蛋白电泳等。

(4) 骨髓涂片及活检:对白血病、再生障碍性贫血、骨髓增殖性疾病、MDS、MM、骨髓转移癌的明确诊断具有重要意义。

(魏冲,审阅:曹欣欣)

第二节　铁代谢障碍性贫血

一、缺铁性贫血(iron deficiency anemia,IDA)

1. 铁代谢经十二指肠与空肠上段吸收,储存于单核巨噬系统,主要经消化道上皮脱落与月经丢失。

2. 病因

(1)摄入减少

1)膳食因素:长期素食。

2)吸收障碍:慢性萎缩性胃炎、胃大部切除术后、炎症性肠病、慢性腹泻或小肠吸收不良综合征。

(2)丢失增加(慢性失血)

1)胃肠道:消化性溃疡、消化道憩室、消化道肿瘤、痔出血等。

2)生殖道:月经量过多。

3)其他:血尿、咯血、肺泡出血和儿童期反复鼻出血也是慢性失血的常见原因。

3. 病史采集要点　起病缓急、诱因、饮食习惯、用药、手术、月经、消化道症状。

4. 体格检查要点

(1)全身表现:皮肤黏膜、心率、血压。

(2)IDA 的表现:口角炎、舌炎、舌乳头萎缩、毛发干枯、指甲扁平、反甲。

(3)肛诊。

5. 实验室检查

(1)血常规:小细胞低色素性贫血。

(2)血涂片:红细胞大小不等,中心淡染区扩大。

(3)铁四项检查(表 9-2-1)。

(4)骨髓涂片 + 铁染色:红系增生活跃,铁染色示细胞外铁减少或消失,铁粒幼细胞 <15%。

6. 治疗与疗效评价

(1)病因治疗:治疗导致 IDA 的原发病。

(2)补铁治疗

1)方案

口服铁剂:每天补充铁元素 100~120mg。琥珀酸亚铁 100mg 每日 3 次,维铁缓释片每日 1 片,多糖铁复合物 150-300mg 每日 1 次。

静脉铁剂:仅限于不能耐受口服补铁、胃肠道吸收障碍或铁需求量超过口服铁能满足的最大量的患者。常用低分子右旋糖酐铁、蔗糖铁注射液,首次用药应行过敏试验。

2)疗效标准

有效标准:口服铁剂有效者,网织红细胞在 5~10d 达峰,一般 2 个月左右 Hb 恢复正常。以铁剂治疗后 Hb 上升 >15g/L 作为有效标准。

目标:贫血纠正后仍需继续治疗以补充储存铁,建议血清铁蛋白恢复至 50μg/L 停药。

二、慢性病贫血(anemia of chronic disease, ACD)

1. 机制　IL-6 等炎性因子刺激肝脏分泌铁调节蛋白 Hepcidin 增多,使单核巨噬细胞与小肠上皮细胞胞膜的转铁蛋白失活,阻止铁的吸收与储存铁释放,导致铁利用障碍。

2. 病因　慢性感染、非感染性炎症性疾病、肿瘤。

3. 治疗　主要针对基础疾病治疗,重组促红细胞生成素(erythropoietin,EPO)治疗对于部分患者可改善贫血。

三、常见铁代谢相关小细胞贫血的鉴别诊断（表 9-2-1）

表 9-2-1　铁代谢相关小细胞贫血的鉴别诊断

	缺铁性贫血	慢性病贫血	铁粒幼细胞贫血
机制	铁缺乏	铁利用障碍	铁参与合成血红素障碍
血清铁蛋白	↓	↑	↑
血清铁	↓	↓	↑
总铁结合力	↑	↓/→	→
转铁蛋白饱和度	↓	↓/→	↑
骨髓铁染色	细胞内外铁减少或消失	细胞外铁正常或增加，内铁减少或缺如	环铁粒幼细胞

注：→ 正常范围。

（魏冲，审阅：曹欣欣）

第三节　巨幼细胞性贫血

一、病因

维生素 B_{12} 或叶酸缺乏导致细胞内 DNA 合成障碍，病因见表 9-3-1。

表 9-3-1　巨幼细胞性贫血的原因

	叶酸	维生素 B_{12}
吸收部位	近段空肠	末段回肠
摄入减少	新鲜蔬菜摄入不足、酗酒	严格素食

续表

	叶酸	维生素 B_{12}
需要增加	妊娠,生长发育	妊娠,生长发育
胃肠病变	小肠吸收不良综合征、热带口炎性腹泻、短肠综合征	内因子缺乏:胃大部切除、恶性贫血 小肠疾病:克罗恩病、小肠淋巴瘤、热带口炎性腹泻、麦胶性肠病
药物	苯巴比妥、丙戊酸钠、甲氨蝶呤	二甲双胍

二、病史采集要点

1. 病因　饮食、饮酒、手术、用药、胃肠疾病史、妊娠、生长发育。

2. 症状　舌痛、食欲缺乏、腹胀、腹泻、四肢麻木、感觉障碍、行走不稳。

三、体格检查要点

1. 贫血全身表现　皮肤黏膜、血压、心率。

2. 巨幼细胞性贫血舌炎(牛肉舌):舌面光滑、发红、乳头萎缩;亚急性联合变性(维生素 B_{12} 缺乏):四肢深浅感觉、运动及病理征。

四、实验室检查

1. 血常规　大细胞性贫血(MCV>110fL 有诊断价值)、可表现为全血细胞减少。

2. 血涂片　红细胞体积增大,中性粒细胞分叶过多(5 叶 >5%,6 叶 >1% 阳性)。

3. 血生化　乳酸脱氢酶、间接胆红素升高(髓内无效造血)，血清叶酸、维生素 B_{12} 降低，内因子抗体及抗胃壁细胞抗体(疑有维生素 B_{12} 缺乏)。

4. 骨髓涂片 骨髓呈增生象，红系增生，可见巨幼红细胞，粒系及巨核系亦有巨型改变，中性粒细胞分叶过多，血小板生成障碍。

五、治疗

1. 治疗原发病，平衡膳食。

2. 补充原料

(1) 叶酸缺乏：叶酸 5~10mg 每日 3 次，不能口服或肠道吸收不良者肌注亚叶酸钙 3mg 每天 1 次，至贫血与病因被纠正。

(2) 维生素 B_{12} 缺乏：维生素 B_{12} 肌注 1 000μg，每日 1 次 ×1 周→每周 2 次 ×2 周→每周 1 次 ×4 周，维持量为每月 1 次，恶性贫血或胃部手术者需终生使用。

(3) 维生素 B_{12} 缺乏的患者不能单纯补充叶酸，否则会加重亚急性联合变性。

(魏冲，审阅：曹欣欣)

第四节 溶血性贫血

一、概述

(一) 定义

红细胞破坏增多、寿命缩短，骨髓造血代偿不足导致贫血。

(二) 分类

见表 9-4-1。

表 9-4-1 溶血性贫血分类

A. 遗传性与获得性

遗传性	获得性
红细胞膜缺陷:遗传性球形红细胞增多症,遗传性椭圆形红细胞增多症	自身免疫性溶血性贫血(AIHA) 阵发性睡眠性血红蛋白尿(PNH)
红细胞酶缺陷:G-6-PD 酶缺乏症,丙酮酸激酶缺乏症	微血管病性溶血:TTP、HUS、DIC
血红蛋白病:地中海贫血,镰形红细胞贫血,不稳定血红蛋白病	无效造血(原位溶血):骨髓增生异常综合征、巨幼细胞贫血 血型不合输血 物理性:机械瓣膜、行军性血红蛋白尿、透析、体外循环 其他:疟疾、黑热病、Wilson 病、铅中毒、亚硝酸盐中毒、烧伤

B. 血管内和血管外溶血

	血管内	血管外
溶血部位	外周循环血	单核 - 巨噬系统
临床表现	急 发热、寒战、腰背痛、酱油色尿	缓 黄疸、肝脾增大
主要病因	夜间阵发性血红蛋白尿、血型不合输血、新生儿溶血、物理性溶血、微血管病性溶血。	自身免疫性溶血性贫血、无效造血、遗传性球形红细胞增多症、血红蛋白病

注:AIHA,自身免疫性溶血性贫血;PNH,阵发性睡眠性血红蛋白尿;TTP,血栓性血小板减少性紫癜;HUS,溶血尿毒素综合征;DIC,弥散性血管内凝血。

(三) 接诊要点

1. 病史采集要点 起病缓急、诱因、家族史、既往病史(结缔组织病、肿瘤、慢性感染、血液系统疾病等)、输血史、用药史、晨尿变化、受冷相关、透析、心脏瓣膜手术史。

2. 体格检查要点 皮肤巩膜黄染、肝脾大、特殊面容(地中海贫血)。

3. 实验室检查

(1)确定溶血

1)红细胞破坏增加:间接胆红素、LDH、结合珠蛋白升高。

2)红细胞代偿增生:外周血网织红计数升高;血涂片出现大红细胞及有核红细胞;骨髓涂片,红系增生活跃,粒红比倒置,晚幼红与网织红细胞比例升高。

(2)病因

1)血涂片:如提示有遗传性球形红细胞增多症等先天红细胞膜异常,查渗透脆性试验。

2)Coombs 试验:阳性进一步查自身抗体、病原学,如怀疑冷抗体型,还需查冷凝集素试验。

3)酸溶血 + 糖水试验、CD55/59 异常细胞检测、血红蛋白电泳、G-6-PD 酶。

二、自身免疫性溶血性贫血

(一) 发病机制

针对自身红细胞的抗体介导,激活补体,加速红细胞破坏。

(二) 临床类型及治疗(表 9-4-2)

表 9-4-2 AIHA 分类及诊疗

	温抗体型	冷抗体型	
		冷凝集素病	阵发性冷性血红蛋白尿
抗体活性	37℃	最佳反应温度为 4℃	小于 20℃

续表

	温抗体型	冷抗体型	
		冷凝集素病	阵发性冷性血红蛋白尿
抗体类型	IgG、IgM	IgM	D-L 抗体
Coombs 试验	IgG、IgG+C3、C3	C3	C3
其他试验	免疫指标、感染指标	冷凝集素试验	冷热溶血试验
病因	(1)继发性:①肿瘤:淋巴增殖性疾病如慢淋、华氏巨球蛋白血症、弥漫大B细胞淋巴瘤;②结缔组织病:系统性红斑狼疮、类风湿关节炎、抗磷脂抗体综合征;③感染:巨细胞病毒、EB病毒、肺炎支原体、病毒性肝炎;(2)原发性:除外继发因素	(1)继发性;①肿瘤:淋巴瘤、华氏巨球蛋白血症;②感染:肺炎支原体、EB病毒;(2)原发性:除外继发因素	多数继发于感染:水痘、麻疹、腮腺炎、传染性单核细胞增多症、支原体肺炎
起病	常呈慢性过程,也可急骤起病	缓	急
临床表现	贫血、黄疸	受冷后肢端、鼻尖、耳廓发绀,轻-中度贫血、黄疸	受冷后出现高热、寒战、腰背痛、血红蛋白尿,贫血、黄疸
溶血部位	血管外溶血为主	血管外溶血为主	血管内溶血
肝脾大	常见	不常见	不常见

续表

	温抗体型	冷抗体型	
		冷凝集素病	阵发性冷性血红蛋白尿
治疗	(1)病因治疗 (2)糖皮质激素:1~1.5mg/(kg·d) (3)免疫抑制剂:环磷酰胺、环孢素、硫唑嘌呤 (4)利妥昔单抗 (5)脾切除 (6)其他:雄激素、IVIG、血浆置换等	(1)病因治疗 (2)一般治疗:肢端保暖 (3)一线治疗为利妥昔单抗 (4)糖皮质激素有效率低,切脾无效	原发病治疗及保暖、支持治疗为主

注:IVIG,静脉注射用丙种球蛋白。

(三)Evans 综合征

1. 定义　自身免疫性溶血性贫血(AIHA)同时或相继发生免疫性血小板减少性症(ITP)。

2. 病因　多数原因不明,少数可继发于淋巴增殖性肿瘤和系统性红斑狼疮、类风湿关节炎、慢性淋巴细胞性甲状腺炎(桥本甲状腺炎)等自身免疫性疾病,感染、药物、妊娠等亦可诱发。

3. 治疗

(1)同 AIHA,积极使用糖皮质激素与 CTX 等免疫抑制剂治疗,重症患者需行糖皮质激素冲击与免疫球蛋白治疗。

(2)观察出血倾向,如果出血重可给予血小板输注。

三、阵发性睡眠性血红蛋白尿

（一）发病机制

本病是一种获得性造血干细胞克隆性疾病。造血干细胞及其分化生成的各种血细胞由于胞膜表面的糖基磷脂酰肌醇（Glycosylphosphatidylinositol，GPI）锚连蛋白缺失，使红细胞对补体敏感性增加而发生溶血。

（二）临床特点

1. 血管内溶血　表现为贫血及发作性血红蛋白尿，多以贫血为首发症状，血红蛋白尿发作频率及程度不一。

2. 血栓　可发生于深浅静脉，严重时出现腹腔及颅内静脉血栓，西方人发生率较高。

3. 感染　肺、泌尿道较为常见，感染可诱发溶血或再障危象。

4. 肾功能不全　血红蛋白长期反复从肾脏滤过所致。

5. 其他　吞咽困难、食管痉挛、勃起障碍（游离血红蛋白消耗 NO 致平滑肌功能障碍）、胆石症。

（三）辅助检查

1. 血常规、网织红细胞、血涂片　贫血（正细胞性）、网织红细胞增多、全血细胞减少。

2. 血 / 尿游离血红蛋白　升高、尿隐血及尿 Rous 试验阳性。

3. 酸溶血（Ham）试验、糖水试验　阳性。

4. 流式细胞仪检测（外周血 / 骨髓）　红细胞与白细胞 CD55–/CD59– 细胞比例 CD55– 和 / 或 CD59– 比例 ≥ 10% 有意义。

5. 骨髓涂片　呈增生像或正常范围，增生低下者需考虑再障 -PNH 综合征。

（四）治疗

1. 控制急性溶血发作　泼尼松 0.25~1mg/（kg·d）

(发作停止后逐渐减量),辅以细胞膜稳定剂(维生素E)、碳酸氢钠。

2. 贫血的治疗　补充造血原料、酌情输血。

3. 依库珠单抗(eculizumab)　重组人源抗补体C5单克隆抗体。

4. 异基因造血干细胞移植　适用于有同胞全合供者,且合并①严重骨髓衰竭;或②难治型PNH,输血依赖性溶血性贫血;或③反复出现危及生命的血栓栓塞事件。

四、微血管病性溶血性贫血

(一) 定义

微血管病性溶血性贫血(microangiopathic hemolysis anemia,MAHA)是红细胞通过病变或损伤的小动脉或毛细血管造成机械性破坏,导致贫血与脏器功能损害,其特点是外周血可发现破碎红细胞。

(二) 血栓性血小板减少性紫癜(thrombotic thrombocytopenic purpura,TTP)

1. 发病机制　金属蛋白酶ADAMTS13活性下降,无法裂解vWF多聚体,使其附着于血管内皮并诱导血小板活化与聚集,导致毛细血管内广泛的微血栓形成。

2. 病因

(1) 遗传性:基因缺陷导致ADAMST13合成减少。

(2) 获得性:体内存在抗ADAMST13抗体。部分继发于感染、药物、肿瘤、妊娠等,称为继发性TTP。部分无明确病因,称为特发性TTP。

3. 接诊要点

(1) 诱因、既往疾病(自身免疫性疾病、肿瘤、HIV)、妊娠、用药。

(2) 经典TTP五联征:血小板减少、MAHA、肾功能不全、发热、神经系统异常。只有小于10%的患者表现为经典的五联征。存在血小板减少和MAHA患者需高度疑诊 TTP。

(3) 实验室检查：血涂片、血常规、网织红、肝肾功、LDH、心肌酶、凝血功能、ANA、抗 ENA 抗体、抗磷脂抗体、ADAMST13 活性及抑制物。

4. 治疗

(1) 血浆置换：首选治疗，应尽早开始，每日置换量为 1~1.5 倍血浆当量，应用至病情缓解后 2d(受累器官症状缓解、血小板正常、溶血停止)。

(2) 糖皮质激素：获得性 TTP 患者发作期血浆置换同时可辅助使用泼尼松 1mg/kg，必要时可行甲泼尼龙冲击，病情缓解后逐渐减量并停用。

(3) 利妥昔单抗：适用于复发或难治性 TTP 患者，利妥昔单抗每周 $375mg/m^2$，共 4 周。

(4) 支持治疗：贫血症状严重时可以输注红细胞；血小板输注通常为禁忌；血小板计数 $>50\times10^9/L$，可予预防量低分子肝素。

(三) 溶血尿毒综合征(hemolytic uremic syndrome，HUS)

1. 分类

(1) 产志贺毒素大肠埃希菌相关 HUS/ 典型 HUS(STEC-HUS)：多见于儿童，发病前有呕吐、腹泻、便血等胃肠道感染前驱症状，70%~80% 由大肠埃希菌血清型 O157 :H7 感染引起。

(2) 不典型 HUS(aHUS)：先天性或获得性补体旁路途径调控异常导致的血栓性微血管病，所涉及补体旁路相关因子包括：H 因子、I 因子、H 因子相关蛋白(CFHR)、膜辅助蛋白(MCP)等。主要见于成年人，一般无腹泻病史，呈家族聚集或散发，并有复发倾向，预后较差，多遗留慢性肾功能不全。

2. 接诊要点

(1) 病史采集：呕吐、腹泻、血便等胃肠道感染前驱症状，溶血性贫血和血小板减少相关临床表现，肾脏损害表现突出，可迅速进展至无尿肾衰。

(2) 实验室检查：粪常规、粪培养，志贺菌毒素检测，补体 C3、C4、CFH、CFI、CFB 检测，余同 TTP。

3. 治疗

(1) STEC-HUS：支持治疗为主，慎用抗生素。

(2) aHUS：依库珠单抗，血浆置换可能有效。

4. 精粹

(1) TTP 常是致命的，发病急骤，只要遇到无法解释的血小板减少合并 MAHA，就应警惕 TTP 的发生，特别是合并神经症状时，尽早查血涂片，开始血浆置换治疗。

(2) 输注血小板会加重血栓，恶化病情，除非致命的脏器出血，TTP/HUS 禁止输注血小板。

(3) TTP/HUS 患者对症支持十分重要，关注出入量、电解质，有肾脏替代指征时及时替代治疗。

（魏冲，审阅：曹欣欣）

第五节 急性间歇性卟啉病

一、病因

血红素合成途径中，卟胆原脱氢酶缺乏，使卟胆原转变为尿卟啉原途径受阻，前体卟胆原和 δ- 氨基 -γ- 酮戊酸（ALA）在体内蓄积。为常染色体显性遗传病。

二、诱因

药物、饥饿、劳累、感染、月经、妊娠、创伤、应激。

三、常见症状

1. 消化道 腹痛、呕吐、便秘。

2. 神经系统癫痫发作、昏迷、精神异常、肌痛、肌无力、呼吸麻痹。自主神经功能紊乱可出现高血压、心动过速。累及下丘脑可出现 SIADH，低钠血症常见。

3. 发作时尿呈咖啡色，体外曝光后尿液呈紫红色。

四、辅助检查

尿卟胆原试验，精神神经异常者查头颅 MRI 与脑电图。

五、治疗

1. 避免诱因　尤其是药物。

2. 对症支持　纠正水电解质紊乱、镇痛、抗癫痫、呼吸麻痹者必要时建立人工气道。

3. 高糖　高糖饮食或静脉输注高糖可缓解症状较轻的急性发作。

4. 正铁血红素制剂　能有效地反馈性抑制 ALA 合成酶，是急救重症 AIP 的最有效手段，一旦诊断尽早使用，3~4mg/(kg·d)，至少 4 d。

（魏冲，审阅：曹欣欣）

第六节　再生障碍性贫血

一、发病机制

T 淋巴细胞异常活化、功能亢进，造成骨髓损伤，造血功能下降，是再生障碍性贫血（AA）发病的基础，也是免疫抑制剂与抗胸腺细胞球蛋白（antithymocyte globulin，ATG）/抗淋巴细胞球蛋白（antilymphocyte globulin，ALG）治疗的依据。

二、接诊要点

1. 病史采集　起病缓急，有无贫血、出血、感染相关症状及严重程度，有无肝炎病毒、微小病毒 B19、EB 病毒感染史，有无毒物、射线接触史及用药史，幼年发病需询问家族史及生长发育情况。

2. 体格检查　浅表淋巴结、贫血貌、出血倾向、感染部位体征、肝脾。

3. 辅助检查

(1) 血常规、网织红细胞及血涂片：全血细胞减少，贫血为正细胞性，网织红细胞减少，淋巴细胞比例相对升高。

(2) 多部位骨髓穿刺：增生减低或重度减低，造血细胞减少，非造血细胞增加（如淋巴细胞、浆细胞、组织细胞等）。

(3) 骨髓活检：至少取长度 >2cm 骨髓组织，表现为造血组织少，脂肪组织多。

(4) 其他：肝肾功能、血清叶酸、维生素 B_{12}、铁四项、T 细胞亚群、自身抗体（ANA、抗 dsDNA、抗 ENA）、病毒筛查、CD55-/CD59- 细胞比例、血免疫固定电泳。

三、诊断标准与分型

1. 诊断标准

(1) 血常规：全血细胞减少，网织红细胞减少，淋巴细胞比例增高。至少符合以下 3 项中的 2 项：Hb<100g/L，PLT<50×10^9/L，N<1.5×10^9/L。

(2) 骨髓穿刺：多部位骨髓增生减低或重度减低，小粒空虚，非造血细胞（淋巴细胞、网状细胞、浆细胞、肥大细胞等）比例增高，巨核细胞明显减少或缺如，红系、粒系细胞均明显减少。

(3) 骨髓活检（髂骨）：全切片增生减低，造血组织减少，脂肪组织和 / 或非造血细胞增多，网硬蛋白不增加，无异常细胞。

(4) 除外先天性和其他获得性、继发性骨髓衰竭症，如PNH、低增生性MDS、自身抗体介导的全血细胞减少、急性造血功能停滞、骨髓纤维化、急性白血病等。

2. 分型

(1)轻型:不符合重型标准者。

(2)重型(SAA)

1)骨髓增生程度 < 正常的25%,如 ≥ 正常的25%但 <50%,则残存的造血细胞应 <30%。

2)血常规:需具备下列3项中的2项,ANC< 0.5×10^9/L,网织红细胞绝对值 <20×10^9/L,PLT<20×10^9/L。

3)若ANC<0.2×10^9/L为极重型AA。

四、治疗

1. 支持治疗

(1)成分血输注:红细胞输注指征一般为Hb<60g/L,拟行异基因造血干细胞移植或应用ATG/ALG患者应输注辐照红细胞或使用滤器后输注红细胞。存在血小板消耗因素(如感染、出血、ATG/ALG应用)或重型AA预防性输注血小板的指征为PLT<20×10^9/L,病情稳定者为PLT<10×10^9/L。

(2)感染预防:坐浴、饭后含漱、戴口罩,如果为重症AA应予保护性隔离,有条件者入住层流病房。ATG/ALG治疗者建议予预防性抗细菌、抗真菌、抗病毒治疗。

2. 再障本身的治疗

(1)普通型AA:雄激素、CsA。

(2)重型AA

1)治疗原则:对年龄 >35岁或年龄虽 ≤ 35岁但无HLA相合同胞供者患者首选ALG/ATG+CsA的免疫治疗。对年龄 ≤ 35岁且有HLA相合同胞供者的重型AA患者,如无感染和活动性出血,首选HLA相合供者造血干细胞移植。

2)ALG/ATG:需行中心静脉置管后严密监护下进

行，使用前需给予皮试，每日用ALG/ATG时同步应用糖皮质激素防止变态反应，如有胸闷、气促、喉鸣、皮疹等严重变态反应需停药。

3）CsA：口服剂量为3-5mg/（kg·d），成人目标谷浓度100~200μg/L，用药期间监测血压、肝肾功能。

4）促造血治疗：雄激素、EPO、G-CSF、TPO、艾曲波帕（eltrombopag）。

（魏冲，审阅：曹欣欣）

第七节 急性白血病

白血病（leukemia）是造血干细胞/祖细胞于分化过程的不同阶段发生分化阻滞、凋亡障碍和恶性增殖而引起的一组异质性的造血系统恶性肿瘤。

急性白血病（acute leukemia）是阻滞发生在较早阶段。分为急性髓细胞白血病（acute myeloid leukemia，AML）和急性淋巴细胞白血病（acute lymphoblastic leukemia，ALL）。

一、世界卫生组织诊断标准（WHO 2016）

外周血或骨髓原始粒（或单核）细胞比例≥20%，可诊断AML。

当患者被证实有克隆性重现性细胞遗传学异常t（8；21）（q22；q22）、inv（16）（p13q22）或t（16；16）（p13；q22）以及t（15；17）（q22；q12）时，即使原始细胞<20%，也应诊断为AML。

骨髓中原始/幼稚淋巴细胞≥20%，即可诊断ALL。

二、MICM分型

1. MICM（形态学、免疫分型、细胞遗传学、分子遗传学，表9-7-1~表9-7-3）

表 9-7-1　急性白血病 FAB 分型与细胞化学染色

类型	亚型	定义（骨髓涂片）	化学染色 POX/SB	化学染色 酯酶双染+NaF抑制	化学染色 PAS
AML	M0	原粒细胞≥ 90% NEC	<3%	蓝 /–	–
	M1	原粒细胞≥ 90% NEC	>3%+	蓝 /–	–
	M2	原粒细胞占 20%～89% NEC	+	蓝 /–	–
	M3	早幼粒细胞 >20%NEC，Auer 小体易见	+	蓝 /–	–
	M4	原粒细胞 >20%，单 / 原始单核细胞 >20% NEC M4Eo：除上述外，嗜酸性粒细胞 >5% NEC	+	棕 /+	±
	M5	M5a：原单核细胞≥ 80% NEC M5b：原单核细胞 <80% NEC	+	棕 /+	±
	M6	红系前体细胞≥ 80%，原始粒细胞或原始及幼稚单核细胞基本缺如或极少	+	蓝 /–	+
	M7	原始巨核系细胞≥ 20%	+	蓝 /–	±
ALL	L1	原始及幼淋巴细胞以小细胞为主	–		+
	L2	原始及幼淋巴细胞以大细胞为主	–		+
	L3	原始及幼淋巴细胞以大细胞为主，内有空泡	–		+

注：NEC，nonerythroid cells，非红系细胞。

表 9-7-2　常用免疫表型

细胞系	免疫表型
白血病细胞非特异性抗原	CD34、HLA-DR、TdT、CD117
髓细胞系	CD13、CD33、CD15、MPO
B 淋巴细胞系	CD19、CD20、CD22、CD79α
T 淋巴细胞系	CD2、CD3、CD5、CD7

表 9-7-3　AML 危险度分层——基于细胞遗传学和分子遗传学(2018 NCCN)

危险度分层	细胞遗传学	分子学异常
预后良好	inv(16) 或 t(16;16) 或 t(8;21) 或 t(15;17)	正常核型； *NPM1* 突变不伴 *FLT3-ITD* 突变或伴 *FLT3-ITD* 低频突变； *CEBPA* 双突变；
预后中等	正常核型； t(9;11); 其他未定类型	伴 *kit* 突变的 inv(16)或 t(16;16)或 t(8;21); *NPM1* 突变伴 *FLT3-ITD* 高频突变； 野生型 *NPM1* 不伴 *FLT3-ITD* 突变或伴 *FLT3-ITD* 低频突变；
预后不良	复杂核型(≥ 3 染色体异常) 单倍体核型 –5;–7;5q–;7q–; 11q23 且无 t(9;11); Inv(3)或 t(3;3);t(6;9);t(9;22)	伴有 *FLT3-ITD* 突变的正常核型； *TP53* 突变； *RUNX1* 突变； *ASXL1* 突变； 野生型 *NPM1* 伴 *FLT3-ITD* 高频突变

注：低频突变指突变率 <50%，高频突变指突变率≥ 50%。

三、临床表现

1. 贫血症状 头晕、乏力、苍白等。

2. 出血 可以是皮肤黏膜的出血，也可以是深部的脏器、脑、眼底出血。

3. 感染 上、下呼吸道与肛周为常见部位。

4. 浸润 骨痛、皮肤、牙龈浸润、绿色瘤、中枢神系统受累（ALL 及 AML-M4、M5 更常见）、睾丸受累及肝脾淋巴结肿大（ALL 更常见）、前纵隔占位（T-ALL）。

5. 体格检查要点 皮肤、口腔黏膜、球结膜、牙龈、胸骨压痛、肝脾、淋巴结、睾丸。

四、实验室检查

1. 血常规 + 网织红细胞、血涂片。

2. 骨髓检查 骨髓涂片及活检 + 细胞化学染色、免疫表型、染色体核型分析、荧光原位杂交（FISH）、融合基因及基因突变检测。

3. 其他 一般检查，肝肾功能、凝血、感染四项、乙肝五项、血型、心肌酶及 BNP（拟应用蒽环类药物）、心电图、超声心动、胸片、腹部超声、必要时查胸腹盆 CT。

五、急性白血病的治疗

1. 初治患者 支持治疗与并发症预防。

（1）水化、碱化，别嘌醇降尿酸。

（2）感染的预防：餐后含漱，睡前及便后高锰酸钾坐浴，保持大便通畅，粒缺患者如有条件应入层流室治疗。急性白血病初次诱导化疗的患者，推荐预防性抗真菌治疗，可选用伊曲康唑、泊沙康唑。

（3）输血：拟行异基因造血干细胞移植患者应输注辐照红细胞 /PLT 或使用滤器后输注红细胞 /PLT。

1）红细胞：Hb<60 或 60~80g/L 伴有明显症状者

应输注红细胞，有心血管病的患者 Hb 应保持在 80g/L 以上。

2）血小板：PLT<10×10^9/L 或 <20×10^9/L 但有出血倾向或其他出血危险因素者，应予血小板的及时输注。

3）合并 DIC 者（AML-M3）需要新鲜冰冻血浆和纤维蛋白原的输注。

2. 急性白血病的化疗方案

（1）AML（非 APL）化疗方案

1）诱导缓解：DA 或 IDA 3+7：阿糖胞苷（Ara-C）100~200mg/m^2 × 7d 联合去甲氧柔红霉素（IDA）12mg/m^2 × 3d 或柔红霉素（DNR）60~90mg/m^2 × 3d。

2）巩固治疗：预后良好组，多疗程大剂量 Ara-C 巩固化疗。预后中等和预后不良组考虑异基因造血干细胞移植（allo-HSCT）。

（2）急性早幼粒细胞白血病（APL）诱导治疗方案

1）WBC<10×10^9/L 时，亚砷酸（ATO）+ 全反式维 A 酸（ATRA）。

2）WBC>10×10^9/L 时，ATO+ 羟基脲。

（3）ALL 化疗方案

1）Ph-ALL：推荐采用包括长春地辛、蒽环类药物、糖皮质激素、环磷酰胺、左旋门冬酰胺酶的多药联合方案诱导缓解。

CR 后治疗原则：对于 MRD 阳性、高白细胞计数或合并预后不良遗传学异常的患者，推荐 allo-HSCT。MRD 阴性者继续多药联合巩固强化治疗。

2）Ph+ ALL：TKI（推荐伊马替尼、达沙替尼）联合包括长春地辛、蒽环类药物、糖皮质激素的诱导缓解方案。

CR 后治疗原则：有合适供者的患者可以选择 allo-HSCT，移植后应用 TKI 维持。无合适供者的患者继续多药化疗联合 TKI。

六、疗效评价

1. 完全缓解（CR）

（1）临床无白血病细胞浸润所致的症状和体征。

（2）血常规：中性粒细胞 ≥ $1.5 \times 10^9/L$，Hb ≥ 100g/L（男性）或 ≥ 90g/L（女性或儿童），PLT ≥ $100 \times 10^9/L$，外周血白细胞分类中无白血病细胞。

（3）骨髓象：原粒细胞Ⅰ型 + Ⅱ型 ≤ 5%，红细胞及巨核细胞系正常。

2. 部分缓解（PR）骨髓原粒细胞Ⅰ型 + Ⅱ型 >5% 而 ≤ 20%；或临床、血常规中有一项未达完全缓解标准。

七、特殊问题及处理

1. 白细胞淤滞综合征

（1）外周血白细胞计数 >$100 \times 10^9/L$ 时，称为高白细胞血症。白细胞淤滞综合征指白细胞淤滞于小血管中造成阻塞，脏器功能障碍。表现为呼吸困难、心悸、胸痛、视物模糊、头晕、意识障碍等。

（2）治疗

1）足量补液，碳酸氢钠碱化尿液，别嘌醇防止高尿酸血症。

2）口服羟基脲降白细胞。

3）必要时行白细胞分离术。

4）尽早诱导化疗为唯一改善预后的治疗。

2. 中枢神经系统白血病（CNS-L）

（1）诊断：出现下述①～④任何一项，而又能排除其他 CNS 疾病者，可拟诊 CNS-L；出现第⑤项或①～④项同时存在，可诊断为 CNS-L。

①有中枢神经系统的症状和体征：如颅压增高的症状体征、脑神经麻痹、偏瘫、神志或精神异常、抽搐等；② CSF 压力 >200mmH_2O；③ CSF 有核细胞 >$0.01 \times 10^9/L$；

④ CSF 蛋白定量 >0.45g/L 或糖降低（< 即刻血糖值的一半）；⑤ CSF 找到白血病细胞（CSF 细胞学或 CSF 流式证实）。

（2）预防及治疗

1）AML 患者：已达 CR 患者，尤其是治疗前 WBC> $40 \times 10^9/L$ 或单核细胞白血病（M4、M5）、混合表型急性白血病、合并髓外病变、高危 APL 的患者，建议至少行腰穿 + 鞘注一次以行 CNSL 筛查。CR 后腰穿筛查脑脊液发现白血病细胞者，鞘注联合可以透过血脑屏障全身化疗药物治疗。

2）ALL 患者：所有 ALL 患者均应行于诱导治疗和巩固强化治疗中积极行 CNSL 预防，腰穿 + 鞘注应 6 次以上，高危患者应 12 次以上。确诊 CNSL 患者，建议使用可以透过血脑屏障全身化疗药物治疗（如大剂量 MTX）联合腰穿 + 鞘注每周 2 次至脑脊液正常，可在鞘注至脑脊液白细胞正常、症状体征好转后再行放疗。

3. 维 A 酸综合征

（1）机制：白血病细胞诱导分化过程中释放大量炎症因子，导致血管通透性增加。

（2）临床表现：发热、呼吸困难、胸腔及心包积液、肺部浸润、肾脏衰竭、低血压、体重增加；

（3）处理：尽早使用地塞米松 10mg，每 12h 一次至症状缓解，密切关注容量负荷及肺部症状。如 WBC> $10 \times 10^9/L$ 并持续增长，应考虑停用 ATRA 或减量。

（魏冲，审阅：曹欣欣）

第八节 骨髓增生异常综合征

骨髓增生异常综合征（myelodysplastic syndrome，MDS）是源于造血干细胞一组异质性髓系克隆性疾病，特点是髓系细胞发育异常，表现为无效造血、难治性血细胞减少，高风险向急性髓系白血病转化。

一、分型（表 9-8-1）

表 9-8-1 WHO 的 MDS 分型诊断标准（2016）

亚型	外周血	骨髓
MDS 伴单系发育异常（MDS-SLD）	1 系或 2 系血细胞减少	1 系发育异常 ≥ 10%，原始细胞 <5%
MDS 伴环状铁粒幼红细胞（MDS-RS）	贫血，无原始细胞	环状铁粒幼细胞 ≥ 15%，或有 SF3B1 突变且环状铁粒幼细胞 ≥ 5%
MDS 伴多系发育异常（MDS-MLD）	血细胞减少（1~3 系），单核细胞 <1 × 10^9/L	≥ 2 系发育异常细胞 ≥ 10%，原始细胞 <5%
MDS 伴原始细胞过多 -1（MDS-EB-1）	血细胞减少（1~3 系），原始细胞 ≤ 2%~ 4%，单核细胞 <1 × 10^9/L	单系或多系发育异常，原始细胞 5%~9%，无 Auer 小体
MDS 伴原始细胞过多 -2（MDS-EB-2）	血细胞减少（1~3 系），原始细胞 ≤ 5%~19%，单核细胞 <1 × 10^9/L	单系或多系发育异常，原始细胞 10%~19%，± Auer 小体
MDS 不能分类（MDS-U）	血细胞减少（1~3 系），± 至少两次不同时间检测到原始细胞为 1%	单系发育异常或无发育异常，但有 MDS 特征性染色体异常，原始细胞 <5%
MDS 伴有单纯 del（5q）	贫血，血小板数正常或增高	红系单系发育异常，单纯 del（5q）或加上除 −7 或 −7q 的任一异常核型，原始细胞 <5%

二、危险度分层(表 9-8-2)

表 9-8-2　MDS 修订国际预后积分系统(IPSS-R)

预后变量	积分						
	0	0.5	1	1.5	2	3	4
细胞遗传学 *	极好		好		中等	差	极差
骨髓原始细胞(%)	≤ 2		>2~5		5~10	>10	
血红蛋白(g/L)	≥ 100		80~100	<80			
血小板计数(10^9/L)	≥ 100	50~100	<50				
中性粒细胞绝对值(10^9/L)	≥ 0.8	<0.8					

注:* 极好:-Y,11q-;好:正常核型,5q-,12p-,20q-,5q- 附加另一种异常;中等:7q-,+8,+19,i(11q),其他一个或两个独立克隆的染色体异常;差:-7,inv(3)/t(3q)/del(3q),-7/7q- 附加另一种异常,复杂异常(3 个);极差:复杂异常(>3 个)。

IPSS-R 危险度分级:极低危:≤ 1.5 分;低危:>1.5~3 分;中危:>3~4.5 分;高危:>4.5~6 分;极高危:>6 分。

三、接诊要点

1. 病史采集

(1)毒物、放射线接触史,感染、肿瘤、免疫病及其他疾病和用药史。

(2)低热、盗汗、体重下降、食欲缺乏。

(3)贫血症状,出血倾向,易反复感染,包括真菌及其他机会性感染。

(4) 无效造血，皮肤、巩膜轻度黄染。

2. 查体　皮肤黏膜出血、黄疸、苍白、肝脾、淋巴结、胸骨压痛。

3. 实验室检查

(1) 血常规：一系至多系血细胞减少，可有大细胞性贫血。

(2) 血涂片：可见幼稚细胞及病态造血细胞。

(3) 骨髓涂片：多增生活跃，一系至多系病态造血，少数增生减低。

(4) 细胞遗传学：多种染色体异常。

四、治疗

1. 支持治疗　输血、EPO、G-CSF、祛铁治疗。

2. 免疫抑制治疗　环孢素、ATG、沙利度胺、来那度胺。

3. 去甲基化药物　地西他滨、5- 阿扎胞苷。

4. 联合化疗　小剂量阿糖胞苷联合阿克拉霉素或高三尖杉酯碱或去甲氧柔红霉素。

5. 异基因造血干细胞移植。

（魏冲，审阅：曹欣欣）

第九节　骨髓增殖性疾病

一、总论

1. 定义　骨髓增殖性疾病（myeloproliferative disease，MPD）是一种克隆性多能造血干细胞水平疾病；以骨髓增殖伴外周血细胞增多为特点；可伴遗传学异常，部分向白血病转化。

2. 骨髓增殖性肿瘤（MPN）WHO 2016 分类

(1) 慢性粒细胞白血病（chronic myeloid leukemia，

CML）

（2）真性红细胞增多症（polycythemia vera，PV）

（3）原发性血小板增多症（essential thrombocytosis，ET）

（4）原发性骨髓纤维化（primary myelofibrosis，PMF）

（5）其他类型：伴有 PDGFRA/PDGFRB 或 FGFR1 或 PCM1-JAK2 重排的髓系 / 淋系肿瘤、慢性中性粒细胞白血病、慢性嗜酸性粒细胞白血病非特指、MPN 未分类、肥大细胞增多症、MDS/MPN（慢性粒单核细胞白血病、不典型慢性粒细胞白血病、幼年型粒单核细胞白血病、伴环形铁粒幼红细胞及血小板增多的 MDS/MPN、MDS/MPN 未分类）。

二、慢性粒细胞白血病（CML）

1. 症状

（1）慢性期：无症状或乏力、盗汗、消瘦、因脾大腹胀。

（2）加速期：骨痛、出血倾向、贫血加重、发热、脾进行性增大。

（3）急变期：同急性白血病。

2. 体格检查要点　脾脏常明显增大甚至巨脾，需详细记录脾脏大小。

3. 实验室检查

（1）外周血：白细胞明显增加，常 $>100\times10^9/L$，以中晚幼粒和杆状核居多，少量原始细胞 <2%，嗜酸性及嗜碱性粒细胞绝对值增加。原始细胞增高和 / 或嗜碱性细胞增高提示疾病进展。

（2）骨髓象：增生明显 - 极度活跃，粒红比显著增加，分化发育正常，无病态造血。30% 骨髓中可见假性戈谢细胞和海蓝组织细胞。慢性期以中晚幼与成熟粒细胞为主，原始细胞 <5%；加速期：原始细胞 >5% 但 <20%；急变期：原始细胞≥ 20%。

（3）细胞染色：中性粒细胞碱性磷酸酶（NAP）积分

明显降低或缺失。

(4) 细胞及分子遗传学:90% 以上患者有 t(9;22)异常核型,即 Ph 染色体。*BCR-ABL1* 融合基因是诊断 CML 的金标准。

4. 治疗

(1) 慢性期:首选酪氨酸激酶抑制剂(TKI)治疗,推荐伊马替尼 400mg 每日 1 次或尼洛替尼 300mg 每日 2 次。一线 TKI 治疗失败应根据 BCR-ABL 激酶区突变情况选择二线 TKI(尼洛替尼、达沙替尼),二线 TKI 治疗失败可考虑 allo-HSCT。

(2) 加速期:参照患者既往治疗史、基础疾病以及 BCR-ABL 激酶区突变情况,选择合适的 TKI,如有合适的供者来源,可考虑行 allo-HSCT。

(3) 急变期:参照患者既往治疗史、基础疾病以及 BCR-ABL 激酶区突变情况,选择 TKI 单药或联合化疗提高诱导缓解率,缓解后尽快行 allo-HSCT。

三、真性红细胞增多症(PV)

1. 定义　造血干细胞克隆性异常,三系增生;以血容量和红细胞明显增加为特征;可转化为骨髓纤维化,少部分人转化为白血病。

2. 临床特征

(1) 血黏滞度、容量增加和红细胞升高造成微循环障碍:头晕、耳鸣、视力下降、高血压、心绞痛,面容与皮肤发红、肢端疼痛烧灼感、洗澡后皮肤瘙痒。

(2) 血栓倾向:四肢、内脏(肠系膜、脾、肝、下腔)。

(3) 出血倾向:血小板功能障碍。

(4) 其他:消化道溃疡、脾大。

3. 实验室特征

(1) 血常规:RBC、Hb、血细胞比容明显增加,全血细胞升高。

(2) 骨髓象:增生明显或极度活跃,血三系增生活跃,可伴有大巨核细胞与多倍体巨细胞。

(3) 骨髓遗传学检测:90% 以上有 *JAK2V617F* 基因异常,与血栓发生有关。

(4) 其他:EPO 水平降低、维生素 B_{12} 升高,可有血清铁与叶酸水平降低。

4. 诊断标准(表 9-9-1)

表 9-9-1 真性红细胞增多症(PV)诊断标准

主要	次要
1. Hb>165g/L(男),>160g/L(女),或血细胞比容 >49%(男)、血细胞比容 >48%(女)或红细容量增加 2. 骨髓活检示年龄矫正的高度增生和三系增生伴多形性、成熟巨核细胞 3. *JAK2* 突变	血清 EPO 水平降低

注:诊断:3 条主要标准,或主要标准第 1、2 条 + 次要标准

5. 辅助检查

(1) 血液学:血常规 + 网织红、血涂片、骨髓涂片 + 活检、外周血 *JAK2* 基因突变检测、铁四项、叶酸、维生素 B_{12}、EPO 检测。

(2) 其他:鉴别继发性红细胞增多症:动脉血气、心脏超声、呼吸睡眠监测等;必要时行血栓评估(D- 二聚体、血管超声、CT/MRI 等)。

6. 治疗

(1) 降低红细胞:放血,维持血细胞比容 <0.45 ;羟基脲;干扰素。

(2) 控制血栓:阿司匹林(消化道溃疡除外)、血栓事件有时需低分子肝素或华法林抗凝。

(3) 控制症状:芦可替尼、切脾、脾区放疗。

(4)积极控制血栓危险因素(戒烟,控制血压、血脂、体重等)。

7. 继发性红细胞增多的疾病

(1)心肺疾病:COPD、低通气综合征、OSAHS、肺癌、先天性心脏病、DPLD。

(2)肾脏疾病:多囊肾、肾脏肿瘤、肾移植。

(3)肝脏疾病:肝硬化、肝脏肿瘤(良、恶)、病毒性与药物性肝炎。

(4)高原地区生活。

(5)红细胞相对增多:利尿、脱水。

四、原发性血小板增多症(ET)

1. 定义　巨核细胞增生所致的慢性骨髓增殖性疾病,非粒红系增生导致的真性血小板增多(非反应性);少部分患者转化为骨纤或白血病。

2. 临床特征

(1)血栓:血小板升高致心、脑、肠系膜、四肢。

(2)出血:血小板功能障碍,皮肤、黏膜内脏,有时可以很严重。

(3)头痛、眩晕、胸痛、红斑肢痛、网状青斑。

(4)脾大。

3. 实验室特征

(1)血常规:PLT>600×10^9/L,常>$1\,000 \times 10^9$/L;血涂片:血小板成簇、增多。

(2)骨髓涂片、骨髓活检:巨核系增生、成熟障碍、形成集落,多核、多倍体、小巨核细胞等异常形态。

(3)遗传学:可有 *JAK2*、*CALR* 或 *MPL* 基因突变。

4. 诊断标准

(1)主要标准

1)血小板计数持续增高:>450×10^9/L。

2)骨髓成熟及巨大的巨核细胞增多,不伴显著的粒细胞左移或增加/红系增殖，或伴轻度纤维化Ⅰ级。

3）不满足其他MPN、MDS和诊断标准。

4）存在*JAK2*、*CALR*或*MPL*基因突变。

(2)次要标准：存在其他克隆证据，或排除反应性血小板增多。

诊断需满足4条主要标准，或前3条主要标准+次要标准。

5. 辅助检查

(1)实验室检查：血常规+网织红、血涂片、CRP、红细胞沉降率、铁代谢指标、骨髓涂片+活检+网状纤维染色、外周血/骨髓*JAK2*、*MPL*、*CALR*突变基因、*BCR/ABL*融合基因。

(2)其他：肝肾功能、腹部B超或CT，必要时行血栓评估。

6. 治疗

(1)降血小板：羟基脲、干扰素-α。

(2)血栓：阿司匹林，若PLT>1 500×10^9/L应暂缓阿司匹林，先行降血小板治疗。

(3)所有患者均需控制血栓危险因素（戒烟，控制血压、血脂、体重等）。

7. 反应性血小板增多

(1)常见疾病

1）慢性炎症：慢性感染（TB、EBV、真菌）、肿瘤、结缔组织病（RA、SLE）。

2）其他：缺铁性贫血、失血、切脾后、EPO治疗、化疗后药物刺激骨髓造血。

(2)特点

1）血小板计数虽大于正常，但多<1 000×10^9/L。

2）血小板形态正常，骨髓穿刺无巨核细胞病态异常，无遗传学异常。

3）同时伴有其他炎性指标升高。

(3) 治疗：原发病，切脾后血小板升高有时需要羟基脲治疗与抗血小板治疗。

五、原发性骨髓纤维化（PMF）

1. 定义 造血干细胞克隆型增生性疾病，同时细胞因子介导成纤维细胞增生，骨髓中网状纤维增多，正常结构破坏，导致髓外造血。

2. 临床特征

(1) 非特异：乏力、盗汗、体重下降、低热。

(2) 肝脾大、可以巨脾，门脉高压、腹胀、脾梗死。

(3) 血细胞下降导致：贫血、出血倾向、感染。

(4) 可转化为白血病，转化后预后极差。

3. 实验室特征

(1) 血常规：血细胞减少为主，WBC、PLT 有时也可以增多。

(2) 血涂片：可见幼稚细胞（髓外造血致）、泪滴形红细胞。

(3) 骨髓穿刺：常干抽；骨髓活检：纤维组织增生（特染），造血细胞片状或局灶分布，可有巨核细胞形态改变与增多。

(4) 遗传学异常：13q−，20q−，1q+ 等。

4. 诊断标准（表 9-9-2）

表 9-9-2 原发性骨髓纤维化（PMF）诊断标准

	主要	次要
纤维化前 / 早期（PrePMF）	(1) 有巨核细胞增生和异形巨核细胞，无显著网状纤维或胶原纤维（≤ MF-1），骨髓增生程度年龄调整后呈增高，粒系细胞增殖红系细胞常减少	(1) 非合并疾病导致贫血 (2) WBC ≥ 11×10^9/L (3) 可触及的脾脏肿大 (4) 血清乳酸脱氢酶水平增高

续表

	主要	次要
纤维化前/早期（PrePMF）	(2)不能满足真性红细胞增多症、慢性髓性白血病、骨髓增生异常综合征或其他髓系肿瘤的WHO诊断标准 (3)有*JAK2*、*CALR*或*MPL*基因突变，或无这些突变但有其他克隆性标志，或无轻度继发性骨髓纤维化证据	
明显骨髓纤维化（Overt-PMF）	(1)有巨核细胞增生和异形巨核细胞，常伴有网状纤维或胶原纤维(MF-2或MF-3)； (2)不能满足真性红细胞增多症、慢性髓性白血病、骨髓增生异常综合征或其他髓系肿瘤的WHO诊断标准； (3)有*JAK2*、*CALR*或*MPL*基因突变，或无这些突变但有其他克隆性标志，或无继发性骨髓纤维化证据	(1)非合并疾病导致贫血 (2)WBC $\geqslant 11\times10^9$/L (3)可触及的脾脏肿大 (4)幼粒幼红血象 (5)血清乳酸脱氢酶水平增高
诊断	满足3条主要标准和至少1条次要标准	满足3条主要标准和至少1条次要标准

5. 治疗

(1)异基因造血干细胞移植：治愈MF的唯一方法。

(2)其他

1)PLT、WBC增加：羟基脲；贫血：输血，继发血色病需驱铁。

2）巨脾：芦可替尼是有脾肿大的高危患者一线治疗。警惕破裂，避免碰撞；脾大症状明显同时伴脾亢表现可考虑切脾或局部放疗（需慎重考虑）。

3）镇痛、糖皮质激素、雄激素、切脾（必要时，常致其他髓外造血灶迅速增大，如肝），转化为白血病后化疗。

6. 继发性骨髓纤维化

（1）慢性或炎性疾病：感染、恶性肿瘤骨转移、结缔组织病。

（2）血液疾病：白血病、其他骨髓增殖性疾病与MDS。

六、特发性高嗜酸细胞综合征（HES）

1. 诊断标准　病程≥6个月，外周血嗜酸性粒细胞 $>1.5\times10^9/L$，伴有脏器损害，除外导致嗜酸性粒细胞升高的继发性疾病与其他血液系统疾病。

2. 接诊要点

（1）问诊：起病、诱因、过敏、哮喘史、用药史、毒物接触史、不洁饮食、旅游居住史、既往血液系统疾病、肿瘤、免疫、感染性疾病史。

（2）查体：皮肤黏膜、皮疹、淋巴结、肝脾、心血管（心界、杂音）、肺（湿啰音、爆裂音、哮鸣音）、神经系统（脑膜刺激征、病理征、周围神经、肌力）。

3. 临床特征

（1）起病多缓，为慢性病程；也可以很急或慢性急性加重。

（2）受累器官

1）心脏：心肌浸润、心内膜炎、心血管病，表现为胸痛、气急、心衰。

2）神经：周围神经病、单神经炎，卒中、视物障碍、言语障碍、脑病。

3）呼吸：哮喘、嗜酸性粒细胞性肺炎、胸膜炎。

4）皮肤：血管性水肿、荨麻疹样皮疹、非特异性结节或丘疹。

5）血液：血栓倾向、贫血、肝脾淋巴结大。

6）消化：腹泻、腹痛、嗜酸性胃肠炎。

7）泌尿：慢性肾功能不全。

8）其他：发热、盗汗、体重下降、乏力、关节痛。

4. 实验室特征

（1）血常规：嗜酸性粒细胞 $>1.5\times10^9/L$，可有贫血，白细胞与血小板正常或轻度升高。

（2）骨髓涂片：嗜酸性粒细胞增多，成熟为主，可见分叶增多、颗粒增多或减少。

（3）基因学检测：可有 *FIP1L1-PDGFRA* 基因突变。

5. 其他辅助检查

（1）脏器受累与病情评估：肝肾功能、LDH、电解质、凝血功能、红细胞沉降率、C 反应蛋白、β_2 微球蛋白、Ig 定量(G、M、A、E)与轻链、尿常规+沉渣、粪常规、粪隐血、蛋白电泳、免疫电泳、心肌酶（CK、CKMB、cTnI）、胸片、肺功能、胸部 HRCT、腹部 B 超、消化内镜、心电图、心脏彩超；有头痛、卒中、视物模糊、脑膜刺激征、神经精神症状的需要查头颅 MRI、腰穿脑脊液检查；皮疹必要时行皮肤活检。

（2）除外性诊断：ANA、抗 dsDNA、抗 ENA、ANCA、肿瘤标志物、便找寄生虫卵、寄生虫抗原或抗体检测（送热带病研究所、必要时），淋巴结活检（必要时）。

6. 治疗

（1）对症治疗：平喘、控制出入量、抗心衰、抗组胺治疗、营养神经，有时常需受累脏器专科医生会诊（心、肾、呼吸、神经、皮肤）的帮助。

（2）*FIP1L1-PDGFRA* 融合基因阳性：伊马替尼 100mg/d。*FIP1L1-PDGFRA* 融合基因阴性：糖皮质激素

为一线治疗,约1/3患者耐药;其他:干扰素-α、羟基脲;效果不好时可使用伊马替尼。

有心脏受累者使用伊马替尼前两周合用糖皮质激素,并查心肌酶。

(3)常规治疗效果不好的患者:可以应用联合化疗。

(4)新药:2-CdA、抗IL-5、抗CD52单抗。

7. 预后因素

(1)血管神经性水肿、荨麻疹、IgE升高、对糖皮质激素反应好、早期诊断并严密监测的患者预后好。

(2)心血管受累、脏器受累多且严重、常规治疗无效预后差。

8. 嗜酸性粒细胞增多的继发性病因

(1)感染:寄生虫为常见因素。

(2)肿瘤:实体瘤包括鼻咽、乳、结肠、肺、转移癌,血液系统包括T细胞淋巴瘤、霍奇金淋巴瘤、白血病)。

(3)结缔组织病:变应性肉芽肿性血管炎、结节性多动脉炎、硬皮病、嗜酸性筋膜炎。

(4)变态反应性疾病:哮喘、变应性支气管肺曲霉菌病、荨麻疹、血管神经性水肿。

(5)其他炎症性疾病:结节病、Löffler综合征、嗜酸性胃肠炎、炎症性肠病、嗜酸性肺炎。

(6)皮肤病:湿疹、银屑病、多形性红斑、Steven-Johnson综合征、天疱疮。

(7)Addison病。

(8)药物:磺胺、青霉素、NSAIDS药过敏。

(9)中毒。

(10)克隆型:急性嗜酸性粒细胞白血病,CML,AML-M4E0等。

9. 慢性嗜酸性粒细胞白血病非特指型(CEL-NOS)是骨髓增殖性肿瘤(MPN)的一种,诊断标准:嗜酸性粒细胞增多伴非特殊克隆性遗传学变化,外周血原始细胞

>2%~19% 或骨髓原始细胞占有核细胞 5%~19%。

（毛玥莹，审阅：曹欣欣）

第十节　淋巴瘤

定义：淋巴系统来源的恶性克隆性疾病；分为霍奇金淋巴瘤（Hodgkin lymphoma，HL）和非霍奇金淋巴瘤（non-Hodgkin lymphoma，NHL），后者又根据来源和分为B 细胞性和 T 细胞性。

国人特点：NHL 在淋巴瘤中所占比例多于西方（80%~90% vs 50%~60%），结外受累多见。

一、非霍奇金淋巴瘤

1. 临床表现

（1）患者临床表现的缓急常与所患淋巴瘤的恶性程度有关：惰性，起病缓、进展慢；侵袭性，起病急、进展迅速。发热、盗汗、乏力、体重下降是常见非特异症状。

（2）淋巴系统方面：可以表现为浅表或深部的无痛性淋巴结肿大或脾肿大。淋巴结肿大压迫脏器（纵隔：上腔静脉压迫综合征；腹腔：肠梗阻；腹膜后：泌尿系梗阻）。受累淋巴结可以呈连续或跳跃性分布。

（3）结外器官受累：淋巴瘤可以侵犯结外脏器，也可以原发于结外，造成该器官功能障碍而就诊，全身所有系统均可受累而有不同表现。

（4）临床表现与起病的个体差异性

1）部分患者无明显临床症状或因其他原因在手术或活检后因病理而确诊。

2）患者可以发热为突出表现，有时病情凶险、进展快，甚至伴脏器衰竭。

3）临床表现可以类似自身免疫病，对糖皮质激素有一定反应。

4)淋巴结或受累组织活检可以一次或多次阴性，发病至确诊可以长达数年。

(5)惰性淋巴瘤的特殊性

1)低度恶性B细胞性淋巴瘤(滤泡型、小淋巴细胞型、边缘带、淋巴浆等)病程中可以出现AIHA、ITP，部分可以有M蛋白。

2)可以从自身免疫性疾病转化而来，如干燥综合征、PBC、SLE等。

3)惰性淋巴瘤可以转化为侵袭性，如滤泡型转化为弥漫大B。

2. 分类与分期

(1)主要分为B细胞性和T细胞性淋巴瘤，然后再根据恶性克隆性淋巴细胞的组织来源、分化程度、免疫表型、形态学特点，分成各小类。

(2)结合肿瘤的生物学特性，又分为惰性、侵袭性与高度侵袭性淋巴瘤(表9-10-1)。

(3)根据淋巴瘤的类型与生物学特性，有不同的治疗策略。

淋巴瘤分期见表9-10-2。

表9-10-1 非霍奇金淋巴瘤常见类型与危险度分级

危险度	常见类型
惰性(低危)	滤泡性淋巴瘤Ⅰ、Ⅱ、Ⅲa级 结外/内边缘带B细胞淋巴瘤，MALT 小淋巴细胞淋巴瘤/慢性淋巴细胞白血病 淋巴浆细胞淋巴瘤/巨球蛋白血症
侵袭性(中危)	滤泡性淋巴瘤Ⅲb级 弥漫大B细胞淋巴瘤(最常见) 套细胞淋巴瘤 外周T细胞淋巴瘤
高度侵袭性(高危)	Burkitt淋巴瘤 前T淋巴母细胞白血病/淋巴瘤

表 9-10-2 淋巴瘤分期

Ann Arbor 分期	
Ⅰ期	单个淋巴结区域(Ⅰ)或结外器官和部位(ⅠE)
Ⅱ期	膈肌同侧≥2淋巴结区域,或局限性累及2个结外器官和部位(ⅡE)
Ⅲ期	累及膈肌两侧淋巴结(Ⅲ),可伴局限性累及一个结外器官和部位(ⅢE)或伴脾受累(ⅢS),或均受累(ⅢSE)
Ⅳ期	弥漫性累及一个或多个淋巴结外器官
B症状:发热>38℃、盗汗、6个月内体重下降10%以上 无B症状为A亚型;有B症状为B亚型	

3. 接诊要点

(1)问诊查体:主要是起病、受累脏器的症状,B症状;全身系统查体,皮肤黏膜、淋巴结、口腔、扁桃体、咽部、心肺、肝脾、腹部包块、睾丸、神经系统等。

(2)辅助检查

1)确诊:活检,淋巴结、脾切除、骨髓、皮肤以及受累器官的手术切除组织病理,活检需行特殊免疫组化染色以明确分类,部分疑难病例需要行基因重排并结合临床与病理,才能作出诊断。

2)血常规、血涂片、肝肾功能、LDH、尿酸、电解质、β_2微球蛋白、Ig定量、ESR、C反应蛋白、蛋白电泳、免疫电泳、病毒血清学检查(包括EBV、乙肝5项、HCV及HIV抗体),如怀疑免疫性溶血需要查Coombs试验。

3)病情评估:骨髓涂片+活检,影像学检查首选PET/CT(次选为胸腹盆增强CT)、全消化道造影、头MRI,疑有中枢受累需要行腰椎穿刺查CSF细胞学。

4. 治疗

(1)一般治疗

1)对症支持十分重要:输红细胞、血小板。

2)预防与控制感染:含漱、坐浴、感染时使用抗生素。

3)警惕溶瘤:瘤负荷重、高度侵袭性或侵袭性淋巴瘤未经治疗或初次化疗时,需水化、碱化尿液、别嘌醇。

(2)淋巴瘤本身的治疗:每3~4疗程评估一次。

1)惰性淋巴瘤:部分患者如无治疗指正CLL/SLL、FL、MZL等可以观察、局部放疗;进展期患者需治疗。常用治疗方案:苯丁酸氮芥、核苷类似物(福达拉滨等)、CD20单抗联合化疗(CHOP、DHAP等)、CD20单抗联合来那度胺、BTK抑制剂等;瘤负荷重或分期高的需要联合化疗。

2)侵袭性与高度侵袭性淋巴瘤:联合化疗:CHOP、R-CHOP、R-DA-EPOCH(B细胞型)等,自体造血干细胞移植。

3)中枢受累或原发中枢的NHL:置入Ommaya囊,行Ommaya囊注射,交替使用MTX、AraC加地塞米松;同时需要全身化疗,选用能通过血脑屏障的药物。

4)切脾:瘤负荷重、顽固的免疫性血小板下降或溶贫。

(3)特殊治疗

1)HP+胃黏膜相关性淋巴瘤MALT:联合抗HP治疗2周,可使约80%患者缓解。

2)HCV相关的脾边缘带淋巴瘤:HCV-RNA效价高的需先抗HCV治疗(干扰素与拉米夫定),常可使患者得到病毒学与血液学的缓解。

5. 预后(表 9-10-3)

表 9-10-3 NHL 的国际预后指数(IPI)

年龄 >60,Ⅲ/Ⅳ期,≥ 2 个结外部位,ECOG ≥ 2,LDH>250U/L			
上述因素	CR 率	5 年 CR-DFS	5 年总生存期
0~1 个	87%	70%	73%
2 个	67%	50%	51%
3 个	55%	49%	43%
4~5 个	44%	40%	26%

二、霍奇金淋巴瘤

占我国淋巴瘤的 10%~20%。

1. 分类

(1)结节型淋巴细胞为主型:结节内散在肿瘤性大细胞,胞质丰富,核大、呈爆米花样,核仁多个、嗜碱性,称为“爆米花”细胞;CD20(+),CD45(+)CD15(–),CD30(–);中青年男性,预后好。

(2)经典型:典型 RS 细胞为巨大的双核或多核细胞,多表达 CD15、CD30、PAX5 阳性。

1)结节硬化型:胶原纤维将浸润细胞分割成结节,可见 RS 细胞;最常见,约占 HL 的 80%。

2)混合型:浸润细胞多形性,淋巴细胞、嗜酸性细胞、组织细胞、RS 细胞,占 17%,预后中等。

3)淋巴细胞消减型:组织细胞浸润伴弥漫纤维化及坏死,RS 细胞少见,老年人,预后差。

4)淋巴细胞为主型:弥漫淋巴细胞浸润,典型 RS 细胞,青年男性,预后好。

2. 临床特征

(1) 无痛性淋巴结增大(颈部)。

(2) 淋巴结有时有自行消长的现象。

(3) 部分患者有酒后皮肤瘙痒。

(4) 常为连续性淋巴结受累,韦氏环受累少见。

(5) 可以表现为纵隔肿物或腹腔的大淋巴结。

(6) 少量患者可以结外受累和骨髓侵犯。

3. 接诊、实验室检查、分期 同 NHL。

4. 治疗

(1) 各期患者一线治疗均为 ABVD 或增强剂量 BEACOPP 方案 ± 受累野放疗。

(2) 复发难治患者可采用 PD-1 单抗或 CD30 单抗联合二线化疗,化疗敏感患者行自体造血干细胞移植。

(3) 结节型淋巴细胞为主型霍奇金淋巴瘤可联合利妥昔单抗治疗。

三、华氏巨球蛋白血症(Waldenström macroglobulinemia,WM)

1. WM 与 MM 的鉴别(表 9-10-4)

表 9-10-4 WM 与 MM 的鉴别

	WM	MM
骨髓	淋巴浆细胞	骨髓瘤细胞
细胞表型	B 细胞表型:sIgM+,CD19+,CD20+,CD22+,CD25+,CD27+,FMC7+,CD5−,CD10−,CD23−,CD103−,CD138−	浆细胞表型:CD38+,CD138+
骨破坏	少见	常见
肾功能不全	少见	常见
关节痛、雷诺现象	可见	很少见

2. WM 治疗

(1)无治疗指征时:观察随诊。

(2)治疗时机

1)瘤负荷大:肝脾、淋巴结进行性增大,骨髓较多淋巴浆细胞浸润。

2)明显的贫血(Hb<100g/L)、血小板计数下降(PLT$<100\times10^9$/L)。

3)高黏滞、神经病变、冷球蛋白血症、冷凝集素病、AIHA/ITP、淀粉样变的表现。

4)B 症状。

(3)药物:CD20 单抗为基础,可以联合苯丁酸氮芥、CTX、泼尼松、核苷类似物(福达拉滨)、蛋白酶体抑制剂、沙利度胺。

(4)高黏滞综合征:病情较急时需要血浆置换。

(5)自体造血干细胞移植。

四、慢性淋巴细胞白血病(CLL)

CLL 属于淋巴增殖性疾病,以 CD5+ 单克隆成熟 B 淋巴细胞在外周血、骨髓、脾和淋巴结等淋巴组织中大量聚集为特征。

1. 临床表现

(1)早期常无症状:在体检时发现,或有低热、盗汗、乏力等非特异表现。

(2)自身免疫表现:溶血性贫血、免疫性血小板减少。

(3)感染:肺部感染常见,也可以有带状疱疹、真菌、PCP 等机会感染。

(4)晚期:肝脾、淋巴结肿大、反复感染、贫血、出血倾向。

2. 实验室检查

(1)血常规、血涂片:白细胞增多,淋巴细胞比例升高,单克隆淋巴细胞绝对值$\geq 5\times10^9$/L;血涂片表现为小的、形态成熟的淋巴细胞显著增多。

(2)骨髓涂片:增生活跃,成熟小淋巴细胞浸润,大于40%。

(3)免疫分型:CD19+,CD23+,CD5+,sIg、CD20、CD79b弱表达,CD10-,FMC7-,限制性表达κ或λ。

3. 临床分期(表9-10-5、表9-10-6)

表 9-10-5 CLL 的 Rai 分期系统

改良分期	分期	临床表现
低危	0	ABC*>5×10^9/L
中危	Ⅰ	ABC>5×10^9/L+淋巴结肿大
	Ⅱ	ABC>5×10^9/L+肝和/或脾肿大±淋巴结肿大
高危	Ⅲ	ABC>5×10^9/L+Hb<110g/L±淋巴结肿大
	Ⅳ	ABC>5×10^9/L+PLT<100×10^9/L±淋巴结肿大

注:*ABC指外周血单克隆B淋巴细胞绝对值。

表 9-10-6 CLL 的 Binet 分期系统

分期	临床表现
A	无贫血与血小板减少,<3个淋巴结区肿大*
B	无贫血与血小板减少,≥3个淋巴结区肿大
C	Hb<100g/L和/或PLT<100×10^9/L

注:淋巴结区域包括颈部、腋下、腹股沟、肝和脾。

4. 治疗

(1)治疗指征:进行性骨髓衰竭:表现为贫血和/或

血小板进行性减少；巨脾（肋下 >6cm）或巨块型淋巴结肿大（最长径 >10cm）；2 个月内淋巴细胞增加 >50% 或淋巴细胞倍增时间 <6 个月；外周血淋巴细胞计数 $>200 \times 10^9/L$ 或存在白细胞淤滞症状；AIHA 和 / 或 ITP 对皮质激素或其他治疗反应不佳；与疾病相关的症状：乏力、盗汗、发热、体重下降≥ 10%。

（2）一线治疗选择

1）无 del（17p）/*TP53* 基因突变：BTK 抑制剂、苯丁酸氮芥 + 利妥昔单抗、氟达拉滨 + 环磷酰胺 + 利妥昔单抗、苯达莫司汀 ± 利妥昔单抗。

2）伴 del（17p）/*TP53* 基因突变：BTK 抑制剂。

（毛玥莹，审阅：曹欣欣）

第十一节　浆细胞病

一、概述

（一）常见浆细胞病分类

1. 意义未明的单克隆免疫球蛋白血症。
2. 孤立性浆细胞瘤。
3. 髓外浆细胞瘤。
4. 多发性骨髓瘤。
5. 浆细胞白血病。
6. 原发性淀粉样变。
7. POEMS 综合征。

（二）M 蛋白的发现与鉴别

1. 出现 M 蛋白的疾病

（1）浆细胞病：多发性骨髓瘤，浆细胞瘤，意义未明的单克隆免疫球蛋白血症，重链病，系统性淀粉样变，POEMS 综合征，浆细胞白血病。

（2）其他：Waldenstrőm 巨球蛋白血症，慢性淋巴细胞白血病、淋巴瘤。

2. 血清蛋白电泳

(1)正常血清电泳:蛋白分子由小到大分可为 5 个区带,疾病状态下血清蛋白组成发生不同的变化,区带的大小、高低也随之变化。

1)清蛋白:白蛋白。

2)α1 球蛋白:α1- 抗胰蛋白酶、AFP、α1- 糖蛋白、α1- 脂蛋白。

3)α2 球蛋白:α2- 巨球蛋白、铜蓝蛋白、血清结合珠蛋白。

4)β1 球蛋白:β- 脂蛋白、前 β- 脂蛋白、转铁蛋白、C 反应蛋白、凝血酶、纤维蛋白、β2- 微球蛋白、补体 C3/C4。

5)γ 球蛋白:IgG、IgA、IgM、IgD、IgE。

最先出现的清蛋白带窄而较高,随后的 4 个球蛋白区带低矮而均匀圆滑。

(2)M 蛋白:一般出现在 γ 区或 β-γ 交界区,偶出现在 β 甚至 α 区,典型表现为基底窄,峰高而尖的区带,提示为单克隆性免疫球蛋白(副蛋白);血清中可测到单克隆的 Ig 和其相应的轻链升高,其他类型免疫球蛋白下降。血清蛋白电泳检测出 M 蛋白,需要 M 蛋白具有一定的量。

1)多克隆免疫球蛋白升高:β-γ 区带的轻 - 中度升高,基底较宽;血清中可以测到各类型 Ig 和轻链均升高;见于炎症状态:感染、结缔组织病、非浆细胞肿瘤、慢性肝脏疾病等。

2)无法在蛋白电泳中显示 M 蛋白的骨髓瘤:① IgD 型骨髓瘤:可因 IgD 含量低,无法显示窄而高的峰;②轻链性骨髓瘤:轻链分子量小,混入其他区带;③不分泌型、冒烟性骨髓瘤:无单克隆免疫球蛋白或含量很低。

3. 免疫固定电泳　灵敏度高，分辨率强，可以发现普通蛋白区带电泳显示不出的 M 蛋白。

(1) 原理：琼脂糖凝胶上先行蛋白电泳，然后将分离的蛋白泳道加入各免疫球蛋白（IgA、IgG、IgM）和轻链（λ、κ）的抗血清与固定剂，孵育、以形成抗原 - 抗体复合物，洗脱染色，显示被固定的 M 蛋白成分。

(2) 特征：M 蛋白显示狭窄、清晰而界限分明的区带，多克隆免疫球蛋白区带则较为弥散。结合区带电泳和免疫沉淀，可以将 M 蛋白分类（Ig 及其轻链）。

4. 血清 Ig 与轻链的检测

(1) 普通实验室检查可同时检测 IgG、IgA、IgM 及轻链 λ、κ 的定量，由于 IgD 与 IgE 在血清中的含量少，较其他类型低 1-2 个数量级，需要特殊检测。

(2) 浆细胞病患者血清中存在 M 蛋白时，多有相应的单克隆免疫球蛋白和其轻链升高。

(3) 多克隆免疫球蛋白升高时，血清中各类型免疫球蛋白和两种轻链均可升高。

5. 血清游离轻链（Free Light Chain）的检测　轻链在血清中与白蛋白结合，一般方法测得的是总轻链，单克隆浆细胞分泌轻链增加时有游离轻链的升高和 κ/λ 比例的异常；FLC 的检测更加灵敏，对于不分泌或冒烟型骨髓瘤、原发性轻链型淀粉样变的诊断和治疗后的监测有重要意义。

6. 尿本周蛋白（Bence-Jones protein）、免疫电泳和轻链的检测　轻链分子量小，可从肾脏中滤过，多发性骨髓瘤时，可发现与血中一致 Ig 轻链的升高。

二、多发性骨髓瘤

多发性骨髓瘤（multiple myeloma，MM）是指骨髓中浆细胞克隆性增殖，分泌异常免疫球蛋白与其片段的疾病。

1. 概况

(1) 占恶性肿瘤的 1%, 血液系统肿瘤的 10%; 西方平均发病年龄 65 岁。

(2) 前 3 位为 IgG 型、IgA 型、轻链型, 占所有 MM 的 95% 以上。

2. 临床表现

(1) 突出的临床表现: CRAB。

1) Calcinosis: 高钙血症, 甚至高钙危象、钙磷代谢障碍。

2) Renal: 肾功能不全, 管型肾病, 异常蛋白从肾脏滤过。

3) Anemia: 贫血, 常是突出表现; 骨髓侵犯、肾性贫血、炎性贫血。

4) Bone: 骨痛、骨破坏, 溶骨性病变。

(2) 其他: 乏力、出血倾向、高黏滞综合征(头晕、视物模糊、耳鸣、胸闷、气急)、有淀粉样变性时相关表现; 发热少见, 但疾病晚期和髓外病灶时可出现发热。

3. 常用辅助检查及异常

(1) 血常规: 贫血为突出表现。

(2) 血涂片: 红细胞缗钱样排列, 除外原发或继发浆细胞白血病。

(3) 血生化: Cr、BUN 升高, 钙磷代谢障碍(高钙、低磷等), 白蛋白降低、球蛋白升高, 但 ALP 正常。

(4) 尿常规、24h 尿蛋白: 24h 尿蛋白明显升高患者需警惕原发性或继发性淀粉样变。

(5) 蛋白电泳与免疫固定电泳: 可见 M 蛋白, 以及确定 M 蛋白种类。

(6) 血 Ig: 可有异常系的 Ig 明显升高(IgA、M、G、D), 而其他系下降。

(7) 血游离轻链: 受累系的异常轻链增多, 游离轻链比异常。

(8) 24h 尿轻链：受累系的异常轻链增多，λ 或 κ 型，与血中一致。

(9) 尿免疫固定电泳：阳性。

(10) $β_2$ 微球蛋白：可升高，用于疾病分期。

(11) 骨髓涂片：骨髓瘤细胞（胞质通透、火焰状：分泌活跃之表现；核周淡染区；核异常：可有多核），骨髓活检：骨髓瘤细胞浸润，免疫组化呈浆细胞表型。

(12) 扁骨相：颅骨、肋骨、骨盆、椎体（胸、腰骶），受累部位可见穿凿样破坏。

(13) CT、MRI：怀疑椎体病变导致脊髓受压时；同时可用于评估骨病。

(14) PET-CT：评价骨病及髓外病灶。

(15) 骨髓 FISH 检测有预后价值。

(16) 怀疑淀粉样变时行相关部位活检（牙龈、舌、腹壁脂肪、直肠黏膜、胸膜）。

(17) 其他：腹部 B 超、心脏彩超、心电图。既是化疗前评估，也用于筛查是否有淀粉样变脏器受累。

4. 诊断标准

(1) 活动性（有症状）MM

1) 骨髓中克隆性浆细胞 ≥ 10%，和 / 或活检证实存在浆细胞瘤。

2) 骨髓瘤引起相关临床表现：靶器官损害（CRAB）；或无靶器官损害但存在以下至少 1 项异常（SLiM）：骨髓单克隆浆细胞 ≥ 60%（S），受累 / 非受累血清游离轻链比 ≥ 100（Li），MRI 提示 >1 处 5mm 以上局灶性骨质破坏（M）。

(2) 冒烟型（无症状）MM

1) M 蛋白水平（≥ 30g/L）、尿 M 蛋白 >500mg/24h，或骨髓克隆浆细胞 10%~60%。

2) 无 CRAB 或 SLiM 证据。

5. 分期与预后（表 9-11-1、表 9-11-2）

表 9-11-1 MM 的 D-S 分期

	Ⅰ期	Ⅱ期	Ⅲ期
IgG（g/L）	<50	中间	>70
IgA（g/L）	<30		>50
24h 本周蛋白（g）	<4		>12
HbG（g/L）	>100		<85
血钙（mmol/L）	<2.6		>2.6
溶骨病变	0/1 处		>1 处
A 血 CR<175μmol/L；B 血 CR >175μmol/L			

表 9-11-2 MM 的 ISS 和 R-ISS 分期

分期	ISS 分期标准	R-ISS 分期标准
Ⅰ期	β_2M<3.5mg/L；ALB ≥ 35g/L	ISS Ⅰ期，LDH 正常，细胞遗传学标危
Ⅱ期	β_2M<3.5mg/L；ALB<35g/L 或 β_2M 3.5~5.5mg/L	介于Ⅰ期和Ⅲ期之间
Ⅲ期	β_2M>5.5mg/L	ISS Ⅲ期，伴 LDH 升高或高危遗传学异常（17p–/t（4；14）/t（14；16））

6. 治疗

（1）一般情况与并发症的处理

1）贫血：常有乏力的表现，影响生活质量；输血、EPO。

2）慢性肾功能不全：非替代治疗，有指征时行肾替代治疗。

3）高钙血症：水化、降钙素。

4）骨破坏：二膦酸盐，有截瘫危险的椎体破坏需骨科治疗（手术、支具）。

5）高黏滞综合征：严重时需要血浆分离治疗。

（2）化疗：3~4 周为一疗程。评估需要的指标：Ig、血游离轻链、蛋白电泳、免疫固定电泳。其中肿瘤细胞系分泌免疫球蛋白的量具有重要意义。

1）移植候选（不损伤干细胞的方案）

沙利度胺 / 来那度胺 + 地塞米松 + 环磷酰胺（T/LCD）。

硼替佐米 + 环磷酰胺 + 地塞米松（BCD）。

硼替佐米 + 阿霉素 + 环磷酰胺（PAD）。

硼替佐米 + 地塞米松 + 沙利度胺 / 来那度胺（VR/TD）。

2）非移植候选　除上述方案外还可选择

马法兰 + 泼尼松 + 硼替佐米（VMP）。

马法兰 + 泼尼松 + 沙利度胺 / 来那度胺（MPT/R）。

3）复发难治方案（临床试验）

伊沙佐米 + 来那度胺 + 地塞米松（IRD）。

达雷妥尤单抗 + 来那度胺 + 地塞米松（DRD）。

达雷妥尤单抗 + 硼替佐米 + 地塞米松（DVD）。

达雷妥尤单抗 + 伊沙佐米 + 地塞米松（DID）。

（3）自体 / 异基因造血干细胞移植。

三、意义未明的单克隆免疫球蛋白血症

1. 定义　意义未明的单克隆免疫球蛋白血症（monoclonal gammopathy of undetermined significance，MGUS）是指血浆中存在数量稳定的单克隆免疫球蛋白，但不符合 MM、冒烟型 MM、WM、原发淀粉样变性等其他淋巴浆细胞系统的疾病。

发病率随年龄增加而增长，中位发病年龄 66 岁，50 岁以上 3%，70 岁以上 5%。比例：IgG 66%，IgA 20%，IgM 10%。

2. 临床表现 常无症状，需与 MM、WM、淋巴瘤鉴别。

3. 危险因素（Mayo 危险模型）

（1）M 蛋白≥ 15g/L。

（2）非 IgG 型 M 蛋白。

（3）血清 FLCR 异常。

因为每年有 1% 进展为 MM、淋巴瘤等疾病，因此需定期随诊，低危患者 1~2 年随访，高危患者每年随访。

四、原发性轻链型淀粉样变

原发性轻链型淀粉样变（primary light-chain amyloidosis）是指纤维样淀粉变性蛋白沉积于细胞外，造成器官肿大、功能障碍。

1. 常见器官浸润及表现

（1）肾：肾脏增大，慢性肾功不全，蛋白尿、肾病综合征。

（2）心脏：心肌浸润，心功能不全、心律失常、低电压。

（3）神经：周围神经病，感觉运动障碍。

（4）胃肠：消化道出血、穿孔、吸收不良、腹泻。

（5）其他：舌体肿大、肝大、肝功不全、浆膜腔积液、关节肿大疼痛、出血倾向、皮肤瘀斑（熊猫眼）、声嘶等。

2. 诊断 活检刚果红染色发现淀粉样物质（偏振光下见苹果绿双折光或荧光下可见红色荧光），明确是否为轻链型，进一步分型 κ 或 λ。

（1）常用相对微创活检部位：牙龈、舌、腹壁脂肪、直肠黏膜。

（2）受累器官活检：心肌、肾脏、肝脏、外周（腓肠）神经、胸膜。

（3）患者免疫固定电泳、蛋白电泳：约 70% 可检出 M

蛋白并分型 κ 或 λ。

(4) 血清游离轻链：难以常规方法检出异常蛋白时，并查血清游离轻链比。

(5) 骨髓涂片：可有浆细胞升高。

3. 辅助检查

(1) 常规：血常规 + 涂片、骨髓涂片 + 活检、免疫固定电泳、蛋白电泳、Ig、血清游离轻链，β_2 微球蛋白。

(2) 受累脏器评估：肝肾全、凝血、腹部 B 超、尿常规 + 沉渣、24h UP、心肌酶 +NT-proBNP/BNP、心电图、心脏彩超 /MRI、肌电图、胸部 HRCT、肺功能、消化内镜。

4. 治疗

(1) 脏器功能不全

1) 肾功能不全：行非透析治疗，有指征时行替代治疗。

2) 心功能不全：利尿，地高辛、钙离子拮抗剂和 β 受体阻滞剂慎用。

3) 神经病变：营养神经、B 族维生素等。

(2) 化疗：疗程为每 4~5 周。

BCD（硼替佐米 + 环磷酰胺 + 地塞米松）。

MD（马法兰 + 地塞米松）。

LCD（来那度胺 + 环磷酰胺 + 地塞米松）。

(3) 自体干细胞移植。

5. 预后　根据 Mayo 分期（表 9-11-3）而预后不同，早期诊断早期治疗至关重要。

表 9-11-3　淀粉样变分类

前体蛋白	简写	相关疾病
轻链型	AL	轻链淀粉样变、骨髓瘤、巨球蛋白血症
淀粉样 A 蛋白	AA	感染、类风湿、肾癌、家族性地中海热

续表

前体蛋白	简写	相关疾病
甲状腺素转运蛋白	ATTR	老年性系统性或家族性淀粉样
纤维蛋白原 Aα	AFib	遗传性肾脏淀粉样变
载脂蛋白 A	AAPO1	心肌病、神经疾病变
β_2 微球蛋白	$A\beta_2M$	透析型淀粉样变

五、POEMS 综合征（POEMS symdrome）

1. 临床表现

(1) 多发性神经病（Polyneuropathy）：脱髓鞘病变，肢体远端运动感觉障碍。

(2) 器官肿大（Organmegaly）：肝大、脾大、淋巴结肿大。

(3) 内分泌病变（Endocrinopathy）：性功能减退（阳痿、闭经）、肾上腺皮质功能不全。不包括单纯甲状腺功能减退和 2 型糖尿病。

(4) M 蛋白（Monoclonal protein）

(5) 皮肤改变（Skin changes）：弥漫性色素沉着，肤色加深，白甲，肾小球样血管瘤。

(6) 主要标准：血清血管内皮生长因子（VEGF）升高，硬化性骨病，Castleman 病。

(7) 其他：浆膜腔积液或肢体水肿、视神经盘水肿、红细胞增多或血小板增多，多毛、杵状指、肺动脉高压。

诊断必要条件：P+M+ 至少 1 项主要标准 + 至少 1 项次要标准。

骨髓涂片：可见浆细胞增多，一般 <5%。

2. 辅助检查　血常规、血涂片、骨髓涂片、骨髓活检、免疫固定电泳、蛋白电泳、Ig 定量、尿轻链、血清游离轻链，β_2微球蛋白、血清VEGF、扁骨相或胸腹盆CT、肝肾功能、内分泌激素水平（肾上腺皮质激素、性激素、甲状腺素、糖尿病）、腹部B超、心脏彩超、心电图、肌电图、淋巴结活检（Castleman病）、眼底检查。

3. 治疗

（1）对症支持

1）内分泌：激素替代、治疗糖尿病。

2）肾功能不全：非透析治疗，有指征时行替代治疗。

3）神经病变：营养神经、B族维生素等。

4）阿司匹林。

（2）无禁忌者，首选自体造血干细胞移植。

（3）化疗：LD方案（来那度胺＋地塞米松），BD方案（硼替佐米＋地塞米松），马法兰＋地塞米松（MD）。

4. 预后　多为慢性病程，总生存期在10年以上。

第十二节　单核巨噬细胞系统疾病

一、噬血细胞综合征

噬血细胞综合征，又称噬血细胞性淋巴组织细胞增多症（hemophagocytic lymphohistiocytosis，HLH）。

1. 分类

（1）原发：家族性，基因缺陷，儿童多见。

（2）继发

1）感染：病毒（EBV、CMV、微小病毒B19）、结核、败血症、真菌、螺旋体。

2）肿瘤：淋巴瘤、白血病、肺癌、卵巢癌、胃癌、结肠癌、胸腺瘤。

3）结缔组织病：SLE、成人斯蒂尔病。

4）药物、毒物：苯妥英。

2. 临床特征

(1)起病急骤,一般情况迅速恶化。

(2)发热:常为 >38.5℃的持续高热。

(3)肝、脾、多发淋巴结肿大;浸润症状。

(4)胸腔积液、腹水。

(5)出血倾向:皮肤黏膜、消化道、肺泡、颅内。

(6)中枢神经系统症状:嗜睡、谵妄、抽搐、共济失调、高颅压。

(7)多脏器功能不全:呼吸衰竭、肾功能不全、肝衰、DIC。

3. 实验室特征

(1)血常规:全血细胞减少。

(2)骨髓涂片:有不同程度的吞噬血细胞现象。

(3)生化:直接胆红素升高、肝酶升高、高甘油三酯血症。

(4)凝血功能异常:PT、APTT 延长,纤维蛋白原(Fbg)下降,有时呈 DIC 表现(D- 二聚体、FDP 升高)。

4. 诊断标准(HLH-2004)

(1)分子生物学检测显示存在导致 HLH 的基因缺陷。

或:

(2)发热 >1 周,最高体温 >38.5℃。

(3)脾大。

(4)≥ 2 系血细胞减少(Hb<90g/L,PLT<100 × 10^9/L,中性粒细胞计数 <1.0 × 10^9/L)。

(5)血甘油三酯升高≥ 3mmol/L 或纤维蛋白原 <1.5g/L。

(6)血清铁蛋白≥ 500μg/L。

(7)血浆可溶性升高(IL-2 受体)CD25 ≥ 2 400U/ml。

(8)NK 细胞活性下降或缺乏。

(9)骨髓、脾、淋巴结或脑脊液可见噬血细胞现象。

满足 8 条(2~9)中≥ 5 条。

5. 入院辅助检查　血常规、血涂片、骨髓穿刺＋骨髓活检(多部位)、肝肾功能、电解质、LDH、血脂、凝血功能、血气分析、淋巴细胞亚群、铁蛋白、病原学的筛查(血培养、痰培养、EBV、巨细胞病毒、快速梅毒血清实验、肥达反应)、自身抗体(ANA、抗dsDNA、抗ENA、ANCA)、肿瘤标志物、胸腹盆部CT、超声，有中枢症状或疑受累时行腰椎穿刺与脑脊液检查。

6. 治疗

(1)对症支持

1)确诊或高度怀疑HLH的患者应下病重或病危，监护、氧气吸入。

2)输血：红细胞、血小板、血浆。

3)降体温、脑保护。

4)脏器支持：有指征时予气管插管＋呼吸机辅助通气、床旁血滤、休克时建立中心静脉给予补液升压。

(2)有明确原发病的应针对原发病积极治疗。

(3)针对HLH的治疗

地塞米松+VP16+CsA方案：前8周地塞米松±VP16，之后，家族性未缓解或非家族性：第9周开始DEX与VP16交替＋每日CsA服用。

粒缺或骨髓增生差暂停VP16。

有中枢受累与神经科症状者需鞘注每周1次MTX。

(4)异基因造血干细胞移植。

二、Langerhans细胞组织细胞增多症

1. 定义 Langerhans细胞组织细胞增多症(Langerhans cell histiocytosis，LCH)是指一种组织细胞克隆型增殖、累积多系统的血液系统肿瘤。多见于儿童与青少年，约90%发病于30岁前。

2. 常见受累器官与临床表现

(1)骨骼：穿凿样损害。

1）扁骨：颅骨：乳突炎、漂浮齿、突眼、头皮下陷。

2）椎体：压缩性骨折，以脊髓与神经根压迫症状。

3）长骨：骨占位，常为单灶。

（2）肺：囊状、网格样改变、严重时呈蜂窝状，不累及肋膈角。

（3）皮肤：黄色或淡红色斑丘疹、疣状结节。

（4）肝脾淋巴结肿大。

（5）内分泌：下丘脑 - 垂体受累，尿崩、垂体前叶功能不全（生长发育障碍、肾上腺皮质功能不全等）。

3. 常用实验室检查

（1）血液学：血常规、血涂片、骨髓穿刺 + 骨髓活检。

（2）常规：肝肾功能、电解质、LDH、凝血功能，腹盆部 CT、B 超。

（3）呼吸：动脉血气、肺功能、胸部 HRCT。

（4）骨骼：骨骼相（头颅、椎体、骨盆、四肢长骨）、骨扫描。

（5）内分泌：鞍区 MRI，禁水加压实验（有或疑尿崩时）、GH、ACTH+ 血游离皮质醇 +24h 尿皮质醇、甲状腺功能 +TSH、性激素 6 项。

（6）组织活检：确诊手段，骨髓、淋巴结、脾、肺、骨、肝、皮肤等病变部位。

（7）特征免疫组化：CD1a，CD68，S-100，电镜：Birbeck（网球拍）小体。

4. 治疗

（1）对症支持、激素替代（尿崩：去氨加压素、垂体后叶素）。

（2）单灶病变：切除、观察。

（3）多系统损害：全身化疗。常用方案：

MA：MTX+Ara-C。

CEOP：CTX+VP16+VCR+ 泼尼松（CEOP）。

FMD：氟达拉滨 +MTX+ 地塞米松（FMD）。

（毛玥莹，审阅：曹欣欣）

第十三节　出血性疾病

一、概论

（一）出血的原因

血管、血小板、凝血/纤溶凝血三要素中一项或多项的异常。

（二）接诊要点

1. 病史询问　全面细致地询问，并收集尽可能多的讯息。

(1) 注意患者的年龄与性别：对疾病有提示意义。

(2) 出血倾向的时间：自幼还是后来出现的，与何种情况并发。

(3) 出血特点与类型：皮肤黏膜瘀点/瘀斑、牙龈、口腔内血泡、鼻出血、关节肌肉血肿、血尿、消化道出血、咯血、脑出血、月经量。

(4) 单一部位出血还是多个部位，单一部位反复出血常提示单器官问题。

(5) 出血时的诱因：磕碰、手术切口出血、拔牙、外伤、孕产、自发。

(6) 出血的严重程度与持续时间：是否需要医疗干预。

(7) 家族史：家族中是否有近亲结婚，如果有出血疾病史，注意遗传倾向；没有并不能除外先天性出凝血障碍。

(8) 既往疾病：肿瘤、自身免疫性疾病、肝脏、肾脏疾病、血液系统疾病等。

(9) 用药史：抗血小板药物（阿司匹林、氯吡格雷等）、抗凝药（华法林、利伐沙班、达比加群、肝素/低分子肝素等）。

(10) 毒物接触史：鼠药、蛇毒等；否认并不能除外。

2. 查体　皮肤黏膜(除瘀点 / 瘀斑外，注意是否有毛细血管扩张)、淋巴结、心肺、肝脾、胸骨压痛。

(三) 部分出血性疾病的特征

1. 皮肤、黏膜　血小板计数下降与功能障碍、血管性血友病、血管性紫癜。

2. 关节肌肉、内脏　凝血因子或纤溶异常、纤维蛋白原缺乏或功能异常。

3. 反复鼻出血、消化道出血　可以是遗传性毛细血管扩张症的表现。

(四) 常用实验室检查

1. 出凝血功能相关检查　出血时间测定、血常规、血涂片、血小板功能、骨髓涂片、凝血功能(包括 1∶1 正浆纠正试验)、凝血因子活性、凝血因子抑制物。

2. 病因筛查相关检查　肝肾功能、Ig、自身抗体谱(包括 ANA、抗 ENA 抗体及抗磷脂抗体谱)、血清蛋白电泳、免疫固定电泳。

二、血小板减少症

(一) 定义

指外周血的血小板计数 $<100\times10^9/L$。

(二) 血小板减少与出血

1. PLT $<50\times10^9/L$ 皮肤　黏膜出血点、瘀斑、鼻出血、月经增多等出血概率增加。

2. PLT $<20\times10^9/L$ 出血　倾向进一步加重，甚至出现颅内、内脏等深部出血。

3. 出血倾向　与血小板下降的速度相关。

(三) 血小板减少的原因

1. 生成减少

(1) 先天性血小板减少：如巨大血小板综合征、MYH9 综合征。

(2)获得性血小板生成减少

1)干细胞病变:再生障碍性贫血、MDS、骨髓纤维化、PNH。

2)骨髓浸润:白血病、实体瘤/淋巴瘤骨髓转移、MM。

3)理化及药物因素:放疗、化疗、氯霉素。

4)营养原因:巨幼细胞性贫血。

5)造血停滞:微小病毒感染。

2. 破坏增加

(1)原发性免疫性血小板减少症(特发性血小板减少性紫癜)

(2)继发性免疫性血小板减少性紫癜

1)结缔组织疾病:SLE、pSS、RA

2)肿瘤:慢淋、淋巴瘤。

3)感染:EBV、HCV、HIV、幽门螺杆菌、寄生虫。

4)药物:吲哚美辛、金制剂、奎宁、奎尼丁、地高辛、利福平、磺胺、青霉素、利奈唑胺。

5)血小板同种免疫(无效输注):多次输注有关。

3. 消耗增多　微血管病性溶血性贫血(TMA)、弥散性血管内凝血(DIC)、抗磷脂抗体综合征(APS)、肝素相关血小板减少症(HIT)。

4. 分布　异常脾亢。

(四)血小板减少症的临床接诊注意

1. 问诊　起病缓急、出血部位及严重程度、伴随症状(发热、骨痛、关节痛、皮疹、口眼干燥、光过敏、口腔溃疡)、既往史(结缔组织病、肿瘤、肝病、肾病、血栓史等)、用药史、妊娠/流产史、毒物射线接触史。

2. 查体　皮疹、肝掌、蜘蛛痣、皮肤黏膜出血、胸骨压痛、淋巴结触诊、肝脾触诊、下肢水肿。

3. 辅助检查　血常规、血涂片、骨髓涂片、骨髓活检、肝肾功能、凝血功能、自身抗体(ANA、抗 ENA 抗体、

ANCA、LA、ACL、抗 β2GP1)、感染(乙肝 5 项、抗 HIV、抗 HCV)、甲状腺功能、免疫球蛋白 + 补体、血清蛋白电泳、尿常规、粪常规、腹部 B 超。

(五) 血小板减少症患者的处理

1. 明确原发病的针对病因给予治疗。

2. 有诱因的去除诱因(如肝素)。

3. 出血的处理

(1) 常规处理:急性病程或新发疾病,有明显出血倾向时,需要避免磕碰,PLT<20×10^9/L 时床旁活动或卧床、通便、软食,控制血压,避免使用抗血小板药物。

(2) 血小板输注

1) PLT>50×10^9/L,患者很少发生自发性的致命出血;慢性疾病患者 PLT>20×10^9/L,无出血倾向或出血轻微时,一般不用输血小板。

2) PLT<20×10^9/L,合并感染、深部出血(消化道、泌尿道、深部血肿)、眼底出血、严重鼻出血等颅内出血先兆、使用抗血小板药物短期内无法纠正(阿司匹林)、外伤时,给予血小板输注。

3) 禁输血小板:TTP、肝素诱导的血小板减低。

4) 谨慎输血小板:待行异基因造血干细胞移植,应输注辐照血小板或加用滤器后输注。

(六) 血小板同种免疫(无效输注)

1 单位单采血小板含 3×10^{11}~4×10^{11},血小板能升高 PLT 60×10^9~70×10^9/L,连续输注血小板 2~3 次,输注 1h 后测 PLT 升高 <30×10^9/L,应警惕发生无效输注。

(七) 外 / 妇产科手术的血小板要求

1. 普通手术 PLT>50×10^9/L。

2. 大手术或预计出血较多时 PLT>70×10^9/L。

3. ITP 患者近期手术 需要较快提升血小板计数或既往血小板无效输注时,可应用静脉丙种球蛋白(IVIG)

封闭抗体，但维持时间仅 3~5d：0.5g/(kg·d)×5d。

（八）原发性免疫性血小板减少症（idiopathic thrombocytopenic purpura，ITP）

1. 病因与特点

(1) 主要发病机制为患者对自身抗原的免疫失耐受，导致免疫介导的血小板破坏增多和巨核细胞产生血小板不足。

(2) 儿童约 90% 呈急性病程，与前驱病毒感染有关，多数可自然恢复；成人以育龄女性、70 岁以上男性多见，自然恢复的不到 5%。

(3) 需除外继发因素：自身免疫病、甲状腺疾病、淋巴增殖性疾病、感染（特别是病毒感染）、药物、肝病、肾病等。

2. 实验室特征

(1) 血常规：多次血小板计数低于正常，WBC、Hb（除出血时）多正常。

(2) 血涂片：血小板减少，无异常形态细胞。

(3) 骨髓涂片：巨核细胞正常或增多、成熟障碍、血小板减少。

3. 治疗

(1) 治疗时机：PLT<30×10^9/L 或有明显出血倾向。

(2) 用药

1) 一线治疗：糖皮质激素，70%~80% 有效率。

泼尼松 1mg/(kg·d)，3~4 周后减量；或地塞米松 40mg/d×4d，每 2 周 1 疗程，1~2 个疗程。

2) 二线治疗：激素复发 / 难治 ITP，PLT<30×10^9/L 和 / 或明显出血，给予二线治疗。①脾切除术：60%~80% 有效。②抗 CD20 单抗（利妥昔单抗）：375mg/m^2，1 次 / 周 ×4 次。③促血小板生成药物：特比澳、罗米司亭、艾曲波帕。④其他：环孢素、长春碱类、硫唑嘌呤、达那唑。

（九）肝素相关血小板减少症（heaprin-induced thrombocytopenia，HIT）

1. 分型

(1) Ⅰ型：由于肝素直接作用于血小板引起，一般血小板计数在 100×10^9/L 以上，用药平均 2d 出现，临床症状轻，一般不妨碍肝素的继续使用。

(2) Ⅱ型：免疫相关，抗 PF4/ 肝素复合物抗体活化血小板、黏附血管内皮、进一步激活凝血过程，血小板可降至 $(30\sim50)\times10^9$/L 甚至更低，20%~50% 可出现血栓事件，必须停用肝素改换其他药物抗凝，死亡率近 20%。临床上常提及的 HIT 一般为Ⅱ型。

2. 临床表现及 4T's 评分系统（表 9-13-1）

表 9-13-1 HIT 的 4T's 评分系统

临床表现	2分	1分	0分
PLT ↓	同时具备以下两者 (1) 血小板减少 >50% (2) 最低值 $\geq 20\times10^9$/L	具备以下两者之一 (1) 血小板减少 30%~ 50% (2) 最低值处于 $10\times10^9\sim19\times10^9$/L	具备以下两者之一 (1) 血小板减少 <30% (2) 最低值 $<10\times10^9$/L
Time ↓	具备以下两者之一 (1) 使用肝素 5-10d (2) 再次接触肝素 ≤ 1d（在过去 30d 内曾接触肝素）	具备以下两者之一 (1) 使用肝素 >10d (2) 使用肝素 ≤ 1d（在过去 30~100d 内曾接触肝素）	使用肝素 <5d（近期未接触肝素者）

续表

临床表现	2分	1分	0分
Thrombosis	新形成的动、静脉血栓；皮肤坏死；肝素负荷剂量后的急性全身炎症反应	进展性或再发生的血栓形成；皮肤红斑；尚未证明的疑似血栓形成	无
OThers	无其他病因	可能有其他病因	明确有其他病因

注：根据4T's评分系统确定HIT的可能性。病情变化时评分可发生变化，因此需反复评价。0~3分（低度可疑）；4~5分（中度可疑）；6~8分（高度可疑）。

3. 处理

（1）HIT一般都在使用肝素治疗的在院患者身上出现，无法以其他原因解释的血小板降低时都应考虑到本病，尤其是有动静脉血栓时。

（2）检查：血小板计数，抗PF4/肝素复合物抗体检测，双下肢血管彩超。

（3）一旦怀疑HIT时，立即

1）停用所有肝素（包括封管液体）！

2）接受非肝素类抗凝药物治疗，包括比伐卢定、阿加曲班和黄达肝葵钠。

3）避免输注血小板。

4）暂缓使用华法林。

（张博为，审阅：曹欣欣）

三、血友病

（一）血友病（hemophilia）

1. 病因　遗传缺陷导致凝血因子Ⅷ（血友病甲）或

Ⅸ(血友病乙)缺乏,造成出血倾向。

2. 遗传规律　X 连锁隐性遗传,男性多见;但约 1/3 患者无家族史。

3. 临床特征

(1)轻微碰触或外伤后出血不止。

(2)关节肌肉深部出血常见,反复出血使关节挛缩、畸形、功能障碍:常见部位为膝、肘、踝、髋,肌肉,出血可形成假瘤,引起感染、压迫神经时疼痛。

(3)重度患者有时会发生内脏、颅内出血,危及生命。

(4)轻症患者有时无症状,在其他原因查凝血功能时发现。

4. 诊断标准　有出血倾向,常有性联染色体特征的家族史,凝血因子活性水平 <40%,除外假性血友病等其他出凝血障碍疾病。若有明确致病基因突变,亦可诊断。进一步的严重程度分级见表 9-13-2。

表 9-13-2　血友病严重程度分级

严重程度	血中凝血因子活性	表现
重度	<1%	肌肉或关节自发性出血
中度	1%~5%	小手术 / 外伤后可有严重出血,偶有自发出血
轻度	>5%,<40%	大手术 / 外伤后出可致严重出血,罕见自发出血

5. 实验室特征　血小板正常,凝血功能中 PT 正常,APTT 延长;1∶1 血浆可纠正;Ⅷ/ Ⅸ因子活性下降。轻度患者 APTT 亦可正常。

6. 常用实验室检查

(1)凝血功能:PT、APTT、Fbg、凝血酶时间(TT)、1∶1 血浆纠正实验。

(2)凝血因子活性:F Ⅷ、F Ⅸ。

(3)鉴别诊断检查:F Ⅺ、F Ⅻ活性、F Ⅷ抑制物(抗体)、vWF 活性、血小板功能(瑞斯托霉素聚集试验)。

(4)其他:血常规、血涂片、肝肾功能、血源性感染病原体(乙肝五项、HCV-Ab、HIV-Ab、RPR)。

7. 处理

(1)一般原则

1)严禁肌内注射,尤其是凝血未纠正时。

2)深部出血(内脏)时:卧床、通便、软食,监测血 Hb 变化。

3)关节出血时:抬高患肢,保持功能位,冰敷,禁止过度活动。

4)止血药物的应用:氨甲环酸(抗纤溶)等。

(2)去氨加压素(dDAVP):0.3μg/kg(最多 20μg)静点 15min 以上,1~2 次 /d。

(3)凝血因子替代治疗(表 9-13-3)

1)甲型:F Ⅷ制剂,1 U/kg 可提升 F Ⅷ活性 2%,半衰期 8~12h。

2)乙型:F Ⅸ制剂,1 U/kg 可提升 F Ⅸ活性 1%,半衰期约 24h。

表 9-13-3　血友病凝血因子替代治疗目标

	纠正目标
轻度出血 / 小手术	15%~30%
自发出血 / 中等手术	30%~40%
危及生命的大出血 / 大手术	40%~100%

无凝血因子制剂时:输注凝血酶原复合物或新鲜冰冻血浆。

(4)其他:遗传门诊、血友病关节的康复治疗与置换。

(5)反复输血浆者有HBV、HCV甚至HIV、梅毒的感染,需要感染科医生协助。

8. F Ⅷ因子抑制物

(1)病因:形成针对F Ⅷ因子的抗体,多为IgG。15%~25%的血友病甲患者出现,与多次输注浓缩F Ⅷ制剂有关。

(2)实验室特征:APTT延长不能以正常血浆纠正,可测得F Ⅷ因子抑制物。

(3)治疗

1)活动性出血:血浆置换、旁路替代(PCCs、重组F Ⅶ因子)。

2)消除抑制物:免疫耐受诱导治疗(ITI)、CD20单抗。

(二)假性血友病(Von Willebrand Disease)

1. 病因

(1)vWF生成减少或功能缺陷;常染色体显性或隐性遗传。

(2)vWF:巨核细胞与内皮细胞合成;功能:血小板黏附配体;Ⅷ因子的载体蛋白维持其稳定。

2. 分型　1型:量的缺陷(75%);2型(A/M/B/N):质的缺陷20%;3型:vWF的完全缺陷(量与质)<5%。

3. 临床表现　各种出血倾向:皮肤黏膜、消化道、泌尿道、月经过多,外伤后出血不止等。

4. 实验室检查　PT、APTT、Fbg、血小板计数正常;vWF水平下降,Ⅷ因子正常或轻度下降、血小板功能(瑞斯托霉素聚集试验)可下降。

5. 常用实验室检查

(1)凝血功能:PT、APTT、Fbg、凝血酶时间(TT)、vWF活性、血小板功能(瑞斯托霉素聚集试验)。

(2)鉴别诊断检查:凝血因子活性:F Ⅷ、F Ⅸ、F Ⅺ、F Ⅻ活性、F Ⅷ抑制物。

(3) 其他：血常规、血涂片、肝肾功能、血源性感染病原体。

6. 治疗

(1) 避免肌内注射与口服抗血小板药物。

(2) 轻度出血或小手术：氨甲环酸等止血药的应用；去氨加压素(dDAVP)0.3μg/kg 静点 15min 以上，每日 1~2 次，主要用于 1 型。

(3) 出血肿或大手术：输富含 vWF 的 F Ⅷ因子制剂或 vWF 制剂。

(4) 妇产科问题

1) 月经过多　可以在经前 3d 口服氨甲环酸，或口服避孕药。

2) 妊娠　可有 vWF 与 F Ⅷ的一过性升高，警惕产后出血，必要时输注 vWF，维持 vWF 活性 30% 以上；2B 型血管性血友病避免使用抗纤溶药物(氨甲环酸等)，因其余导致血栓形成。

(张博为，审阅：曹欣欣)

第十四节　弥散性血管内凝血

一、机制

弥散性血管内凝血(DIC)是指广泛的血管内凝血激活，消耗血小板与凝血因子，继而激活纤溶，造成出血倾向。

发病机制中最主要部分：几乎均涉及血管内皮的损伤与组织因子(TF)的释放。

二、病因学

1. 感染　败血症(革兰氏阳性或革兰氏阴性菌)，结核、真菌、病毒、立克次体、寄生虫等。

2. 外伤 挤压伤、烧伤、电击、溺水。

3. 肿瘤 急性白血病(不仅是M3,其他类型均可以有)、前列腺癌、淋巴瘤、胃癌等。

4. 免疫相关性 移植后排斥、系统性血管炎、SLE、APS等。

5. 血管病变 动脉瘤、恶性高血压、巨大血管瘤、心肌梗死、肺栓塞、蛛网膜下腔出血。

6. 其他 (全身炎症)横纹肌溶解、缺氧/窒息、重症胰腺炎、ARDS、急性血管内溶血。

7. 蛇毒 (蛋白水解酶的释放)。

8. 病理产科 羊水栓塞、胎盘早剥、胎死宫内、妊高征、不全流产、妊娠急性脂肪肝。

三、临床特征

1. 急性 凝血、纤溶被快速激活,血小板与凝血因子消耗快,出血倾向明显。

2. 慢性 多由于局部的原因导致血小板与凝血因子逐渐消耗,如主动脉瘤。

3. 出血倾向 常广泛而且严重,皮下大片瘀斑与穿刺部位的出血不止,深部有消化道、泌尿道、呼吸道、颅内出血,由于形成纤维蛋白网可发生微血管内溶血。

四、诊断标准

1. 引起弥散性血管内凝血(DIC)的基础病。

2. 多发出血倾向、难以解释的微循环衰竭或休克、多发微血管栓塞症状、抗凝有效。

(1) PLT $<100\times10^9/L$(肝病、白血病 $<50\times10^9/L$)或进行性下降。

(2) Fbg<1.5g/L(肝病 <1.0g/L,恶性肿瘤 <1.8g/L)或进行性下降,或 >4g/L。

(3) D-二聚体升高,或FDP>20mg/L(肝病>60mg/L)。

(4) PT 延长 >3s(肝病 >5s)或进行性变化(延长、或缩短后再延长)。

(5) AT Ⅲ含量与活性降低(肝病时不适用)。

(6) F Ⅷ活性 <50%(肝病时诊断必备)。

五、实验室检查

血常规、血涂片、凝血功能(PT、APTT、Fbg、D- 二聚体、FDP)、肝肾功能、电解质、动脉血气分析;F Ⅷ、AT Ⅲ(必要时);原发病的相关检查与筛查。

六、治疗

1. 要积极寻找并治疗原发病与导致 DIC 的原因。

2. 由于 DIC 患者一般较重,支持治疗十分重要。

3. 严密的监护、吸氧、脏器支持、有时需住加强病房、密切监测血常规与凝血。

4. DIC 的治疗

(1) 补充消耗的血小板、凝血因子:输 PLT、新鲜冰冻血浆、冷沉淀,使 PLT $>50\times10^9$/L,Fbg>1.5g/L,最重要。

(2) 通常不用抗纤溶药物(氨甲环酸)、PCC,会增加血栓风险。

(2) 肝素抗凝:高凝期用,或有血栓(肠系膜、肾、下肢)、AML-M3、恶性肿瘤、皮肤坏死。明显出血倾向或处于纤溶亢进期禁用,5~10U/(kg·min),监测:APTT 延长 1.5~2 倍;中和方式:鱼精蛋白 1mg:肝素 1mg(100U)。AML-M3 时,患者常为纤溶亢进期,伴有出血倾向,抗凝要慎用。

(张博为,审阅:曹欣欣)

第十五节　易栓症

一、定义

血流淤滞、血管内皮损伤、血液成分的改变（Virchow 血栓形成的三因素）导致出凝血功能异常，使患者容易出现血栓形成的倾向（静脉、动脉）。易栓症分为遗传性与获得性。

二、常见病因

1. 遗传性　活化蛋白 C 抵抗（因子 V Leiden 突变）、凝血酶原缺陷（GA20210A）、抗凝血酶缺陷、蛋白 C/ 蛋白 S 缺陷、高同型半胱氨酸血症（胱硫醚合成酶缺乏症）。

2. 获得性

（1）血流缓慢或变化：卧床、大手术、制动（骨科等）、经济舱综合征、孕晚期（盆腔与下肢血管受压）、心衰、心脏扩大、房颤、大量腹水、腹腔占位。

（2）血管病变：血栓闭塞性脉管炎、动脉硬化、糖尿病、中心静脉置管。

（3）血液成分改变：APS、高白细胞、血小板增多症、真红细胞增多症、高球蛋白血症、高脂血症、异常纤维蛋白原（肿瘤等）、肾病综合征、口服避孕药。

三、接诊要点

1. 病史采集　年龄、性别，常有提示意义，起病缓急、血栓部位、动脉 / 静脉、血栓次数、家族史、不良孕产史、用药史、既往疾病（肿瘤、自身免疫、心、肾、肝）。

2. 查体　系统而全面，皮肤、黏膜、淋巴结、心肺、腹部、肌肉压痛等。

四、辅助检查

1. 常规检查 血常规、尿常规、粪常规+隐血、肝全、肾全、血脂、凝血功能(PT、APTT、Fbg、TT、D-二聚体、FDP)、心电图、UCG、胸片、腹部B超、血气。

2. 血栓的影像学

(1)深部血管彩超(动静脉):四肢血管、肠系膜血管、门脉、下腔静脉、主动脉。

(2)血管重建:肺动脉CTPA、下肢CTV、门脉系统、肠系膜血管、头颅MRA+MRV。

(3)免疫方面:抗心磷脂抗体、抗β2GP1、狼疮抗凝物、ANA、抗dsDNA、抗ENA、ANCA。

(4)肿瘤方面:JAK2V617F警惕骨髓增殖性肿瘤;肿瘤标志物(CA199、CEA、CA125、CA153、PSA、AFP、肺癌筛查、SSCAg等),胸腹盆腔CT(增强)、PET(必要时)、免疫固定电泳、Ig、轻链。

(5)遗传性易栓症(口服抗凝停止两周后):AT-Ⅲ、PS、PC、APC、血同型半胱氨酸。血栓急性期筛查亦不准确。

五、治疗

1. 支持与一般处理

(1)DVT的患者每日注意双侧腿围的变化(髌骨上下10cm),DVT患者穿弹力袜,急性期需要卧床。

(2)PE患者注意血氧、给予吸氧治疗。

(3)颅内血管血栓形成的患者需要卧床,有时需要脱水降颅压.

(4)肠系膜血栓的患者有时需禁食、肠外营养。

(5)及时寻找血管科的帮助,看是否需取栓治疗或置入下腔静脉滤器。

2. 抗凝治疗(表 9-15-1)

表 9-15-1 抗凝治疗的常用药物及剂量使用方法

	肝素	低分子肝素	华法林	达比加群	利伐沙班
常用化学及商品名	肝素钠	低分子肝素钙(速碧林) 依诺肝素钠(克赛) 达肝素钠(法安明)	华法林钠	达比加群酯胶囊(泰毕全)	利伐沙班(拜瑞妥)
剂量与规格	12 500U 2ml	速碧林 4 100U 0.4ml 克赛 4 000U 0.4ml 6 000U 0.6ml 法安明 5 000U 0.5ml	3mg 片剂	110mg 胶囊 150mg 胶囊	10mg 片剂 15mg 片剂 20mg 片剂
主要机制	与 AT Ⅲ结合灭活凝血酶	灭活 F Xa	拮抗维生素 K，干扰 F Ⅱ、F Ⅶ、F Ⅸ、FX 合成	为直接凝血酶抑制剂，使凝血酶(因子Ⅱa)失活	因子Xa 抑制剂

续表

	肝素	低分子肝素	华法林	达比加群	利伐沙班
代谢（半衰期）	1~2h	8~12h		使用2~3h达到最大抗凝作用	7~17h
用法	首剂80U/kg 10~25U/kg/h维持，每4~6h测APTT	100U/kg，每12h一次，皮下注射	与肝素或低分子肝素重叠3~5d，初始3mg，1次/d，3d后查INR，调整用量，平稳后2~4周监测一次	110mg口服，2次/d	预防VTE，10mg，1次/d；治疗VTE：15mg，2次/d前21d，此后20mg，1次/d；Af预防血栓：20mg/15mg，1次/d
监测	APTT延长1.5~2倍 或80~100s	肥胖、肾功能不全、腹水、高龄等患者中有时需监测FXa活性：注射后4h 0.6~1.0U/ml	标准INR 2~3；低强度1.5~2 或根据病情调整目标值	毋需监测	毋需监测

续表

	肝素	低分子肝素	华法林	达比加群	利伐沙班
注意事项	使用 3~5d 监测血小板，警惕 HIT，一旦明确或怀疑，停用肝素，改用其他药物抗凝	肾功能不全患者清除明显减慢，应减量至 1/2~1/3	警惕双香豆素类相关皮肤坏死（PC 缺乏症高危）与紫趾甲综合征（胆固醇结晶栓塞）；出现停药，另选抗凝方式	CrCL ≤ 30ml/min 慎用；同时使用 P- 糖蛋白诱导剂（如利福平）会降低达比加群的抗凝作用，P- 糖蛋白抑制剂会增加达比加群的抗凝作用（如酮康唑、维拉帕米）	CrCL ≤ 30ml/min 慎用；同时抑制 CYP-3A4 和 P- 糖蛋白，与多种药物有效护作用，合并用药前应明确
选择	急性血栓形成，需要快速抗凝时	急慢性血栓、ACS、肿瘤性易栓、骨科制动 / 大手术等患者的预防抗凝、APS 患者妊娠期的抗凝	急慢性血栓、房颤等患者维持治疗期的抗凝	房颤的抗凝	DVT、PE 抗凝，骨科手术预防抗凝，监测不便者

(1)获得性易栓

1)可去除危险因素的(骨科制动、经济舱综合征):疗程3~6个月,无诱因者6~12个月,>2个获得性因素12个月;反复发作终生抗凝。

2)肿瘤性易栓症:推荐终身低分子肝素治疗。

3)APS:至少12个月,有时涉及动脉血栓时需要同时抗血小板治疗。

4)真红细胞增多症与血小板增多症的患者:需要抗血小板治疗。

(2)遗传性易栓:首次发作6~12个月,复发终身抗凝,高危遗传因素终身抗凝(凝血酶原缺陷);动脉血栓者常需抗血小板治疗。

3. 溶栓　大面积肺栓塞、有时功能下降的次大面积肺栓塞与血流动力学不稳患者(见"呼吸系统疾病-肺栓塞")。

DVT:<1周肢体坏疽或有严重PE倾向的患者,有时需在滤网的保护下进行。

4. 一旦开始抗凝、抗血小板治疗,需要注意出血倾向(尿便OB、皮肤瘀斑、血红蛋白等),使用肝素的3~5d后监测血小板变化。

(张博为,审阅:曹欣欣)

第十六节　肿瘤接诊与评估

一、评估

肿瘤评估主要有两方面:①全身状况;②肿瘤情况。

1. 患者的全身状况的评估　能否耐受放化疗;疼痛、症状、活动耐力、生活自理等。ECOG评分见表9-16-1。

表 9-16-1 美国东部肿瘤协作组(ECOG)体力状况评分标准

分级	体能状态	化疗
0	活动能力完全正常,与起病前活动能力无任何差异	标注剂量化疗
1	能自由走动及从事轻体力活动,包括一般家务及办公室工作,但不能从事较重的体力活动	
2	能自由走动及生活自理,但已丧失工作能力,日间不少于一半时间可以起床活动	单药化疗
3	生活仅部分自理,日间一半以上时间卧床或坐轮椅	支持治疗
4	卧床不起,生活不能自理	
5	死亡	

2. 肿瘤的评估　与如何选择治疗方案密切相关。病理:肿瘤的定性;分期;肿瘤目前的严重程度;疗效:治疗的有效性;不良反应:包括近期与远期。

(1)肿瘤的病理

1)组织病理:原发病灶、分化程度、病理分型及亚型。

2)分子病理:基因状态、免疫状态。

(2)疗效评价

1)完全缓解(complete response,CR):所有病灶完全消失。

2)部分缓解(partial response,PR):可测病灶长径(LD)总和缩小 30% 以上。

3)疾病稳定(stable disease,SD):PR 与 PD 之间。

以上均无新发病灶;PR 或 CR 者,应在 4 周内行病灶测量变化的确认。

4)疾病进展(progressive disease,PD):病灶 LD 总和至少增大 20% 以上,或出现新发病灶。

患者有可测量病灶作为判定疗效的起始依据，至少有一个最长径以常用方法≥ 20mm，或螺旋 CT ≥ 10mm 的病灶，治疗 4 周内评估，判断疗效时必须以同样测量方法评估，如均用 CT。测量时取病灶 LD，如果有多个病灶应测每个病灶 LD 相加，治疗前后 LD 相比，得出缩小百分率。

病情缓解（CR、PR）或平稳（SD）提示治疗有效，可继续使用目前方案，出现进展（PD）需要改变方案或使用 2 线药。

3. 不良反应评估 不良反应分级，2018 年起参照 NCI-CTC v5。

二、接诊注意

肿瘤科室患者住院的原因：化疗与评估、治疗并发症或肿瘤急症、终末期。

1. 初治患者

(1) 详细询问起病的主要表现、缓急，详细的系统回顾与查体，有助于发现潜在的危险与副肿瘤综合征。

(2) 确诊肿瘤的过程与方法：穿刺、局部活检、手术，经历手术的患者常可以得到准确的分期。

2. 常规化疗患者 上次化疗的主要副作用，休疗期间的症状、生活状态。

3. 病重 / 危的肿瘤患者

(1) 一般处理原则：见第三章。

(2) 判断是肿瘤急症或治疗的副作用造成的急性情况（感染、水肿、溶瘤、器官受压等），还是肿瘤终末期的全身衰竭。

(3) 即使是终末期的肿瘤患者，如果有急症也应予相应处理，疼痛、恶心等全身不适应积极给予对症治疗。

4. 所有肿瘤患者 都要注意

(1) 瘤负荷大、对化疗敏感的患者注意预防溶瘤综合征(水化、碱化尿液)。

(2)判断目前是否存在肿瘤急症。

(3)恶性肿瘤患者的病情可以发生快速变化,尤其是未经治疗的患者。

(4)临床表现、疼痛、体能有时与肿瘤的部位和严重程度不一定相关。

三、入院检查

用于评估患者状况与肿瘤病情。

1. 初治患者

(1)入院常规(全身状况与脏器功能):血常规、尿常规、粪常规+隐血,ESR、CRP、凝血功能、肝肾脂全、血型+Rh因子、乙肝五项、梅毒抗体、丙肝抗体、HIV抗体、心电图、心脏彩超、肺功能(基础肺病患者、使用肺毒性药物时)、HBV-DNA(乙肝患者)、HCV-RNA(丙肝患者)。

(2)肿瘤分期:淋巴结B超(颈部、腋窝、腹股沟)、胸腹盆增强CT(等密度肿瘤或有液化坏死物质与肿瘤无法鉴别时,同时行MRI)、头颅MRI+增强+MRS(肺癌)、骨扫描、全消化道造影、结肠三维CT重建(结肠癌);必要时:肠镜、胃镜、PET-CT(替代淋巴结B超及胸腹盆增强CT);注意手术记录(是否有腹腔弥漫转移等情况)。

(3)肿瘤标志物监测:CA19-9、CA242、CEA等(消化道肿瘤)、肺癌筛选(肺癌或神经内分泌癌)、CA15-3(乳腺癌)、CA125(卵巢癌)、PSA(前列腺癌)、AFP(肝癌、生殖细胞瘤)、β-HCG(滋养细胞肿瘤)。

2. 常规化疗患者 血常规、肝肾全、凝血、尿常规、粪常规+隐血;心电图(使用紫杉、蒽环类)、肺功能通气+弥散(使用博来霉素)。

3. 治疗后肿瘤评估患者 同肿瘤分期。

肿瘤化疗多数21d1疗程,2~3疗程评估一次,病情变化不除外肿瘤进展要随时评估。

四、患者的处理

1. 肿瘤患者由于化疗骨髓抑制与免疫功能紊乱，易发生感染，注意防护（口罩等），每日注意口腔与肛周感染，含漱、必要时坐浴。

2. 休疗患者入院，感染是常见原因，最常见部位在呼吸道，及时使用广谱抗生素治疗（详见第十章第六节）。

3. 患者是否有肿瘤急症给予处理（详见本章第十九节）。

4. 对症支持。疼痛、恶心、食欲缺乏、乏力等不适感影响生活质量，要给予相应处理。

（张博为，审阅：葛郁平）

第十七节　常用化疗药物

一、化疗用药

1. 紫杉醇

(1) 作用：抑制微管蛋白。

(2) 肿瘤：各类实体瘤（肺、乳腺、卵巢、消化道、头颈）。

(3) 常用方案：与各类铂剂联合。

(4) 副作用：过敏（面红、皮疹或瘙痒、心率略快、休克）、脱发、关节肌肉痛、周围神经毒性（麻木）。

(5) 初次使用时，紫杉醇 30mg+ 生理盐水 100ml 静脉滴注，立即，前 15min 慢点，无反应再将剩余剂量配至 500ml 静脉滴注，>3h；预防过敏：地塞米松 10mg 在紫杉醇前 12h，6h 口服；异丙嗪 25mg 或苯海拉明 20mg 肌内注射，使用前 30min，使用时心电监护。

2. 多西紫杉醇

(1) 机制、副作用、常用肿瘤：同紫杉醇。

(2) 常用方案：单药或联合铂剂。

(3)用药前1d开始，地塞米松7.5mg 2次/d，连用3d(防止水钠潴留)，异丙嗪25mg肌内注射，使用前30min。

(4)使用时心电监护。

3. 顺铂(DDP)

(1)细胞周期非特异性药。

(2)肿瘤：应用于各类实体瘤。

(3)与紫杉类、5FU、长春瑞滨、VP16、吉西他滨等药组成多种方案治疗不同的肿瘤。

(4)副作用：肾脏毒性、消化道反应，骨髓抑制，听神经毒性，皮肤沉积，这些毒性的产生与使用药物的剂量大小和总量有关。

(5)监测出入量，每日喝水1L以上，使用前后均要水化1d，避免日晒，胃肠道反应严重时，可采用5-羟色胺受体拮抗剂联合激素或苯海拉明、阿瑞匹坦等药物。

(6)与其他化疗药物同时输注时，先输注其他药物后输注铂类(所有铂类)，防止输注铂类后对肾功能的短暂毒性影响其他药物代谢。

4. 奥沙利铂

(1)肿瘤：消化道肿瘤(食管、胃、大肠)。

(2)常用方案：FOLFOX6、XELOX、SOX。

(3)副作用：外周神经毒性(急、慢性)，遇冷刺激时加重，具有可逆性；神经毒性，剂量限制毒性；肾脏毒性；过敏，输注多次后(平均5~8次)。

(4)输注避光，患者避冷、避光；使用前预防过敏。

5. 卡铂(CBP)

(1)第二代铂类。

(2)肿瘤：用于肺癌、卵巢癌、头颈部肿瘤。

(3)常用方案：EC(SCLC)、紫杉醇+CBP(NSCLC)。

(4)副作用：血小板下降，耳、肾毒性、过敏(输注多次后，平均 12 次）。

（5）不良反应：骨髓抑制。

（6）根据肌酐清除率调整具体用量；使用时避光。

6. 环磷酰胺（CTX）

（1）烷化剂，非细胞周期非特异性药物。

（2）肿瘤：淋巴瘤、白血病、乳腺癌、肉瘤、卵巢癌。

（3）常用方案：CHOP、CDVP、CAV、CAF、CMF 等多种。

（4）副作用：骨髓抑制，脱发，出血性膀胱炎。

（5）预防出血性膀胱炎：充分水化、多饮水，>2g 时要加用美斯纳。

7. 异环磷酰胺（IFO）

（1）肿瘤：软组织肉瘤，淋巴瘤，肺癌，卵巢癌，乳腺癌。

（2）常用方案：MINE、IFO+ 紫杉类。

（3）不良反应：恶心呕吐、脱发、骨髓抑制、出血性膀胱炎。

（4）预防出血性膀胱炎：充分水化、多饮水，要用美司纳，美司那总量为异环磷酰胺剂量的 60%，分 3 次给入；一般：400mg（即 2g 的 60%），IFO 后 0h，4h，8h。

8. 伊立替康

（1）拓扑异构酶 Ⅰ 抑制剂，干扰 DNA 复制；活性代谢物 SN38。

（2）肿瘤：大肠癌、肺癌、乳腺癌、胃癌、胰腺癌。

（3）副作用

1）急性胆碱能综合征：用药 24h 内出现，表现为腹痛、腹泻、出汗、流泪、瞳孔缩小；严重者予阿托品 0.25mg 皮下注射，下一次使用前预防用药。

2）延迟性腹泻：用药 24h 后至下一周期化疗前均可出现，中位时间第 5 天，平均持续 4d，发生率 80%~90%，3~4 度 39%。既往接受过腹盆腔放疗及一般情况差的患者，腹泻风险增加；一旦出现第一次稀便，立即开始洛哌丁胺治疗，首剂4mg，以后每2h2mg，至大便停止12h，如用药48h腹泻仍不缓解，则及时门急诊就诊处理。若洛哌丁胺无效，使用生长抑素。

3）使用注意：胆红素 >1.5倍正常上限，停用；慢性肠炎和/或肠梗阻，忌用。

9. 吉西他滨（GEM）

（1）嘧啶衍生物，代谢产物掺入DNA，作用于G_1/S期。

（2）肿瘤：胰腺癌，非小细胞肺癌、乳腺癌等有效。

（3）常用方案：健择+DDP或CBP，单药（胰腺癌）。

（4）不良反应：骨髓抑制，血小板降低，偶有发热、皮疹。

10. 甲氨蝶呤（MTX）

（1）抑制二氢叶酸还原酶，还原型四氢叶酸减少，抑制DNA、RNA和蛋白质的合成。

（2）肿瘤：白血病，恶性淋巴瘤，肉瘤，头颈部癌、滋养细胞肿瘤。

（3）不良反应：黏膜损伤（口腔炎，胃炎，出血性肠炎），骨髓抑制、肝功能损害。

（4）解救：大剂量使用、超过0.5g时（一般用于淋巴细胞白血病）；测MTX浓度，甲酰四氢叶酸15mg im q6h化疗后8h。

11. 培美曲塞（PEM）

（1）多靶点抑制叶酸合成所需要的酶（二氢叶酸还原酶、胸苷酸合成酶、甘氨酰胺核苷酸甲酰转移酶），干扰核苷酸的合成。

（2）肿瘤：胸膜间皮瘤的一线用药、也可用于非小细胞肺癌等其他肿瘤。

（3）常用方案：培美曲塞+顺铂或卡铂。

（4）副作用：骨髓抑制、皮疹、黏膜损伤。

(5)辅助用药：使用前7d开始口服叶酸0.4mg/d并给予维生素B_{12} 1mg肌注1次；叶酸用至停止化疗后21d，维生素B_{12}每9周肌注一次。预防皮疹：化疗前1d、当天、后1d口服地塞米松4mg，2次/d(共3d)。

12. 氟尿嘧啶(5-FU)

(1)肿瘤：消化道肿瘤(胃癌、结直肠癌)。

(2)常用方案：FOLFOX6、FOLFIRI。

(3)副作用：肝肾损害、黏膜炎、消化道反应。

(4)持续静脉点滴的疗效优于静脉注射。

13. 希罗达

(1)肿瘤组织内的5-Fu浓度为血浓度100倍，口服化疗药。

(2)常用方案：XELOX、单药(口服14d、休7d)。

(3)肿瘤：胃癌、食管癌、大肠癌、乳腺癌。

(4)副作用：腹泻，对症止泻、补液；手足综合征，指端麻木、感觉异常、疼痛、皮肤红肿、脱屑、水疱；脱皮、脱指甲。

预防及治疗：保持手足皮肤湿润，服药期间维生素B_6 60mg tid。

14. 依托泊苷(VP-16)

(1)肿瘤与常用方案：小细胞肺癌(EC、EP)、生殖细胞肿瘤(BEP)、淋巴瘤(ESHAP)、白血病(HE)。

(2)副作用：骨髓抑制：剂量限制性毒性。中性粒下降为主。胃肠道反应、静脉炎、脱发、周围神经毒性、过敏。糖水中不稳定，必须以生理盐水稀释，静点不少于30min。

15. 替尼泊苷(VM-26)

(1)脑原发和转移瘤中可测得较高浓度。

(2)肿瘤：原发和转移性脑瘤、小细胞肺癌、淋巴瘤、淋巴细胞白血病。

(3)副作用及处理：大致同VP-16。

16. 蒽环类抗肿瘤抗生素

(1) 阿霉素(多柔比星)、表阿霉素(表柔比星)、吡喃阿霉素(吡柔比星)、柔红霉素、去甲氧柔红霉素、米托蒽醌。

(2) 用于血液系统肿瘤(白血病、淋巴瘤、MM)与实体瘤(肉瘤与肺、乳、消化道癌),组成多种方案。

(3) 主要副作用:心脏毒性:一般在多次输注后出现,目前没有敏感的监测指标。阿霉素1%出现延迟性心肌病变,多出现在停药1~6个月,表现急性心衰,与累积量有关。使用蒽环类药物要算累积量,不同的药物有不同的最大累积量,化疗前查心电图、cTnI;定期复查心脏彩超,心脏有基础疾病需减量,心衰患者慎重或禁忌。其他:骨髓抑制、脱发、消化道反应、外渗引起组织溃疡和坏死。

17. 长春碱类

(1) 长春花碱(VLB,威保定)、长春新碱(VCR)、长春地辛(VDS,西艾克)、长春瑞宾(NVB,诺维本)。

(2) 植物类抗肿瘤药,抑制微管蛋白聚合,影响纺锤体形成,M期周期特异性药物。

(3) 用于血液系统肿瘤(白血病、HL、NHL、MM)与实体瘤(肉瘤与乳、肺、生殖细胞瘤),与其他药物组成多种方案。

(4) 副作用:神经系统毒性:VCR较重,剂量限制性毒性,主要为末梢神经损伤,严重时累及运动、感觉和脑神经,用药6~8周出现。本类药物严禁鞘内注射。其他:骨髓抑制、局部静脉炎。

18. 阿糖胞苷(Ara-C)

(1) 抑制DNA合成,S期周期特异性药物。

(2) 肿瘤:白血病、淋巴瘤。

(3) 常用方案:DA、CAG、HD-AraC、MD-AraC、FLAG、MA、CALM、ESHAP、hyper-CVAD。

(4)副作用:骨髓抑制、胃肠道反应、发热、皮疹,脱发。

(5)可以静推、静点与皮下注射;鞘注:用于脑膜白血病的预防与治疗(盐水溶,不得使用厂家携带的苯甲醇溶剂)。

19. 门冬酰胺酶(L-ASP)

(1)某些肿瘤缺乏门冬酰胺合成酶,L-ASP又可使L-门冬酰胺水解,从而干扰肿瘤细胞蛋白质合成,细胞周期非特异性药物。

(2)肿瘤:急性淋巴白血病、淋巴瘤。

(3)常用方案:CDVLP。

(4)副作用:变态反应、凝血异常、肝肾功能受损、高血氨,头痛、嗜睡、精神异常。胰腺炎:使用前查胰酶,之后监测。用前皮试:2IU/0.1ml,阳性:3h内出现红肿、斑块。

20. 博来霉素(BLM)

(1)抗肿瘤抗生素,抑制DNA合成,破坏分解DNA。周期非特异性药物。

(2)肿瘤:鳞癌的有效药物之一(头颈部、皮肤、食管、肺癌等)

(3)可以胸腔内给药:30~40mg/m^2,7~10d1次。

(4)副作用:肺毒性:肺炎样症状或肺纤维化,随剂量增加发生率增加,肺功能差或肺部放疗者不用或慎用。化疗前要查胸片与肺功能,使用本药定期查肺功,如有间质病变与弥散下降应慎用。发热(用前1h给予NSIADS药和地塞米松5mg)、肢端皮肤变厚与色素沉着、过敏。

二、靶向治疗

大分子:单克隆抗体,作用于胞膜外部分,与之结合使细胞裂解。

小分子蛋白:酪氨酸激酶抑制剂,脂溶性与穿透力好,作用于 EGFR 的膜内部分。

使用单克隆抗体靶向药物时,一般给药均在化疗药物用药前。

1. 常用单克隆抗体

(1)西妥昔单抗

1)抗酪氨酸激酶受体的单抗。

2)主要用于实体瘤:头颈部肿瘤、肠道腺癌等。

3)常用方案:头颈部肿瘤、肠癌化疗方案前的用药。

4)副作用:过敏、皮疹、软组织感染。

5)处理:抗过敏,适用前用糖皮质激素,皮疹:清洁皮肤、避免日晒、外用药。

(2)贝伐单抗

1)针对血管内皮生长因子的单抗。

2)主要用于实体瘤,如腺癌等。

3)副作用:出血,坏死,穿孔,高血压,蛋白尿、肾功能损害。

4)禁忌证:活动出血、抗凝、血小板低下、无法控制的高血压、心脑血管疾病、CKD、鳞癌、脑转移。

(3)利妥昔单抗

1)结合 B 细胞表面 CD20 的单克隆抗体,使 B 细胞溶解破坏。

2)用于 B 细胞淋巴瘤,以及自身免疫相关的疾病,如 ITP、AIHA、SLE、TTP。

3)常用方案:R-CHOP、R-ESHAP、FR 等。

4)使用方式为静脉泵入 50ml/h,之后增至 200ml/h,用药时间 6~8h,使用中心电、血氧、血压监护;用药前给予地塞米松与泰诺林。

5)不良反应:变态反应,易感染(B 细胞功能受抑)。

2. 小分子靶向治疗

(1)酪氨酸激酶拮抗剂:小分子,作用于表皮生长因子(EGFR)受体的胞内部分,均为长期口服用药(易瑞莎、特罗凯)。

1)常用药物:易瑞莎(吉非替尼)、特罗凯(厄洛替尼)等。

2)主要用于非小细胞肺癌的治疗。

3)可以提高5年存活率。

4)优势人群:腺癌、亚裔女性、不吸烟、EGFR突变。

5)副作用与处理:皮疹,对症为主,注意清洁、勿日晒,避免皮肤感染(脓点、软组织炎)。黏膜反应:口腔溃疡、腹泻、结膜炎,对症处理,腹泻一般药物常无效,可用洛哌丁胺。

6)停药:不能耐受的不良反应、病情进展。

(2)硼替佐米(万珂)

1)蛋白酶体抑制剂,导致肿瘤细胞肿胀死。

2)肿瘤:多发性骨髓瘤与巨球蛋白血症等浆细胞疾病的治疗。

3)方案:BCD(万珂+环磷酰胺+地塞米松),1.3mg/m^2,d1、4、8、11给药。

4)副作用:外周神经病变(感觉为主,麻木、疼痛、感觉异常)、乏力、腹泻、恶心、便秘、骨髓抑制(PLT减少)。出现周围神经病变后要调整剂量:1级:感觉异常或者反射丧失,不变。2级:感觉丧失与异常,但不影响日常生活,剂量降至1.0mg/m^2。3级:客观感觉丧失与不同程度感觉异常,影响日常生活,停药,缓解后剂量降至0.7mg/m^2,每周一次。4级:永久感觉丧失,功能障碍,停药。

(3)沙利度胺(反应停)

1)抑制肿瘤血管的生成与淋巴细胞功能。

2)肿瘤:用于多发性骨髓瘤、淀粉样变性等浆细胞病的治疗。

3)其他:也用于狼疮性肾病、血清隐性脊柱关节病等风湿免疫类疾病的治疗。

4）副作用：骨髓抑制、腹胀；胎儿畸形（海豹胎）。

5）妊娠妇女严禁使用。

（张博为，审阅：葛郁平）

第十八节　化疗副作用与注意事项

化疗是现代肿瘤治疗的重要组成部分，治疗晚期肿瘤的最有效手段之一。原则：正规、足量、及时、有效。

一、化疗前

1. 保证入量，减少脏器损伤和过敏发生。

2. 化疗前确定患者一般状况能耐受化疗，并完成常规化验与评估。

3. 对患者与家属的宣教　正确看待肿瘤与化疗，化疗的必要性、不良反应、注意事项、树立信心。

二、化疗期间

1. 水化　监测出入量，每日入量 2 000~3 000ml 以上，老年人与心功能不全者警惕心衰。

2. 化疗前副作用的相应处理静脉给予止吐药物（枢星与欧贝），口服 NK1 受体拮抗剂（阿瑞匹坦），抗过敏：地塞米松、苯海拉明，出血性膀胱炎：美斯纳（异环磷酰胺）。

3. 监测血常规与肝肾功能、电解质，每 2~3d 一次。

4. 骨髓抑制多发生在化疗后 7~10d，也有化疗后白细胞迅速下降至粒细胞缺乏者，化疗开始前、结束后的 24h 内一般都不予 G-CSF 升白细胞治疗，白细胞计数 $>3.5\times10^9/L$，中性粒细胞计数 $>1.5\times10^9/L$ 可以正常化疗。

三、常见副作用（表 9-18-1）

表 9-18-1　常见化疗药物副作用与处理

	代表药物	处理	预防措施
药物过敏	紫杉类	停药，换白液，同时弃去输液管道另建输液通路，糖皮质激素，严重时按过敏性休克处理	初次使用慢滴（分 2 次配），监护，用药前糖皮质激素
骨髓抑制	烷化剂，抗肿瘤抗生素、吉西他滨	抗感染、升白细胞（G-CSF）、输血（RBC、PLT）	监测血常规，及时调整剂量
肾脏毒性	铂类	停药，管理出量电解质，必要时糖皮质激素	化疗前查肾功能，CCR 低减量或换药，化疗时水化
心脏毒性	蒽环类	停药、抗心衰，管理出入量电解质	化疗前查心电图，定期查 UCG，算累积剂量
腹泻	伊立替康、希罗达	停药，服用洛哌丁胺（详见该药），补液，管理出入量电解质	监测大便情况，腹泻未止或有肠梗阻暂不用药
呕吐	铂剂、烷化剂、抗肿瘤抗生素	中枢镇吐剂，补液，管理出入量电解质	化疗前使用中枢止吐剂
出血性膀胱炎	CTX、IFO	停药，美斯纳，水化，避免血块阻塞尿路	充分水化、化疗前、中给予美斯纳
肺纤维化	博来霉素	停药，改变方案	监测肺功能
神经毒性	长春新碱、硼替佐米	减量、严重时停药，营养神经、B 族维生素	营养神经、B 族维生素

续表

	代表药物	处理	预防措施
脱发	烷化剂，抗肿瘤抗生素	无特殊	无特殊
光敏/皮疹	铂剂、酪氨酸激酶抑制剂	外用药	用药避光(顺铂)，避免日晒

（张博为，审阅：葛郁平）

第十九节　肿瘤急症处理

常见肿瘤急症的处理见表 9-19-1。

表 9-19-1　常见肿瘤急症与处理

急症	病因	所见肿瘤	表现	处理
脊髓压迫	椎体压缩性骨折与椎管内侵犯； 66% 发生在胸段，其次为腰段 20%	前列腺癌、乳腺癌、肺癌、MM、淋巴瘤	疼痛、截瘫、感觉障碍。 马尾综合征：鞍区感觉障碍、尿潴留、尿失禁、肛门括约肌障碍与臀部肌无力 MRI、CT：可见压缩性骨折、椎管内肿瘤、脊髓/马尾受压	一旦考虑，应尽早处理，只有 <10% 的截瘫患者能恢复行走。 大剂量糖皮质激素：地塞米松 16~20mg 静脉，必要时，4mg 每 6h 一次 姑息性放疗 手术减压

续表

急症	病因	所见肿瘤	表现	处理
颅高压	颅内转移	肺癌、乳腺癌	头痛、恶心、呕吐、癫痫发作、局灶感觉/运动障碍、意识障碍 MRI：有助于发现转移灶	甘露醇、甘油果糖脱水降颅压 糖皮质激素：减轻脑水肿 放疗：治疗期间警惕脑水肿加重 手术：去骨瓣减压、单一病灶可切除
	脑膜侵犯	淋巴瘤、白血病	头痛、恶心、呕吐、癫痫发作、局灶感觉/运动障碍、意识障碍 脑脊液细胞学	甘露醇、甘油果糖脱水降颅压 腰穿鞘注化疗药物与糖皮质激素
上腔静脉综合征	肿瘤压迫上腔静脉及其分支系统	纵隔肿瘤、淋巴瘤、肺癌	面部与上肢淤血、水肿，呼吸困难	常无法手术 糖皮质激素：DEX4mg/d 淋巴瘤、小细胞肺癌：化疗 姑息性放疗
大气道梗阻	肿瘤压迫气管与主支气管	甲状腺癌、淋巴瘤、上纵隔肿瘤、头颈部肿瘤	喘鸣、呼吸困难，窒息	肿瘤的严重并发症，短时间内可致命 大剂量糖皮质激素：地塞米松 10~20mg 紧急气管切开 局部放疗、气管内支架

续表

急症	病因	所见肿瘤	表现	处理
溶瘤综合征	肿瘤细胞大量坏死：增殖较快时（自发溶瘤）或化疗后	侵袭型淋巴瘤、白血病	“三高一低”：高血钾、高血磷、高尿酸、低血钙 肾功能不全	瘤负荷较重时及时预防：充分水化、碱化尿液、别嘌醇 治疗：对症支持，出入量、电解质管理，必要时肾功能替代
高黏滞综合征	高球蛋白血症	MM、巨球蛋白血症	胸闷、耳鸣、视物模糊、头晕、头痛	化疗 血浆置换/分离
白细胞淤滞症	高白细胞血症	急性白血病，白细胞计数 $>100\times10^9/L$ 时	胸闷、头痛、意识障碍、肾功能不全	羟基脲 白细胞分离 化疗、水化、抗凝
急性失血	肿瘤侵犯血管所致，瘤体出血	各类实体与血液肿瘤	消化道、呼吸道与生殖道的出血	输血、止血与抗休克支持 介入栓塞、内镜 急诊手术
DIC	肿瘤细胞促凝物质的释放	PML、前列腺癌	出血倾向，血小板与凝血因子消耗、纤溶亢进	补充血小板、维生素K、补充凝血因子（冷沉淀、新鲜冰冻血浆、凝血酶原复合物）

（张博为，审阅：葛郁平）

第二十节　癌性疼痛的治疗

一、肿瘤的三阶梯止痛

1. VAS 自评尺　疼痛视觉模拟评分(VAS)见图 9-20-1。

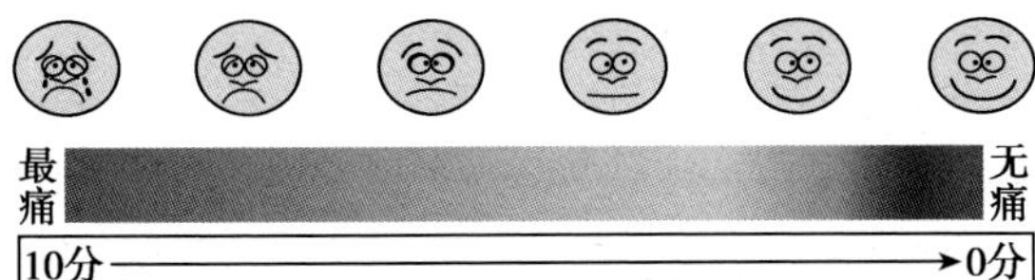

图 9-20-1　疼痛 VAS 系统

2. WHO 三阶梯止痛原则(表 9-20-1)

表 9-20-1　WHO 三阶梯止痛治疗

疼痛程度	原则	代表药物
重度疼痛(7~10 分)		
↑	加用强阿片类	吗啡、美施康定、奥施康定、芬太尼
中度疼痛(4~6 分)		
↑	加用弱阿片类	曲马多
轻度疼痛(1~3 分)		
↑	非甾体抗炎药与辅助药物	对乙酰氨基酚、布洛芬、双氯芬酸
无痛(0 分)		

二、阿片类药物的使用

1. 原则 按时给药，有效镇痛，随时评价，治疗个体化。

2. 常用药物

(1) 吗啡：每日 30~60mg，5~10mg，每 4h 一次，皮下注射。

(2) 美施康定用药原则（TIME）

1) 滴定（Titrate）：10~30mg 每 12h 一次开始，每 24h 调整剂量 1 次；至疼痛完全缓解。

2) 递增（Increase）：若疼痛无缓解，则按照 30%~50% 的幅度增加剂量，直至疼痛完全缓解。

3) 管理（Manage）：应用速释吗啡处理爆发痛，剂量是美施康定的 1/4~1/3；若应用美施康定后镇痛不满意，应考虑增加下一次美施康定的用量。

4) 评估（Evaluate）：随时评价患者对疼痛及止痛治疗的反应。

(3) 芬太尼贴剂：慢性持续镇痛，8~12h 起效；2∶1 原则：吗啡 120mg/24h = 芬太尼贴剂 50μg/h。

(4) 自控镇痛（PCA）：PCA 120mg/24h– 美施康定 360mg/d。

(5) 暴发痛：吗啡，剂量是美施康定的 1/4~1/3。

1) 美施康定 30mg，每 12h 一次；暴发痛：口服吗啡 30 × 1/3=10mg，皮下吗啡 10 × 1/3=3.3mg；即皮下吗啡使用量 = 美施康定半日量 × 1/9。

2) 多瑞吉 25μg/h（即 2.5mg），相当于口服美施康定 30mg，每 12h 一次；暴发痛：口服吗啡：30 × 1/3=10mg，皮下吗啡：10 × 1/3=3.3mg。

三、副作用与处理

1. 便秘 通便、纤维素类食物、适当活动、严重时灌肠。

2. 口干　漱口。

3. 恶心 / 呕吐　胃肠动力药、5-HT_3 受体拮抗剂。

4. 尿潴留　按时排尿、会阴热敷、膀胱区按摩、导尿。

5. 药物过量　昏迷、呼吸抑制、心率血压下降、针尖样瞳孔，监护、保护气道。纳洛酮：每 2~3min 静推 1 次，总量 <4mg（10 支）。

四、三阶梯止痛原则上的其他疼痛处理

1. 骨痛　双磷酸盐、姑息性放疗。

2. 神经源性疼痛　卡马西平、神经阻滞，颅高压与臂丛、腰骶丛疼痛时可用皮质激素。

3. 直肠 / 阴道 / 膀胱痛　神经阻滞、局部麻醉、类固醇药物灌肠。

4. 抗焦虑、抑郁药的使用。

（张博为，审阅：葛郁平）

第二十一节　副肿瘤综合征

一、定义

副肿瘤综合征是与恶性肿瘤相关的一系列临床综合征。

二、特征

1. 不是肿瘤直接侵犯器官所致，而是与肿瘤的特殊生物学行为（分泌激素）或免疫系统抗肿瘤引起的免疫功能紊乱有关。

2. 可以是肿瘤的首发和突出表现。

3. 临床表现多样，可以累及全身各个系统。

4. 表现可以随着肿瘤的缓解和进展消长，有时可作为监测肿瘤的指标。

5. 发生率较高，2%~20% 的恶性肿瘤患者合并有不同程度的副肿瘤综合征。

三、治疗

1. 治疗肿瘤本身 最重要。

2. 与自身免疫相关的 常需使用糖皮质激素与免疫抑制剂。

3. 与肿瘤特性有关的（异位分泌激素或合成特殊物质） 一般都是对症治疗。

四、常见副肿瘤综合征（表 9-21-1）

表 9-21-1 常见副肿瘤综合征与处理

系统	副肿瘤综合征	主要表现	病因	治疗	肿瘤
全身表现	肿瘤性发热	低 - 高度发热	炎症因子 IL-6、IL-1、TNF-α	NSAIDs、糖皮质激素	淋巴瘤、白血病、肾癌、肝癌
	恶病质	极度消瘦、食欲缺乏、脏器衰竭	炎症 TNF-α	甲地孕酮、糖皮质激素、营养支持、镇痛	肿瘤晚期
内分泌	抗利尿激素分泌不当综合征（SIADH）	低钠血症、低血清渗透压、淡漠、意识改变	肿瘤细胞分泌 ADH	限水（每日 0.5~1L），托伐普坦	小细胞肺癌、胰腺癌、淋巴瘤、前列腺癌

续表

系统	副肿瘤综合征	主要表现	病因	治疗	肿瘤
内分泌	库欣综合征	库欣面容、皮肤色素沉着、肌无力、低钾、高血糖	肿瘤细胞异位分泌ACTH	肾上腺部分切除、美替拉酮等	小细胞肺癌、类癌、胰腺癌
	高钙血症/高钙危象	高钙血症、恶心、烦渴、便秘	肿瘤细胞分泌甲状旁腺激素相关蛋白	水化(生理盐水每日3 000ml以上)、利尿、降钙素、双膦酸盐	非小细胞肺癌、鳞癌、肾癌
	低血糖症	低血糖、意识障碍	肿瘤细胞分泌胰岛素样生长因子	静脉高糖	肝癌、淋巴瘤、腹膜后间质肿瘤
神经肌肉	肿瘤相关皮肌炎/多肌炎	近端肌无力、肌痛、肌酶升高；EMG：肌源性损害	自身免疫(皮肤、肌肉)	糖皮质激素、免疫抑制剂	肺癌、乳腺癌、胃癌、结肠癌
	Lambert-Eaton肌无力综合征	近端肌无力、休息后肌力减退-活动增强-疲劳；EMG：低频减、高频增	自身免疫(神经肌接头)	糖皮质激素	肺癌、乳腺癌、胃癌等

续表

系统	副肿瘤综合征	主要表现	病因	治疗	肿瘤
神经肌肉	重症肌无力	肌肉病态疲劳、晨轻暮重；EMG：低高频重复刺激递减	自身免疫(神经肌接头、ACHR-Ab)	溴吡斯的明、糖皮质激素	胸腺瘤
	周围神经病	手袜套样感觉减退伴深、浅感觉异常；EMG:神经源性损害	自身免疫(脱髓鞘、神经元变性)	糖皮质激素、营养神经	小细胞肺癌、淋巴瘤、乳腺癌、胃癌、骨髓瘤
	副肿瘤性边缘带脑炎	精神异常：易激惹、抑郁、性格改变，痴呆	自身免疫(脱髓鞘、神经元变性)	糖皮质激素、营养神经	小细胞肺癌
	副肿瘤性脑脊髓炎	表现多样：运动、感觉功能障碍、脊髓半切/横断	自身免疫(脱髓鞘、神经元变性)	糖皮质激素、营养神经	小细胞肺癌、淋巴瘤、乳腺癌、卵巢癌
	副肿瘤性小脑变性	步态不稳、眩晕、复视、共济失调、构音障碍	自身免疫(脱髓鞘、神经元变性)	糖皮质激素、营养神经	小细胞肺癌、淋巴瘤、乳腺癌、卵巢癌
骨关节	肥大性骨关节病	累及指端、膝、髋：杵状指、骨痛、关节肿胀、骨膜下新骨增生		对症镇痛	小细胞肺癌

续表

系统	副肿瘤综合征	主要表现	病因	治疗	肿瘤
骨关节	副肿瘤关节炎	大、小关节肿痛、渗出	炎症因子、自身免疫	对症镇痛、糖皮质激素、免疫抑制剂	淋巴瘤、白血病、组织细胞增生症、结肠癌、胰癌、前列腺癌
皮肤	副肿瘤天疱疮	口、眼、外阴黏膜广泛糜烂、疼痛、皮肤大疱样病变	自身免疫	糖皮质激素、免疫抑制剂、外用药	淋巴瘤、胸腺瘤、Castleman 病
	黑棘皮病	屈曲摩擦部位皮肤增厚、色素沉着		对症	胃癌、小细胞肺癌
	坏死性游走性红斑	四肢为主的坏死性皮疹，中心色素沉着		糖皮质激素、外用药	胰高糖素瘤、转移癌
血液	DIC	出血倾向、血小板与凝血因子消耗、纤溶亢进	肿瘤细胞释放促凝物质	补充消耗的血小板、凝血因子，必要时抗凝、抗纤溶	急性早幼粒细胞白血病、前列腺癌
	免疫性血小板减少	出血倾向、血小板减少	自身免疫	糖皮质激素、免疫抑制剂	淋巴瘤、慢性淋巴细胞性白血病

续表

系统	副肿瘤综合征	主要表现	病因	治疗	肿瘤
血液	血栓性静脉炎（Trousseau综合征）	静脉血栓形成，严重时多部位反复发作呈易栓症	肿瘤细胞合成异常纤维蛋白原	抗凝	腺癌多见：肺、乳、胃、结肠、卵巢、子宫颈
	红细胞增多症	红细胞计数、Hb、血细胞比容升高	肿瘤细胞分泌EPO	严重时静脉放血、抗血小板	肾癌、肝癌、子宫平滑肌瘤、小脑成血管细胞瘤
肾脏	肾病综合征	水肿、ALB <30g/L、24h尿蛋白 >3.5g、高脂血症	自身免疫	糖皮质激素、免疫抑制剂	肺癌、乳腺癌、卵巢癌、胰癌、结肠癌、甲状腺癌、淋巴瘤

（张博为，审阅：葛郁平）

第十章

感染性疾病

第一节 淋巴细胞亚群检测与免疫功能评价

一、特异性免疫功能的体外测定

1. 体液免疫 B 细胞数量，免疫球蛋白定量。

2. 细胞免疫 CD4^{+}T 细胞、CD8^{+}T 细胞的数量和功能。

二、淋巴细胞亚群测定

常测定的外周血淋巴细胞亚群见表 10-1-1。

表 10-1-1 外周血淋巴细胞亚群

<table>
<tr><td rowspan="5">外周血淋巴细胞</td><td rowspan="3">T 淋巴细胞（CD3^{+}）</td><td rowspan="2">辅助 / 诱导 T 细胞（CD3^{+}CD4^{+}）</td><td>CD4 细胞纯真亚群（CD4^{+}CD45RA^{+}）</td><td rowspan="3">功能亚群（CD28^{+}）</td></tr>
<tr><td>CD4 细胞记忆亚群（CD4^{+}CD45RA–/CD4^{+}CD45RO^{+}）</td></tr>
<tr><td>抑制 / 细胞毒 T 细胞（CD3^{+}CD8^{+}）</td><td>CD8 细胞激活亚群（CD38^{+}、HLA-DR^{+}）</td></tr>
<tr><td colspan="4">B 淋巴细胞（CD19^{+}）</td></tr>
<tr><td colspan="4">NK 细胞（CD16^{+}CD56^{+}）</td></tr>
</table>

三、淋巴细胞亚群临床意义

1. 人类免疫缺陷病毒（HIV）/ 艾滋病（AIDS）患者 诊断、分期、治疗时机、机会性感染判断、疗效监测等。

2. 免疫缺陷病、自身免疫病患者的免疫功能评估与监测。

3. 器官移植、免疫抑制治疗、放化疗患者的免疫功能监测。

4. 其他感染性疾病的评估，尤病毒感染，如重症急性呼吸综合征冠状病毒（SARS）、HBV、HCV、EBV、巨细胞病毒（CMV）、手足口病等。

（石穿，审阅：曹玮）

第二节　T 细胞 γ 干扰素释放试验

一、概述

T 细胞 γ 干扰素释放试验（interferon-γ release assays，IGRA）是指应用酶联免疫斑点技术（ELISpot）等方法检测机体内经结核分枝杆菌特异性抗原刺激后释放 γ 干扰素的效应 T 细胞数量。

二、试验原理

抗原：6kD 早期分泌靶向抗原（early secretory antigenic target-6，ESAT-6）、10kD 培养滤过蛋白（culture filtrate protein-10，CFP-10）。两者在卡介苗菌株和绝大多数非结核分枝杆菌不存在。

试验原理如图 10-2-1 所示。

三、实验方法

目前临床常用的 2 种商业化 IGRA 试剂：T-SPOT.TB（OxfordImmunotec）与 QuantiFERON-TB Gold Plus（Qiagen）。

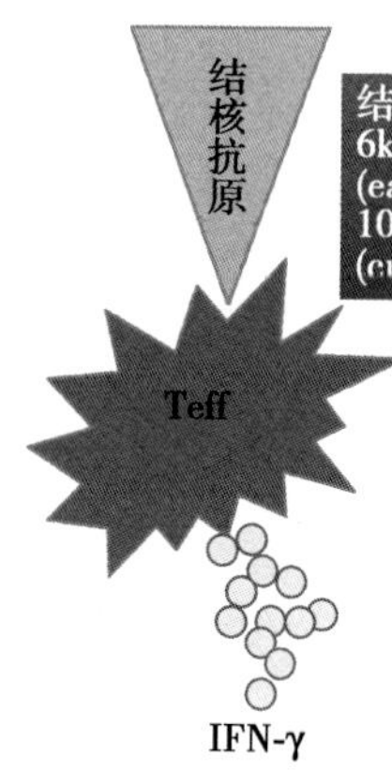

图 10-2-1　T-SPOT.TB 的试验原理图

四、结果判断

T-SPOT.TB 结果表示为每百万个单个核细胞中斑点形成细胞(spot-forming cell,SFC)个数(SFC/10^6 PBMC),见表 10-2-1。

表 10-2-1　T-Spot.TB 结果判断

阳性	(A)或(B)>8SFC/10^6PBMC
阴性	(A)和(B)<4SFC/10^6PBMC
不确定	两者之间
无效	细胞数不足以完成试验;阳性孔无反应

注:诊断特异性与具体数值水平相关,实际应用需结合临床。

五、临床解读

1. 对缺少细菌学证据的患者可起到辅助诊断的作用,但不能用于确诊或排除活动性结核病。

2. 相较 TST-PPD 在免疫力低下患者中具有更高的敏感性，不受接种卡介苗影响。

3. 肺外结核患者中具有较高的敏感性和特异性。

4. 难以区分活动性结核和潜伏性结核感染。其斑点数并不精确与结核活动程度正相关。

5. 目前检测物已扩展至浆膜腔积液、支气管肺泡灌洗液、脑脊液等。浆膜腔积液 IGRA 对于诊断结核性浆膜炎的敏感性可能高于外周血标本。

（石穿，审阅：曹玮）

第三节　血培养和药敏结果判读

一、血培养

1. 指征　疑诊菌血症、感染性心内膜炎、导管相关血流感染。

2. 意义　诊断菌血症金标准、提供病原学、指导抗微生物药物选择。

3. 采集

(1) 时机：抗感染治疗前为佳；寒战开始时，或到达热峰前 30~60min。如怀疑感染性心内膜炎，每隔 0.5~1h 连续采集 2~3 套。

(2) 部位：避免抗菌药物输注近心端采集。如怀疑导管相关血流感染，保留导管时同时留取外周静脉血、导管血。不保留导管时同时留取 2 套外周静脉血及导管尖。

(3) 培养瓶与采血量：同时留取需氧和厌氧培养。成人每瓶应采集全血 10ml。血量不足时优先注入需氧瓶。厌氧瓶中避免进入空气。

(4) 送检：标记采集时间、部位，室温保存，尽快送检。告知实验室临床疑诊何种感染，有助于培养基与培养时间的选择（部分病原需延长培养时间，如布氏杆菌 / 分枝杆菌等)。

4. 污染

(1)不充分的皮肤消毒是血培养标本污染的最常见原因。穿刺前应进行手消毒。

(2)血培养瓶口消毒建议选择酒精,充分待干。

(3)常见皮肤污染菌:凝固酶阴性葡萄球菌、芽孢杆菌、棒状杆菌、丙酸杆菌、微球菌。

(4)污染判断需综合临床特征、重复培养结果、阳性检出时间、微生物鉴定结果。

二、药敏

1. 药敏检测方法　①纸片法;②稀释法。

2. 药敏结果判读　根据每年更新的 CLSI-M100 折点进行判断。

(石穿,审阅:曹玮)

第四节　抗生素的使用

一、抗生素的作用机制

1. 阻断细胞壁的合成,如β内酰胺类、糖肽类抗生素。

2. 损伤细胞膜,影响通透性,如多黏菌素、两性霉素。

3. 阻断核糖体蛋白合成,如氨基糖苷类、大环内酯类、四环素、氯霉素。

4. 影响叶酸代谢,如磺胺类。

5. 阻断 RNA、DNA 的合成,如喹诺酮类、利福平、甲硝唑。

二、抗生素使用的一些注意事项

1. 如有可能应尽量于经验性抗生素前留取病原学。

2. 经验性抗生素的选择应综合患者免疫状态、感染灶、可疑病原体、当地耐药情况。

3. 经验性抗生素使用48~72h后临床症状不改善，需考虑①是否存在非感染病因；②是否存在隐匿感染灶；③是否存在未被覆盖的或需长期用药的病原体；④是否存在抗生素耐药；⑤抗生素剂量是否正确。

4. 区分浓度依赖与时间依赖型抗生素（表10-4-1）

表10-4-1 浓度依赖型与时间依赖型抗生素

分类	说明	常见药物	用药策略
浓度依赖型	抗菌活性一定范围内随药物浓度增高而增加	氟喹诺酮类、氨基糖苷类、甲硝唑、达托霉素	增加暴露量与峰值血药浓度
时间依赖型	抗菌活性与浓度大于最小抑菌浓度时间相关，浓度超过一定范围疗效不再增加	β内酰胺类、大环内酯类、克林霉素、四环素类、糖肽类、利奈唑胺、替加环素、氨曲南、多西环素、磺胺	延长暴露时间

5. 特殊部位感染，如脑膜炎、骨髓炎、胆系感染等，抗生素选择应充分参考药物在相应组织中分布。

6. 肾功能不全、肾脏替代治疗患者，在使用经肾脏排泄的抗生素时，应相应调整剂量。

三、β内酰胺类抗生素

1. 青霉素类

(1) 普通青霉素：对革兰氏阳性球菌高度敏感，但同时易受β内酰胺酶的分解。

1) 青霉素G和青霉素V：抗菌谱如下。

A. 革兰氏阳性球菌：溶血性链球菌、肺炎链球菌(30%~50%耐药)、白喉杆菌、李斯特菌。

B. 革兰氏阴性球菌：脑膜炎双球菌、淋球菌。

C. 螺旋体：梅毒、莱姆病、钩端螺旋体病。

D. 厌氧菌：破伤风、气性坏疽、炭疽、消化链球菌。

E. 放线菌病。

2）苄星青霉素：长效制剂，常用于梅毒和风湿热的治疗。

(2) 耐β内酰胺酶青霉素（苯唑西林、氯唑西林、双氯西林，奈夫西林）：适用于产β内酰胺酶的葡萄球菌。

(3) 广谱青霉素：除革兰氏阳性菌外，对革兰氏阴性杆菌的活性增强，常联合β内酰胺酶抑制剂（舒巴坦、克拉维酸、他唑巴坦）。

1）氨苄西林、阿莫西林：目前单独使用少，临床常用阿莫西林 / 克拉维酸、氨苄西林 / 舒巴坦。

2）哌拉西林：覆盖铜绿假单胞菌、克雷伯菌、大部分厌氧菌，临床常用哌拉西林 / 他唑巴坦。

2. 头孢菌素类

(1) 一代头孢菌素(头孢唑啉、头孢拉定、头孢氨苄等)

1）对甲氧西林敏感的金黄色葡萄球菌（MSSA）、链球菌和肺炎球菌具有良好的抗菌活性。

2）主要用于社区获得性呼吸道感染、皮肤软组织感染、尿路感染，也可用于预防手术后切口感染。

(2) 二代头孢菌素（头孢克洛、头孢呋辛、头孢丙烯、头孢替坦）

1）对革兰氏阳性菌的作用相当于或略逊于第一代头孢菌素，对革兰氏阴性菌作用比第一代头孢菌素强，而逊于第三代头孢菌素。

2）脆弱类杆菌、铜绿假单胞菌和不动杆菌耐药。

3）适用于敏感株所致的呼吸道感染，尿路感染，皮肤软组织感染，败血症，骨、关节感染和腹腔、盆腔感染。也可用于预防术后切口感染。

(3) 三代头孢菌素

口服制剂:头孢地尼、头孢克肟等。

静脉制剂:头孢曲松、头孢他啶、头孢噻肟、头孢派酮等。

1)对革兰氏阴性杆菌具有良好的抗菌活性,对革兰氏阳性菌作用不及一、二代头孢菌素。

2)头孢他啶、头孢哌酮具有抗铜绿假单胞菌的活性。

3)头孢曲松、头孢噻肟等药物不能经验性用于医院内感染的治疗。

4)头孢曲松、头孢噻肟和头孢他啶可用于治疗中枢神经系统感染。

(4)四代头孢菌素(头孢吡肟)

1)对部分产超广谱β-内酰胺酶(ESBL)的细菌有效,但不及碳青霉烯类。

2)对肠杆菌科细菌作用与第三代头孢菌素大致相仿,其中对阴沟肠杆菌、产气肠杆菌、枸橼酸菌属等的部分菌株作用优于第三代头孢菌素。

3)对铜绿假单胞菌的作用与头孢他啶相仿。

4)对金黄色葡萄球菌等的作用较第三代头孢菌素略强。

3. 单环β内酰胺类氨曲南 仅对革兰氏阴性杆菌(包括铜绿假单胞菌)有效,对革兰氏阳性球菌和厌氧菌无效。

4. 头霉素类

(1)头孢美唑

1)对革兰氏阳性菌活性类似于二代头孢,对革兰氏阴性菌活性接近三代头孢,对部分厌氧菌如脆弱类杆菌有效。

2)对ESBL稳定性好。

(2)头孢西丁:还可用于治疗NTM感染。

5. 碳青霉烯类

(1)亚胺培南/西司他丁和美罗培南

1）可覆盖绝大多数革兰氏阴性杆菌（包括铜绿假单胞菌）、革兰氏阳性球菌和厌氧菌。

2）洋葱伯克霍尔德菌、嗜麦芽窄食单胞菌、屎肠球菌、MRSA对其耐药。

（2）厄他培南：对铜绿假单胞菌和不动菌属的活性不及其他碳青霉烯类药物。

四、氨基糖苷类

1. 对肠杆菌、革兰氏阳性球菌有良好抗菌作用。

2. 庆大霉素、妥布霉素、奈替米星、阿米卡星、异帕米星、依替米星对铜绿假单孢菌具有抗菌活性。

3. 链霉素　对结核分枝杆菌具有强大抗菌活性。

4. 单独使用氨基糖苷类抗生素易产生耐药性　通常与β内酰胺类（有协同作用）或氟喹诺酮类联合应用。

5. 副作用　耳毒性、肾毒性、神经肌肉阻滞作用。

五、氟喹诺酮类

诺氟沙星、环丙沙星、氧氟沙星、左氧氟沙星，加替沙星、莫西沙星。

1. 对革兰氏阴性菌、革兰氏阳性菌、支原体、衣原体、军团菌、厌氧菌、分枝杆菌均有效。

2. 常用于社区获得性肺炎、伤寒沙门氏菌和志贺菌属的肠道感染，也可用于治疗铜绿假单孢菌感染，也可用于布鲁菌病、结核病、非结核分枝杆菌感染的治疗。

3. 莫西沙星　对很多厌氧菌的抗菌活性较好，包括脆弱类杆菌和口腔内的厌氧菌。

4. 副作用　皮疹、胃肠道不适、神经精神症状、肝损害、关节病变、与茶碱相互竞争排泄、影响小儿软骨发育。

六、大环内酯类

阿奇霉素、克拉霉素、罗红霉素。

1. 对革兰氏阳性球菌、部分革兰氏阴性菌、衣原体、支原体、军团菌、幽门螺杆菌，以及某些巴尔通体和马红球菌敏感。

2. 主要用于社区获得性肺炎、军团菌感染和非淋菌性尿道炎。

3. 副作用　胃肠道反应、急性淤胆性肝炎、抑制P450酶。

七、糖肽类

1. 万古霉素

(1) 静脉用万古霉素：适用于MRSA、MRSCoN、肠球菌属及PRSP所致感染。

(2) 口服万古霉素：可用于难辨梭菌感染引起的假膜性肠炎。

(3) 建议监测血药浓度，推荐治疗MRSA相关呼吸机相关肺炎时，血药浓度需>15μg/ml。

(4) 副作用：血栓性静脉炎、肾功能损害，快速或大剂量使用时可能引起红人综合征。

2. 替考拉宁　抗菌谱与万古霉素相似，对肠球菌作用强于万古霉素，肾损害较轻，不能透过血脑屏障。

八、四环素类

1. 广谱，对革兰氏阴性杆菌、革兰氏阳性球菌均有效，对布氏杆菌也有效。

2. 对支原体、衣原体、螺旋体、立克次体、放线菌、阿米巴敏感。

3. 多西环素、米诺环素口服生物利用度高，脂溶性好，可进入脑脊液、前列腺、泪液和唾液腺中。

4. 替加环素

(1) 抗菌谱包括绝大多数革兰氏阳性球菌(包括MRSA和VRE)，革兰氏阴性杆菌(包括不动杆菌、肠杆菌、柠檬酸杆菌和ESBL阳性的大肠埃希菌和克雷伯菌),以及厌氧菌。

(2)对铜绿假单胞菌无效,对变形杆菌属效果亦不佳。

(3)组织渗透性高,血清浓度低,因此不太适用于菌血症患者。

九、磺胺

1. 抗菌谱广　是肺孢子菌、奴卡菌的首选治疗。
2. 口服吸收好　组织分布广泛,包括脑脊液。
3. 与甲氧苄啶(TMP)　联合有协同作用。
4. 不良反应　过敏、肾损害、血液系统毒性。

十、克林霉素

1. 对革兰氏阳性菌敏感,对各种厌氧菌有良好的抗菌活性,艰难梭菌无效,对人型支原体和沙眼衣原体敏感。

2. 组织分布性好,骨组织中药物浓度高,但不能通过血脑屏障。

3. 易导致假膜性肠炎。

十一、甲硝唑

1. 对绝大多数革兰氏阴性厌氧菌均敏感,包括梭状杆菌属,但对革兰氏阳性厌氧菌和微需氧菌的抗菌活性较弱。

2. 对阿米巴原虫和滴虫有效。

3. 口服吸收好,组织分布广,可通过血脑屏障。

十二、唑烷酮类——利奈唑胺

1. 对革兰氏阳性球菌(包括MRSA、VRE和PRSP)抗菌活性好。

2. 有良好的水溶性和脂溶性,口服吸收完全且迅速,组织分布广,组织穿透率高。

3. 对分枝杆菌具有一定的活性,是治疗多耐药结核感染的药物选择之一。

4. 副作用血小板下降常见。

十三、环脂肽类——达托霉素

1. 对革兰氏阳性球菌(包括 MRSA、VRE 和 PRSP)有抗菌活性,但对 MRSA 的 MIC 要远远低于 VRE。

2. 口服生物利用度差,因此仅能静脉给药。

3. 主要用于治疗革兰氏阳性球菌引起的皮肤软组织感染和血流感染(包括心内膜炎)。

4. 由于肺内表面活性物质可与达托霉素结合,导致肺内自由的药物浓度很低,因此达托霉素不能用于治疗肺部感染。

(石穿,审阅:曹玮)

第五节 不明原因发热

一、经典型不明原因发热定义

1. 发热时间 ≥3 周。
2. 口腔温度 至少 3 次 >38.3℃。
3. 门诊就诊 >2 次或住院检查 1 周仍未明确病因。

二、病因(表 10-5-1)

表 10-5-1 北京协和医院 2004—2010 年 997 例不明原因发热(FUO)病因分布

病因	病例数(%)
确诊	797(79.9)
感染性疾病	479(48.0)

续表

病因	病例数(%)
细菌感染	336
结核	217
感染性心内膜炎	67
布鲁菌病	23
病毒感染	115
真菌感染	12
其他病原体 / 混合感染	16
结缔组织病	168(16.9)
肿瘤	79(7.9)
其他	71(7.1)
诊断未明	200(20.1)

1. 一般人群中,最常见病因为感染、自身免疫性疾病、肿瘤。

2. 全身感染中结核、感染性心内膜炎最常见,局灶感染中隐匿脓肿最常见。

3. 自身免疫性疾病中,斯蒂尔病、血管炎、未分化结缔组织病最为常见。

4. 肿瘤,引起 FUO 中,超过半数为淋巴瘤。

5. 其他病因中,常见为药物热、坏死性淋巴结炎、噬血细胞综合征、亚急性甲状腺炎等。

三、诊断和鉴别诊断

1. 详尽的病史和仔细的查体是诊断 FUO 的关键。

(1)病史:应包含发热形式(缓急、诱发因素、热型、伴随症状),宿主因素与基础疾病,流行病学史。查体中勿遗漏皮肤、甲床、浅表淋巴结、颞动脉、鼻窦、口腔、心脏杂音、肝脾、外阴、肛门、脑膜刺激征。

(2) 发热持续时间：找不到病因的不明原因发热，时间越长、越倾向于良性。

(3) 免疫状态：粒细胞缺乏患者中，真菌和隐匿性细菌感染为重要病因。服用免疫抑制药物的 FUO 患者，特别是器官移植者中，巨细胞病毒感染为常见病因，此外还应考虑真菌、奴卡菌、肺孢子菌、分枝杆菌感染。

2. 初步辅助检查通常包括：血 / 尿 / 粪常规、血生化(含 LDH、CK)、血 / 尿培养、红细胞沉降率、CRP、外周血涂片、RPR、HIV 抗体、免疫球蛋白、自身抗体谱、肿瘤标志物、胸部 CT、腹部 B 超、浅表淋巴结超声。

3. 初步检查　无阳性发现者根据初步病因判断行进一步检查(表 10-5-2)。

表 10-5-2　FUO 诊断中常用的针对性辅助检查

分类	项目
感染性疾病	体液涂片与培养、粪培养、骨髓培养、肥达外斐实验、布鲁杆菌凝集试验、T 细胞 γ 干扰素释放试验、CMV DNA 与抗体、EBV DNA 与抗体、G 试验、GM 试验
	TTE/TEE、腰椎穿刺、肝穿刺、支气管镜
自身免疫性疾病	补体、RF、抗 CCP 抗体、ANA、抗 ENA 抗体、Coomb's 试验、肌炎抗体谱、ANCA
	关节 X 线 /MRI、血管超声、肌肉 MRI、眼 / 耳鼻喉 / 口腔评估、颞动脉活检
肿瘤性疾病	血液系统肿瘤：血清蛋白电泳、血 / 尿免疫固定电泳、骨髓涂片与活检、淋巴结活检
	实体瘤：乳腺钼靶 / 超声、盆腔超声、消化内镜
全身影像检查	胸腹盆增强 CT、FDG-PET/CT、骨显像

四、治疗

1. 除非高度怀疑感染、病情恶化迅速或合并粒细胞缺乏，否则避免盲目应用抗生素。

2. 除非感染能基本被除外，炎症性疾病可能大且病情恶化迅速，不推荐经验性使用糖皮质激素，因为糖皮质激素能掩盖发热症状并可能导致感染加重。

3. 诊断性治疗仅限于疟疾、结核等可凭借疗效做出临床诊断的疾病。

4. 停用所有不必要的药物。

（石穿，审阅：曹玮）

第六节 免疫受损宿主感染

一、体液免疫缺陷

1. 主要见于原发性体液免疫缺陷（如普通变异型免疫缺陷、X 连锁无丙种球蛋白血症）、多发性骨髓瘤、失蛋白肠病、肾病综合征、药物（如利妥昔单抗）等。

2. 常见表现 包括反复发作的上 / 下呼吸道感染、慢性腹泻、发育不良等。

3. 有荚膜细菌（如肺炎链球菌、流感嗜血杆菌、脑膜炎奈瑟菌）感染风险增加。

二、细胞免疫缺陷

1. 主要见于 HIV 感染、淋巴网状内皮系统肿瘤、免疫抑制剂治疗等。

2. 对多种微生物均易感，特别是在胞内复制的微生物，如李斯特菌、沙门氏菌、分枝杆菌；单纯疱疹病毒（HSV）、水痘 - 带状疱疹病毒（VZV）、巨细胞病毒（CMV）；隐球菌、球孢子菌、组织胞浆菌；弓形虫。

三、中性粒细胞缺乏

1. 主要见于化疗、免疫抑制治疗、血液系统恶性肿瘤、造血障碍、自身免疫病等。

2. 感染风险与中性粒细胞下降速度及中性粒细胞缺乏时长相关。

3. 感染表现多不典型，明确感染灶及病原体困难。感染灶中最常见为肺部，病原体以革兰氏阴性菌最为常见，革兰氏阳性球菌及真菌亦不少见。

4. 粒缺伴发热者应密切观察，并立即启动经验性抗生素治疗。

四、造血干细胞移植受者

1. 移植后早期(3 周内)　常处于严重的中性粒细胞缺乏状态，易出现革兰氏阳性菌(尤导管相关)和革兰氏阴性菌感染，及 HSV、呼吸道合胞病毒及真菌感染。

2. 移植后 3 周~3 个月　常见感染如 CMV、腺病毒、曲霉菌和念珠菌。肺孢子菌肺炎亦有可能，特别是在出现移植物抗宿主病(GVHD)从而需要接受更强的免疫抑制治疗的患者中。

3. 移植 3 个月后　仍有感染的风险，尤其是因慢性 GVHD 而使用免疫抑制治疗者，VZV、CMV、曲霉感染常见。

五、实体器官移植受者

1. 移植后　迅速出现的感染，通常累及的是移植的器官。

2. 移植后 2~4 周　绝大多数与手术、住院(如伤口、导管相关感染)，或与被移植的器官相关。

3. 移植后 1~6 个月　多由免疫抑制状态引起，疱疹病毒科病毒及真菌感染常见。

4. 在移植 6 个月后 对移植器官功能不佳需长期接受免疫抑制治疗的患者，机会性感染风险仍较高。

（石穿，审阅：曹玮）

第七节 急性感染性腹泻

一、腹泻分类

1. 根据病程

（1）急性：病程 <2 周。

（2）亚急性：病程 2~4 周。

（3）慢性：病程 >4 周。

2. 病因

（1）感染性因素：病毒、细菌和原虫。

（2）非感染性因素：精神压力、食物不耐受、无机物（例如亚硝酸钠）、有机物（例如蘑菇、贝类）、药物。

二、临床特点

1. 从诊断和治疗的角度，可将感染性腹泻分类为炎症性腹泻和非炎症性腹泻。

（1）炎症性腹泻：通常由于侵袭性细菌或原虫或其产生的毒素累及结肠所致。

1）常表现为频发腹泻、便中带血，每次量较少。

2）常伴发热、腹部绞痛、里急后重以及便急。

3）常见病原包括志贺菌属、沙门氏菌属、弯曲菌属、耶尔森氏菌、大肠埃希菌中的高侵袭性菌株、大肠埃希菌 O157 :H7、溶组织内阿米巴、难辨梭状芽孢杆菌。

4）粪便中白细胞常明显增多，确诊通常需要粪培养结果。

（2）非炎症性腹泻：病情常相对较轻，病毒或细菌毒素累及小肠并影响到水电解质平衡，从而导致大量的水样泻。

1）常伴恶心、呕吐和腹部绞痛。

2）常见病原体，包括病毒（例如轮状病毒、诺瓦克病毒、肠道腺病毒、星状病毒、冠状病毒）、弧菌（霍乱弧菌、副溶血弧菌）、产肠毒素的大肠埃希菌、蓝氏贾第鞭毛虫、隐孢子虫病等。

3）炎症性和非炎症性腹泻均可能通过食物和水传播，潜伏期常为 12~72h。

2. “食物中毒”指由于摄入食物中的毒素所导致的疾病。

(1)潜伏期通常很短（进食后 2~7h），毒素通常在进食前即已形成，临床表现主要为呕吐，常不伴发热。例如，金黄色葡萄球菌或蜡样芽孢杆菌性食物中毒。

(2)如果潜伏期在 8~16h，通常是因为食物中含有微生物但是在进食后方产生毒素。此时呕吐少见，腹部绞痛多见，常不伴发热。例如，产气夹膜梭状芽孢杆菌所致食物中毒。

3. 环孢子虫、隐孢子虫和等孢球虫在免疫功能正常和免疫功能缺陷的患者中均致病。临床特点包括严重的水样泻，病程持续时间较长，在免疫功能正常患者中常可自限（1~2 周），但在免疫功能缺陷宿主中则有可能发展为慢性腹泻。

4. 流行病学特点对明确病原学非常有帮助。

(1)近期曾住院或者有使用过抗生素常提示有难辨梭状芽孢杆菌感染。

(2)食用未煮熟的食物常提示有大肠埃希菌，尤其是 O157 :H7 菌株感染。

三、治疗

1. 绝大多数急性胃肠炎为自限性，治疗主要为对症支持，积极补充水电解质，不推荐在所有患者中常规使用抗生素。

2. 下列情况下建议经验性使用抗生素治疗

(1) 中、重度的旅行相关腹泻。

(2) 排便次数 >8 次 /d，容量丢失过多，症状持续超过 1 周，需要住院治疗的患者，以及处于免疫抑制状态的患者。

(3) 患者具有细菌性腹泻的特点，例如发热、血便，或粪便检查中隐血或白细胞阳性时，但需先除外产肠毒素的大肠埃希菌和难辨梭状芽孢杆菌感染。

(4) 通常推荐口服氟喹诺酮类药物，疗程 3~5d。也可考虑大环内酯类药物例如阿奇霉素，特别在临床怀疑喹诺酮类药物耐药时（例如空肠弯曲菌感染）。

3. 下列情况时建议行粪便培养症状持续超过 3~4d，发热和粪中带血，患者处于免疫抑制状态、食品从业者。

(1) 通常在粪便培养结果回报时，大部分患者的症状已缓解，此时即使病原明确，亦不需特殊治疗（志贺菌属除外）。

(2) 若症状持续存在，同时病原体明确，则应根据病原学结果给予相应的治疗。

4. 止泻药（洛哌丁胺）只建议用于体温正常或低热，且无血便的患者，且应小剂量使用，因为其有导致中毒性巨结肠的风险。

急性感染性腹泻的不同病原体感染所致的临床特点、诊断及治疗小结见表 10-7-1。

表 10-7-1 急性感染性腹泻的临床特点、诊断及治疗

病原	潜伏期	呕吐	腹泻	发热	相关食物	诊断	临床特点和治疗
葡萄球菌(进食前形成毒素)	1~8h	+++	±	±	常生长于肉制品、乳制品和面包中，并产生肠毒素	根据临床，检测食物和粪便中的毒素	急性起病，严重的恶心和呕吐可持续24h，24~48h后逐渐缓解；支持治疗
蜡样芽孢杆菌(进食前形成毒素)	1~8h	+++	±	–	重复加热的炒米	根据临床，检测食物和粪便中的毒素	急性起病，严重的恶心和呕吐可持续24h；支持治疗
蜡样芽孢杆菌(腹泻毒素)	10~16h	±	+++	–	毒素常存在于肉类、炖肉和卤菜中	根据临床，检测食物和粪便中的毒素	腹部绞痛、水样泻、恶心，持续24~48h；支持治疗
产气夹膜梭菌	8~16h	±	+++	–	常生长于重复加热的肉类或禽类食物中，并产生肠毒素	检测粪便中的毒素或行粪便培养	急性起病，严重腹泻、腹部绞痛、恶心，偶尔呕吐。常在起病24~48h后可恢复；支持治疗，不需使用抗生素

续表

病原	潜伏期	呕吐	腹泻	发热	相关食物	诊断	临床特点和治疗
肉毒杆菌	12~72h	±	–	–	生长于厌氧的酸性环境中，例如罐装食品，或长时间置于较高温度下的食物	检测粪便、血清和食物中的毒素，行粪便和食物的培养	复视、吞咽困难、发音障碍，呼吸困难，症状可持续数天至数月；治疗需要保护气道，机械通气和静脉输入多价的抗毒素
难辨梭状芽孢杆菌	常发生在使用抗生素后7~10d。可在刚使用抗生素后即出现，或在完成抗生素疗程后数周出现	–	+++	++	与使用抗生素相关，特别是克林霉素和头孢类抗生素	检测粪便中的毒素	急性起病的腹泻，可能会出现便中带血、发热； 轻症患者口服甲硝唑，重症患者口服万古霉素

续表

病原	潜伏期	呕吐	腹泻	发热	相关食物	诊断	临床特点和治疗
肠出血性大肠埃希菌，包括E Coli O157：H7和其他产志贺毒素的菌株（STEC）	1~8d	+	+++	–	未煮熟的牛肉；未消毒的牛奶和果汁，生的瓜果和蔬菜	E coli O157：H7可在特定培养基中培养；其他可通过检测粪便中的毒素确诊	急性起病，表现为腹泻，便中带血，伴腹痛；成人常于5~10d后自行缓解；儿童可出现溶血-尿毒综合征（HUS）； 使用抗生素可能会增加产生HUS的风险
产肠毒素的大肠埃希菌（ETEC）	1~3d	±	+++	±	粪便污染的水和食物	粪便培养，以及针对产毒菌株的特殊检查	水样便和腹部绞痛，常持续3~7d；对于旅行者，氟喹诺酮类药物能缩短病程
副溶血弧菌	2~48h	+	+	±	生的或未煮熟的海产品	在特定的培养基中行粪便培养	急性起病，表现为水样泻、腹部绞痛、恶心和呕吐；一般2~5d后可自行缓解

续表

病原	潜伏期	呕吐	腹泻	发热	相关食物	诊断	临床特点和治疗
霍乱弧菌	24~72h	+	+++	–	污染的水、鱼、贝类，街头食物	在特定的培养基中行粪便培养	疫区常急性起病，表现为水样泻；治疗需要立刻开始静脉或者口服补充液体和电解质；四环素可减少弧菌的排出
空肠弯曲菌	2~5d	±	+++	+	生的或未煮熟的禽类肉制品，未消毒的牛奶和水	在特定的培养基中行粪便培养	发热，腹泻，可有便中带血，腹部绞痛，常在2~10d内自愈，可能与吉兰-巴雷综合征相关； 早期予红霉素治疗能缩短病程

续表

病原	潜伏期	呕吐	腹泻	发热	相关食物	诊断	临床特点和治疗
志贺菌属(轻症患者)	24~72h	±	+	+	被人类粪便污染的水和食物。人与人之间传播	常规粪便培养	急性起病,腹泻,常便中带血,伴腹部绞痛、里急后重和嗜睡;通常为轻度和自限性,4~7d内缓解;治疗取决于药敏结果,通常氟喹诺酮类最敏感
沙门菌属	1~3d	–	++	+	蛋类、禽类肉制品,未消毒的牛奶、奶酪、果汁,生水果及蔬菜	常规粪便培养	急性或亚急性起病,主要表现为腹泻和低热,有时病程迁延;一般不推荐使用抗生素,对于高危或者全身感染患者,推荐使用氟喹诺酮类药物

续表

病原	潜伏期	呕吐	腹泻	发热	相关食物	诊断	临床特点和治疗
小肠结肠炎耶尔森菌	24~48h	±	+	+	未煮熟的猪肉，污染的水，未消毒的牛奶、豆腐	在特定的培养基中行粪便培养	严重的腹痛(阑尾炎样症状)、腹泻、发热、多关节炎，儿童可见结节红斑；一般1~3周内自愈 对重症患者，可使用四环素或者氟喹诺酮类药物
轮状病毒	1~3d	++	+++	+	感染的食品从业者接触后污染的食物	粪便免疫荧光检查	急性起病，呕吐、水样泻，持续4~8d；支持治疗
诺瓦克病毒和其他杯状病毒	12~48h	++	−++	+	贝类，以及感染的食品从业者接触后污染的食物	临床情况，大便培养阴性，可从大便样本中行PCR检查	恶心、呕吐(儿童多见)，腹泻(成人多见)，发热、肌痛、腹部绞痛；持续12~60h；支持治疗

（丛杨，审阅：曹玮）

第八节 泌尿系统感染

一、分类

1. 按解剖部位

(1)下泌尿系感染:尿道炎、前列腺炎、膀胱炎。

(2)上泌尿系感染:肾盂肾炎、肾脓肿(肾内和肾周)。

2. 按临床分类

(1)非复杂泌尿系统感染:免疫功能正常的非孕期女性膀胱炎,且无基础的泌尿系统结构异常或神经系统疾病。

(2)复杂泌尿系统感染:女性上泌尿系感染,男性或孕期女性的泌尿系感染,合并泌尿系统结构异常或处于免疫抑制状态的泌尿系统感染。

二、病原学

1. 非复杂泌尿系统感染　大肠埃希菌(75%)、变形杆菌、克雷伯菌、腐生葡萄球菌。

2. 复杂泌尿系统感染　大肠埃希菌(30%)、肠球菌(20%)、假单胞菌(20%)、表皮葡萄球菌(15%)、其他革兰氏阴性杆菌。

3. 长期留置尿管　酵母菌(30%)、大肠埃希菌(25%)、其他革兰氏阴性杆菌、肠球菌、表皮葡萄球菌。

4. 尿道炎　沙眼衣原体、淋病奈瑟菌、解脲支原体、阴道毛滴虫、生殖支原体、单纯疱疹病毒。

三、临床表现

1. 膀胱炎　排尿困难、尿频、尿急、血尿、耻骨上压痛,通常无发热。

2. 尿道炎　与膀胱炎临床表现类似,但可能会有尿道分泌物。

3. 前列腺炎

(1) 慢性：和膀胱炎临床表现类似，但可能会有排尿延迟或者尿流变细。

(2) 急性：会阴痛、发热、前列腺触痛。

4. 肾盂肾炎　发热、寒战、腰痛或后背痛、恶心、呕吐、腹泻。

5. 肾脓肿（肾内或肾周）　临床表现同肾盂肾炎，但常在使用合适的抗生素之后仍持续发热。

四、辅助检查

1. 尿检　白细胞（+）、细菌（+）、亚硝酸盐（NIT）（+）。

2. 尿培养（清洁中段尿或者直接经导管留取）　细菌菌落计数正常值取决于检查对象。

(1) 无症状女性患者：≥ 10^5/ml。

(2) 男性患者：≥ 10^3/ml。

(3) 有症状或留置尿管的患者：≥ 10^2/ml。

3. 妊娠女性和需进行泌尿系手术者　需常规筛查无症状性菌尿。

4. 对于发热或者　可能为复杂泌尿系统感染的患者需留取血培养。

5. 影像学检查　超声、CT、IVP 等有助于判断复杂尿路。

五、治疗

1. 若有可能，均应根据微生物学结果指导治疗　例如细菌的体外药敏鉴定结果，患者既往的病原学结果和近期抗生素使用情况，局部地区的微生物耐药情况等。

2. 无症状菌尿仅在某些特定情况下需要治疗　包括妊娠期女性、肾移植术后、粒细胞缺乏患者，或者在进行泌尿系统手术或操作前。对于其他患者，例如老年人、糖尿病患者或长期留置尿管患者，治疗并不能降低全身性感染的发生率，反而可能增加抗生素耐药性。

3. 非复杂性膀胱炎　首选磷霉素或呋喃妥因。

4. 尿道炎治疗　需同时覆盖奈瑟菌和衣原体。

(1) 奈瑟菌：头孢曲松 125mg 肌注 ×1 次。

(2) 衣原体：多西环素 100mg bid×7d 或者阿奇霉素 1g 口服 ×1 次。

5. 前列腺炎　氟喹诺酮类或 TMP-SMZ 口服 ×2~4 周（急性）、6~12 周（慢性）。

6. 肾盂肾炎

(1) 门诊患者，口服磷霉素或呋喃妥因或头孢类抗生素 ×2 周。

(2) 若患者为妊娠女性，老年人，糖尿病患者，恶心或呕吐症状较重或存在尿脓毒症表现时，需收住院治疗，开始可静脉用药，待患者临床情况改善 24~48h 后可将抗生素改为口服，并完成 2 周疗程。

7. 肾脓肿　除正确的抗感染治疗外需做好充分引流。

8. 治疗效果不满意时，需考虑如下可能　细菌耐药、治疗不规范、肾脏结石感染、前列腺炎、瘘或梗阻。

9. 反复发作感染时（>3 次 / 年）需完全清除感染（根据尿培养结果判断） 并考虑预防性使用抗生素。

（丛杨，审阅：曹玮）

第九节　感染性心内膜炎

一、感染性心内膜炎的病原学

感染性心内膜炎（infective endocarditis，IE）90% 的血培养病原菌为链球菌、肠球菌和葡萄球菌。

链球菌多引起亚急性病程，近年来 D 组链球菌（牛链球菌）所致的 IE 呈增多趋势。这种肠道共生菌在导致 IE 的同时可能合并肠道肿瘤。

肠球菌多引起老年人群的 IE 和医疗相关的 IE。

金黄色葡萄球菌是发达国家 IE 患者最常见的病原体。葡萄球菌 IE 的病情进展快,死亡率高。凝固酶阴性的葡萄球菌多见于人工瓣膜或植入器械相关的 IE。

HACEK(副嗜血杆菌属、放线杆菌属、人心杆菌属、侵蚀埃肯菌属、金氏菌属),这组革兰氏阴性杆菌占 IE 感染率的 5%~10%。

真菌占 IE 感染率的不足 1%。

血培养阴性的 IE:Q 热和巴尔通体。

二、IE 的易感因素

1. 瓣膜异常

(1) 高危:既往 IE 病史、风湿性心脏病、发绀型先天性心脏病、主动脉瓣异常、人工瓣膜。

(2) 中危:二尖瓣异常、肥厚型心肌病。

2. 菌血症的高危因素静脉吸毒、长期透析、糖尿病、中心静脉导管、口腔卫生差。

三、接诊要点

1. 病史采集要点

(1) 一般情况:发热、乏力、食欲不振、体重减轻等非特异症状。

(2) 心脏表现:心脏杂音、充血性心衰、传导阻滞。

(3) 多发栓塞表现:左心——脑卒中、脾梗死、肾梗死、失明、肢体缺血、心肌梗死、动脉瘤;右心——肺栓塞、肺炎、肺脓肿。

(4) 免疫反应:肾小球肾炎、关节炎等。

2. 体格检查　注意是否有以下体征。

(1) 心脏查体:新出现的心脏杂音,需反复听诊,注意杂音变化。

(2)特征性体征

1)Roth 斑:视网膜苍白色椭圆形损害,伴周边出血。

2)Osler 结节:指(趾)皮下结节,有压痛。

3)Janeway 病变:手掌或足底无痛性、出血性小结节。

4)瘀点 / 斑:球结膜、颊黏膜、上颚。

5)甲下出血:甲皱或指(趾)甲下暗红色线状出血。

3. 实验室检查

(1)血培养:未用抗生素者,间隔 ≥ 1h,在不同的部位连抽 3 套,每套至少 20ml,分送需氧和厌氧培养;不必在寒战时采血。

(2)心脏超声:一旦疑诊 IE,需立即行经体表心脏超声(transthoracic echocardiogram,TTE)。若患者存在:①心脏机械瓣置换术 / 心内植入器械(如永久起搏器或除颤仪);② TTE 结果不满意;③ TTE 阳性;④ TTE 阴性但临床仍高度疑诊 IE;建议完善经食管心脏超声(transesophageal echocardiogram,TEE)。IE 的心脏超声诊断标准:赘生物、脓肿或新出现的瓣膜反流。

(3)其他检查:心电图;血液检查:正常细胞正常色素性贫血、WBC 总数和分类轻度增加、ESR 快、γ 球蛋白增高、RF 阳性、补体降低;尿液检查:血尿、蛋白尿(提示肾脏受累)。

四、IE 的临床诊断标准(改良的 Duke 标准,表 10-9-1)

表 10-9-1 IE 的临床诊断标准

主要标准
IE 血培养阳性: √ 2 次血培养为 IE 的典型致病菌:草绿色链球菌,牛链球菌,HACEK,金黄色葡萄球菌;或社区获得的肠球菌(没有原发灶)

续表

<table>
<tr><th colspan="2">主要标准</th></tr>
<tr><td colspan="2">或
√ 其他符合 IF 的细菌持续血培养阳性：至少两次间隔大于 12h 的血培养阳性或全部 3 次或 4 次血培养中的多数阳性。
或
√ 1 次血培养为贝氏柯克斯体或 IgG 抗体效价 >1∶800
心脏瓣膜受累的证据：
√ 心脏超声提示 IE：赘生物 - 脓肿 - 新出现的瓣周瘘
√ 新出现的瓣膜反流</td></tr>
<tr><th colspan="2">次要标准</th></tr>
<tr><td colspan="2">√ 易感因素：基础心脏病，静脉吸毒
√ 发热：>38℃
√ 血管现象：大动脉栓塞，化脓性肺梗死，真菌性动脉瘤，颅内出血，结膜出血，Janeway 病变
√ 免疫现象：肾小球肾炎，Osler 结节，Roth 斑，RF 阳性
√ 微生物证据：血培养阳性但不满足主要标准或符合 IF 的微生物活动感染的血清学证据。</td></tr>
<tr><td>确诊 IE：
2 条主要标准，或
1 条主要标准 +3 条次要标准，或
5 条次要标准</td><td>疑诊 IE：
1 条主要标准和 1 条次要标准，或
3 条次要标准</td></tr>
</table>

五、IE 的治疗

1. 首先需获取血培养标本在获得充分的血培养病原学证据后再开始治疗。

2. 推荐的经验性治疗方案

(1) 自然瓣膜 IE（培养回报前，非静脉吸毒）：万古霉素 + 头孢曲松 / 庆大霉素。

(2) 人工瓣膜 IE：万古霉素 + 庆大霉素 + 利福平。

3. 应依据血培养及药敏及时更换抗生素。

4. 疗程 通常的抗生素疗程为4~6周,但右心IE大多疗程2周即可。

六、几种特殊类型的IE

1. 右心IE 右心IE占IE整体发病率5%~10%,在静脉吸毒者,尤其是HIV感染合并免疫抑制的状态的患者中发病率最高。

(1) 诊断:右心IE患者的临床症状与左心IE不同,表现为持续发热,化脓性的肺栓塞,反复的栓塞、右心衰、肺梗死和脓胸。三尖瓣距离体表的距离较近,而且这部分患者多为年轻人,因此TTE对右心IE患者的诊断意义更大。TEE对于肺部赘生物,脓肿以及相关的左心症状更敏感些。

(2) 治疗

1) 抗生素选择:首先覆盖金黄色葡萄球菌,因为金葡在右心自然瓣膜心内膜炎中最常见,对于静脉吸毒或是导管相关性感染者尤其如是。如果静脉吸毒者有瓣膜受损和/或左心受累,抗生素还需覆盖链球菌和肠球菌。一旦培养出致病菌则立即根据药敏调整治疗。若患者不合并脓胸、无心脏及心脏外合并症、无机械瓣或左心瓣膜感染,非严重免疫抑制状态,则予[苯唑青霉素(或氯苯唑青霉素)+庆大霉素],疗程2周即可。

2) 外科手术:对静脉吸毒者而言外科手术更应当保守,因为这部分患者难以解除毒瘾,IE复发的可能性大。

2. 人工瓣膜的心内膜炎(prosthetic valve IE,PVE) PVE的发病率占所有瓣膜置换术患者的1%~6%,占所有IE患者的10%~30%。早期PVE定义为外科手术1年内发生的IE,晚期IE定义为外科手术1年后发生的IE。PVE的诊断更为困难,预后较差,治疗较为棘手。PVE患者中金黄色葡萄球菌的发病率最高。

(1)诊断:主要依赖血培养和心脏超声,但两者结果往往均为阴性。指南建议对疑诊 PVE 者应同时行 TTE 和 TEE,心脏超声阴性不能除外诊断。

(2)治疗

1)抗生素选择:对于 MSSA,抗生素可选择萘夫西林 + 庆大霉素 + 利福平,氨基糖苷类抗生素使用 2 周。对于 MRSA,需用万古霉素代替萘夫西林。

2)外科手术:与 NVE 的基本原则一致,PVE 患者的手术往往是必须的,但是最佳的手术时机需要由专科医师慎重决定。

(3)预后:PVE 有较高的死亡率,对于高危患者需要进一步治疗。出现并发症的 PVE 和葡萄球菌感染的 PVE 的预后较差。

3. 心脏装置相关的 IE(cardiac devices related IE, CDRIE) CDRIE 中的心脏装置包括永久起搏器和植入型心律转复除颤仪。CDRIE 中感染累及到导线、心脏瓣叶或心内膜表面,需与器械本身的感染区别开来。

(1)诊断:CDRIE 是最难诊断的 IE 类型,临床上往往表现为突出的呼吸系统症状或免疫反应,以及局部感染的表现。仍需进行血培养和心脏超声检查(TTE 和 TEE),但两者的阳性率均低于 PVE。

(2)治疗

1)CDRIE 使用抗生素的疗程须延长,同时心脏装置必须摘除。

2)抗感染治疗需依据培养的结果,疗程大多需要 4~6 周。

3)对疑诊 CDRIE 的患者也建议摘除心脏装置。

七、IE 的手术指征

1. 顽固性充血性心衰,如需重症病房支持。

2. 持续的或难治的感染，如使用合适的抗生素1周血培养仍阳性。

3. 破坏性的感染，如瓣周脓肿、传导阻滞等。

4. 人工瓣膜的感染，尤其是出现瓣膜功能障碍、瓣膜断裂，或金黄色葡萄球菌感染。

5. 难以根治的感染，如真菌感染。

6. 出现并发症，如反复栓塞。

（丛杨，审阅：曹玮）

第十节　中枢神经系统感染

一、脑膜炎

1. 化脓性脑膜炎

(1)通常由细菌感染引起，急性病程，进展迅速。

(2)诊断：通常通过脑脊液革兰氏染色(阳性率60%~90%)或者培养(阳性率>90%)。

2. 慢性脑膜炎

(1)病程：通常持续数周至数月。

(2)常见的病原体：结核分枝杆菌、非结核分枝杆菌、真菌(隐球菌、球孢子虫菌、组织胞浆菌)和螺旋体(梅毒和莱姆病)。

(3)诊断：通常依赖脑脊液培养，某些情况下基于血清学检查结果(例如隐球菌、球孢子虫菌、梅毒和莱姆病)。

3. 无菌性脑膜炎

(1)通常为良性和自限性的疾病。

(2)常由病毒感染引起，特别是单纯疱疹病毒和肠道病毒属(包括柯萨奇病毒和埃可病毒)，此外还有传染性单核细胞增多症、钩端螺旋体感染、二期梅毒和播散性莱姆病。

(3)药物当中的 NSAIDs 药物,磺胺和某些器官移植用药,也可能引起无菌性脑膜炎。

(4)肿瘤、结节病、系统性红斑狼疮等,可能引起无菌性脑膜炎。

4. 院内相关的脑膜炎

(1)致病因素:包括有创神经外科操作、复杂脑外伤或院内获得性的血流感染。

(2)病原学:主要为革兰氏阴性杆菌(如铜绿假单胞菌)、金黄色葡萄球菌和凝固酶阴性葡萄球菌。

二、脑炎

1. 常见的病因:包括疱疹病毒、虫媒病毒、狂犬病病毒、黄病毒属等。

2. 患者症状:常比无菌性脑膜炎重,可导致感觉异常、意识障碍、抽搐等。

3. 脑脊液检查:可能会完全正常,有时会出现淋巴细胞增多或少量红细胞。

三、脑脓肿

1. 表现为占位性病变,脑脓肿的病原常为混合感染,包括金黄色葡萄球菌、革兰氏阴性杆菌、链球菌和厌氧菌。

2. 症状:包括呕吐、发热、意识改变或局灶的神经系统表现。

3. 临床怀疑脑脓肿时,需行 CT 检查。

4. 如果 CT 考虑脑脓肿,不建议行腰穿,因为在这种情况下腰穿很少能为临床提供有效的信息,且有可能会导致脑疝形成。

四、临床表现

1. 中枢神经系统感染的症状和体征　包括头痛、

发热、感觉障碍、颈项强直、Kernig 征和布鲁津斯基征阳性。

2. 95% 的成人脑膜炎至少具备下面两条表现：发热(77%)、头痛(87%)、颈抵抗(83%)、意识改变(69%)。

3. 检查“摇头征”非常重要摇头征：抬起患者头部由一侧转向另一侧，出现头痛则为阳性；阴性可排除脑膜炎(敏感性 100%)。

五、实验室检查

1. 脑脊液检查

(1)第 1 管：细菌学；第 2 管：生化；第 3 管：常规。

(2)根据临床需要选择：细胞学、抗酸染色 / 培养、真菌培养、墨汁染色、乳胶凝集试验、莱姆病抗体等。用于诊断及鉴别的不同中枢神经系统疾病的脑脊液特点见表 10-10-1。

2. 在使用抗生素 4h 之内行腰穿一般不会影响脑脊液培养的结果。

3. 在经过有效的抗生素治疗 12~24h 后，脑脊液革兰氏染色的阳性率会下降约 20%，脑脊液培养的阳性率下降 30%~40%；但对脑脊液细胞数、蛋白或葡萄糖的影响有限。

六、治疗

1. 对于细菌性脑膜炎，应尽早开始抗生素治疗。在明确病原学之前，经验性抗生素选择方案推荐见表 10-10-2。

表 10-10-1 不同中枢神经系统疾病的脑脊液特点

	外观	糖（mmol/L）	蛋白（mg/dl）	细胞数（/μl）	细胞分类	压力（mmH_2O）
正常	清亮透明	血糖的 50%~75%	<50	<5	100% 淋巴细胞	50~180
出血	血性或黄色	正常或下降	升高但<1 000	红白细胞	与外周血相同	通常升高
细菌性脑膜炎	浑浊或脓性	< 血糖 40%	45~500	100~10 万	>80% 中性粒细胞	通常升高
真菌性脑膜炎	清亮或浑浊	20~40	25~500	24~1 000	单核或淋巴细胞	正常或升高
病毒性脑膜炎	清亮或浑浊	正常或下降	50~200	25~2 000	淋巴细胞	正常或升高
结核性脑膜炎	浑浊	<40	100~2 000	50~500	多为淋巴细胞	通常升高
疱疹性脑炎	血性或黄色	正常或下降	50~100	20~500	多为淋巴细胞，早期粒细胞	正常或升高
肿瘤	清亮或血性	40~80	50~1 000	<100	多为淋巴细胞，可见瘤细胞	通常升高
吉兰 - 巴雷综合征	清亮或浑浊	正常	轻度升高	<100	多为淋巴细胞	正常
神经系统梅毒	清亮或浑浊	正常	40~200	200~500	多为淋巴细胞和单核细胞	正常或升高

表 10-10-2 细菌性脑膜炎的治疗

人群	常见病原	标准治疗
18~50岁	肺炎链球菌、脑膜炎奈瑟菌	万古霉素+头孢噻肟(2g,每4~6h一次,静脉注射)或头孢曲松(2g,每12h一次,静脉注射)
50岁以上	肺炎链球菌、脑膜炎奈瑟菌、单核李斯特菌、革兰氏阴性杆菌	万古霉素+氨苄西林(2g,每4h一次,静脉注射)+头孢噻肟或头孢曲松
细菌免疫功能受损者	单核李斯特菌、革兰氏阴性杆菌、肺炎链球菌	万古霉素+氨苄西林+头孢吡肟(50~100mg/kg,每8h一次,静脉注射)
术后或者创伤后	金黄色葡萄球菌、肺炎链球菌、革兰氏阴性杆菌	万古霉素+头孢吡肟

2. 细菌性脑膜炎的疗程根据不同的病原而定。

(1)流感嗜血杆菌:7d。

(2)脑膜炎奈瑟菌:3~7d。

(3)肺炎链球菌:10~14d。

(4)单核李斯特菌:14~21d。

(5)革兰氏阴性杆菌:21d。

3. 在肺炎球菌相关脑膜炎治疗中,推荐在开始使用抗生素同时,予地塞米松10mg,每6h一次,静脉注射×4d。该方案主要对革兰氏阳性球菌(肺炎链球菌或猪链球菌)感染有效,对于脑膜炎奈瑟菌以及其他细菌所导致的脑膜炎无效。

4. 脱水降颅压治疗(甘露醇、脑脊液引流等)。

5. 脑脓肿的治疗

(1)脓肿引流。

(2)根据病原学结果针对性的全身使用抗生素3~4

周。经验性治疗方案为甲硝唑 500mg 静脉或者口服 q8h，联合头孢曲松 2g，每 12 一次，静脉注射，有时还需加用万古霉素 10~15mg/kg，每 12 一次，静脉注射。

(3)如果脑脓肿 <2cm，脓肿多发或者因为位置原因不能行引流术，则需要将抗生素疗程延长至 6~8 周。

（丛杨，审阅：曹玮）

第十一节 软组织及骨感染

一、脊髓硬膜外脓肿

1. 危险因素 糖尿病、肾衰竭、酗酒、静脉吸毒、免疫抑制状态、医疗操作。

2. 病原学 最常见的致病菌为金黄色葡萄球菌，其他还包括革兰氏阴性杆菌、链球菌、凝固酶阴性葡萄球菌、厌氧菌、真菌，以及结核分枝杆菌。

3. 感染途径

(1)血行播散：皮肤、软组织感染，感染性心内膜炎。

(2)局部直接扩散：椎体骨髓炎、骶部压疮、脊髓麻醉或手术、腰穿。

(3)1/3 的患者不能明确感染源。

4. 临床表现

(1)临床三联征：发热、脊柱疼痛、神经根或脊髓受累症状和体征，但只有少部分患者能表现出全部三联征。

(2)一旦出现瘫痪，病情将迅速不可逆转；因此出现肌力下降或其他神经系统表现时需紧急处理。

5. 诊断

(1)MRI：敏感性高，可很好地判断感染的位置和范围。

(2)积极寻找病原学证据：血、脑脊液、CT 引导下病变部位穿刺活检。

6. 治疗

(1)感染部位穿刺引流,必要时应行外科手术减压及引流,特别在患者起病即表现出中至重度神经系统症状时。

(2)抗生素治疗

1)若尚未获得病原学,经验性抗感染方案推荐如下:万古霉素(15mg/kg,静脉注射,每12h一次,注意应根据肾功能调整剂量)+甲硝唑500mg静脉注射/口服,每8h一次+头孢噻肟2g,每6h一次,或头孢曲松2g,每12h一次,或头孢他啶2g,每8h一次。

2)若病原学已明确,应直接选择相应敏感的抗生素。

3)抗生素疗程为6~8周,或直至MRI提示硬膜外脓肿消失。

二、急性化脓性骨髓炎

1. 感染途径和病原学

(1)细菌经血源性播散:常见危险因素为镰状细胞贫血、静脉吸毒、糖尿病或高龄。最常见的为金黄色葡萄球菌,此外还有感染椎体的分枝杆菌。

(2)邻近部位感染的直接播散:常见危险因素为开放性骨折、骶部压疮、骨科及神经外科手术,常见病原为金黄色葡萄球菌和表皮葡萄球菌。

(3)血运不足导致的皮肤破溃:例如糖尿病足,常为混合感染(需氧+厌氧)。

2. 临床表现

(1)血源性感染引起的急性骨髓炎:常表现为突然起病的高热、寒战和受累骨的疼痛和压痛。

1)镰刀细胞贫血患者:沙门氏菌感染的风险要远远高于普通细菌感染。

2)静脉吸毒患者:常见感染部位为脊柱,但并不常进展为脊髓硬膜外脓肿。

3）老年患者：最常见的感染部位为胸腰椎。

（2）邻近部位感染播散引起的急性骨髓炎：局部的炎症表现常很明显，但高热和全身中毒症状少见。

（3）血运不足引起的急性骨髓炎：最常受累的部位为足部和踝部，常无发热及骨痛表现。

3. 诊断

（1）X 线片：临床常用，但存在假阴性，早期表现包括软组织肿胀、组织界面消失、骨关节周围脱钙；发病 2 周之后则逐渐出现骨质破坏和松质骨，以及骨膜炎表现。

（2）MRI：敏感性和特异性均大于 90%，可发现很早期的病变。

（3）骨扫描：当临床怀疑骨髓炎，但部位不能确定时，可选择骨扫描。

（4）除血源性感染引起的急性骨髓炎外，均建议行骨穿和骨活检，并相应行病原学检查。

4. 治疗

（1）通常情况下，急性骨髓炎患者需静脉使用抗生素 4~6 周，抗生素的具体方案需基于病原学和药敏结果。

（2）绝大多数患者在行长程抗生素治疗的同时，需同时行外科清创和坏死骨清除手术。

（丛杨，审阅：曹玮）

第十二节　侵袭性真菌病

一、定义

侵袭性真菌病（invasive fungi infection，IFD）是真菌侵入人体，在组织、器官或血液中生长、繁殖，并导致炎症反应及组织损伤的疾病。

二、诊断

参考宿主因素、结合临床症状与体征（临床标准）和相关实验室检查（微生物标准）及组织病理学结果进行分层诊断，分为确诊（proven）、临床诊断（probable）、拟诊（possible）和未确定（undefined）。

三、诊断级别及治疗策略（表 10-12-1）

表 10-12-1 IFD 诊断级别

IFD 诊断级别	诊断要素			
	宿主因素	临床和影像	GM/G 试验	微生物标准
未确定	+	无或非特征性改变	- 或 +	-
拟诊	+	特征性改变	-	-
临床诊断	+	特征性改变	+	-
确诊				+

1. 确诊 IFD（proven）

（1）深部组织感染

1）霉菌：相关组织存在损害时（镜下可见或影像学证据确凿），在针吸或活检取得的组织中，采用组织化学或细胞化学方法检获菌丝或球形体（丝状真菌）；或在通常无菌而临床表现或放射学检查支持存在感染的部位，在无菌术下取得的标本，其培养结果呈阳性。

2）酵母菌：从非黏膜组织采用针吸或活检取得标本，通过组织化学或细胞化学方法检获酵母菌细胞和/

或假菌丝；或在通常无菌而临床表现或放射学检查支持存在感染的部位（不包括尿道、鼻窦和黏膜组织），在无菌术下取得的标本，其培养结果呈阳性；或脑脊液经镜检（墨汁或黏蛋白卡红染色）发现隐球菌或抗原反应呈阳性。

3）肺孢子菌：肺组织标本染色、支气管肺泡灌洗液或痰液中发现肺孢子菌包囊、滋养体或囊内小体。

（2）真菌血症：血液真菌培养呈霉菌、念珠菌或其他酵母菌阳性，同时临床症状及体征符合相关致病菌的感染。

2. 临床诊断 IFD（probable） 至少符合 1 项宿主因素，1 项临床标准和 1 项微生物学标准。

3. 拟诊 IFD（possible） 至少符合 1 项宿主因素，1 项临床标准，而缺乏微生物学标准。

4. 未确定 IFD（undefined） 具有至少 1 项宿主因素，临床证据及微生物结果不符合确诊、临床诊断及拟诊 IFD 标准。

5. 发病宿主因素

（1）近期发生中性粒细胞缺乏（绝对计数 $<0.5\times10^9/L$），持续时间 >10d。

（2）接受异基因造血干细胞移植。

（3）应用糖皮质激素超过 3 周[>0.3mg/（kg·d），过敏性支气管肺曲霉病（ABPA）除外]。

（4）90d 内应用过 T 细胞免疫抑制剂。

（5）侵袭性真菌感染病史。

（6）患者同时患有艾滋病或遗传性细胞免疫缺陷。

6. 诊断的临床标准

（1）下呼吸道感染：CT 检查肺内至少存在以下 3 项改变之一：致密、边界清楚的病变（伴或不伴晕征），空气新月征，空洞。

（2）气管支气管炎：支气管镜检发现以下表现：气管

支气管溃疡、结节假膜、斑块或结痂。

(3)鼻窦感染:至少符合以下 1 项:局部出现急性疼痛(包括放射至眼部的疼痛);鼻部溃疡伴黑痂;从鼻窦侵蚀骨质,包括扩散至颅内。

(4)中枢神经系统:至少符合以下 1 项:影像检查提示局灶性病变;MRI/CT 检查提示脑膜强化。

(5)播散性念珠菌病:此前 2 周内出现念珠菌血症,并伴有以下至少 1 项:肝 / 脾牛眼征;眼科检查提示进展性视网膜渗出。

7. 诊断的微生物学依据

(1)直接检查(细胞学、直接镜检或培养):在痰、支气管肺泡灌洗液、支气管刷取物、鼻窦吸取物中发现真菌成分显示为霉菌、培养提示霉菌;痰或支气管肺泡灌洗液经培养新型隐球菌阳性或经直接镜检 / 细胞学检查发现隐球菌。

(2)间接检查(检测抗原或细胞壁成分):曲霉菌:血浆、血清、支气管肺泡灌洗液或脑脊液检测 GM 试验阳性;侵袭性真菌病(隐球菌病、接合菌病除外):血清 G 试验阳性;隐球菌:隐球菌荚膜多糖抗原阳性。

四、治疗

1. 治疗原则 针对拟诊的治疗称为经验性治疗。针对临床诊断的治疗称为早期积极治疗。针对确诊的治疗称为针对性治疗。

经验性治疗可进可退,是临床上较易把握的切入和退出点。结合高危因素和临床表现拟诊后予经验性治疗 5~7d 再评估,进一步观察和修正诊断,以期进一步使用和停药寻找原因。

目前关于 IFD 的疗程尚无统一标准,一般抗真菌感染至症状和体征消失。对真菌血症患者,一般治疗 2~3 周,确诊 IFD 患者常需 3~6 个月。

2. 抗真菌药物的选择（表 10-12-2）

表 10-12-2 抗真菌药物选择

分类		适应证	作用机制药代动力学	用法与用量	注意事项
多烯类	两性霉素 B	曲霉、念珠菌、隐球菌、组织孢浆菌	肾脏清除慢； 血浆半衰期 24h	0.5~1.0mg/kg 静脉注射	严重的肾毒性，需严密监测肾功能和血钾； 输液反应
	两性霉素 B 含脂制剂 两性霉素 B 脂质体复合体（ABLC） 两性霉素 B 胶体分散体（ABCD） 两性霉素 B 脂质体（L-AmB）		易在肝脏和脾脏聚集； 肾脏较少蓄积	ABLC 为 5mg/kg ABCD 为 3~4mg/kg L-AbmB 为 3~5mg/kg	肾毒性大大降低； 输液反应大大减少； 但仍需监测肾功能

续表

分类		适应证	作用机制药代动力学	用法与用量	注意事项
唑类	氟康唑	深部念珠菌病、隐球菌性脑膜炎、侵袭性念珠菌病	口服吸收迅速；肾脏清除，血浆半衰期20~30h	侵袭性念珠菌病400~800mg/d 念珠菌病的预防：50~200mg/d，疗程不超过2~3周	长期治疗注意肝功能
	伊曲康唑	曲霉、念珠菌、隐球菌属、组织胞浆菌	血浆半衰期20~30h	第1~2天200mg bid静脉注射；第3~14天200mg，1次/d，静脉注射；之后序贯口服200mg，2次/d	长期治疗注意肝功能，不予其他肝毒性药合用； 静脉给药不得与其他药物采用同一通路
	伏立康唑	免疫抑制患者的严重真菌感染、急性侵袭性曲霉菌病、氟康唑耐药的侵袭性念珠菌病、镰刀霉菌等	清除半衰期6~9h	负荷剂量：6mg/kg q12h静脉注射；维持剂量：3mg/kg，每12h一次静脉注射	中、重度肾功能不全慎重给药

续表

分类		适应证	作用机制药代动力学	用法与用量	注意事项
棘白菌素类	卡泊芬净	粒缺伴发热患者疑似真菌感染的经验性治疗、侵袭性念珠菌病、其他方法不能耐受的侵袭性曲霉菌病	清除半衰期 40~50h	负荷剂量：首次给予 1 次 70mg 负荷剂量；随后 50mg/d 维持	肝功能受损的患者慎重用药
	米卡芬净	新型水溶性棘白菌素类脂肽，主要用于念珠菌属和曲霉菌属所致的深部真菌感染	肝脏代谢，经胆汁排泄	食管念珠菌病 150mg/d；预防造血干细胞移植的念珠菌感染 50mg/d	主要不良反应是肝功能异常
氟胞嘧啶		联合两性霉素 B 用于全身念珠菌病，隐球菌病	口服和非胃肠道给药可达到相同的血药浓度，血浆半衰期 2.5~5.0h	起始剂量为每天 50~150mg/kg，分 4 次口服	每周 2 次检查肾功能；规律监测血细胞和肝功能

（丛杨，审阅：曹玮）

第十三节 结核病

一、基础知识

1. 病原学 结核分枝杆菌分四型(人型、牛型、非洲型、鼠型),其中对人致病的主要是人型。结核分枝杆菌含大量类脂质,不易染色,但经品红加热染色后不能被酸性乙醇脱色,故称抗酸杆菌。结核菌的抵抗力强,干燥痰标本中可存活6~8个月,但不耐热。结核菌主要通过小颗粒气溶胶传播。90%感染结核菌的宿主并不发病,仅有10%的宿主出现临床症状。

2. 流行病学 中国是WHO界定的结核高负担国家,排名世界第二。全球结核感染者20亿,每年新发肺结核病例800万~1 000万,死亡病例150万~300万。美国2/3的临床结核病患者是因为结核复燃所致(感染后的2~3年内发病,每年约2%的患者发病)。

(1)结核菌感染的高危人群

1)高暴露人群:活动性结核病患者的接触史;医务工作者。

2)高风险人群:长期生活于结核高负担国家;医疗条件差、营养不良、长期在医疗机构工作的医生及护士。

3)一旦感染即容易诱发活动性结核病的人群:艾滋病或其他的免疫缺陷病、慢性肾脏病、糖尿病、恶性肿瘤、静脉吸毒、酗酒、贫穷和营养不良。

(2)流行病学措施

1)开放性肺结核患者应予呼吸道隔离,并迅速转结核病院治疗。

2)所有新诊断的结核病例均应在1个工作日内向当地疾病控制中心(CDC)报告。

3. 结核菌感染的四种状态 根据结核菌感染的状

态，人群可以分为无结核感染、活动性结核、潜伏性结核和结核菌被清除。大多数免疫力正常的感染者中，获得性免疫能够控制却不足以清除结核感染，吞噬了结核分枝杆菌的巨噬细胞被纤维包裹形成肉芽肿而使感染局限，这时机体呈现一种无症状的潜伏性感染状态，称为潜伏性结核感染（latent tuberculosis infection，LTBI）。当出现各种原因导致机体的免疫力低下时，潜伏性结核可再复发为活动性结核病（active tuberculosis）。

4. 结核病的临床类型

（1）原发型肺结核：结核菌在肺部形成渗出性病灶，部位多在上叶底部、中叶或下叶上部（肺通气较大部位），引起淋巴结炎及淋巴管炎，原发病灶及淋巴结均可发生干酪样坏死。肺部的原发病灶、淋巴管炎及局部淋巴结炎，统称“原发综合征”。

（2）粟粒性肺结核：急性起病或隐匿起病，多出现于自身免疫病、糖尿病、老年、酗酒和营养不良患者中。结核中毒症状（发热、盗汗、体重下降）明显。胸片或肺部CT上可见均匀分布的粟粒样结节影（2~4mm）。

（3）继发型肺结核：包括浸润型肺结核，增生型肺结核，结核球，干酪性肺炎等。

（4）结核性胸膜炎：临床上常分为干性胸膜炎、渗出性胸膜炎、结核性脓胸（少见）三种类型。

（5）肺外结核：包括淋巴结核、结核性心包炎、结核性腹膜炎、结核性脑膜炎、肾结核、脊柱/骨髓结核、皮肤结核等。

二、接诊要点

1. 病史采集要点

（1）现病史：结核菌感染的全身毒性症状：发热（常有午后低热）、盗汗、体重下降；呼吸系统的症状：咳嗽、咳痰、咯血、胸痛、憋气、气促等症状；其他脏器系统结核菌感染的相应表现。

(2) 既往史：结核病史、风湿免疫病史、激素和/或免疫抑制使用史、生物制剂（如 TNF-α 拮抗剂）使用史，肿瘤、肾病、糖尿病、器官移植病史。

(3) 预防接种史：卡介苗接种史。

(4) 个人史：开放性结核病患者的密切接触史、结核高负担国家的旅居史、经济情况、营养状况。

2. 体格检查　注意是否有以下体征。

(1) 一般情况：皮肤出汗（尤其是晨起后）、结节红斑、浅表淋巴结肿大。

(2) 肺部查体：异常呼吸音、胸膜摩擦音。

(3) 心脏查体：心界扩大、病理性杂音、心音低钝、心包摩擦音。

(4) 腹部查体：腹壁揉面感、腹部包块、移动性浊音。

(5) 骨骼关节：关节红、肿、压痛，脊柱压痛、叩痛。

(6) 神经系统：球结膜水肿、视神经检查、病理征、脑膜刺激征。

3. 实验室检查　需要综合判读。

(1) 结核菌素试验（purified protein derivative，PPD）

判读标准：5IU 无硬结或 ≤ 4mm 为阴性，硬结 5~9mm 为(+)，硬结 10~19mm 为(++)，硬结 ≥ 20mm 或出现水疱者为(+++)。

1) PPD 阳性：在中国地区 PPD 阳性对结核病的诊断意义不大，PPD 强阳性有一定意义。2 岁以内的婴幼儿，卡介苗接种 6~12 周后可阳性。非结核性分枝杆菌感染 PPD 亦呈阳性。

2) PPD 阴性：不能除外结核感染，尤其对老年患者、免疫抑制患者、重症结核病，PPD 阴性而临床疑似者需进一步筛查。

(2) T 细胞 γ 干扰素释放分析试验：详见第十章第二节部分。

(3)病原体检查:疑诊结核病者应积极寻找结核菌。需连续3d留痰标本行抗酸染色、涂片及培养。无痰患者可行高渗盐水诱导排痰检查。气管插管的患者,直接从气管插管内吸痰做检查。高度怀疑结核病而痰检阴性者,考虑支气管镜检查(诊断性肺泡灌洗 ± 肺活检)。

结核菌的标准培养时间:6~8周。

(4)其他检查:影像学检查(尤其是肺部影像)、TB-Ab、红细胞沉降率、超敏C反应蛋白、纤维支气管镜、淋巴结活检等。

三、治疗

1. 治疗目的 杀灭结核菌、防止播散。

2. 基本原则 早期、适量、联合、规律、全程、分段治疗。

3. 治疗方法

(1)一般治疗:注意休息、增加营养、隔离患者、健康宣教。

(2)抗结核药物治疗(表10-13-1)。

(3)其他治疗手段:外科干预,糖皮质激素等。

4. 常用的抗结核药物及方案(表10-13-1)

表10-13-1 抗结核药物治疗

	药物	剂量	副作用	说明
一线药物	异烟肼(INH)	300mg,1次/d,口服	肝损、周围神经病变(可辅以维生素B_6预防)、狼疮样综合征	全杀药物(快),治疗数天即可杀死90%的细菌,对代谢活跃、持续生长的细菌最为有效

续表

	药物	剂量	副作用	说明
一线药物	利福平(RFP)	450~600mg，1次/d，口服	肝损、尿液/汗液颜色变为橘黄色、胃肠道反应、发热、过敏	全杀药物(慢)，可杀死异烟肼不能杀死的半休眠菌
	吡嗪酰胺(PZA)	25mg/kg，1次/d，口服	肝损、高尿酸血症、关节炎	半杀药物(内)，在细胞内酸性环境中可以杀菌
	乙胺丁醇(EMB)	15~25mg/kg，1次/d，口服	视神经炎	抑菌药物，只能抑制细菌生长
	链霉素(SM)	15mg/kg，1次/d，肌内注射	耳毒性、肾毒性	半杀药物(外)，在细胞外碱性环境中可以杀菌
二线药物	阿米卡星(AMK)	15mg/kg，1次/d，肌内注射	耳毒性、肾毒性	
	左氧氟沙星	200mg，2次/d，口服	胃肠道反应、肝肾毒性、皮疹	
	莫西沙星	400mg，1次/d，口服		

抗结核的化疗方案：

(1) 标准疗法：INH + RFP ± EMB；疗程：9~12个月。

(2) 两阶段疗法：强化治疗阶段：3~4联、杀菌药，疗程：一般3~4个月；短2~3个月；巩固治疗阶段：2联，疗程：一般4个月；长12~18个月。

(3)短程疗法

√ 2(INH+RFP+PZA)/4(INH+RFP)。

√ 2(INH+RFP+PZA+SM)/4(INH+RFP)。

√ 2(INH+RFP+PZA+EMB)/4(INH+RFP)。

5. 何时请专科医生会诊　临床考虑肺外结核病、耐药结核病、HIV 合并结核病、风湿性疾病合并结核病、老年患者的结核病、重症结核病。以上需请专科会诊协助制订治疗方案。

6. 何时开始诊断性抗结核　对于拟诊结核的病例,除外其他感染、自身免疫病和肿瘤后,在无抗结核药使用绝对禁忌时,应予诊断性抗结核治疗。使用 3~4 种抗结核药物联合治疗,治疗 8~12 周后予再行评估,若临床症状改善有助于诊断。

(丛杨,审阅:曹玮)

第十四节　病毒性肝炎

一、病毒性肝炎的分型

常见:甲、乙、丙、丁、戊五型肝炎。

少见:非嗜肝病毒性肝炎(如 CMV、EBV、HSV、HIV 等)。

有争议的:庚型肝炎及隐源性肝炎(如 TTV、Sen 病毒感染)。

二、肝炎的临床特点(表 10-14-1)

表 10-14-1　各型病毒性肝炎的临床特点

	甲型肝炎	乙型肝炎	丙型肝炎	丁型肝炎	戊型肝炎
病原学	单股正链 RNA	环状双链 DNA	单股正链 RNA	单股环状闭合 RNA	单股正链 RNA

续表

	甲型肝炎	乙型肝炎	丙型肝炎	丁型肝炎	戊型肝炎
传播途径	粪口	体液、血液、母婴等	血液	体液、血液、母婴等	粪口
潜伏期	30d	70d	50d	70d	40d
传染性	黄疸前期	整个病程	整个病程	整个病程	黄疸前期
易感人群	青壮年多见	青壮年多见	各年龄组	青壮年多见	中老年多见
临床表现	发热多见	可有肝外表现	症状较轻	乙肝的协同或重叠感染	淤胆多见
隔离期	起病后3周	HBsAg转阴	HCV-RNA转阴	HDsAg转阴	起病后2周
预后	好	10%转为慢性	70%~80%转为慢性	70%转为慢性	好

三、临床症状

疲乏、食欲缺乏、肝肿大、肝功能异常为主要表现，部分患者有黄疸。甲肝、戊肝主要表现为急性肝炎。乙、丙、丁型主要表现为慢性肝炎，并可发展为肝硬化、肝癌。

四、辅助检查

包括肝功能、血清抗原抗体、病毒复制指标三个方面。

1. 肝功能　肝酶、胆红素、血清蛋白（白蛋白、球蛋白）、凝血功能、胶原合成度

2. 血清学与病毒复制指标

(1) 甲型肝炎

1）抗 -HAV-IgM：现症感染。

2）抗-HAV-IgG：既往感染或接种疫苗后，属保护性抗体。

甲型肝炎的血清学特点及临床进程见图 10-14-1。

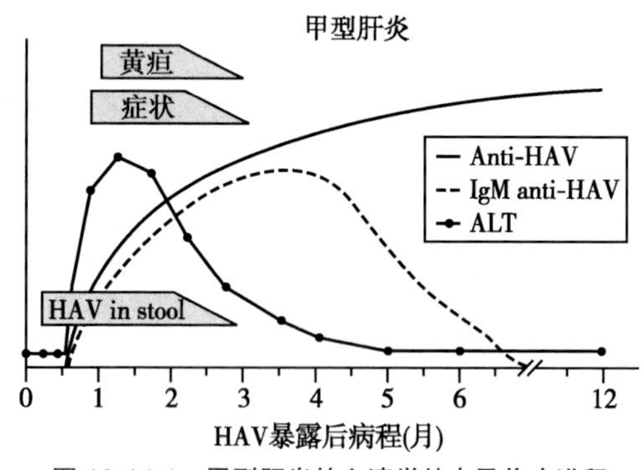

图 10-14-1　甲型肝炎的血清学特点及临床进程

（2）乙型肝炎：乙型肝炎的血清学特点（表 10-14-2）及临床进程见图 10-14-2。

表 10-14-2　乙型病毒性肝炎的血清学

	HBsAg	HBsAb	HBeAg	HBeAb	HbcAb	HBV DNA
急性感染	+	–	+	–	IgM+	+
窗口期	–	–	±	±	IgM+	+
恢复期	–	+	–	±	IgG+	–
慢性肝炎复制期（大三阳）	+	–	±	–	IgG+	+
慢性肝炎无复制期（小三阳）	+	–	–	+	IgG+	±

续表

	HBsAg	HBsAb	HBeAg	HBeAb	HbcAb	HBV DNA
接种疫苗后	–	+	–	–	–	–
既往感染	–	+	–	–	+	–

注:HBsAg,在临床症状出现前出现。HBeAg,病毒复制和传染性的标志。HBcAb-IgM,乙肝病毒感染后第一个出现的抗体,急性感染的标志。窗口期:HBsAg 转阴,HBsAb 尚未出现,HBcAb 抗体出现并提示病毒感染。HBcAb-IgG,提示 HBV 既往感染(HBsAg–)或现症感染(HBsAg+)。HBeAb,提示病毒复制减少,传染性降低。HBsAb:急性期已过建立免疫耐受的标志,疫苗注射后的标志。HBV DNA,肝脏 HBV 病毒活跃复制的血清学标志。

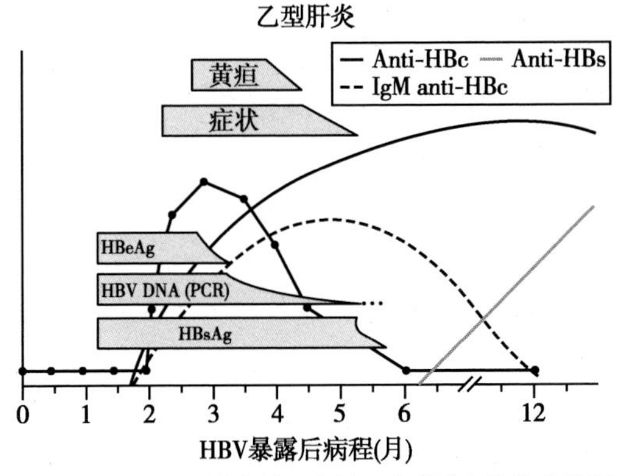

图 10-14-2　乙型病毒性肝炎的血清学特点及临床进程

(3)丙型肝炎

1)Anti-HCV 抗体:现症或既往 HCV 感染,非保护性抗体。

2)HCV-RNA(PCR):HCV 活跃复制。

丙型肝炎的血清学特点及临床进程见图 10-14-3。

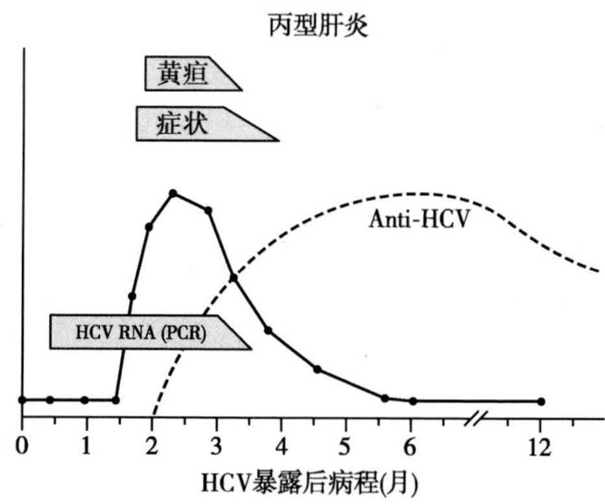

图 10-14-3　丙型肝炎的血清学特点及临床进程

(4) 丁型肝炎

1) HDsAg：急性 HDV 感染，仅存数日。

2) 抗 -HDV-IgM：急性 HDV 感染，持续时间短。

3) 抗 -HDV-IGg：慢性 HDV 感染。

(5) 戊型肝炎

1) 抗 HEV-IgM：现症感染，发病后约半年阴转。

2) 抗 HEV-IgG：既往感染，可存在数年，保护性抗体。

五、治疗

治疗方法包括一般支持治疗（如保肝、降酶、退黄等），免疫调节治疗和抗病毒治疗。

1. 甲型肝炎　无特效药，主要是对症支持治疗。患者的大便加入等量石灰处理 1h。

2. 乙型肝炎

(1) 乙型肝炎急性期：支持治疗。

(2) 乙型肝炎慢性期

抗病毒治疗适应证：需同时满足以下条件：①HBVDNA 水平：HBeAg 阳性者，HBV DNA ≥ 10^5 拷贝 /ml；HbeAg 阴性者，HBV DNA ≥ 10^4 拷贝 /ml。②ALT 持续升高 ≥ 2 倍正

常上限。

如有持续HBVDNA阳性,未达到上述标准,但有以下情形之一,疾病进展风险较大,可考虑给予抗病毒治疗:①存在明显肝脏炎症(2级以上)或纤维化,特别是肝纤维化2级以上。②ALT持续处于1~2倍正常上限之间,年龄>30岁者,建议行肝组织活检或无创性检查,明确肝脏纤维化情况后给予抗病毒治疗。③ALT持续正常(每3个月检查一次),年龄>30岁,伴有肝硬化或HCC家族史,建议行肝穿刺或无创性检查,明确肝纤维化情况后给予抗病毒治疗。

(3)抗病毒治疗的药物

1)干扰素:α-2a、α-2b、γ。

2)核苷类似物:拉米呋啶、阿德福韦、替比夫定、恩替卡韦、替诺福韦。

(4)预防

1)预防接种(3次,第0、1、6月)。

2)肝移植:术前1~3个月予拉米夫定并长期维持,术中予抗HBV免疫球蛋白(HBIG)并维持至术后。

3)筛查肝癌:高危患者(>40岁、男性、慢性乙肝或肝硬化、ALT持续升高)每3~6个月复查AFP和超声。

3. 丙型肝炎

(1)抗病毒治疗适应证:所有HCV-RNA阳性患者均应接受抗病毒治疗,对于进展期肝纤维化、肝硬化、显著肝外表现、合并加速肝病进展的疾病、传播HCV高风险的患者,应立即开始治疗。

(2)抗病毒治疗的药物

1)直接抗病毒药物:组成泛基因型方案(如索磷布韦/维帕他韦、格卡瑞韦/哌仑他韦等)和基因型特异性方案(达拉他韦/阿舒瑞韦、艾尔巴韦/格拉瑞韦等),根据需要组成相应的抗病毒方案,在基因3b型流行率高于5%的地区,需要先检测基因型,再选择针对性药物。

2)含聚乙二醇干扰素α方案:由1~2种直接抗病毒

药物联合干扰素α。

(3)治疗前的评估

1)采用敏感方法进行血清或血浆HCV-RNA定量检测，包括基因型。

2)评估肝脏疾病严重程度，是否存在进展期肝纤维化或肝硬化。

3)评估肾功能。

4)筛查HBsAg。

4. 丁型肝炎　对HDV感染尚无有效的治疗方法，关键在于预防。抗病毒药物如干扰素等主要是干扰HBV-DNA的合成，对HDV-RNA的合成无抑制作用。

5. 戊型肝炎　治疗同甲肝。

(丛杨，审阅：曹玮)

第十五节　HIV感染

一、流行病学

1. 传播途径　性接触传播(包括不安全的同性、异性和双性性接触)，经血液及血制品传播和母婴传播。

2. 据我国CDC统计，截至2017年底，我国现存活HIV/AIDS患者758 610例，当年新发现患者134 512例(95%以上通过性途径感染)，当年报告死亡30 718例。

二、HIV感染分期

1. 急性期　通常在初次感染HIV后2~4周，多数患者临床症状轻微，发热多见，可有咽痛、盗汗、呕吐、腹泻、淋巴结肿大等症状。血标本可检出HIV-RNA和p24抗原，HIV抗体在感染2周左右出现。诊断要求：患者半年内有流行病学史或急性HIV感染综合征，HIV抗体筛查试验阳性和HIV补充试验阳性。

2. 无症状期　持续 6~8 年，期间 HIV 在感染者体内复制，免疫系统受损，CD4+T 淋巴细胞计数逐渐下降。

3. 艾滋病期　成人及 15 岁(含) HIV 感染者，满足下列条件中的任何一项：

(1) 不明原因的持续不规则发热 38℃以上，>1 个月。

(2) 腹泻(排便次数多于 3 次 /d)，>1 个月。

(3) 6 个月之内体重下降 10% 以上。

(4) 反复发作的口腔真菌感染。

(5) 反复发作的单纯疱疹病毒感染或带状疱疹病毒感染。

(6) 肺孢子菌肺炎。

(7) 反复发生的细菌性肺炎。

(8) 活动性结核或非结核分枝杆菌病。

(9) 深部真菌感染。

(10) 中枢神经系统占位性病变。

(11) 中青年人出现痴呆。

(12) 活动性巨细胞病毒感染。

(13) 弓形虫脑病。

(14) 马尔尼菲篮状菌病。

(15) 反复发生的败血症。

(16) 皮肤黏膜或内脏的卡波西肉瘤、淋巴瘤。

(17) 血 $CD4^+T$ 淋巴细胞 <200/μl。

三、实验室检查

1. HIV-1 抗体检测　目前使用 ELISA 法进行初筛，敏感性为 99.5%。在感染 HIV 后的 6 周内，ELISA 法的阳性率可达 95%。对于初筛阳性的患者，则使用其他方法例如 Western blot 行确证试验，两种方法联合检测的特异性接近 100%。

2. HIV 病毒载量测定　通过 PCR 方法测定血液中的 HIV-1 RNA，对于急性期处于血清转换之前的患者，该检查为最佳的诊断 HIV 感染的手段。

3. CD4 细胞计数　并非诊断依据，但广泛用于判断 HIV 疾病进展。HIV 患者在血 $CD4^+$ 细胞 <$200/mm^3$，出现机会性感染和恶性肿瘤的风险则明显增加。

四、HIV 的治疗

1. 抗反转录病毒治疗时机　一旦确诊，立即开始治疗。对于合并某些机会性感染（包括隐球菌脑膜炎、结核病伴 $CD4^+$T 淋巴细胞 >50/μl 等）患者，应适当推迟抗病毒治疗。

2. 免疫炎症反应重建综合征（immune reconstitution inflammatory syndrome，IRIS）　指艾滋病患者在 HARRT 后免疫功能恢复过程中出现的一组临床综合征，主要表现为发热、潜伏感染的出现或原有感染的加重或恶化，多种潜伏或活动的机会性感染在 HARRT 后均可发生 IRIS，多出现在抗病毒治疗后 3 个月。

3. HIV 感染的治疗目标通常

（1）预防 HIV 感染相关的机会性感染、肿瘤和其他并发症。

（2）治疗 HIV 感染相关的机会性感染、肿瘤和其他并发症。

（3）联合使用抗反转录病毒治疗 HIV 感染本身：具体方案应请专科医师会诊决定。

4. 医务人员 HIV 职业暴露后的处理

（1）健康人被含有 HIV 患者血液的针扎伤后，若未处理，感染 HIV 的风险为 1/300。

（2）发生针刺伤后，应立刻行 HIV 检测，获得阴性的基线结果，此后需分别在暴露后的 4 周、8 周、12 周和 6 个月行 HIV 抗体检测。

（3）暴露后应尽可能快的开始二联的药物预防性治疗，如，齐多夫定 300mg，2 次 /d + 拉米夫定 150mg，2 次 /d 口服，疗程为 4 周。

（丛杨，审阅：曹玮）

第十一章

风湿免疫病

第一节 常用风湿免疫科检查及判读

一、抗核抗体(antinuclear antibody,ANA)

1. 概念 抗细胞核(或整个细胞)的核酸和核蛋白抗体的总称。

2. 抗核抗体谱(表 11-1-1)。

表 11-1-1 抗核抗体谱分类

分型	荧光类型	方法	分类	临床意义
抗 DNA 抗体	核膜型	马疫锥虫法 放免法 ELISA 法	抗 ssDNA 和抗 dsDNA	抗 dsDNA 抗体: SLE 特异性抗体 与 SLE 活动程度相关 与狼疮肾炎发病相关
抗组蛋白抗体	均质型	ELISA 法	抗 H1,H2a,H2b,H3,H4 亚单位抗体	药物性狼疮的阳性率达 90% 以上 SLE、RA
抗 DNP 抗体	均质型	乳胶凝集法	IgG 型 DNA 组蛋白复合物抗体	为 SLE 的筛选试验
抗可溶性核抗原抗体	斑点型	免疫双扩散法 免疫印迹法	抗 nRNP:较多的是 U1RNP,73kDa、32kDa、17.5kDa	高效价抗 U1RNP 抗体阳性是诊断 MCTD 的必要条件 与双手肿胀、雷诺现象、肌炎和指端硬化相关 抗 U1RNP 抗体阳性是 CTD 相关肺动脉高压的危险因素

续表

分型	荧光类型	方法	分类	临床意义
抗可溶性核抗原抗体			抗 Sm 抗体：抗原为核内小核糖体蛋白（SnRNP），29kDa、28kDa、13.5kDa	SLE 标记性抗体 与 SLE 活动性无关
			抗 SSA/Ro：52kDa 和 60kDa	原发和继发干燥综合征 抗 SSA 可单独出现，但抗 SSB 则很少单独出现
			抗 SSB/La：48kDa、47kDa、45kDa	相关症状：新生儿狼疮、先天性房室传导阻滞、血管炎、淋巴结肿大、白细胞减少、光过敏、皮损、紫癜
			抗 rRNP 抗体：38kDa、16.5kDa、15kDa	SLE 活动期存在，与中枢神经症状相关
			抗 Scl-70：38kDa、16.5kDa、15kDa	SSc 特异性抗体，与肺间质病变相关
			抗 Jo-1 抗体：抗原为组氨酰 tRNA 合成酶，55kDa	多发性肌炎 / 皮肌炎 抗合成酶抗体综合征
			抗 PCNA 抗体：抗增殖细胞核抗体	SLE 特异性抗体

续表

分型	荧光类型	方法	分类	临床意义
抗可溶性核抗原抗体			抗 Ku 抗体	多见于 PM/SSc 重叠综合征,MCTD 和 SLE 也可见
			抗 PM-Scl 抗体	PM/SSc 重叠综合征出现
抗着丝点抗体	着丝点型		抗原是染色体粒区的着丝点相关蛋白	与 CREST 综合征、雷诺现象、皮肤硬化相关。 亦可见于 PBC 患者
抗核仁抗体	核仁型			与 SSc 有关
抗线粒体抗体	胞质型		AMA-M1~M9	AMA-M2 阳性与 PBC 相关

3. ANA 阳性疾病(表 11-1-2)

表 11-1-2 ANA 阳性疾病

疾病	ANA 阳性比例(%)
系统性红斑狼疮	99~100
混合性结缔组织病	100
自身免疫性肝脏疾病(AIH、PBC、PSC 等)	100
系统性硬化症	80~95
多发性肌炎 / 皮肌炎	40~80
原发性干燥综合征	40~80
抗磷脂抗体综合征	40~50
类风湿关节炎	30~50

续表

疾病	ANA 阳性比例（%）
自身免疫性甲状腺疾病（桥本氏甲状腺炎、Graves 病）	30~50
特发性肺动脉高压	40
多发性硬化	25
恶性肿瘤（尤其是淋巴瘤）	15~25
慢性感染（传染性单核细胞增多症 \ 感染性心内膜炎）	不定

二、抗中性粒细胞胞质抗体（anti-neutrophil cytoplasm antibody，ANCA）

1. 原理　代表一组抗中性粒细胞胞质成分的抗体谱，其抗原成分主要包括人类中性蛋白酶 3（PR-3）和髓过氧化物酶（MPO）。临床上常用的检测方法主要有间接免疫荧光法和酶联免疫吸附法。

2. 分类与临床意义（表 11-1-3）

表 11-1-3　抗中性粒细胞胞质抗体

分类	名称	抗原	临床意义	其他
胞质型	C-ANCA	PR-3	主要见于肉芽肿性多血管炎，还可见于显微镜下多血管炎、嗜酸性肉芽肿性多血管炎、结节性多动脉炎、坏死性新月体型肾小球肾炎	其他结缔组织病中可有 ANCA（+），如 SLE、SSc 和药物引起（肼屈嗪、普鲁卡因胺、青霉胺、米诺环素和丙硫氧嘧啶）

续表

分类	名称	抗原	临床意义	其他
核周型	P-ANCA	MPO	见于显微镜下多血管炎、嗜酸性肉芽肿性多血管炎,也可见于 PAN、抗 GBM 病、肉芽肿性多血管炎、SLE、RA、药物性狼疮、Felty 综合征等;非 MPO 的 P-ANCA 阳性可见于炎症性肠病中的溃疡性结肠炎	

三、类风湿关节炎相关抗体(表 11-1-4)

表 11-1-4 类风湿关节炎相关抗体

名称	原理	方法	临床意义
类风湿因子(RF)	抗变性 IgG 分子的 Fc 片段	乳胶凝集法和绵羊血细胞凝集试验(SCAT)	RA 的阳性率 80% 可在其他疾病中出现:结缔组织病(干燥综合征、系统性红斑狼疮、硬皮病、多发性肌炎 / 皮肌炎)、感染性疾病(细菌性心内膜炎、结核、麻风、血吸虫病)、其他(弥漫性肺间质纤维化、肝硬化、慢性肝炎、结节病、巨球蛋白血症、冷球蛋白血症等)

续表

名称	原理	方法	临床意义
抗环瓜氨酸多肽抗体(anti-cyclic citrullinated peptide antibody,抗 CCP)	根据聚角蛋白微丝蛋白的 cDNA 序列人工合成的环化肽	酶联免疫吸附实验(ELISA)	对 RA 诊断的敏感性为 33%~87%,特异性为 89%~98%,可作为 RA 早期诊断指标,对 RA 患者的关节侵害和放射学损伤有一定的预测价值
抗角蛋白抗体(anti-keratin antibody,AKA)	RA 血清中有一种与大鼠食管角质层成分起反应的抗体。	间接免疫荧光法	对 RA 诊断敏感性 40.3%,特异性 94.7%,是早期诊断和判断预后的指标之一
抗核周因子抗体(anti-perinuclear factor,APF)	一种 RA 特异性免疫球蛋白,以 IgG 型为主。	间接免疫荧光法	对 RA 诊断敏感性 58.1%,特异性 90.3%,是早期诊断的有效指标之一

四、肌炎特异性抗体(表 11-1-5)

表 11-1-5 肌炎特异性抗体

肌炎特异性抗体	靶抗原	临床特征
抗合成酶抗体(抗 ARS 抗体):抗 Jo-1、抗 PL7、抗 PL12、抗 EJ、抗 OJ、抗 KS、抗 Zo 抗体等	各种不同的氨酰-tRNA 合成酶	抗合成酶抗体综合征(肌炎、肺间质病变、发热、关节炎、技工手、雷诺现象)

续表

肌炎特异性抗体	靶抗原	临床特征
抗 MDA5 抗体	黑色素瘤分化相关蛋白 5	无肌病 / 轻肌病型皮肌炎、快速进展的肺间质病变、典型的皮肌炎皮疹、皮肤溃疡
抗 SAE 抗体	小泛素样修饰物（SUMO）活化酶	典型的皮肌炎皮疹
抗 Mi2 抗体	核小体重构去乙酰化酶复合物	典型的皮肌炎皮疹、肌肉病变较轻、治疗反应及预后好
抗 NXP2 抗体	核基质蛋白 2	幼年型皮肌炎、皮下钙质沉着、成人肿瘤相关皮肌炎
抗 TIF1γ 抗体	转录中介因子（TIF）1-γ	典型的皮肌炎皮疹、光过敏皮疹、与成人皮肌炎合并肿瘤高度相关
抗 SRP 抗体	信号识别颗粒	皮疹不典型、肌肉病变重、坏死性肌炎、心肌受累相关
抗 HMGCR 抗体	3- 羟基 -3- 甲基 - 辅酶 A 还原酶蛋白	肌肉病变重、坏死性肌炎、CK 明显升高、他汀类药物相关

五、抗磷脂抗体谱(表 11-1-6)

表 11-1-6 抗磷脂抗体谱

检查	方法	注释
狼疮抗凝物(LA)	白陶土凝固时间、Russellvipervenom 时间、aPTT、蛇毒时间等	一种 IgG/IgM 型免疫球蛋白，作用于凝血酶原复合物(Ⅹa、Ⅴa、Ca^{2+} 及磷脂)以及 Tenase 复合体(因子Ⅸa、Ⅷa、Ca^{2+} 及磷脂)，在体外能延长磷脂依赖的凝血试验的时间，与异常出血及血栓形成有关
aCL	酶联免疫吸附(ELISA)法	持续中高效价的 IgG/IgM 型 aCL 与血栓密切相关，IgG 型 aCL 与血栓形成、习惯性流产和血小板减少相关，IgM 型与溶血性贫血和中性粒细胞减少有关。aCL 亦可见于其他风湿性疾病、药物狼疮、肿瘤和感染
抗β2-GP1 抗体	酶联免疫吸附(ELISA)法	与血栓的相关性比 aCL 强，假阳性低，诊断 APS 的敏感性与 aCL 相仿。一般认为，抗 β2-GP1 抗体比 1988 年 Asherson 提出的抗心磷脂抗体特异性高，故有中、高效价抗 β2-GP1 抗体阳性的患者应高度警惕 APS

六、关节腔穿刺和关节液检查

关节液检查的鉴别诊断见表 11-1-7。

表 11-1-7 关节液检查的鉴别诊断

关节液检查	正常	炎性关节炎	骨关节炎	痛风	假性痛风	感染性关节炎	关节内出血
性状	清亮-微黄	浑浊	清亮-微黄	浑浊	浑浊	脓性	红色
细胞组成	少量白细胞	>90%多形核细胞	<50%多形核细胞	>90%多形核细胞	>90%多形核细胞	>90%多形核细胞	血性
特殊发现	无	无	无	尿酸盐结晶(针状负性双折光)	焦磷酸钙结晶(菱形正性双折光)	病原学培养阳性	血性

（白炜，审阅：张上珠）

第二节 风湿免疫病的治疗用药

一、非甾体抗炎药(NSAIDs)

1. 简介 主要通过抑制环氧化酶(COX)的活性，使花生四烯酸不能经环氧化酶氧化前列腺素，从而抗炎、解热、镇痛，可用于各种急慢性关节炎及疼痛性疾病，也用于退热。COX 有两种异构体：结构型 COX-1 和诱导型 COX-2。抑制 COX-2 活性可达到抗炎作用，抑制 COX-1 活性与胃黏膜刺激、肾毒性等不良反应相关。选择性 COX-2 抑制剂胃肠道不良反应小。

2. 具体药物的特点及临床应用(表 11-2-1)

表 11-2-1 NSAIDs 药物特点与临床应用

药物	特点	剂量	副作用
阿司匹林	抗炎抗血小板,镇痛较温和	最大剂量 3g/d	①消化系统:溃疡、出血、穿孔、肝损、结肠炎 ②肾脏:水钠潴留、高血压、急性间质性肾炎、肾小管坏死、肾功能不全 ③心血管系统:心衰、急性心梗、心血管死亡率增加 ④血液系统:粒细胞减少,血小板功能障碍 ⑤神经系统:头晕、嗜睡、认知功能障碍,无菌性脑膜炎 ⑥变态反应:皮疹、哮喘
吲哚美辛	不能耐受可以用栓剂	50~200mg/d,分次服用	
布洛芬	口服吸收好	1.2~3.2g/d 分次服	
双氯芬酸	消炎和退热作用比阿司匹林强,主要通过抑制 COX-2	75~150mg/d	
尼美舒利	能较好抑制 COX-2 并能全面地抑制炎症过程	50~100mg,2 次 /d,饭后服	
美洛昔康	对 COX-2 抑制 >COX-1	7.5~15mg/d	
洛索洛芬	COX-1 和 COX-2 平衡抑制	最大剂量 60mg,每 8h 一次	
塞来昔布	选择性 COX-2 抑制剂	100~200mg,2 次 /d	
依托考昔	选择性 COX-2 抑制剂	60~120mg,1 次 /d	
艾瑞昔布	选择性 COX-2 抑制剂	0.1g,2 次 /d	

二、糖皮质激素(glucocorticoid,GC)

1. 常用剂型及特点(表 11-2-2)

表 11-2-2 糖皮质激素的常用剂型和特点

	药物	等效剂量(mg)	抗炎效力	水钠潴留作用	血清半衰期(min)	药理半衰期(h)
短效	氢化可的松	20	1.0	++	90	8~12
	可的松	25	0.8	++	30	8~12
中效	泼尼松	5	4.0	+	60	12~36
	泼尼松龙	5	4.0	+	200	12~36
	甲泼尼龙	4	5.0	0	180	12~36
	曲安西龙	4	4.0	0	>200	12~36
长效	地塞米松	0.75	25	0	200	36~72
	倍他米松	0.75	25	0	>300	36~72

2. 适应证与禁忌证(表 11-2-3)

表 11-2-3 糖皮质激素的适应证和相对禁忌证

适应证	①替代疗法:垂体前叶功能减退,肾上腺皮质功能不全 ②自身免疫性疾病 ③严重感染:如败血症,脑膜炎 ④各种休克 ⑤过敏性疾病
相对禁忌证	严重精神病;活动性溃疡或新近胃肠手术;糖尿病;妊娠期;重症高血压;感染不能控制者;水痘;单纯疱疹角膜炎;皮质醇增多症;骨质疏松

3. 临床应用(表 11-2-4)

表 11-2-4 糖皮质激素的临床应用

剂量选择	小剂量	泼尼松 <15mg/d 维持治疗,防止复发 RA 初始用药或慢作用药起效前过渡用药
	中剂量	泼尼松 15~30mg/d 无重要脏器损害的 SLE
	大剂量	泼尼松 >30mg/d 或 1~2mg/(kg·d) PM/DM、SLE、血管炎等活动期或伴有重要脏器损害
	冲击治疗	泼尼松≥250mg/d,一般为甲泼尼龙 500~1 000mg/d,3~5d,必要时 1~3 周可重复 危及患者生命、引起重要脏器严重不可逆损伤,或可预期出现前述情况:如严重神经精神狼疮、严重狼疮肾炎、系统性血管炎累及重要脏器等
给药及减量方法	每日给药	中效剂型,晨间给药,对下丘脑 - 垂体 - 肾上腺轴(HPA)抑制最小
	减量方法	大剂量激素 4~6 周后开始逐渐减量,每 1~2 周减量 10% 左右,至 15mg/d 后视病情维持或缓慢减药
	局部给药	关节腔局部注射激素治疗关节炎 不宜次数太多,严格无菌操作

4. 副作用与预防(表 11-2-5)

表 11-2-5 糖皮质激素的副作用及预防

部位	表现	预防与处理
皮肤	皮肤萎缩、痤疮、多毛、紫纹、脂膜炎、创口不愈合	

续表

部位	表现	预防与处理
骨骼肌肉	肌痛、肌无力、骨质疏松、自发骨折、无菌性骨坏死	补钙、维生素 D
胃肠道	消化性溃疡、胃出血、小肠穿孔、胰腺炎	抑酸、胃黏膜保护剂
心血管	高血压、加速动脉粥样硬化	监测血压，必要时降压
神经系统	情绪改变	
眼	白内障、青光眼、葡萄膜炎、眼球突出、视神经盘水肿	眼科定期检查
内分泌	库欣综合征、生长迟滞、肾上腺皮质功能低下、类固醇糖尿病	监测血糖，必要时降糖治疗
生殖系统	月经不调、流产、阳痿	
代谢	高脂血症、水钠潴留、低血钾	监测电解质、出入量、补钾，必要时利尿
其他	继发感染、外周白细胞升高、胎儿体重过轻	预防感染

三、免疫抑制剂与改善病情抗风湿药（DMARDs）（表 11-2-6）

四、生物制剂及口服小分子靶向药物

21 世纪以来，生物制剂和口服小分子靶向药物的出现是风湿性疾病治疗的重要里程碑，开拓了风湿性疾病治疗的新纪元。基于疾病发病机制中不同环节的特异生物治疗能特异性地抑制异常的免疫反应而不伤及正常的抗致病微生物免疫。目前国内上市的生物制剂和小分子口服靶向药物见表 11-2-7。

表 11-2-6　免疫抑制剂与改善病情抗风湿药（DMARDs）

药物	作用机制	适应证	用法	副作用
环磷酰胺（Cyclophosphamide，CTX）	细胞毒作用 免疫抑制 抗炎	SLE 重要脏器损害（狼疮肾炎、NPSLE 等），系统性血管炎（AAV、BD 等），CTD 继发血管炎，CTD 继发肺间质病等	口服：2mg/（kg·d） 静脉：200mg 隔日一次；400~600mg/周；500mg/2 周 ×6 次；0.5~1g/m^2 每月 1 次	恶心、呕吐；骨髓抑制：白细胞 7~14d 降至最低，第 3 周恢复；出血性膀胱炎；肝损害，黄疸，脱发，感染，带状疱疹；不育，致癌
霉酚酸酯（MycophenolateMofetil，MMF）	阻断嘌呤核苷酸从头合成途径，抑制活化淋巴细胞增殖和抗体产生	SLE 重要脏器损害（狼疮肾炎、NPSLE 等），系统性血管炎等	口服：1~2g/d；起效慢，至少 3 个月方能判断疗效	感染；骨髓抑制；胃肠道反应；肝肾毒性小

续表

药物	作用机制	适应证	用法	副作用
环孢素（Cyclosporin，CsA）	钙调磷酸酶抑制剂，抑制 IL-2 产生和受体表达，进而抑制 T 淋巴细胞激活	SLE（狼疮肾炎、血液系统受累），PM/DM，BD 眼病，难治性 RA 等	3~5mg/（kg·d），血药浓度 100~200ng/ml，注意药物相互作用	肾功能损害、神经系统损害、高血压、继发感染、肿瘤以及胃肠道反应、牙龈增生、多毛、后循环脑病
他克莫司（Tacrolimus，FK506）	与 CsA 相似，比 CsA 作用强 100 倍	与 CsA 类似	0.15~0.3mg/（kg·d）（2~4mg/d）血药浓度：5~10ng/ml，注意药物相互作用	与 CsA 类似
硫唑嘌呤（Azathioprine，AZA）	抑制嘌呤合成及代谢	SLE、系统性血管炎的维持治疗，DM/PM、成人斯蒂尔病、RA 等	50~100mg/d，分 1~2 次口服	骨髓抑制最常见（TMPT 酶活性减低或缺失有关，总体人群比例 1/300），胃肠道反应，肝损害，变态反应，皮疹，胰腺炎，长期应用可增加患肿瘤机会

续表

药物	作用机制	适应证	用法	副作用
甲氨蝶呤(Methotrexate,MTX)	叶酸类似物→抑制 DHFR→嘌呤和嘧啶合成下降,炎细胞增殖下降,凋亡增加,单核和淋巴细胞因子下降	关节肌肉病变,如 RA、SpA、PM/DM 骨骼肌受累、SLE 皮肤关节症状等; 血管炎、系统性硬化症; 与地塞米松联合用于 NPSLE、贝赫切特脑病等中枢神经系统病变鞘内注射治疗	口服 10~20mg/ 周;鞘注 10mg/次,5~7d 可重复	胃肠道,骨髓抑制,溃疡性口腔炎,皮炎,脱发,肝损,肺间质病变。流产、畸胎及影响生育能力;肌酐清除率降低者慎用
来氟米特(Leflunomide,LEF)	抑制二氢乳酸脱氢酶; 抑制嘧啶合成; 抑制活化淋巴细胞	RA、AS、银屑病 较大剂量可用于 SLE、血管炎等治疗	关节炎 20mg/d,狼疮肾炎、系统性血管炎 30mg/d	腹泻、瘙痒、高血压、肝功能损害,一过性白细胞下降、脱发、皮疹 致畸(一旦发现意外妊娠,应立即停药,并用考来烯胺迅速阻断肝肠循环)

续表

药物	作用机制	适应证	用法	副作用
柳氮磺胺吡啶（Sulfasalazine，SASP）	抑制花生四烯酸级联反应 免疫调节	RA、SpA 外周关节炎等	口服 0.5g bid → 1~1.5g bid	变态反应；胃肠道和肝不良反应；血液系统毒性；男性生殖系统影响；通过胎盘，分泌入乳汁；对磺胺、阿司匹林过敏者禁用
羟氯喹（Hydroxy-chloroquine，HCQ）	抗炎；免疫调节；光保护作用； 抗血栓； 调节脂代谢； 增加对胰岛素的敏感性	SLE 的背景治疗，光过敏、SLE 皮损、RA、pSS、APS 等，妊娠期使用较安全	200~400mg/d，分 2 次服	眼部病变：视网膜黄斑水肿、异常色素沉着、视野缩窄 - “牛眼”征 心肌传导系统、皮疹、色素沉着、胃肠道反应、神经肌肉不良反应

续表

药物	作用机制	适应证	用法	副作用
雷公藤（Tripterygium Wilfordii Hook，T_2）	抗炎 免疫抑制 性细胞抑制	RA、成人斯蒂尔病、SLE-LN、BD、SS、血管炎等	30~60mg/d，分3次饭后服	性腺抑制、胃肠道反应、肝肾损伤、粒细胞缺乏
沙利度胺（Thalidomide）	抗炎 免疫调节 抑制血管新生 减少TNF-α表达	结节红斑、皮肤黏膜损害、贝赫切特病等	口服：50mg睡前服用，逐渐加量，一般不超过200mg/d	嗜睡、周围神经病、便秘、致畸、血栓

表 11-2-7 目前国内上市的生物制剂及小分子靶向药物

分类	通用名	说明	使用方法	临床应用	副作用
肿瘤坏死因子抑制剂（TNFα 抑制剂）	依那西普 Etanercept	重组Ⅱ型TNF受体-抗体融合蛋白	50mg,皮下注射,每周1次,左右上臂各注射25mg	适应证:RA(与甲氨蝶呤的联合治疗更加有效)、JIA、AS、银屑病关节炎、银屑病、炎症性肠病等 适应证外应用:贝赫切特病(顽固性BD眼病,BD中枢受累,肠贝赫切特)等	(1)局部反应:轻至中度红斑、瘙痒、疼痛和肿胀 (2)感染:尤其是结核、真菌等机会菌感染 (3)恶性肿瘤风险升高 (4)免疫原性:少数患者可产生针对药物的抗体,导致其有效性降低 (5)自身抗体:诱导抗核抗体和抗dsDNA抗体产生 (6)变态反应 (7)其他:血小板减少,中枢神经系统脱髓鞘病变,充血性心力衰竭者禁用
	英夫利西单抗 Infliximab	人鼠嵌合的抗TNFα的特异性IgG1单抗	3~5mg/kg,静脉滴注,第0,2,6周,以后每8周1次		
	阿达木单抗 Adalimumab	全人源化的抗TNFα的特异性的IgG1单抗	40mg,皮下注射,2周1次		
	戈利木单抗 Golimumab	全人源化的抗TNFα的特异性的单抗	50mg,皮下注射,每4周一次		

续表

分类	通用名	说明	使用方法	临床应用	副作用
抗 CD20 单抗	利妥昔单抗 Rituximab	人 / 鼠嵌合的单克隆抗体	治疗成人 RA 的标准方案：间隔 2 周各予 1 000mg 静脉输注。慢速开始滴注，予抗过敏治疗。	RA、AAV（一线治疗）、SLE（狼疮肾炎、ITP、TTP、AIHA、神经精神狼疮如 NMOSD 等）、pSS、APS（如 CAPS）、PM/DM	(1) 输液反应：发生在开始输液后的 30~120min，轻度反应包括发热、寒战、面色发红等；重度包括低氧血症、支气管痉挛等 (2) 严重皮疹：少见，如 Steven-Johnson 综合征等 (3) 严重感染 (4) 迟发性中性粒细胞减少 (5) 人嵌合体抗体的产生
抗白介素 -6 受体抗体	托珠单抗 Tocilizumab	人源性白介素 -6 受体 IgG1 单抗	8mg/kg，每月一次，静脉输注	RA 及 JIA 全身型 适应证外应用：大动脉炎、成人斯蒂尔病、PM/DM-ILD 等	(1) 输液反应（头痛、皮肤反应），变态反应 (2) 严重感染 (3) 血象影响：中性粒细胞减少、血小板减少 (4) 肝功能损害

续表

分类	通用名	说明	使用方法	临床应用	副作用
Janus 激酶(JAK)抑制剂	托法替布 Tofacitinib	口服小分子靶向药物	5mg,每日2次口服	RA	(1)严重感染 (2)结核、机会性感染、带状疱疹 (3)恶性肿瘤风险增高 (4)白细胞减少、肝功能损害
抗C5单抗	依库珠单抗 Eculizumab	重组人源性补体蛋白C5单抗	根据适应证调整	阵发性睡眠性血红蛋白尿(PNH)、非典型溶血性尿毒症综合征(aHUS)	(1)严重的脑膜炎奈瑟菌感染及其他感染 (2)输液反应 (3)儿童PNH中安全性未确定

(白炜,审校:张上珠)

第三节　关节疾病

一、类风湿关节炎

（一）定义与流行病学

类风湿关节炎（rheumatoid arthritis，RA）是一种以对称性、多关节炎为主要表现的慢性、全身免疫性疾病。发病相关基因：*HLA-DR4*、*HLA-DR1*、*PTPN22*、*PADI4* 等。患病率：全人群中为 0.5%~1%，女性约是男性 2 倍；发病高峰年龄 40~75 岁。

（二）病理

1. 滑膜炎　关节滑膜异常增生形成绒毛突入关节腔，血管翳形成，对关节软骨、软骨下骨、韧带、肌腱等组织进行侵蚀，引起关节软骨、骨和关节囊破坏。

2. 炎症反应　可累及关节外组织。

（三）分类标准（表 11-3-1、表 11-3-2）

表 11-3-1　1987 年美国风湿病学会（ACR）类风湿关节炎分类标准

定义	注释
1. 晨僵	关节及其周围僵硬感至少持续 1h（病程≥6 周）
2. 3 个或 3 个区域以上关节部位的关节炎	医生观察到下列 14 个区域（左侧或右侧的近端指间关节掌指关节腕、肘、膝、踝及跖趾关节）中累及 3 个，且同时软组织肿胀或积液（不是单纯骨隆起）（病程≥6 周）
3. 手关节炎	腕、掌指或近端指间关节炎中，至少有一个关节肿胀（病程≥6 周）
4. 对称性关节炎	两侧关节同时受累（双侧近端指间关节掌指关节及跖趾关节受累时，不一定绝对对称）（病程≥6 周）

续表

定义	注释
5. 类风湿结节	医生观察到在骨突部位，伸肌表面或关节周围有皮下结节
6. 类风湿因子阳性	任何检测方法证明血清类风湿因子含量异常
7. 放射学改变	在手和腕的后前位相上有典型的类风湿关节炎放射学改变：必须包括骨质侵蚀或受累关节及其邻近部位有明确的骨质脱钙

注：符合表中 7 项中至少 4 项者可诊断为 RA。但是，不除外符合标准者合并另一种疾病的可能性。

表 11-3-2 2010 年美国风湿病学会（ACR）和欧洲抗风湿联盟（EULAR）RA 分类标准

评价方面	细则	分
受累关节	1 个中到大的关节	0
	2~10 个中大关节	1
	1~3 个小关节	2
	4~10 个小关节	3
	超过 10 个关节（其中至少有一个小关节）	5
血清学	RF 和抗 CCP 均阴性	0
	其中之一低效价阳性（即超过正常上限，但不超过 3 倍正常值上限）	2
	至少其中之一高效价阳性（即超过 3 倍正常值上限）	3
滑膜炎持续时间	少于 6 周	0
	6 周或更长	1

续表

评价方面	细则	分
急性期反应物	CRP 和 ESR 均正常	0
	CRP 或 ESR 升高	1
各项评分相加≥ 6 分,可诊断 RA。		

注:①关节炎定义为关节肿胀或压痛。评估关节不包括远端指间关节第一腕掌关节和第一跖趾关节。大关节包括肩、肘、髋、膝和踝关节。小关节包括第 2~5 跖趾关节近端指间关节拇指指间关节掌指关节和腕关节。②该标准适应人群:至少一个关节有临床上滑膜炎的证据(关节肿胀),且不能被其他疾病所解释。

1987 年 ACR 的分类标准,其敏感度为 39.1%,特异度为 92.4%;2010 年 ACR/EULAR 的分类标准,其敏感度为 72.3%,特异度为 83.2%。

(四) 临床表现

1. 关节表现　受累关节肿胀、疼痛、活动受限,甚至关节畸形(尺侧偏斜、天鹅颈征和纽扣花征)。RA 关节功能评估见表 11-3-3。

表 11-3-3　关节功能分级表

级别	描述
Ⅰ级	能完成日常工作而无障碍
Ⅱ级	能从事正常活动,但有一个或多个关节活动受限或不适
Ⅲ级	能胜任部分日常活动或生活部分自理
Ⅳ级	大部分或完全失去活动能力,患者长期卧床或依靠轮椅,生活不能自理

2. 关节外表现(表 11-3-4)

表 11-3-4 RA 关节外表现

系统	临床表现
全身	乏力、发热、体重下降
皮肤	类风湿结节皮肤血管炎表现
骨骼肌肉	肌肉萎缩、骨及软骨破坏、骨质流失及骨质疏松
眼科	眼干燥症,巩膜炎、虹膜炎、角膜软化
类风湿血管炎(rheumatoid vasculitis)	中、小血管受累为主; 可表现为指端血管炎、坏疽、皮肤紫癜、周围神经病变、肠系膜血管炎、类风湿脑脊膜炎等
呼吸	间质性肺病(UIP、COP、LIP、NSIP 等),肺部类风湿结节,Caplan 综合征(类风湿结节 + 尘肺病),阻塞性肺病,胸膜炎,胸腔积液
心血管	动脉粥样硬化、心包炎、心肌炎、心包积液、主动脉炎
消化	转氨酶升高、脾大(Felty 综合征)
肾脏	多继发于应用 NSAIDs 等药物后,出现肾小管间质损害,偶见淀粉样变
血液	慢性病贫血、血小板增多、白细胞增多,Felty 综合征(脾大 + 血小板减少 + 粒细胞减少),大颗粒淋巴细胞综合征,合并白血病、淋巴瘤
神经系统	单神经炎,神经压迫(如腕管综合征),颈椎不稳定(脊髓病)

（五）影像学评估（表 11-3-5、表 11-3-6）

表 11-3-5 类风湿关节炎 X 线进展的分期

Ⅰ期 （早期）	1* X线检查无破坏性改变 2 可见骨质疏松
Ⅱ期 （中期）	1* 骨质疏松，可有轻度的软骨破坏，有或没有轻度的软骨下骨质破坏 2* 可见关节活动受限，但无关节畸形 3 邻近肌肉萎缩 4 有关节外软组织病损，如结节和腱鞘炎
Ⅲ期 （严重期）	1* 骨质疏松加上软骨或骨质破坏 2* 关节畸形，如半脱位，尺侧偏斜，无纤维性或骨性强直 3 广泛的肌萎缩 4 有关节外软组织病损，如结节或腱鞘炎
Ⅳ期 （末期）	1* 纤维性或骨性强直 2 Ⅲ期标准内各条

注：* 病期分类的必备条件

表 11-3-6 RA 的其他影像学检查

检查	临床意义
超声	可显示关节滑膜、滑囊、关节腔积液、关节软骨厚度及形态，可确认滑膜炎的存在，监测疾病活动和进展，评估炎症情况
CT	检测骨侵蚀的能力较其他技术准确，可评估大关节病变和肺部疾病，但无法检测活动性炎症如滑膜炎、腱鞘炎等
MRI	检测早期 RA 最敏感的工具，可早期发现滑膜增厚、关节间隙狭窄、骨髓水肿和轻微关节面侵蚀，对 RA 的早期诊断有意义

（六）疾病活动度评估及达标治疗

1. 常用病情活动度评估 主要包括肿胀和压痛关节计数、疼痛程度的描述（VAS）、患者和评估者对疾病活动度的整体评估（PGA、EGA）、急性期反应物（ESR、CRP）等参数，常用的评估指数包括 Disease Activity Score（DAS-28）、Simplified Disease Activity Index（SDAI）、Clinical Disease Activity Index（CDAI）、Routine Assessment of Patient Index Data（RAPID）、ACR 反应标准等。

2. DAS28-ESR 评估 DAS28-ESR ≤ 2.6 缓解；2.6<DAS28-ESR ≤ 3.2 低疾病活动度；3.2 <DAS28-ESR ≤ 5.1 中疾病活动度；DAS28-ESR>5.1 高疾病活动度。

3. 达标治疗 RA 治疗的目标是达到疾病缓解（DAS28 ≤ 2.6 或 CDAI ≤ 2.8 或 SDAI ≤ 3.3）或低疾病活动度（DAS28 ≤ 3.2 或 CDAI ≤ 10 或 SDAI ≤ 11），即达标治疗。

（七）治疗

1. 常用药物 甲氨蝶呤、羟氯喹、柳氮磺胺吡啶、来氟米特、雷公藤、NSAIDs、糖皮质激素（关节腔内注射或低剂量口服）

2. 预后不良因素 高效价 RF 及抗 CCP 抗体阳性，HLA-DR 易感基因阳性，起病时即有高度活动，起病时即有骨质破坏，ESR 及 CRP 明显升高，肿胀关节数目多，2 种及以上 DMARDs 药物治疗无效，吸烟，肥胖

3. 治疗流程示意图（图 11-3-1）

（八）骨关节炎

骨关节炎（osteoarthritis，OA）是一种关节软骨进行性消失，骨质过度增生，临床出现慢性关节疼痛、僵硬、肥大及活动受限的风湿病。关节劳损是 OA 的发病基础。OA 与 RA 的鉴别诊断见表 11-3-7。

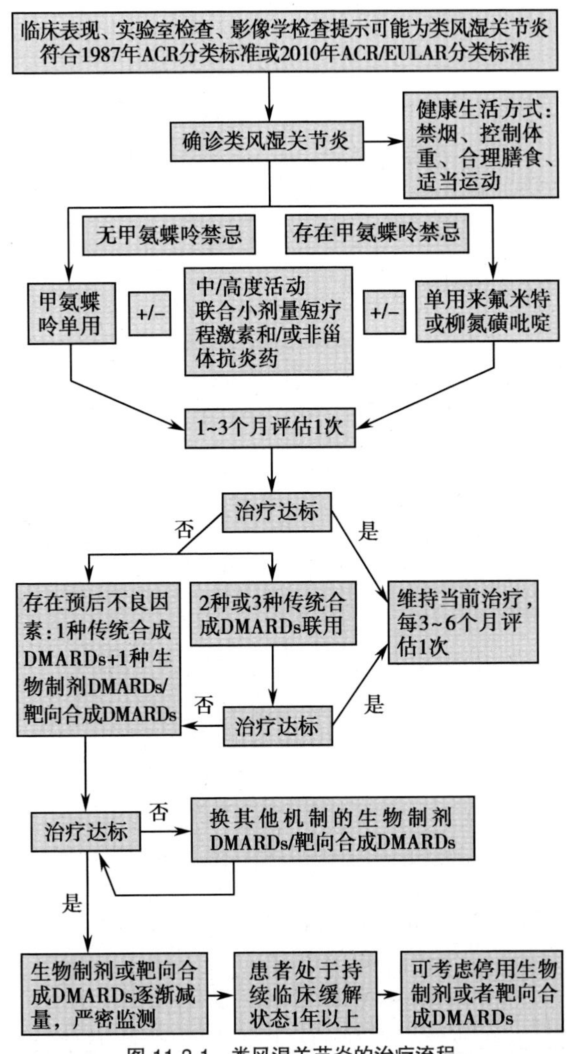

图 11-3-1　类风湿关节炎的治疗流程

表 11-3-7　OA 与 RA 主要鉴别

疾病	类风湿关节炎	骨关节炎
发病年龄	中老年，高峰 30~50 岁	多 50 岁以上
性别	女性优势	女性较优势
诱发因素	HLA-DR4	损伤、肥胖、先天异常等
起病方式	多数缓慢，有时急性	缓慢
全身症状	发热、贫血、消瘦等 肺间质病、血管炎等关节外表现	几乎不存在
早期症状	晨僵、关节肿痛，活动后缓解	晨僵 <30min，活动后加重
受累关节	掌指、腕、近端指间关节	负重关节（膝、髋、颈椎、腰椎）、远端指间关节（Heberden 结节）、近端指间关节（Bouchard 结节）
体征	软组织肿胀，手关节呈梭形 关节对称受累，相关肌肉萎缩 可有皮下结节	骨赘形成，软组织肿胀少见 关节呈骨性肥大，可出现侧偏或内翻畸形 肌萎缩不明显，无皮下结节
实验室检查	ESR、hsCRP 升高 RF、抗 CCP、AKA、APF 等阳性	炎症指标正常 RF、抗 CCP 等抗体阴性
X 线	骨质疏松、关节间隙变窄、骨侵蚀、半脱位	关节间隙变窄、骨赘、骨硬化
治疗	NSAIDs、糖皮质激素、DMARDs 药物、生物制剂	制动、理疗、NSAIDs、软骨保护剂，严重者手术治疗如关节置换术

（白炜，审校：张上珠）

二、血清阴性脊柱关节病

（一）概述

血清阴性脊柱关节病（spondyloarthritis，SpA）是一种多系统炎症性关节病，可累及脊柱、外周关节和关节周围结构，可分为中轴型与外周型，主要包括强直性脊柱炎、反应性关节炎、银屑病关节炎、肠病性关节炎和未分化脊柱关节病。类风湿因子及自身抗体均阴性。HLA-B27 阳性率高于正常人（50%~90% vs 6%~8%）。

（二）诊断标准和相关检查

1. 强直性脊柱炎的纽约标准（1984 年修订）

(1) 临床标准

1) 下腰部疼痛至少持续 3 个月，活动后减轻，休息后不消失。

2) 腰椎活动受限（矢状面与额状面）。

3) 扩胸度较同年龄与性别的正常人减小。

(2) 肯定 AS：至少 1 条临床标准 +3 级以上单侧骶髂关节炎或双侧 2 级骶髂关节炎。

2. 2009 年及 2011 年 ASAS 脊柱关节病中轴型及外周型分类标准

(1) 中轴型脊柱关节病分类标准：腰痛 ≥ 3 个月，年龄<45 岁，加上：影像学上骶髂关节炎 + ≥ 1 个 SpA 特点；或 HLA-B27+ ≥ 2 个其他 SpA 特点。

影像学上骶髂关节炎包括：MRI 上活动性（急性）炎症高度提示 SpA 相关骶髂关节炎。

按照修订纽约标准有肯定放射学骶髂关节炎。

SpA 特点：腰痛；关节炎；附着点炎；葡萄膜炎；指(趾) 炎；银屑病；SpA 家族史；HLA-B27（+）；CRP 升高；克罗恩病 / 结肠炎；NSAIDs 反应好。

(2) 外周型脊柱关节病分类标准

1) ≥ 1 个以下脊柱关节病特点：虹膜睫状体炎；银

屑病；克罗恩病/溃疡性结肠炎；前驱感染史；HLA-B27(+)；影像学骶髂关节炎。

2) 或≥2个以下脊柱关节病特点：关节炎；附着点炎；指(趾)炎；炎性腰背痛；脊柱关节病阳性家族史。

3. 特殊体格检查

(1) 枕墙距：立正姿势双足跟紧贴墙根时，后枕部与墙壁的距离，正常为0。

(2) 胸廓扩展度：在第4肋间隙水平测量深吸气和深呼气时胸廓扩展范围，正常≥5cm。

(3) Schöber试验：于双髂后上棘连线中点上方垂直距离10cm及下方5cm处分别作出标记，从直立到弯腰正常移动增加距离在5cm以上。

(4) 骨盆按压：患者侧卧，从另一侧按压骨盆可引起骶髂关节疼痛。

(5) Patrick试验(下肢4字试验)：患者仰卧，一侧膝屈曲并将足跟放置到对侧伸直的膝上。检查者用一只手下压屈曲的膝，另一只手压对侧骨盆，可引出对侧骶髂关节疼痛则视为阳性。有膝或髋关节病变者也不能完成4字试验。

(三) 影像学检查及病情评估

1. 骶髂关节炎的X线分级　0级，正常；1级，可疑骶髂关节炎；2级，轻度骶髂关节炎；3级，中度骶髂关节炎；4级，骶髂关节强直。

2. X线、CT及MRI主要表现　骶髂关节X线和CT检查可见关节间隙狭窄、骨质侵蚀、关节面硬化，脊柱X线可见韧带钙化、竹节样变。

银屑病关节炎特征性DIP关节病变，X线骨侵蚀破坏和新骨形成共存，末节指骨溶解、笔套征。

骶髂关节MRI可见急性炎症改变包括骨髓水肿、滑囊炎和滑膜炎、肌腱端炎，以及慢性炎症改变包括骨硬化、脂肪浸润、骨侵蚀和骨性强直。

3. AS 的病情评估

(1) ASDAS 评分：主要参数包括背痛、晨僵持续时间、患者总体评价、外周疼痛 / 肿胀、炎症指标（ESR 或 CRP）5 项。

(2) ASDAS 评估病情：疾病不活动（ASDAS<1.3）、中等活动（<2.1）、高活动（<3.5）、很高活动（>3.5）。

(3) BASDAI 评分：包括 6 个由患者回答的问题，即疲劳、背和髋痛的整体状况、外周关节炎、附着点炎、晨僵的持续时间及程度。评分范围 0~10 分。

（四）血清阴性脊柱关节病各亚型主要表现及治疗（表 11-3-8）

表 11-3-8 血清阴性脊柱关节病各亚型主要表现及治疗

疾病	关节症状	关节外症状	治疗
强直性脊柱炎	腰背痛，晨僵，中轴关节炎，骶髂关节炎，脊柱关节强直（融合）；短暂外周关节受累	急性前葡萄膜炎 心血管疾病（升主动脉炎，传导阻滞，主动脉瓣反流） 脊柱骨质疏松（骨折可导致脊髓受压）	一般治疗：患者教育，适当运动，物理治疗，戒烟 药物治疗：NSAIDs（首选）、糖皮质激素（局部应用为主，除非外周关节症状、妊娠、IBD 症状），柳氮磺胺吡啶（外周关节为主），TNF-α 抑制剂或 IL-17 抑制剂
银屑病关节炎	受累关节分为以下几种类型：①对称性多关节型；②不对称性少关节型；③远端指间关节型；④残毁性关节炎型；⑤脊柱关节病型	皮肤与指甲：银屑病表现 其他：葡萄膜炎，主动脉瓣反流，心脏传导阻滞	NSAIDs、糖皮质激素（局部应用为主，全身应用应密切注意维持最小剂量）、DMARDs 药物（MTX、柳氮磺胺吡啶、来氟米特、CsA）、生物制剂（TNF-α 抑制剂，二线治疗可选择 IL-12/23 抑制剂或 IL-17 抑制剂）

续表

疾病	关节症状	关节外症状	治疗
反应性关节炎	10~30d 感染后出现 关节炎：大关节为主，多为非对称性、游走性、自限性、少关节炎 肌腱附着点炎：腊肠指，跟腱和跖筋膜附着点疼痛、肿胀	无菌性尿道炎 结膜炎：无菌性，伴或不伴葡萄膜炎、巩膜炎 皮肤：旋涡状龟头炎，溢脓性角化症，结节性红斑 消化道：腹泻、腹痛 心血管：主动脉瓣反流，传导阻滞 赖特综合征：关节炎、尿道炎和结膜炎三联征	NSAIDs，糖皮质激素，DMARDs 药物(柳氮磺胺吡啶、MTX)，TNF-α 抑制剂，抗生素
炎症性肠病性关节炎	外周大关节非对称性、寡关节炎：与肠病严重程度相关 脊柱炎：与肠病严重程度无关	结节红斑、坏疽性脓皮病、前葡萄膜炎 炎症性肠病	柳氮磺胺吡啶、TNF-α 抑制剂

（白炜，审阅：张上珠）

三、痛风

（一）定义及流行病学

痛风是由于嘌呤代谢紊乱导致血尿酸增高引起的

以发作性关节肿痛为主要表现的一组疾病。主要见于中老年男性和少数绝经后女性,50岁为发病高峰。高尿酸血症定义:>420μmol/L(男性),>360μmol/L(女性)。

(二)机制(表11-3-9)

表11-3-9 痛风的发病机制

	生成过多(10%)	排泄减少(90%)
原发	特发性 罕见酶缺乏	特发性
继发	细胞增殖过度(血液系统恶性疾病、银屑病、Paget病、化疗) 嘌呤物质摄入过多(酒精) ATP降解加速(酒精、肌肉过度收缩)	肾功能不全 肾小管尿酸分泌受抑制(酮症酸中毒、乳酸酸中毒) 肾小管重吸收增加(利尿、脱水) 药物(环孢素、吡嗪酰胺、乙胺丁醇、阿司匹林)、酒精、铅

(三)临床表现

1. 无症状高尿酸 仅10%~25%高尿酸血症患者会发展为痛风,进展为痛风或肾脏病变的概率与血尿酸值或持续时间成正比。

2. 急性痛风性关节炎

(1)突然发作,多于夜间,多为痛性单关节炎,偶可为多关节炎。

(2)位置:多于第一跖趾关节,其他受累关节根据发生频率依次为足背、踝、膝、指和腕。

(3)伴随症状:局部皮温升高、局部暗红色,少数患者低热、乏力。

(4)诱发因素:外伤、手术、感染、酒精、饥饿、暴饮暴食和药物(NSAIDs、噻嗪类利尿剂、袢利尿剂、环孢素)。

3. 其他表现 痛风石形成(常见部位有耳轮、关节及关节周围、肾脏,少数在眼睑、主动脉、心瓣膜、心肌)、滑囊炎、慢性关节炎、肾脏(尿酸盐肾脏病变、尿酸结石、急性尿酸性肾病、肾功能不全)。

(四) 诊断(表 11-3-10)

表 11-3-10 2015 年 EULAR/ACR 痛风分类标准

	分类	评分
第一步:纳入标准(只在符合本条件下,采用下述评分体系	至少 1 次肘关节或滑囊发作性肿胀、疼痛或压痛	
第二步:充分标准(如果具备,则可直接分类为痛风)	有症状的关节或滑囊中存在 MSU 晶体(如在滑液中)或痛风石	
第三步:标准(不符合充分标准情况下使用)		
临床		
症状发作曾累积的关节 / 滑囊	踝关节或中足(作为单关节或寡关节的一部分发作而没有累及第一跖趾关节)	1
	累及第一跖趾关节(作为单关节或寡关节发作的一部分)	2
关节炎发作特点(包括既往发作)		
受累关节发红	符合 1 个特点	1
受累关节不能忍受触摸、按压	符合 2 个特点	2
受累关节严重影响行走或无法活动	符合 3 个特点	3

续表

	分类	评分
发作或者曾经发作的时序特征		
无论是否抗炎治疗,符合下列2项或2项以上为一次典型发作 到达疼痛高峰的时间小于24h 症状缓解≤14d 发作间期症状完全消退(恢复至基线水平)	1次典型发作 2次及以上典型发作	1 2
痛风石的临床证据		
透明皮肤下的皮下结节有浆液或粉笔灰色物质,常伴有表面血管覆盖,位于典型的部位:关节耳郭、鹰嘴黏液囊、指腹、肌腱	存在	4
实验室检查		
血尿酸水平		
理想状态下,应该在患者没有接受降尿酸治疗的时候和症状发生4周内进行评分,如果可行,在这些条件下进行复测,并以最高数值为准	<40mg/L 60~80mg/L 80~100mg/L ≥100mg/L	–4 2 3 4
有症状关节或滑囊进行滑液分析	MSU阴性	–2
影像学		
尿酸盐沉积在(曾)有症状的关节或滑囊中的影像学证据:超声中"双轨征"的或双能CT显示有尿酸盐沉积	存在	4
痛风相关关节损害的影像学证据:双手和/或足在传统影像学表现有至少1出骨侵蚀	存在	4

注:该评分标准可能的最大得分为23,≥8分则认为可诊断痛风。其敏感性为92%,特异性为89%。

（五）治疗

1. 痛风急性发作期 尽早(24h 内)应用抗炎镇痛治疗，推荐药物 NSAIDs、低剂量秋水仙碱(1.5~1.8mg/d)、糖皮质激素。

2. 间歇性及慢性关节炎治疗

(1)调整生活方式：限酒；减少高嘌呤食物的摄入；防止剧烈运动或突然受凉；减少富含果糖饮料的摄入；大量饮水(每日 2 000ml 以上)；控制体重；增加新鲜蔬菜的摄入；规律饮食和作息；规律运动；禁烟。

(2)高尿酸的治疗：急性痛风关节炎频繁发作(大于 2 次 / 年)，有慢性痛风关节炎或痛风石患者，推荐进行降尿酸治疗，目标尿酸水平 360μmol/L 以下。

1)抑制尿酸生成：别嘌醇(100mg，3 次 /d，老年及肾功能不全者减量)、非布司他(40~80mg/d，可用于轻中度肾功能不全)。

2)促进尿酸排泄：苯溴马隆(可用于轻中度肾功能不全)。

3)降尿酸治疗初期，使用秋水仙碱预防急性痛风关节炎复发。

（六）二水焦磷酸钙(CPPD)沉积症(假性痛风)

1. 以 CPPD 在关节肌腱、韧带及软骨面沉积为主要病理特征的一种晶体沉积性疾病。多发生于 55 岁以上，发病年龄较轻时要警惕有无继发钙质代谢异常因素。

2. 与 CPPD 沉积症相关的疾病如原发性甲状旁腺亢进、血色病、低磷酸酯酶症、低镁血症、慢性痛风、半月板切除术后、Gitelman 综合征等。

3. 依病程、受累关节及起病急缓，CPPD 沉积症可以模拟急性痛风性关节炎、感染性关节炎、骨关节炎、类风湿关节炎、风湿性多肌痛等多种风湿性疾病临床表现。

4. 影像学见到关节软骨表面钙质沉积表现，关节液穿刺见到菱形正性双折光晶体具有诊断特异性。

5. 以对症治疗为主，假性痛风发作期可应用NSAIDs、糖皮质激素等。

（白炜，审阅：张上珠）

第四节　系统性红斑狼疮

一、定义

系统性红斑狼疮（systemic lupus erythematosus，SLE）是自身免疫介导的、以免疫性炎症为突出表现的弥漫性结缔组织病。血清中出现以抗核抗体为代表的多种自身抗体和多系统受累是SLE的两大主要临床特征。

二、流行病学

SLE好发于育龄女性，女性与男性比例为7∶1~9∶1。SLE的患病率：14.6~122/10万人（美国），30~70/10万人（中国），113/10万人（中国女性）。

三、临床表现和病情评估

1. 美国风湿病学会（ACR）推荐的系统性红斑狼疮分类标准和脏器受累的其他表现（表11-4-1）。

表11-4-1　2012 ACR SLE分类标准及脏器受累表现

脏器系统	SLICC分类标准	其他表现
全身表现（84%）		发热、乏力、厌食、体重下降

续表

脏器系统	SLICC 分类标准	其他表现
皮肤 / 口 / 眼（81%）	1. 急性或亚急性皮疹 2. 慢性皮疹 3. 口腔或鼻腔溃疡 4. 非瘢痕性脱发	急性皮疹（蝶形红斑、大疱性狼疮、TEN、光过敏） 亚急性皮疹（环形红斑、丘疹鳞屑、多形红斑样） 慢性皮疹（盘状红斑、疣状狼疮、狼疮脂膜炎、冻疮样狼疮、扁平苔藓） 血管炎
肌肉骨骼（85%~95%）	5. 关节炎：滑膜炎、关节痛、晨僵≥ 2 个关节	关节痛 肌痛 / 肌炎 缺血性骨坏死
心肺系统（33%）	6. 浆膜炎：胸膜炎（37%）或胸腔积液，心包炎（29%）或心包积液	间质性肺炎，肺血管炎，肺动脉高压，弥漫性肺泡出血 心肌炎，冠心病 Libman-Sacks 心内膜炎
肾脏（77%）	7. 蛋白尿（>0.5g/24h，或 +++）或红细胞管型	狼疮肾炎（WHO 分型）：6 型 Ⅰ= 正常或微小病变 Ⅱ= 系膜增殖型狼疮肾炎 Ⅲ= 局灶增殖性狼疮肾炎（A 急性 /C 慢性） Ⅳ= 弥漫增殖性狼疮肾炎 Ⅴ= 膜性狼疮肾炎 Ⅵ= 硬化性狼疮肾炎

续表

脏器系统	SLICC 分类标准	其他表现
神经系统(54%)	8. 癫痫或精神症状除外其他病因	癫痫、精神障碍、多发性单神经病、脊髓炎、脑神经或周围神经病、急性意识模糊状态
胃肠道(约 30%)		浆膜炎(腹膜炎,腹水) 血管炎(出血,穿孔,梗阻) 肝炎、胰腺炎 假性肠梗阻、失蛋白肠病
血液系统	9. 溶血性贫血 10. 白细胞减少症(<4 000/mm^3)或淋巴细胞减少症(<1 000/mm^3) 11. 血小板减少症(<100 000/mm^3)	慢性病贫血 抗磷脂抗体综合征:血栓,习惯性流产 脾大 淋巴结肿大
其他		干燥综合征(Sicca syndrome) 慢性淋巴细胞性甲状腺炎 结膜炎,巩膜炎 雷诺现象(20%) 甲襞毛细血管病变 梗阻性肾病

续表

脏器系统	SLICC 分类标准	其他表现
血清学	12. ANA(+) 13. 抗 dsDNA(+) 14. 抗 Sm 抗体(+) 15. 抗磷脂抗体谱(+) 16. 补体下降 17. Coombs 试验(+)且无溶血性贫血证据	ESR ↑,CRP ↑ 抗 RNP 抗体(+) 抗 SSA/Ro 抗体(+) RF(+) 抗 rRNP 抗体(+)

注:2012 SLICC SLE 分类诊断标准:①满足 4 条以上,包括至少 1 条临床标准和 1 条实验室标准;②肾穿病理诊断狼疮肾炎同时 ANA 或抗 dsDNA(+)。

2. SLE 的病情评估包括 SLEDAI 评分(表 11-4-2)、BILAG 评分、PGA 评分等。

表 11-4-2 临床 SLEDAI-2000 积分表

积分	临床表现
8	癫痫发作:最近开始发作的。除外代谢、感染、药物所致
8	精神症状:严重的认知障碍,因而正常活动能力改变,包括幻觉,思维无连贯性、不合理,思维内容缺乏、无衔接,行为紧张、怪异、缺乏条理。除外尿毒症、药物影响
8	器质性脑病综合征:大脑功能异常,定向力、记忆力及其他智能障碍,临床表现突出并有波动性,包括意识模糊、对周围环境注意力不集中,加上以下至少 2 项:认知障碍、语言不连贯、嗜睡或睡眠倒错、精神活动增加或减少。除外代谢、感染、药物所致
8	视觉障碍:SLE 视网膜病变,包括絮状渗出、视网膜出血、严重的脉络膜渗出或出血及视神经炎。除外高血压、感染、药物所致

续表

积分	临床表现
8	脑神经病变：累及脑神经的新出现的感觉、运动神经病变
8	狼疮性头痛：严重持续性头痛，包括偏头痛，对镇痛药无效
8	脑血管意外：新出现的脑血管意外。应除外动脉硬化
8	血管炎：溃疡、坏疽、有触痛的手指小结节、甲周碎片状梗死、出血或经活检、血管造影证实
4	关节炎：2 个以上关节痛和炎性体征（压痛、肿胀、渗出）
4	肌炎：近端肌痛或无力伴肌酸激酶升高，或肌电图改变或活检证实
4	管型尿：出现颗粒管型或 RBC 管型
4	血尿：>5 个红细胞 / 高倍视野，除外结石、感染和其他原因
4	蛋白尿：>0.5g/24h，新出现或近期增加 0.5g/24h 以上
4	脓尿：>5 个白细胞 / 高倍视野，除外感染
2	脱发：新出现或复发的异常斑片状或弥散性脱发
2	新出现皮疹：新出现或复发的炎症性皮疹
2	黏膜溃疡：新出现或复发的口腔或鼻黏膜溃疡
2	胸膜炎：胸膜炎性胸痛伴胸膜摩擦音、渗出或胸膜肥厚
2	心包炎：心包痛，加上以下至少一项：心包摩擦音、心包积液或心电图或超声心动图证实
2	低补体：CH50、C3、C4 下降，低于正常最低值
2	抗 dsDNA 抗体阳性
1	发热 >38℃，除外感染
1	血小板计数下降 $<100 \times 10^9/L$
1	白细胞计数下降，$<3.0 \times 10^9/L$

注：对 SLE 病情的判断：0~4 分基本无活动；5~9 分轻度活动；10~14 分中度活动；≥ 15 分重度活动。上述计分为前 10d 之内的症状和检查。

四、SLE血清学抗体谱及临床意义(表11-4-3)

表11-4-3 血清学抗体谱意义

抗体	阳性率	临床表现
ANA	90%~99% SLE出现,常为高效价 均质型或斑点型	所有的临床症候群 敏感性高,特异性差
抗dsDNA抗体	特异性抗体;70% SLE出现 效价和疾病活动度相关	狼疮肾炎 血管炎
抗Sm抗体	标记性抗体;30% SLE出现	狼疮肾炎
抗SSA/Ro抗体	15%~35% SLE出现	狼疮继发干燥综合征
抗SSB/La抗体		新生儿狼疮 光过敏 亚急性皮肤型狼疮
抗U1-RNP抗体	40% SLE出现	雷诺现象、肺动脉高压 狼疮肾炎比例低
抗rRNP抗体	10%~40% SLE出现	神经精神狼疮
抗组蛋白抗体	药物诱导的狼疮(DLE)	轻度的关节炎和浆膜炎

五、SLE的治疗选择及策略(表11-4-4、表11-4-5)

表11-4-4 SLE的药物治疗

药物分类	适应证	基线检查
NSAIDs	关节炎/关节痛,肌痛 轻度浆膜炎	血常规,Scr,尿常规,AST,ALT

续表

药物分类	适应证	基线检查
羟氯喹	轻症 SLE 如浆膜炎、关节炎、皮肤受累，是 SLE 的背景治疗	眼底，视野
糖皮质激素	广泛适用 依病情轻重不同剂量不同	血压，血糖，血钾，胆固醇，甘油三酯，骨密度
硫唑嘌呤（AZA）	轻症的肾炎	血常规，PLT，Scr，AST，ALT
甲氨蝶呤（MTX）	皮肤和关节病变 浆膜炎	血常规，HBV/HCV 血清学检查，AST，ALB，BIL，Scr，CXR/ 胸部 CT
环磷酰胺（CTX）	狼疮肾炎 血管炎 中枢神经系统受累	血常规，PLT，AST，ALT，尿常规 + 沉渣
环孢素（CsA）	狼疮肾炎	血常规，Scr，AST，ALT，尿常规 + 沉渣
霉酚酸酯（MMF）	狼疮肾炎	血常规（淋巴细胞计数）

表 11-4-5 SLE 的治疗策略

非药物治疗：避免紫外线照射、合理饮食、运动、预防接种、戒烟等	
轻度活动	HCQ、小剂量糖皮质激素
中度活动	中 / 大剂量糖皮质激素（泼尼松 0.5~1.0mg/(kg·d)）、CTX、AZA、CsA 等
重度活动	糖皮质激素冲击治疗、CTX、MMF、AZA、CsA 等

续表

关节肌肉受累	NSAIDs、MTX
皮肤病变	HCQ
肾脏受累	CTX、MMF、CsA、FK506、AZA
血管炎、神经精神狼疮	CTX
难治性血小板减少、自免溶贫	CD20 单抗

（钱君岩，审阅：张上珠）

第五节 抗磷脂抗体综合征

一、定义

抗磷脂抗体综合征（antiphospholipid syndrome，APS）是一种以动静脉血栓形成、病态妊娠为临床表现，伴有抗磷脂抗体持续高效价阳性的自身免疫性疾病。

二、分类

1. 原发 APS　符合 APS 诊断标准，且无其他易致血栓形成的基础疾病。

2. 继发 APS　APS 合并自身免疫病或其他诱导 aPL 产生的疾病，如感染、肿瘤或药物等因素；免疫病中最常见为 SLE 继发，12%~30% SLE 患者 aPL（+），其中 50%~70% 会发展为 APS。

3. 可能的 APS　aPL 阳性、未达到 APS 标准，临床表现提示 APS，如有血栓外表现（见表 11-5-2）。

4. 血清阴性 APS　典型 APS 临床表现，但 aPL 均为阴性。

5. 灾难性 APS（Catastrophic APS，CAPS） 短期内迅速形成中小血管的多发血栓，导致多器官功能衰竭甚至死亡。

6. 其他 aPL 阳性但无临床症状者。

三、临床表现

1. 血栓形成 APS 的血栓形成可累及动脉和静脉，可累及大、中、小各级血管（表 11-5-1）。

表 11-5-1 APS 可导致的各系统的血栓表现

外周	深静脉血栓、肢体动脉闭塞
眼科	视网膜静脉 / 动脉血栓
皮肤	浅表静脉炎、指端缺血
循环	心肌梗死、心内血栓
呼吸	肺栓塞、肺泡出血
消化	Budd-Chiari 综合征、肝梗死、胆囊缺血、肠缺血、肠系膜血管血栓、脾梗死、胰腺炎
肾脏	肾静 / 动脉血栓、肾梗死
神经	TIA、缺血性卒中、脑静脉血栓、多发性单神经炎
内分泌	肾上腺梗死、睾丸梗死、前列腺梗死、垂体梗死、垂体危象
其他	鼻中隔穿孔、骨坏死

2. 病态妊娠(见诊断标准)

3. 血栓外表现(表 11-5-2)

表 11-5-2 APS 可导致的各系统的血栓外表现

血液	血小板减少:常见轻度减低,多无症状 溶血性贫血 血栓性微血管病变
肾脏	急性血栓性微血管病变 慢性血管闭塞性病变(皮质缺血或梗死、动脉粥样硬化、动脉纤维内膜增生、肾小球缺血、间质纤维化、肾小管萎缩等)
心脏	瓣膜赘生物或增厚(>3mm)、主动脉瓣和/或二尖瓣瓣膜反流/狭窄
皮肤	网状青斑
神经	认知障碍、头痛、多发性硬化、横贯性脊髓炎、癫痫、舞蹈症等

4. CAPS 发生于约 1% 的抗磷脂抗体综合征患者;主要以微血管内血栓形成为特点,在短期内形成血栓风暴及炎症风暴,出现多器官功能衰竭。

四、辅助检查

1. 抗磷脂抗体(anti-phospholipid antibody,aPL) 包括狼疮抗凝物、抗心磷脂抗体和抗 β2GP1 抗体等。

2. 超声评估 血管多普勒超声有助于外周动静脉血栓的诊断;M 型超声、切面超声则有助于心瓣膜结构和赘生物的检测;B 超还可监测妊娠中晚期胎盘功能和胎儿状况。

3. 影像学检查 影像学检查对血栓评估最有意义,动静脉血管造影可显示阻塞部位,MRI 有助于明确血栓大小和梗死灶范围。

4. 组织活检 皮肤、胎盘和其他组织活检表现为血管内栓塞形成，一般无淋巴细胞或白细胞浸润；肾活检也表现为肾小球和小动脉的微血栓形成。

5. 非特异性检查 如血、尿常规+沉渣、血涂片、红细胞沉降率、肾功等生化检查，此外抗核抗体、抗可溶性核抗原（ENA）抗体和其他自身抗体检查排除别的结缔组织病。

五、诊断

1. APS2006年Sapporo分类诊断标准（表11-5-3）

表 11-5-3 APS2006 年 Sapporo 分类诊断标准

确诊需同时存在一条临床标准和一条实验室标准：	
临床标准	
血栓形成	任何器官或组织发生的1次或1次以上动、静脉或小血管血栓形成（浅表静脉除外），必须有客观证据（如影像学或组织学证实），组织病理学如有血栓形成，必须是血栓部位的血管壁无血管炎表现
病态妊娠	（1）1次或多次无法解释的形态正常的胎龄≥10周的胎儿死亡，必须经超声检查或对胎儿直接体检表明胎儿形态正常 （2）在妊娠34周以前因严重的子痫或先兆子痫或胎盘功能不全所致一次以上的形态正常的新生儿早产 （3）发生连续3次或以上不能解释的10周以内的自发流产，除外母亲解剖结构异常或激素水平异常，并除外父母的染色体异常
实验室标准：下列检测均要求间隔12周以上，至少2次或2次以上阳性 （1）狼疮抗凝物阳性：按照国际LAS/磷脂依赖性抗体研究组制订的血栓和止血指南进行检测 （2）抗心磷脂抗体中至高效价阳性、IgG和/或IgM型（>40IgG磷脂单位，或IgM磷脂单位，或99百分点） （3）抗β2GPI抗体阳性、IgG和/或IgM型（效价>正常人效价分布的第99百分位数）	

2. CAPS2003 年欧洲标准(表 11-5-4)

表 11-5-4 CAPS2003 年欧洲标准

确诊的 CAPS 要求满足下述 4 点
①临床表现:累及 3 个及以上的器官、系统和 / 或组织(血管栓塞需具有影像学证据,肾脏受累要求肌酐上升 >50%、血压 >180/100mmHg 和 / 或尿蛋白 >0.5g/24h) ②起病:各临床表现同时或于一周内相继出现 ③病理:至少有 1 个器官或组织的小血管阻塞的组织病理学依据(要求病理诊断有血管栓塞的证据,偶尔可合并血管炎表现) ④实验室检查:抗磷脂抗体(LA 和 / 或 aCL)阳性持续 6 周以上(若发病前未诊断 APS,则要求 APL 阳性不少于 2 次、持续时间不短于 6 周)
可能的 CAPS 包括 4 种情况: (1)有上述 4 条表现,但只有 2 个器官、系统和 / 或组织受累 (2)有上述 4 条表现,但患者发病早期即死亡、抗体阳性不足 6 周 (3)仅满足上述①②④ (4)仅满足上述①③④,第 3 个临床事件在使用抗凝药物的情况下在 1 周后、但 1 个月内出现

六、治疗(表 11-5-5)

表 11-5-5 APS 的治疗

无症状性 aPL	避免高凝因素;可考虑口服小剂量阿司匹林作为一级预防; SLE 患者除小剂量阿司匹林外,可加用羟氯喹预防血栓形成
APS 合并血栓	急性血栓需抗凝,可低分子肝素或华法林(INR 2~3,有时需达 3~4);部分患者需终身抗凝作为二级预防,口服抗凝药物证据不多;合并血小板减少者,建议血小板计数 $>50 \times 10^9/L$ 开始抗凝,INR 达 2 即可

续表

APS 合并妊娠	①既往无流产史，或妊娠前 10 周发生的流产；通常以小剂量 ASA 治疗 ②既往有妊娠 10 周后流产病史，在确认妊娠后，应用低分子肝素，直至分娩前停 ③既往有血栓史，在妊娠前就开始用肝素或低分子肝素抗凝治疗，在妊娠期不用华法林 ④产后治疗，由于产后前 3 个月发生血栓的风险极大，故产后应该继续抗凝治疗 6~12 周；如果可能，在产后 2~3 周内可以把肝素改用为华法林
CAPS	肝素抗凝、糖皮质激素冲击、血浆置换和/或静脉注射免疫球蛋白，病情趋于稳定时使用环磷酰胺
其他	利妥昔单抗可用于治疗 APS 所致血小板减低、溶贫、网状青斑、aPL 肾病，及对传统治疗反应欠佳的 CAPS；依库珠单抗可用于治疗 CAPS 及 TMA

（黄璨，审阅：张上珠）

第六节　原发性干燥综合征

一、定义

干燥综合征（Sjögren's syndrome，SS）是一种主要累及外分泌腺体的慢性炎症性自身免疫病。临床除有涎腺和泪腺受损功能下降而出现口干、眼干外，尚有其他外分泌腺及腺体外其他器官受累而出现多系统损害的症状。其血清中存在多种自身抗体和高免疫球蛋白。男女比例为 1∶9，40~60 岁多见。

二、临床表现

1. 口干、眼干、腮腺肿大、猖獗齿。

2. 皮肤 高球蛋白血症紫癜、皮肤血管炎(可触性紫癜)、雷诺现象。

3. 肺脏 肺间质病变(NSIP 及 LIP 常见)、肺动脉高压。

4. 肾脏 间质性肾炎、I 型肾小管酸中毒、肾性尿崩。

5. 神经系统 脑神经、周围神经病变、视神经脊髓炎样表现。

6. 消化系统 胰腺炎、吸收不良、萎缩性胃炎、转氨酶升高、胆汁淤积。

7. 其他 心包炎、鼻干、阴道干涩、关节痛、关节炎等。

三、分类标准(表 11-6-1)

表 11-6-1 干燥综合征分类标准(2016 ACR/EULAR)

项目		得分
唇腺、涎腺灶性淋巴细胞性涎腺炎,灶性指数≥1个/4mm^2		3
抗 SSA 抗体(+)		3
至少一只眼睛 OSS ≥ 5(或 VB 得分≥ 4)(角膜荧光染色阳性)		1
至少一只眼睛 Schirmer 试验≤ 5mm/5min		1
非刺激性全唾液流率(UWS)≤ 0.1ml/min		1
准入标准:1. 眼干或口干症状(≥1项):白天持续的、令人烦恼的眼干症状≥3个月;眼睛反复出现沙砾感;人工泪液使用次数>3次/天;口干≥3个月;吞咽干性食物需要频繁饮水辅助;2.ESSDAI 至少一项为阳性	**排除标准**:已诊断头颈部放疗、HCV、HIV、结节病、移植物抗宿主病、淀粉样变、IgG4 相关疾病	

注:总分≥4分可诊断;OSS:Ocular Staining Score 评分;VB:van Bijsterveld 评分;ESSDAI:EULAR 干燥综合征疾病活动度。

四、治疗

对 pSS 的理想治疗不但是要缓解患者口、眼干燥的症状，重要的是终止或抑制患者体内发生的异常免疫反应，保护脏器功能，并减少淋巴瘤的发生。

pSS 的治疗包括 3 个层次：①涎液和泪液的替代治疗以改善症状；②增强 pSS 外分泌腺的残余功能，刺激涎液和泪液分泌；③系统用药改变 pSS 的免疫病理过程，最终保护患者的外分泌腺体和脏器功能（表 11-6-2）。

表 11-6-2 干燥综合征的治疗

受累器官	治疗方案
口眼干	
口干	局部使用氟化物；味觉刺激；氯己定漱口液；电刺激增加唾液分泌；毛果芸香碱促进唾液分泌；避免使用减少唾液分泌药物
眼干	患者教育；空气加湿；避免使用影响泪液分泌药物；人工泪液；局部环孢素治疗；短期使用局部糖皮质激素；泪点栓；毛果芸香碱等促进泪液分泌
腮腺肿大	
急性双侧腮腺肿大	寻找淋巴瘤证据 除外淋巴瘤后可使用糖皮质激素治疗
慢性双侧腮腺肿大	寻找淋巴瘤证据 少数情况需要外科干预
急性单侧腮腺肿大	寻找感染证据，如有感染，加用抗生素治疗；寻找腮腺导管结石证据；如除外感染及结石，可加用糖皮质激素治疗

续表

受累器官	治疗方案
系统性表现	
关节炎/关节痛	NSAIDs;HCQ;MTX;口服或局部糖皮质激素治疗
皮肤受累	局部糖皮质激素;HCQ;严重者需口服糖皮质激素
肌痛	糖皮质激素+MTX
肺受累	吸入糖皮质激素或 β_2 受体激动剂;口服/静脉糖皮质激素;免疫抑制剂
肾脏受累	激素及免疫抑制剂,对症补充钾及碳酸氢盐;合并冷球蛋白血症可加用利妥昔单抗
神经系统受累	周围神经病:慢性疼痛控制;口服/静脉糖皮质激素+免疫抑制剂 中枢受累:口服/静脉糖皮质激素+免疫抑制剂
冷球蛋白血症	可考虑使用美罗华

(钱君岩,审阅:张上珠)

第七节 炎性肌病

一、定义

炎性肌病(idiopathic inflammatory myopathies,IIM)是一组以四肢近端肌肉受累为突出表现的异质性疾病。其以多发性肌炎(polymyositis,PM)和皮肌炎(dermatomyositis,DM)最为常见。国外报道发病率为(0.6~1)/10 000,女多于男,DM 比 PM 多见。

二、诊断

1975 年 Bohan/Peter 提出的 PM/DM 诊断标准(表 11-7-1)沿用至今,该标准导致对 PM 的过度诊断,且不能将 PM 与包涵体肌炎(IBM)等其他炎性肌病相鉴别。

表 11-7-1 PM/DM 的 Bohan/Peter 诊断标准

1. 对称性近端肌无力表现:肩胛带肌和颈前伸肌对称无力,持续数周至数月。伴或不伴食管或呼吸肌受累
2. 肌肉活检异常:肌纤维变性、坏死,细胞吞噬、再生、嗜碱变性,核膜变大,核仁明显,筋膜周围结构萎缩,纤维大小不一,伴炎性渗出
3. 血清肌酶升高:血清肌酶升高,如 CK、醛缩酶、ALT、AST 和 LDH
4. 肌电图示肌源性损害。肌电图有三联征改变:时限短、小型的多相运动电位;纤颤电位,正弦波;插入性激惹和异常的高频放电
5. 典型的皮肤损害:①眶周皮疹:眼睑呈淡紫色,眶周水肿;②Gottron 征:掌指及近端指间关节背面的红斑性鳞屑疹;③膝、肘、踝关节,面部,颈部和上半身出现的红斑性皮疹
判定标准: 确诊 PM 应符合所有 1~4 条标准;拟诊 PM 应符合 1~4 条中的任何 3 条标准;可疑 PM 符合 1~4 条中的任何 2 条标准 确诊 DM 应符合第 5 条加 1~4 条中的任何 3 条;拟诊 DM 应符合第 5 条及 1~4 条中的任何 2 条;可疑 DM 应符合第 5 条及 1~4 条中的任何 1 条标准

EULAR/ACR 于 2017 年制定了新的分类标准(表 11-7-2),以期提高 IIM 诊断的敏感性和特异性,并有助于 IIM 的主要临床亚型的区分。

2017 年 EULAR/ACR 分类标准同时提出了 IIM 的临床分型的决策树(图 11-7-1),以助于临床区分 IIM 的以下四种亚型：PM、DM、包涵体肌炎（IBM）、无肌病性皮肌炎（ADM）。

表 11-7-2　2017 年 EULAR/ACR 关于 IIM 的分类标准

变量	累积评分	
	无肌活检	有肌活检
发病年龄		
首发症状出现于 18~40 岁	1.3	1.5
首发症状出现于≥ 40 岁	2.1	2.2
肌无力		
进展性上肢近端对称性肌无力	0.7	0.7
进展性下肢近端对称性肌无力	0.8	0.5
颈屈肌无力较颈伸肌更明显	1.9	1.6
下肢近端肌无力比远端肌无力明显	0.9	1.2
皮肤表现		
向阳疹	3.1	3.2
Gottron 疹[1]	2.1	2.7
Gottron 征[2]	3.3	3.7
其他临床表现		
吞咽困难或食管运动障碍	0.7	0.6
实验室检查		
抗 Jo-1 抗体阳性	3.9	3.8
CK 或 LDH 或 ALT 或 AST 升高	1.3	1.4
肌活检		
肌纤维周围存在单个核细胞的肌内膜浸润，但没有侵入肌纤维		1.7
肌束膜和 / 或血管周围单个核细胞浸润		1.2
束周萎缩		1.9
镶边空泡		3.1

续表

变量	累积评分	
	无肌活检	有肌活检
分类诊断	标准评分	
肯定 IIM	≥ 7.5	≥ 8.7
可能 IIM	≥ 5.5	≥ 6.7
可疑 IIM	≥ 5.3	≥ 6.5
排除 IIM	<5.3	<6.5

注：1，定义为关节伸侧的红色到紫红色丘疹，常伴有鳞屑，可以存在于手指关节肘、膝、踝和脚趾关节。2，定义为关节伸侧的红色到紫红色斑疹，是非可触性的。

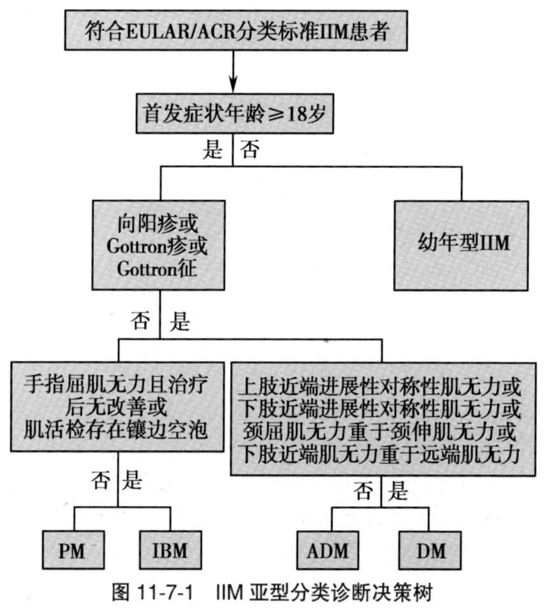

图 11-7-1　IIM 亚型分类诊断决策树

三、肌炎特异性抗体

◇ 详见第十一章第一节。

四、治疗

1. 糖皮质激素 治疗PM和DM首选药物。用药1~2个月后症状开始改善,然后开始逐渐缓慢减量,疗程至少维持1~2年以上。严重的肌炎或伴严重吞咽困难、心肌受累或进展性肺间质病变的患者,可考虑甲泼尼龙冲击治疗。

对激素治疗无效:首先应考虑诊断是否正确,诊断正确者应加用免疫抑制剂治疗;另外,还应考虑是否初始治疗时间过短或减药太快所致;是否出现了皮质类固醇肌病。

2. 免疫抑制剂 MTX最常用,不仅对控制肌肉的炎症有帮助,而且对改善皮肤症状也有益处,起效比AZA快。

(1) AZA:起效时间较慢,通常在用药6个月后才能判断是否对PM/DM有明显的治疗效果。

(2) CsA:用于PM/DM的治疗逐渐增多。主要用于MTX或AZA治疗无效的难治性病例,用药期间监测血压及肾功能,当血清肌酐增加>30%时应停药。

(3) CTX:单独对控制肌肉炎症无效,主要用于伴有肺间质病变以及血管炎表现突出的病例。

(4) 羟氯喹:对DM的皮肤病变有效,但对肌肉病变无明显作用,可诱导肌病的发生,出现进行性肌无力,肌肉活检有助于肌病的鉴别。

3. 人免疫球蛋白 对快速进展、难治性、复发性及系统损害严重者可优先选择,明显改善患者预后。

4. 生物制剂 利妥昔单抗(抗CD20单抗)、抗肿瘤坏死因子单抗或抗补体c5治疗难治性的PM或DM可能有效。

5. 血浆置换 只有“生化的改善”,即短暂的肌酶下降而对整体病程无明显的作用。

(钱君岩,审阅:张上珠)

第八节 系统性硬化症

一、定义

一种以局限性或弥漫性皮肤增厚或纤维化为临床特征,并影响心、肺、肾和消化道等多器官的全身性自身免疫性疾病。

二、分类(表 11-8-1)

表 11-8-1 局灶性硬皮病和系统性硬化症分类

类型		解释
局灶性硬皮病(localized scleroderma)	硬斑病	最多见,任何部位,初期为圆形、椭圆形或不规则水肿性斑片,以后逐渐扩大,中央部位逐渐转淡黄或呈象牙色,表面干燥具蜡样光泽
	带状硬皮病	主要发生于儿童和青年,女性多见,皮损常沿肋间分布,肌肉萎缩造成两侧肢体长度有差别而跛行
	点滴状硬皮病	多发生于颈、胸、肩、背等
	额部带样硬皮病	发生于额部,类似于刀砍样

续表

类型		解释
系统性硬化症(systemic sclerosis,SSc)	弥漫型系统性硬化症(diffused SSc)	①发生雷诺现象1~2年内出现皮肤改变 ②除肢体远端与近端、面部皮肤均受累外,躯干皮肤亦受累 ③早期出现明显肺间质病变、肾衰竭、弥漫性胃肠病变和心肌受累 ④抗SCL-70阳性 ⑤甲褶毛细血管环扩张和缺失
	局限型系统性硬化症(limited SSc)	①雷诺现象发生数年(偶见数十年)后出现皮肤改变 ②皮肤病变局限于双手、双足、肘、膝关节远端肢体、面颈部 ③后期发生肺动脉高压、伴或不伴肺间质纤维化、皮肤钙化、毛细血管扩张、三叉神经痛 ④抗着丝点抗体(ACA)阳性 ⑤甲褶毛细血管环扩张,常无毛细血管的缺失
	无皮肤表现的系统性硬化(sine SSc)	具有特征性内脏器官受累表现以及特征性血管、血清学异常,但无明显临床皮肤变化

三、临床表现(表 11-8-2)

表 11-8-2 系统性硬化症的临床表现

	系统性硬化症(局限型 & 弥漫型)
皮肤	• 局限型:肘、膝关节远端,包括头面部 • 弥漫型:肘、膝关节近端,包括躯干部,皮肤病变进展较快 • 经历 3 期:肿胀期→硬化期→萎缩期;病变呈对称性 • 腊肠指、面具脸、口周皱纹消失、鼻毛细血管扩张、色素沉着和脱失、甲周红斑、指端凹陷性瘢痕
血管	• 雷诺现象(80%)、指端缺血或内脏缺血
肾脏	• 硬皮病肾危象:严重高血压 + 肾损伤 + 微血管病性溶贫,尿常规(–),病理可见微血管“洋葱皮样”表现;5%~10% 患者可出现,66% 发生在第 1 年;泼尼松 >15mg/d 时风险增加;25% 病死率 • 炎症性肾脏病变:肾小球肾炎、血管炎或间质性肾炎,可出现 ANCA 相关性血管炎。轻度或间歇性蛋白尿,较少伴有红细胞或白细胞,70% 蛋白尿患者会最终发展为高血压、肾衰竭 • 慢性肾脏病
消化道(>80%)	• 食管:反流性食管炎、吞咽困难、误吸 • 胃:早饱、胃潴留 • 小肠:腹泻、吸收不良
关节肌肉	• 多关节痛 / 关节炎、肌炎、关节僵硬、肌腱摩擦音
心	• 心肌纤维化、心包炎、传导异常

续表

系统性硬化症(局限型 & 弥漫型)	
肺	• 肺间质病变(发病4年内)、肺动脉高压(发病多年后)
其他	• 神经系统:三叉神经痛、腕管综合征、周围神经病等(多见于局限型SSc) • 甲状腺:慢性淋巴细胞性甲状腺炎
Crest综合征	钙质沉积(calcinosis)、雷诺现象(Raynaud phenomenon)、食管功能障碍(esophageal dysfunction)、指硬化(sclerodactyly)、毛细血管扩张(telangiectasia),常见于局限型系统性硬化症

四、诊断分类标准(表11-8-3)

表11-8-3 2013年ACR/EULAR标准

双手指皮肤增厚并渐近至掌指关节		9
手指皮肤增厚(仅计最高评分)	手指肿胀	2
	指端硬化(不及MCP但渐近PIP)	4
指端损害(仅计最高评分)	指尖溃疡	2
	指尖凹陷性瘢痕	3
毛细血管扩张		2
甲襞毛细血管异常		2
肺动脉高压和/或间质性肺病(最高2分)	肺动脉高压	2
	间质性肺病	2

续表

雷诺现象		3
SSc 相关抗体 (最高 3 分)	抗着丝点抗体 抗 Scl-70 抗体 抗 RNA 聚合酶Ⅲ抗体	3

注:总分≥ 9 分可诊断。需除外导致皮肤增厚的其他原因:糖尿病、甲减、肾源性系统性纤维化、嗜酸性筋膜炎、淀粉样变、移植物抗宿主病、药物或毒物;皮肤活检可鉴别。

五、活动性评估

改良的 Rodnan 皮肤总积分:采用一个通过对身体 17 个部位触诊的定量分级系统。是临床研究的半定量的方法,同样也是对同一患者观察有无临床进展的方法。

六、辅助检查

1. ANA(+) 95% 的患者阳性,多为斑点型或核仁型,后者更具诊断意义。

2. 抗 RNP(+) 10% 阳性率,与肺高压相关。

3. 抗 SCL-70(+) 标志性抗体,弥漫型 40%,局限型 15%,与肺间质纤维化相关。

4. 抗着丝点抗体(ACA) 局限型 60%~80%,弥漫型 <5%,与指端缺血和 PAH 相关。

5. 抗 RNA 聚合酶Ⅲ(+) 弥漫型,与肾危象和肿瘤相关。

6. 高球蛋白血症、RF(+)。

7. 基线评估 监测血压;BUN、Cr、尿常规;肺功能(通气 + 容量 + 弥散);胸部 HRCT(肺间质病变);心脏超声(肺高压);右心漂浮导管(如有肺高压可能);BNP、

Holter、24h 食管 pH 监测、消化道造影等。

8. 应每年评估肺功能、超声心动图。

七、治疗(表 11-8-4)

表 11-8-4 系统性硬化症的治疗

• 肺脏:ILD → CTX/MMF、胸部高分辨 CT PAH:靶向治疗(PDE-5 抑制剂、内皮素受体拮抗剂、前列环素等)
• 肾危象:ACEI(卡托普利可达 400mg/d),72h 内将血压降至基线
• 消化道:GERD → PPI;动力不足→促动力;假性肠梗阻→对症支持治疗
• 心脏:NSAIDs 或激素治疗心包炎
• 关节炎:NSAIDs、HCQ、MTX
• 肌炎:MTX、AZA、激素
• 皮肤硬化:MTX 可在弥漫型系统性硬化症早期使用 硬斑病→局部紫外线治疗、外用激素或他克莫司 瘙痒→润肤剂、外用糖皮质激素
• 雷诺现象:保暖;硝苯地平、PDE-5 抑制剂、静脉前列环素
• 指端溃疡:静脉前列环素、PDE-5 抑制剂,波生坦可预防新发

注:慎用糖皮质激素,可诱发肾危象

(黄璨,审阅:张上珠)

第九节 系统性血管炎

一、概述

1. 定义 一组以血管壁炎症(炎症细胞浸润和 / 或血管壁坏死)引起的系统性、异质性疾病。

2. 分类 (2012 年 Chapel Hill 会议建议,表 11-9-1)

表 11-9-1 系统性血管炎分类

大血管炎	变异性血管炎
大动脉炎	贝赫切特病
巨细胞动脉炎	Cogan 综合征
中血管炎	单一器官血管炎
结节性多动脉炎	皮肤白细胞碎裂性血管炎
川崎病	皮肤动脉炎
小血管炎	原发中枢血管炎
ANCA 相关血管炎	孤立主动脉炎
显微镜下多血管炎	其他
肉芽肿性多血管炎	系统性疾病相关血管炎
嗜酸性肉芽肿性多血管炎	狼疮血管炎
免疫复合物性血管炎	类风湿血管炎
抗 GBM 病	结节病血管炎
过敏性紫癜	其他
冷球蛋白血管炎	已知病因血管炎
抗 C1q 血管炎	包括感染(丙肝、乙肝、梅毒)、药物、肿瘤相关

注:下列疾病表现可模拟血管炎的临床表现!①心内膜炎和心房黏液瘤;②动脉粥样硬化栓塞;③凝血异常;④药物毒性;⑤梅毒;⑥抗磷脂抗体综合征;⑦纤维肌发育不良。

3. 血管炎诊断思路

第一步:临床怀疑血管炎

(1)多器官、多系统累及。

(2) 不明原因发热，无法解释的全身非特异炎性症状。

(3) 反常的缺血事件(青年人血栓、多部位和/或少见部位缺血的症状、体征)。

(4) 迅速进展的脏器功能衰竭，如肺-肾综合征。

(5) 肺脏病变：肺内浸润、肺泡出血、呼吸衰竭。

(6) 肾脏病变：肾小球源性镜下血尿、蛋白尿、急进性肾小球肾炎等。

(7) 皮肤病变：可触性紫癜、持续 >24h 的荨麻疹、皮下结节溃疡、网状青斑、坏疽、指端梗死和裂片状出血。

(8) 突发神经系统病变：脑脊髓炎、视网膜炎、癫痫、卒中、多发单神经病。

第二步：明确受累血管的范围(表 11-9-2)

表 11-9-2　系统性血管炎的血管受累范围

血管类型	血管分布	临床症状、体征
大血管	• 颈动脉颅外分支	颞部头痛(颞动脉)、单侧失明(眼动脉)、间歇下颌活动障碍(咀嚼肌供血动脉)
	• 主动脉及一级分支	肢体活动障碍、无脉征、双侧血压不等、大血管杂音、胸主动脉瘤
中血管	• 皮肤小动脉	皮肤坏死及溃疡；甲襞栓塞、皮下结节网状青斑
	• 神经滋养血管	多发单神经病变；多神经病
	• 颅内动脉、静脉	TIA、卒中、CNS 弥漫性或局灶性病变、颅内静脉窦血栓
	• 肠系膜动脉	腹痛、胃肠道穿孔、出血、肠缺血

续表

血管类型	血管分布	临床症状、体征
中血管	• 腹腔干分支	肝、脾、胰腺梗死
	• 肾动脉	肾功能不全、高血压、肾梗死
	• 冠状动脉	ACS、冠状动脉瘤、缺血性心肌病、心衰
	• 肺小动脉	肺空洞、咯血、肺动脉瘤
小血管（SKELEN）	• 皮肤受累 S	可触性紫癜、荨麻疹、网状青斑
	• 肾受累 K	血尿、红细胞管型、蛋白尿、肾功能不全
	• 眼部受累 E	视网膜血管炎、缺血性视神经病变、球后假瘤
	• 肺受累 L	肺泡出血、咯血、肺部阴影、肺间质病变
	• 耳鼻喉受累 E	鼻出血、鼻窦炎、感音神经性耳聋、声嘶
	• 神经受累 N	感觉异常、麻木、肥厚性硬脑膜炎、脊髓炎
	• 其他小血管	心包炎、关节炎 / 痛、附睾炎

第三步：除外模拟血管炎及继发血管炎

第四步：确定诊断

(1) 特征性临床表现。

(2) 特征性实验室检查：ANCA、嗜酸性粒细胞、IgE、冷球蛋白、抗磷脂抗体谱等。

(3) 影像学：血管超声、CT/MRI 动脉 / 静脉成像、血管造影、PET-CT。

(4) 组织病理证据：组织活检。

第五步：评估系统受累范围和严重程度

尿常规 + 沉渣、血肌酐、胸部影像、腰穿、肌电图、肌酶等。

二、大动脉炎（Takayasu arteritis，TAK）

1. 好发于育龄期亚裔女性，年龄 <50 岁，女男比例为 9∶1。

2. 累及主动脉及其一级分支的肉芽肿性血管炎；锁骨下、头臂干 > 颈 > 肾 > 肺。

3. 临床表现

(1) 全身炎症：发热、疲劳、关节痛、消瘦。

(2) 血管炎症：血管疼痛、压痛，脉搏减弱，脉搏不对称，血管杂音，间歇性跛行，肾血管性高血压（>50%）、晕厥、主动脉瘤和主动脉瓣关闭不全。

(3) 血管狭窄：炎症消退、纤维化期。

(4) 分为 4 型

1) 头臂动脉型（主动脉弓综合征）：颈动脉和椎动脉受累导致头部缺血，可反复晕厥、抽搐、失语、偏瘫或昏迷；锁骨下动脉受累可致上肢缺血。

2) 主动脉型或肾动脉型：主要累及腹主动脉和肾动脉，可致肾性高血压、下肢缺血。

3) 广泛型：具有头臂动脉型和主动脉型或肾动脉型的特征，病变广泛。

4) 肺动脉型：以上三种均可合并肺动脉受累，常有肺动脉高压。

4. 实验室检查

(1) ESR、CRP 升高。

(2) 血管造影：血管闭塞、狭窄、形态不规则及动脉瘤形成。

(3) 超声、TCD、CTA、MRA、PET/CT（早期）等评估血管受累范围。

(4)病理:局灶性全层动脉炎,炎细胞浸润,可见肉芽肿和巨细胞。

5. 诊断标准(1990年ACR分类标准,以下6条符合3条可诊断本病。敏感性90.5%,特异性97.2%)

(1)发病年龄<40。

(2)肢体间歇性跛行。

(3)一侧或双侧上肢动脉搏动减弱。

(4)双上肢收缩压相差10mmHg以上。

(5)锁骨下动脉、腹主动脉有血管杂音。

(6)血管造影显示主动脉及其一级分支、四肢近端动脉狭窄或闭塞(除外动脉栓塞、肌纤维营养不良等原因)。

6. 治疗 激素、MTX、AZA、CTX、TNF抑制剂、IL-6单抗、ASA、外科或介入下血管再通。

7. 监测 ESR/CRP、超声、CT、MRA或PET/CT。

三、巨细胞动脉炎(giant cell arteritis,GCA)

1. 主要累及主动脉弓发出的动脉分支,特别是颞动脉。

2. 老年发病,90%>60岁,高峰70~80岁,<50岁少见;女:男=3:1。

3. 临床表现

(1)全身症状:低热、乏力、消瘦、肌痛。

(2)颞动脉→头痛、头皮触痛,颞动脉突出、搏动消失。

(3)眼动脉(20%)→视神经炎、复视、一过性黑矇、失明。

(4)面动脉→间歇性下颌运动障碍。

(5)大血管炎→肢体间歇性跛行、胸主动脉瘤。

4. 实验室检查

(1)ESR升高、CRP升高、HB降低。ESR>100mm/h,

鉴别肿瘤(尤其MM)、血管炎、终末期肾病、心内膜炎、TB等。

(2)颞动脉超声:70%+;MRI、PET/CT可评估病变血管范围。

(3)颞动脉病理:血管炎呈节段性分布,血管病理见肉芽肿、巨细胞等。

5. 诊断标准(1990年ACR分类标准:以下5条符合3条可诊断本病。敏感性93.5%,特异性91.2%)

(1)年龄≥50岁。

(2)新出现头痛。

(3)颞动脉触痛或搏动减弱。

(4)ESR>50mm/h。

(5)颞动脉活检发现肉芽肿/血管炎。

6. 治疗

(1)NSAIDs可缓解症状。

(2)激素:泼尼松40~60mg,1次/d,如有失明风险可激素冲击。

(3)免疫抑制剂。

7. 监测 ESR/CRP,2年约1/3复发。

8. 风湿性多肌痛(polymyalgia rheumatica,PMR)

(1)50%GCA伴有PMR,15% PMR进展为GCA。

(2)诊断标准:2012年EULAR/ACR标准:基本条件:>50岁;双肩胛部疼痛;CRP和/或ESR升高;同时满足以上3项的前提下对患者进行评分。

不包括超声检查结果时,评分≥4分诊断,敏感性和特异性为68%和78%。

如包括超声检查结果时,评分≥5分诊断,敏感性和特异性为66%和81%。诊断标准见表11-9-3。

表 11-9-3 风湿性多肌痛诊断标准

评分项目	分值（不含超声）	分值（含超声）
晨僵 >45min	2	2
髋部疼痛或受限	1	1
RF 或抗 CCP 抗体阴性	2	2
不伴有其他关节受累	1	1
超声检查标准：		
(1) 至少一侧肩部存在三角肌下滑囊炎和 / 或肱二头肌腱鞘炎和 / 或盂肱关节滑膜炎（后侧或腋窝处），同时至少一侧髋部存在滑膜炎和 / 或转子滑囊炎	–	1
(2) 双肩均存在三角肌下滑囊炎、肱二头肌腱鞘炎或盂肱关节滑膜炎	–	1
分值范围	0~6	0~8

(3) 治疗：起始泼尼松 12.5~25mg qd；反应不佳、复发、不良反应者可加 MTX。

四、结节性多动脉炎（polyarteritis nodosa，PAN）

1. 坏死性非肉芽肿性血管炎症，影响中 - 小肌性动脉。

2. 男 > 女，好发于 50 岁左右，与 HBV 感染相关（~10%）。

3. 临床表现

(1) 全身（80%）：乏力、消瘦、发热。

(2) 神经系统（79%）：多发单神经病、外周神经病、卒中。

(3) 骨骼肌(64%):肌痛、关节痛、关节炎。

(4) 肾脏(51%):高血压、血尿、蛋白尿、肾衰、肾梗死,肾小球肾炎少见。

(5) 消化系统(38%):腹痛、消化道出血 / 梗死、胆囊炎、肠梗阻。

(6) 皮肤(50%):网状青斑、紫癜、痛性结节雷诺现象。

(7) 眼睛(9%):视网膜血管炎、视网膜渗出、结膜炎、葡萄膜炎。

(8) 心脏(22%):冠状动脉炎、心肌病变、心包炎。

(9) 其他(25%):卵巢、睾丸区域疼痛。

如有肺受累,考虑其他血管炎。

4. 实验室检查

(1) 白细胞计数升高、CRP 升高、ESR 增快,约 30% HbsAg(+),ANCA 多为阴性。

(2) 影像:血管造影、CTA、MRA 可见肝、肾、肠系膜血管动脉瘤、狭窄、闭塞等。

(3) 肌电图:神经源性损伤。

(4) 组织活检:病变部位(如腓肠神经、皮肤、肌肉等)见局灶性纤维素样坏死性病变,累及血管全层;神经病变为轴索变性和纤维缺失。

5. 诊断标准(1990 年 ACR 分类标准:以下 10 条符合 3 条可诊断本病。敏感性 82%,特异性 87%)

(1) 体重下降 4kg。

(2) 网状青斑。

(3) 睾丸疼痛 / 压痛。

(4) 肌痛、无力、下肢压痛。

(5) 单神经病或多发单神经病。

(6) 舒张压 >90mmHg。

(7) 尿素氮水平升高 40mg/dl 或 SCr>1.5mg/dl。

(8) HBV 表面抗原或抗体阳性。

(9) 血管造影异常(发现动脉瘤、血管闭塞等)。

(10)活检发现中小动脉血管炎表现。

6. 治疗

(1)非 HBV 感染:糖皮质激素 +CTX。

(2) HBV 感染:糖皮质激素 + 抗病毒药物;不常规使用 CTX。

五、肉芽肿性多血管炎(granulomatosis with polyangiitis,GPA)

1. 肉芽肿性多血管炎,即韦格纳肉芽肿,以坏死性肉芽肿为病理表现的系统性血管炎。

2. 男 > 女;各个年龄段均可发病,青、中年发病率高。

3. 临床表现

(1)呼吸道(90%):鼻窦炎、中耳炎、口鼻溃疡、鞍鼻畸形;胸膜炎、肺部阴影 / 空洞、咯血。

(2)肾脏(80%):急进性肾小球肾炎(无免疫复合物型)、肾小球源性血尿。

(3)眼(50%):巩膜炎、葡萄膜炎、眼球突出。

(4)神经系统:脑神经和外周神经病、多发单神经炎。

(5)其他:DVT、发热、乏力、盗汗、关节痛、心包炎、可触性紫癜、网状青斑等。

4. 实验室检查

(1)ANCA(+)90%(80%PR3)。

(2)尿沉渣:肾小球源性血尿。

(3)胸 HRCT、鼻窦 CT:肺内病灶(阴影、空洞、结节等)、鼻窦炎表现。

(4)肺活检:寡免疫复合物性血管炎,血管壁有肉芽肿和组织坏死。

(5)肾活检:坏死性新月体肾炎(血管炎、肉芽肿少见)。

5. 诊断标准(1990 年 ACR 分类标准:以下 4 条符

合2条可诊断本病。敏感性88.2%，特异性92%）

(1)鼻或口腔炎症（脓性/血性鼻腔分泌物、痛性/无痛性口腔溃疡）。

(2)胸片异常（结节浸润、空洞）。

(3)尿沉渣异常（镜下血尿、红细胞管型）。

(4)活检显示肉芽肿性炎症（血管壁、血管周围肉芽肿形成）。

6. 治疗

(1)诱导缓解

1)重要脏器受累予激素（1mg/(kg·d)）+CTX（2mg/kg·d口服或0.6mg/m^2每2周一次×2次→每4周一次×4次，静脉注射），或CD20单抗（375mg/m^2每周一次×4周）。

2)难治者CTX和CD20单抗互换。

3)危及生命者可激素冲击。

4)轻型可使用激素+MTX/MMF。

5)急进性肾小球肾炎或弥漫肺泡出血联合血浆置换。

(2)维持治疗：小剂量激素联合AZA、CD20单抗、MTX或MMF至少2年。

(3)TMP-SMX可预防PCP及减少复发。

六、嗜酸性肉芽肿性多血管炎(eosinophilic GPA，EPGA)

1. 嗜酸性肉芽肿性多血管炎，即Churg-Strauss综合征，以血管外肉芽肿形成和嗜酸细胞浸润为病理表现的累及全身中小血管的系统性血管炎。

2. 男：女=1.4：1；可发病于任何年龄，好发于35岁前后（15~69岁）。

3. 临床表现按病程分为3个阶段。

(1)前驱期：平均为4年，90%出现哮喘，也可出现过敏性鼻炎。

(2) 嗜酸性粒细胞细胞浸润期：一过性肺浸润、胃肠炎或食管炎。

(3) 系统性血管炎期：多发单神经病变；肾小球肾炎；紫癜、瘀点、皮下结节；心脏，如冠状动脉炎、心包炎、心肌病变、充血性心衰、瓣膜功能不全等。

4. 实验室检查

(1) ANCA (+) 40%~60%，MPO>PR3。

(2) 嗜酸性粒细胞：计数 $5 \times 10^9 \sim 10 \times 10^9/L$，占比 0.80~1.00。

(3) 呼吸评估：胸部 HRCT、肺功能。

(4) 鼻窦 CT：鼻窦炎表现。

(5) 肌电图：神经源性损害。

(6) 病理活检：小肉芽肿形成；纤维素样坏死、小动脉 / 静脉周围嗜酸细胞浸润伴血栓形成。

5. 诊断标准（1990 年 ACR 分类标准，以下 6 条符合 4 条可诊断本病。敏感性 85%，特异性 99.7%）

(1) 哮喘。

(2) 嗜酸性粒细胞比例 >10%。

(3) 单发 / 多神经病变。

(4) 游走性肺部浸润影。

(5) 鼻窦病变。

(6) 活检见血管外嗜酸粒细胞浸润。

6. 治疗　见 GPA。诱导缓解中 CD20 单抗证据更弱。

七、显微镜下多血管炎（Microscopic polyangiitis，MPA）

1. 男 > 女；50 岁左右发病。

2. 临床表现　类似 GPA，但无上呼吸道受累。

(1) 肾脏（近 100%）：多为急进性肾小球肾炎。

(2)肺(50%):肺毛细血管炎、肺间质病变。

(3)皮疹(50%):紫癜。

3. 实验室检查

(1)70%ANCA(+)(60%p-ANCA)。

(2)病理:累及小血管的无免疫复合物沉积的坏死性血管炎,无肉芽肿形成。

4. 治疗 见 GPA。

八、贝赫切特病(Behcet's disease,BD,曾译白塞病)

1. 累及全身大、中、小动脉及静脉的系统性血管炎。

2. 男 > 女,好发于 25~35 岁;与 HLA-B51 相关;"丝绸之路"沿线发病率高。

3. 临床表现

(1)复发性口腔阿弗他溃疡,每年发作 3 次以上:圆形或卵圆形,有白色或乳白色假膜,中央为黄色基底,周围有一边缘较清晰红晕,疼痛剧烈,1~2 周内自愈。

(2)复发性外阴溃疡(男性常见于阴囊,女性常见于阴唇):先出现红斑或丘疹,24~48h 内形成脓包,之后形成类似口腔病变但较深的溃疡,外阴溃疡疼痛剧烈,阴道和宫颈溃疡无症状。

(3)眼部病变:葡萄膜炎、巩膜炎、视网膜血管炎、视神经炎等。

(4)皮肤病变:结节性红斑、痤疮样皮疹、毛囊炎。

(5)神经病变:中脑实质受累,周围神经病变少见。

(6)血管表现:浅静脉炎、血管闭塞、血栓形成、动脉瘤。

(7)针刺试验阳性:以无菌 20G 或更粗针头,斜行刺入皮内 5mm,经 24~48h 后判定,出现 >2mm 红色丘疹或脓疱为阳性。

其他:关节炎(对称、非破坏)、消化道溃疡(回盲部)、发热、乏力等。

4. 诊断 2014 年 ICBD 国际标准（上述表现中，1~3 条 2 分，4~7 条 1 分）总分≥ 4 分符合。

5. 实验室检查

（1）ESR、CRP 升高。

（2）ANCA、ANA（-）。

（3）溃疡拭子除外 HSV 感染。

（4）眼科评估。

（5）必要时评估中枢神经系统和全身血管。

（6）病理：累及全身各级动静脉；血管周围淋巴细胞、单核细胞浸润，血栓、动脉瘤形成。

6. 治疗（表 11-9-4）

表 11-9-4　贝赫切特病的治疗

皮肤黏膜	局部激素、秋水仙碱、AZA、沙利度胺、α 干扰素、TNF α 抑制剂
眼	局部或全身激素、免疫抑制剂（AZA 或 CsA）、TNF α 抑制剂、α 干扰素
静脉血栓	激素 + 免疫抑制剂（AZA、CTX、CsA）± 抗凝（除外肺动脉瘤）
动脉	激素 + CTX，难治者应用 TNF α 抑制剂，必要时手术或者支架
胃肠	激素 + 5ASA 或 AZA、沙利度胺，难治者考虑 TNF α 抑制剂，必要时手术
神经	激素 + CTX，严重者 TNF α 抑制剂，避免 CsA；颅内静脉血栓形成可抗凝
关节	秋水仙碱、局部激素、AZA、α 干扰素、TNF α 抑制剂

（黄璨，审阅：张上珠）

第十节 其他风湿免疫科疾病

一、混合性结缔组织病

1. 定义 混合性结缔组织病(mixedconnective tissue disease,MCTD)是一种有 SLE、SSc 和 / 或 PM 的混合临床表现,以抗 RNP 抗体阳性为特征的结缔组织病。

2. 临床表现 雷诺现象为典型特征;手肿胀,硬指,关节炎类似类风湿关节炎、但非破坏性;肺部受累(85%)包括肺动脉高压和肺纤维化;胃肠动力障碍(70%);肾性高血压危象或肾小球肾炎的风险低。

3. 诊断标准(表 11-10-1)

表 11-10-1 MCTD 的诊断标准

血清学	存在高效价抗 U1RNP 抗体,相应斑点型 ANA 效价≥ 1∶1 200
临床标准	手指肿胀
	滑膜炎
	肌炎
	雷诺现象

注:Kahn 标准:符合血清学标准、雷诺现象和其他 3 项中至少 2 项。

4. 治疗 参照其他结缔组织病治疗。

二、风湿热(rheumatic fever)

风湿热诊断标准见表 11-10-2。

表 11-10-2 风湿热的 Jones 诊断标准

必要标准(至少满足 1 条)	
链球菌感染病原学证据(培养或抗原阳性);	血清抗链 O(+)或效价升高
主要标准(至少满足 2 条)	**次要标准(至少满足 1 条主要标准 +2 条次要标准)**
心脏受累	关节痛
多关节炎	发热
舞蹈症	hsCRP 升高
环形红斑	ESR 增快
皮下结节	心电图 PR 间期延长

三、复发性多软骨炎(relapsing ploychondritis, RPC)

复发性多软骨炎的诊断标准见表 11-10-3。

表 11-10-3 复发性多软骨炎的诊断标准

McAdam 诊断标准	Damiani 修订诊断标准
1. 双侧耳软骨炎	1. 具备上述 3 条以上表现者
2. 非侵蚀性血清阴性的多关节炎	2. 至少具备 1 条表现并经组织学检查证实者
3. 鼻软骨炎	3. 2 个以上不同解剖部位的软骨炎,且对激素和 / 或氨苯砜治疗有效
4. 眼部炎症(结膜炎、角膜炎、巩膜炎、巩膜外层炎、葡萄膜炎)	
5. 呼吸道软骨炎(喉和 / 或气管软骨)	* 气道塌陷为 RPC 急症,必要时行气管切开!
6. 耳蜗或前庭功能障碍:感觉神经性耳聋、耳鸣和 / 或眩晕	
≥ 3/6 条临床表现可诊断 RPC	≥ 1/3 条可诊断 RPC

四、IgG4 相关性疾病（IgG4 related disease，IgG4-RD）

IgG4 相关疾病的分类标准见表 11-10-4。

表 11-10-4 2012 年日本 IgG4 相关性疾病的分类标准

1. 一个或多个器官出现弥漫性 / 局限性肿胀或肿块的临床表现
2. 血清 IgG4 浓度≥ 1 350mg/L
3. 组织病理学检查：①显著的淋巴细胞、浆细胞浸润和纤维化；② IgG4 阳性细胞浸润；IgG4 阳性 /IgG 阳性细胞 >40%，且 IgG4 阳性浆细胞 >10 个 / 高倍视野
确定诊断：1+2+3 ；很可能诊断：1+3 ；可能诊断 1+2

注：* 特别注意和肿瘤、类似疾病的鉴别诊断，包括干燥综合征、原发性硬化性胆管炎、Castleman 病、继发性腹膜后纤维化、肉芽肿性多血管炎、结节病、嗜酸性肉芽肿性多血管炎等；若符合器官特异性的 IgG4 相关性疾病分类标准，即使不满足综合分类标准亦可诊断。

五、自身炎症性疾病

1. 概述　自身炎症性疾病（Autoinflammatory diseases，AUID）是一类遗传性疾病，主要为固有免疫系统的异常所致，以复发性炎症为主要表现，多数幼年到青年起病，常表现为周期性发热，亦可有皮疹、关节炎、多系统受累等系统性结缔组织病的表现，发作时炎症指标明显升高，通常没有高效价的自身抗体。多数为单基因遗传病，而一些疾病被认为具有多基因自身炎症性疾病的特点，如成人斯蒂尔病（AOSD）、全身型幼年特发性关节炎（sJIA）、贝赫切特病等。

2. 单基因自身炎症性疾病分类(表 11-10-5)

表 11-10-5 单基因自身炎症性疾病的分类

疾病分类	代表疾病		遗传突变及模式	主要临床表现
复发性炎症(周期性发热)	家族性地中海热(FMF)		*MEFV*,常染色体显性或隐性	周期性发热、多浆膜炎、腹痛、关节炎、淀粉样变性、皮疹,发作持续 1~4d
	高 IgD 综合征(HIDS,又名甲羟戊酸激酶缺乏症 MKD)		*MVK*,常染色体隐性	周期性发热、颈部淋巴结肿大、口腔阿弗他样溃疡、腹泻、发作期甲羟戊酸尿、白细胞计数升高、IgD 升高,发作持续 3~7d
	肿瘤坏死因子受体相关周期性综合征(TRAPS)		*TNFRSF1A*,常染色体显性	发热、浆膜炎、皮疹、眶周水肿、结膜炎、淀粉样变性、关节炎,发作持续 1~4 周
系统性炎症伴荨麻疹样皮疹	冷炎素相关周期性综合征(CAPS)	家族性寒冷性自身炎症综合征(FCAS)	*NLRP3*、*NLRP12*,常染色体显性	非瘙痒性荨麻疹、关节炎、寒冷环境暴露后发热、寒战、白细胞计数升高,持续 1~2d
		Muckle-Wells 综合征(MWS)	*NLRP3*,常染色体显性	持续发热、夜间加重、耳聋、结膜炎、淀粉样变性,北欧人种多见

续表

疾病分类	代表疾病	遗传突变及模式	主要临床表现
系统性炎症伴荨麻疹样皮疹	冷炎素相关周期性综合征（CAPS）　新生儿起病的多系统炎症性疾病（NOMID，或慢性婴儿神经皮肤关节综合征，CINCA）	*NLRP3*，常染色体显性	婴儿起病，皮疹、持续发热、炎症，慢性无菌性脑膜炎、关节畸形、智力发育迟缓、感音神经性耳聋、失明
	其他疾病：包括 PLAID（PLCg2 相关抗体缺乏与免疫失调）、NLRP1 缺陷症、A20 单倍体剂量不足		
无菌性炎症（骨 / 关节）	化脓性关节炎、坏疽性脓皮病和痤疮综合征（PAPA 综合征）	*PSTPIP1*，常染色体显性	无菌性化脓性关节炎、坏疽性脓皮病、皮疹、肌炎，发作持续 5d，间隔 4~6 周
	其他疾病：包括 Majeed 综合征、IL-1 受体拮抗剂缺乏症（DIRA）等		
无菌性炎症（皮肤）	Blau 综合征	*NOD2*（*CARD15*），常染色体显性	持续性炎症，葡萄膜炎、先天性屈曲指、肉芽肿性滑膜炎、皮疹、鱼鳞病样皮损、脑神经病
	其他疾病：包括 CAMPS、DITRA（IL-36 受体拮抗剂缺乏症）、ADAM17 缺乏症、*SLC29A3* 突变等		

续表

疾病分类	代表疾病	遗传突变及模式	主要临床表现
1 型干扰素病	Aicardi-Goutieres 综合征（AGS）	*TREX1* 等多种单基因突变，常染色体显性或隐性	神经系统（小头畸形、脑萎缩、颅内钙化、脑白质发育不良）、肝脾大、肝酶升高、血小板减少、冻疮样皮疹、皮肤溃疡
	其他：包括 SPENCD(脊柱软骨发育不良伴免疫失调)、SAVI(幼年起病的 STING 相关血管病)、ADA2 缺陷症、假性 TORCH 综合征（USP18 缺陷）等		
其他疾病	慢性非典型中性粒细胞皮病伴脂营养不良及高温（CANDLE）	*PMSB8*，常染色体显性或隐性	挛缩、脂膜炎、颅内钙化、发热
	其他：COPA 综合征、NLRC4-MAS 等		

3. 成人斯蒂尔病（adult onset Still disease，AOSD）

分类标准——山口（Yamaguchi）标准（表 11-10-6）：山口标准要求存在 5 项特征，其中至少 2 项是主要诊断标准。此外，若存在任何感染、恶性肿瘤或其他已知临床表现类似于 AOSD 的风湿性疾病，则排除 AOSD 的诊断。

表 11-10-6　成人斯蒂尔病诊断标准

4 条主要标准	5 条次要标准
发热（>39℃）≥ 1 周	咽痛
关节炎 / 关节痛 ≥ 2 周	淋巴结肿大
$WBC>10 \times 10^9/L$，粒细胞 >80%	肝大 / 脾大
非瘙痒性斑疹或斑丘疹，外观呈橘红色，通常在发热期间见于躯干或四肢	肝功异常，特别是 ALT、AST、LDH 升高
	ANA、RF 阴性

（白炜，黄璨，钱君岩，审阅：张上珠）

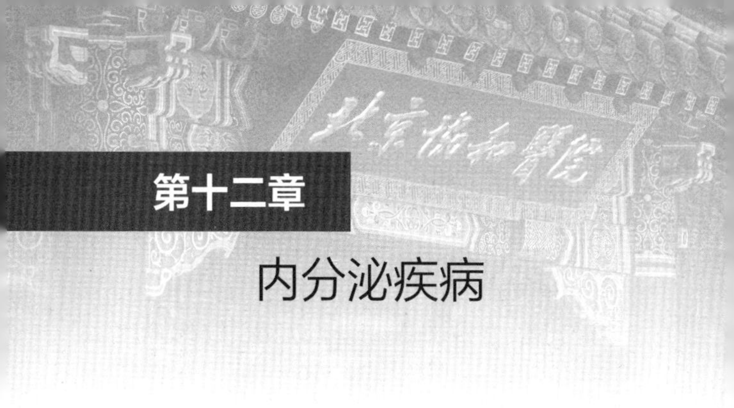

第十二章

内分泌疾病

第一节 糖尿病

一、定义

由于胰岛素相对或绝对缺乏以及不同程度的胰岛素抵抗引起的以高血糖为主要生化特点的代谢性疾病。

二、诊断

我国目前采用 WHO（1999 年）糖尿病诊断标准（表 12-1-1 和表 12-1-2）。

表 12-1-1 糖代谢分类

糖代谢分类	空腹血糖（mmol/L）	OGTT-2h 血糖（mmol/L）
正常血糖（NGR）	<6.1	<7.8
空腹血糖受损（IFG）	≥ 6.1，<7.0	<7.8
糖耐量减低（IGT）	<7.0	≥ 7.8，<11.1
糖尿病（DM）	≥ 7.0	≥ 11.1

注：IFG 或 IGT 统称为糖调节受损（IGR，即糖尿病前期）。

表 12-1-2 糖尿病的诊断标准

糖尿病	静脉血浆葡萄糖水平（mmol/L）
1. 糖尿病症状（典型症状包括多饮、多尿和不明原因的体重下降）	
1）随机血糖（指不考虑上次用餐时间，1d 中任意时间的血糖）	≥ 11.1
或	
2）空腹血糖（空腹状态指至少 8h 没有进食热量）	≥ 7.0

续表

糖尿病	静脉血浆葡萄糖水平(mmol/L)
或	
3)葡萄糖负荷后 2h 血糖	≥ 11.1
2. 无糖尿病症状者,需另日重复检查明确诊断	

诊断糖尿病需除外急性感染、创伤或其他应激情况下出现的暂时性血糖增高。

糖尿病诊断应依据静脉血浆葡萄糖(NaF 抗凝),而非毛细血管血糖结果。

糖化血红蛋白(HbA1c)在质控较好的医院可用于诊断糖尿病,诊断切点为 HbA1c ≥ 6.5%(ADA),我国人群的切点可能为 HbA1c ≥ 6.3%。

三、分型

目前仍沿用 WHO(1999 年)糖尿病病因学分型体系,共分 4 型:1 型糖尿病、2 型糖尿病、其他特殊类型糖尿病及妊娠期糖尿病(GDM)。1 型和 2 型糖尿病的鉴别要点见表 12-1-3。

表 12-1-3 1 型和 2 型糖尿病鉴别要点

	1 型糖尿病	2 型糖尿病
发病机制	胰岛 B 细胞破坏引起的胰岛素绝对缺乏	以胰岛素抵抗和 / 或分泌缺陷为主,发病与遗传、肥胖等多种因素相关
发病率	占糖尿病患者的 5% 左右	占糖尿病患者的 90% 以上
高发年龄	发病年龄多 <30 岁,儿童或青少年多见	多为 40 岁以上的中老年人

续表

	1 型糖尿病	2 型糖尿病
起病情况	较急	较慢
典型症状	多呈消瘦体型。常存在中、重度“三多一少”症状，儿童可伴有生长发育迟缓	半数以上存在超重或肥胖，多数无典型“三多一少”症状或较轻
并发症	易发生酮症或酮症酸中毒	病情较稳定，通常没有酮症
共患疾病	常同时存在其他自身免疫性疾病	多无其他自身免疫性疾病
辅助检查	血浆胰岛素和 C 肽水平低，大多胰岛素自身抗体阳性	血浆胰岛素和 C 肽水平正常或升高，在糖刺激后高峰延迟
药物反应	依赖胰岛素，对胰岛素治疗敏感	需要综合治疗，部分患者需胰岛素治疗

四、临床表现

1. 慢性代谢紊乱症候群　多饮、多食、多尿、体重下降；儿童可有生长发育迟缓表现。

2. 急性代谢紊乱症候群　包括糖尿病酮症酸中毒（DKA）、高血糖高渗状态（HHS）、乳酸酸中毒、低血糖症。少数患者以腹痛、昏迷为首发症状。

3. 隐匿起病　部分超重或肥胖患者临床上无明显自觉症状，在常规体检或因其他疾病就诊时发现血糖升高。

4. 慢性并发症　微血管并发症，即糖尿病视网膜病变、糖尿病肾病及糖尿病神经病变；大血管并发症，包括心脑血管和周围血管疾病；糖尿病足。

五、实验室检查

1. 评价血糖控制情况　静脉血糖、糖化血红蛋白、糖化血清蛋白(GA)。

2. 评价胰岛B细胞功能　包括空腹血浆胰岛素测定、血清C肽、胰岛素释放试验。

3. 胰岛自身抗体测定　包括胰岛细胞抗体(islet cell antibody,ICA)、胰岛抗原(islet-antigen-2,IA-2)抗体、谷氨酸脱羧酶(GAD 65Ab和GAD 67Ab)抗体、锌转运体(ZnT8)抗体等,1型DM发病早期可出现胰岛自身抗体,以后抗体的阳性率可能因发病年龄和病程不同而有差异。亦有少数1型糖尿病抗体阴性。

六、治疗

糖尿病治疗的"五驾马车"包括糖尿病教育、自我血糖监测、饮食、运动及药物治疗;强调糖尿病患者的综合管理,全面达标,并需要根据患者实际情况制订个体化治疗方案。

1. 中国2型糖尿病的控制目标(表12-1-4、表12-1-5)

表12-1-4　中国2型糖尿病控制目标(2017版中国2型糖尿病防治指南)

		目标值
毛细血管血糖(mmol/L)	空腹	4.4~7.0
	非空腹	<10.0
HbA1c(%)		<7.0
血压(mmHg)		<130/80
TC(mmol/L)		<4.5
HDL-C(mmol/L)	男性	>1.0(40mg/dl)
	女性	>1.3(50mg/dl)
TG(mmol/L)		<1.7(150mg/dl)
LDL-C(mmol/L)	未合并冠心病	<2.6(100mg/dl)
	合并冠心病	<1.8(70mg/dl)
体重指数(BMI,kg/m^2)		<24.0

表 12-1-5　中国住院患者血糖控制目标

	严格	一般	宽松
空腹或餐前血糖(mmol/L)	4.1~6.1	6.1~7.8	7.8~10.0
随机或餐后 2h 血糖(mmol/L)	6.1~7.8	7.8~10.0	7.8~13.9
内分泌科或其他内科	新诊断、非老年、无并发症及伴发疾病,降糖治疗无低血糖风险	心脑血管疾病高危人群[a],同时伴有稳定心脑血管疾病 糖皮质激素治疗	因心脑血管疾病入院 低血糖高危人群[b] 中重度肝肾功能不全 75 岁以上老人 预期寿命 <5 年(如癌症) 精神或智力障碍
外科择期手术	精细手术(如整形)	大中小手术 器官移植手术	
外科急诊手术	精细手术(如整形)	器官移植手术	大中小手术
ICU		外科 ICU	胃肠内或外营养 内科 ICU

注:a,低血糖高危人群:糖尿病病程 >15 年、存在无感知性低血糖病史、有严重伴发病如肝肾功能不全或全天血糖波动大并反复出现低血糖的患者;b,心脑血管疾病高危人群:具有高危心脑血管疾病风险(10 年心血管风险 >10%)者,包括大部分 >50 岁的男性或 >60 岁的女性合并一项危险因素者(即心血管疾病家族史、高血压、吸烟、血脂紊乱或蛋白尿)。

2. 2型糖尿病治疗路径

(1)生活方式干预是基础治疗措施,应贯穿始终。

(2)单药治疗首选二甲双胍,如无明确禁忌或不耐受情况,应保留在后续治疗方案中。备选药物包括胰岛素促泌剂、α-葡糖苷酶抑制剂。

(3)单药治疗血糖不达标即应过渡至二联治疗,二联治疗血糖不达标即过渡至三联治疗。药物联合的原则为,选用具有不同作用机制的2~3种降糖药物联合应用(例如一般不选择GLP-1类似物和DPP-4抑制剂联合)。在二甲双胍的基础上,可选择的药物包括所有口服降糖药,及注射类的GLP-1类似物、每日1~2次胰岛素注射。对于存在动脉硬化性心血管疾病(ASCVD)或慢性肾脏病/心衰患者,可分别优先选择具有ASCVD获益证据的药物(GLP-1类似物、SGLT-2抑制剂)和肾脏/心衰获益证据的药物(SGLT-2抑制剂)。

(4)三联治疗血糖不达标即过渡至胰岛素多次注射,如基础+餐时胰岛素,或每日多次预混胰岛素。对于肥胖患者可考虑加用二甲双胍。

详见《2017版中国2型糖尿病防治指南》。

3. 生活方式干预　包括控制饮食、戒烟限酒、适当运动。

(1)控制饮食:原则——控制总能量的摄入,合理均衡分配各种营养物质。

1)全天总能量计算:根据标准体重及活动量计算每日所需总热能。

标准体重(千克体重)的计算方法:40岁以下者为身高(cm)-105;年龄在40岁以上者为身高(cm)-100。

成人每天每千克标准体重的总热量估计:休息状态,25~30kcal,轻体力劳动,30~35kcal,中度体力劳动,35~40kcal,重体力劳动,40kcal以上。

18岁以下青少年每日每千克标准体重所需热能(千卡)=90–3×年龄(岁)。

肥胖者(超过标准体重20%)应严格控制总热能(总热卡不低于800kcal);低于标准体重20%的消瘦患者应适当放宽总热量。

2)饮食结构

碳水化合物:占总能量的50%~65%,能量系数约4kcal/g(即1g碳水化合物约折合热量4kcal)。

蛋白质:肾功能正常者推荐蛋白质摄入量占供能比的15%~20%,能量系数约4kcal/g。

脂肪:不超过饮食总能量的30%,能量系数约9kcal/g。

(2)运动

1)血糖>14~16mmol/L、明显的低血糖症或者血糖波动较大、有糖尿病急性代谢并发症以及各种心肾等器官严重慢性并发症者暂不适宜运动。

2)运动频率和时间:每周至少150min,如1周运动5d,每次30min。

3)运动强度:以运动时脉率(次/min)=[170–年龄(岁)]50%~70%为宜。

4. 降糖药物治疗

(1)非胰岛素类降糖药物:根据作用机制分为胰岛素促泌剂(磺脲类、格列奈类、DPP-4抑制剂、GLP-1类似物)和非促胰岛素分泌剂(双胍类、噻唑烷二酮类、α-糖苷酶抑制剂、SGLT-2抑制剂)(表12-1-6)。

(2)胰岛素

1)分类

A. 按种类:动物胰岛素、人胰岛素、胰岛素类似物。

B. 按起效时间:分为速效、短效、中效、长效及预混胰岛素(表12-1-7)。

表 12-1-6 常用非胰岛素类降糖药物

类别	常用药物	作用原理	临床应用	不良反应	禁忌证	注意事项	HbA1c%降幅
口服类降糖药							
双胍类	二甲双胍	①减少肝脏葡萄糖输出；②改善外周胰岛素抵抗；③延缓肠道吸收葡萄糖和降低体重	2型糖尿病一线用药和联合用药中的基础用药	①胃肠道反应；②乳酸酸中毒罕见；③单独使用不出现低血糖，与胰岛素或促胰岛素分泌剂联合使用时可增加低血糖风险	肾功能不全(血肌酐男性＞132.6μmol/L，女性＞123.8μmol/L/或肾小球滤过率<45ml/(min·1.73m²)、肝功能不全、严重感染、缺氧或接受大手术	长期使用二甲双胍应注意维生素B_{12}缺乏的可能	1%~2%

续表

类别	常用药物	作用原理	临床应用	不良反应	禁忌证	注意事项	HbA1c%降幅
磺脲类	格列本脲 格列美脲 格列齐特 格列吡嗪 格列喹酮	通过刺激胰岛β细胞分泌胰岛素，增加体内的胰岛素水平而降低血糖	2型糖尿病单药治疗备选药物，适用于不宜使用二甲双胍者，或与二甲双胍联合用药	①低血糖；②体重增加；③消化道反应；④少见不良反应有肝功能损害、过敏、骨髓抑制	①严重肝肾功能不全；②高血糖高渗状态、酮症酸中毒；③严重急性感染、大手术及创伤；④DM妊娠（格列本脲除外）和哺乳期	①肾功能轻度不全者，宜选择格列喹酮（仅5%肾排泄）；②老年人小心应用，选用作用时间较短的药物如格列吡嗪为宜，剂量不宜过大；③应禁酒（乙醇可诱发/加重空腹时磺脲类降糖作用→低血糖症）；④磺胺过敏者禁用	1%~2%

续表

类别	常用药物	作用原理	临床应用	不良反应	禁忌证	注意事项	HbA1c%降幅
格列奈类	瑞格列奈 那格列奈 米格列奈	通过刺激胰岛素的早期分泌而降低餐后血糖	2型糖尿病单药治疗备选药物，适用于餐后血糖控制不佳的患者	①低血糖（发生频率和程度较磺脲类药物轻）；②体重增加	同磺脲类	餐前服用	0.3%~1.5%
α-糖苷酶抑制剂	阿卡波糖 米格列醇 伏格列波糖	延缓碳水化合物在小肠上部的吸收而降低餐后血糖	2型糖尿病单药治疗备选药物，特别适合以碳水化合物为主要食物成分和餐后血糖升高的患者	①胃肠道反应；②单独服用本类药物通常不会发生低血糖	肠道疾病者	合用α-糖苷酶抑制剂的患者如出现低血糖，治疗时需使用葡萄糖，牛奶或蜂蜜，而食用蔗糖或淀粉类食物纠正低血糖的效果差	0.5%~0.8%

续表

类别	常用药物	作用原理	临床应用	不良反应	禁忌证	注意事项	HbA1c% 降幅
二肽基肽酶-4抑制剂	西格列汀 沙格列汀 利格列汀 维格列汀 阿格列汀	抑制二肽基肽酶-4而减少GLP-1在体内的失活，增加内源性GLP-1水平。GLP-1以葡萄糖浓度依赖的方式促进胰岛素分泌，抑制胰高血糖素分泌	单独用于2型DM，也可与二甲双胍、噻唑烷二酮类或磺脲类合用。不与GLP-1类似物合用	①罕见肝酶升高；②上呼吸道感染；③关节痛；④潜在急性胰腺炎风险	不建议怀孕或哺乳妇女、18岁以下患者服用	肾功能不全的患者中使用时应注意减少药物的剂量(利格列汀无须调整剂量)；沙格列汀与心衰住院风险增加相关	0.4%~0.9%

续表

类别	常用药物	作用原理	临床应用	不良反应	禁忌证	注意事项	HbA1c%降幅
噻唑烷二酮类	罗格列酮 吡格列酮	增加靶细胞对胰岛素作用的敏感性而降低血糖	可单独应用，或与磺脲类或二甲双胍合用	①体重增加；②水肿；③增加女性骨折风险；④增加心衰风险	①心衰（纽约心衰分级Ⅱ以上）；②有活动性肝病或转氨酶增高超过正常上限2.5倍；③严重骨质疏松和骨折病史	罗格列酮：①未使用过者，只能在无法使用其他降糖药或使用其他降糖药无法达到血糖控制目标的情况下，才可考虑使用；②正使用中，应评估心血管疾病风险，权衡用药利弊后方可继续用药 吡格列酮：膀胱癌患者或有病史者或存在不明原因肉眼血尿者禁用	0.7%~1.0%

续表

类别	常用药物	作用原理	临床应用	不良反应	禁忌证	注意事项	HbA1c%降幅
钠-葡萄糖协同转运蛋白-2抑制剂	达格列净 恩格列净 坎格列净	抑制肾小管对葡萄糖的重吸收，降低肾糖阈	糖尿病二联治疗备选药物，对于存在心血管病患者优选	①增加泌尿生殖道感染风险；②坎格列净可能增加足趾截肢风险；③罕见酮症酸中毒（主要见于T1DM）	重度肾功能不全	用药早期可有一过性肌酐升高；建议适当增加饮水量	0.5%~1.0%
注射类非胰岛素降糖药							
胰高血糖素样肽-1类似物	艾塞那肽 利拉鲁肽 利司那肽	刺激GLP-1受体，较内源性GLP-1有更高的亲和力和更长半衰期，机制类似DPP-4抑制剂，并能延缓胃排空，抑制食欲	糖尿病二联治疗的备选药物；适合于肥胖合并2型糖尿病患者；存在心血管疾病	①胃肠道反应；②潜在增加急性胰腺炎风险	①甲状腺髓样癌病史或家族史者；②多发性内分泌腺瘤病2型（MEN2）	动物实验中可导致甲状腺髓样癌发生	0.8%~1.1%

表 12-1-7 常用胰岛素制剂

药物	起效时间	高峰时间	作用时间	使用方法
速效胰岛素				
赖脯胰岛素 门冬胰岛素 谷赖胰岛素	10~20min	0.5~1.5h	3~4h	餐前即刻皮下注射，也可静脉注射
短效胰岛素				
普通胰岛素	皮下 0.5~1h 静脉：10~30min	皮下 2~3h 静脉 10~30min	皮下：3~6h 静脉：0.5~1h	餐前 30min 皮下注射，也可静脉注射
中效胰岛素				
精蛋白锌胰岛素	2h	4~12h	8~18h	早餐 / 晚餐前 0.5~1h 皮下注射，1~2 次 /d
长效胰岛素及类似物				
地特胰岛素	2h	3~9h	6~24h	每天同一时间皮下注射
甘精胰岛素	2h	无峰值	20~>24h	
德谷胰岛素	2h	无峰值	>40h	
预混胰岛素				
普通胰岛素 30% 和精蛋白锌胰岛素 70%	30min	2~8h	24h	餐前 30min 皮下注射
普通胰岛素 50% 和精蛋白锌胰岛素 50%	30min	2~8h	24h	

续表

药物	起效时间	高峰时间	作用时间	使用方法
门冬胰岛素30%和精蛋白门冬胰岛素70%	10~20min	1~4h	18~24h	餐前即刻皮下注射；特殊情况下可餐后即刻皮下注射
门冬胰岛素50%和精蛋白门冬胰岛素50%	10~20min	1~4h	18~24h	
赖脯胰岛素25%和精蛋白锌赖脯胰岛素75%	10~30min	0.5~1h	18~24h	
赖脯胰岛素50%和精蛋白锌赖脯胰岛素50%	10~30min	0.5~1h	18~24h	

2）胰岛素治疗的常见不良反应

低血糖反应：最常见，一般由于体力活动增加、进食减少、降糖药物剂量过大引起。

变态反应：可表现为暂时性注射局部的水肿、瘙痒；少数患者有全身变态反应。

注射部位皮下脂肪萎缩或增生：须经常更换注射部位。

体重增加。

3）胰岛素治疗方案

A. 胰岛素起始治疗指征

1型糖尿病在发病时就需要胰岛素治疗，且需终生胰岛素替代治疗。

新发病 2 型糖尿病患者有明显的高血糖症状、发生酮症或酮症酸中毒，可首选胰岛素治疗。

2 型糖尿病患者在生活方式和口服降糖药联合治疗的基础上，若血糖仍未达控制目标，即可开始口服药物和胰岛素的联合治疗。

对新发病，与 1 型糖尿病鉴别困难时，应把胰岛素作为一线治疗药物。

在糖尿病病程中（包括新诊断的 2 型糖尿病），出现无明显诱因的体重显著下降时，应该尽早使用胰岛素治疗。①根据患者的具体情况，选用基础胰岛素或预混胰岛素起始治疗。②起始基础胰岛素：包括中效人胰岛素和长效胰岛素类似物。继续口服降糖药物治疗，联合中效或长效胰岛素睡前注射。起始剂量为 0.1~0.3U/kg。根据患者空腹血糖水平每 3~5d 调整一次胰岛素用量，每次调整 1~4U 至空腹血糖达标。③起始预混胰岛素：包括预混人胰岛素和预混胰岛素类似物。每日一次预混胰岛素：起始的剂量一般为 0.2U/（kg·d），晚餐前注射。根据患者空腹血糖调整用量，通常每 3~5d 调整一次。每日两次预混胰岛素：起始剂量一般为 0.4~0.6U/（kg·d），按 1∶1 的比例分配到早餐前和晚餐前。根据空腹和晚餐前血糖分别调整晚餐前和早餐前的胰岛素用量。

B. 胰岛素的强化治疗：在胰岛素起始治疗的基础上，经过充分的剂量调整，如患者的血糖水平仍未达标或出现反复的低血糖，需胰岛素强化治疗。方案：①多次皮下注射：餐时 + 基础胰岛素或每日 3 次预混胰岛素；②持续皮下胰岛素输注（CSII），需要胰岛素泵实施治疗。

七、糖尿病急性并发症

主要包括糖尿病酮症酸中毒（DKA）、高渗性高血糖状态（HHS），其他还包括乳酸性酸中毒及低血糖症。其临床特点见表 12-1-8。

表 12-1-8 糖尿病急性并发症临床表现及辅助检查

	DKA	高渗性高血糖状态	乳酸性酸中毒	低血糖症
病史	多发生于青少年，多有糖尿病病史，常有感染、胰岛素治疗中断等病史。	多发生于老年人，常有糖尿病病史，常有感染、呕吐、腹泻等病史。	常有肝肾功能不全、低血容量休克、心衰、饮酒、服用双胍类药物等病史。	有糖尿病病史，有注射胰岛素、口服降糖药、进食过少、剧烈体力活动等病史。
起病及症状	起病较快(常 <24h)，有厌食、恶心、呕吐、口渴、多尿、昏睡等	起病慢(数日)，有口渴、嗜睡、幻觉、震颤、抽搐等神经系统功能受损的症状	起病较急，有厌食、恶心、昏睡及伴发病症状	起病急(以小时计)，有饥饿感、多汗、心悸、手抖等交感神经兴奋表现，也可直接出现意识障碍
体征				
皮肤	失水、潮红	严重失水	失水，潮红	潮湿、多汗
呼吸	深、快	加快	深、快	正常
脉搏	细速	细速	细速	快速而饱满
血压	下降或正常	下降	下降	正常或稍高
实验室检查				
尿糖	阳性 ++++	阳性 ++++	阴性或 +	阴性或 +
尿酮	+ — +++	阴性或 +	阴性或 +	阴性
血糖	显著升高，多为 16.7~33.3mmol/L	显著升高，一般 >33.3mmol/L	正常或增高	显著降低 <3.9mmol/L

续表

	DKA	高渗性高血糖状态	乳酸性酸中毒	低血糖症
血酮	显著升高	正常或稍高	正常或稍高	正常
血钠	降低或正常	正常或显著升高	降低或正常	正常
pH	降低	正常或降低	降低	正常
乳酸	稍高	正常	显著升高	正常
血浆渗透压	正常或升高	显著升高，常 >350mmol/L	正常	正常

治疗原则：

1. DKA

(1) 针对感染等诱因的治疗。

(2) 补液：先快后慢，开始用生理盐水，第 1 小时输入 15~20ml/(kg·h)(一般成人 1.0~1.5L)；血糖降至 11.1mmol/L 后，改用 5% 葡萄糖氯化钠溶液。

(3) 消酮：小剂量胰岛素疗法，0.1U/(kg·h)，目标每小时血糖下降 2.8~4.2mmol/L；血糖低于 11.1mmol/L 时，胰岛素用量可减至 0.02~0.05U/(kg·h)，维持血糖在 8.3~11.1mmol/L；停止输液后及时皮下给药。

(4) 纠正电解质紊乱：主要是补钾，血钾 <5.2mmol/L 且尿量 >40ml/h 者即开始补钾；血钾高或无尿者第二、三瓶液补；24h 补氯化钾 3~6g；可辅以口服 10% 枸橼酸钾。

(5) 纠正酸中毒：pH<7.0 者方需补碱，常用 5% 碳酸氢钠 100~200ml(2~4ml/kg)。

2. 糖尿病高渗性高血糖状态(HHS)预后差，死亡率高达 5%~20%。

(1)治疗诱因和防治并发症。

(2)纠正水、电解质失衡

1)补液途径:静脉和胃肠道补液,老年患者应尽量通过胃肠补充。

2)补液量:一般按体重的10%~12%计算,也可根据血浆渗透压、血细胞比容等计算。

3)补液速度:先快后慢,总量的1/3应在4h内输入,其余应在12~24h内输入。

4)补液种类:血压偏低,血钠<150mmol/L者用生理盐水;血钠≥150mmol/L且无低血压者可补0.45%NaCl溶液;血钠正常者首选等渗液,如血容量恢复、血压上升、血浆渗透压仍不下降,则可改用低渗液;若存在休克、低血压状态,则在补充等渗液的同时可间断予血浆或全血等胶体液。老年、心功能不全者在补液过程中需注意尿量、颈静脉充盈程度等,必要时测量中心静脉压、血细胞比容等指导补液量及速度。

5)纠正电解质紊乱:同DKA。

(3)胰岛素:治疗同DKA,但胰岛素用量较小。注意血糖下降过快不利于血容量的纠正。血糖降至16.7mmol/L后,改用5%葡萄糖氯化钠溶液,下调胰岛素剂量,维持血糖在13.9~16.7mmol/L,血渗透压285~295mmol/L直至神志正常。

八、糖尿病慢性并发症

1. 主要分为微血管病变(糖尿病肾病、糖尿病视网膜病变、白内障及糖尿病神经病变)和大血管病变(缺血性心脏病、脑血管疾病、周围动脉疾病)。

2. 糖尿病患者应注意慢性并发症的评估及治疗。治疗基础均为良好的血糖控制!

(王曦,审阅:王林杰)

第二节 甲状腺疾病

一、甲状腺功能亢进症

(一) 定义

甲状腺腺体本身功能亢进,合成和分泌甲状腺激素增加,导致血液循环中甲状腺激素过多,引起神经、循环、消化等系统兴奋性增高和代谢亢进为主要表现的一组临床综合征,简称甲亢。

注意与甲状腺毒症(thyrotoxicosis)概念相鉴别:甲状腺毒症是指任何原因引起血液循环中甲状腺激素过多,引起甲亢表现,包括甲状腺滤泡被炎症破坏、滤泡内储存的甲状腺激素过量进入循环,如亚急性甲状腺炎、安静型甲状腺炎、产后甲状腺炎等。

(二) 病因

1. Graves 病(最常见,占所有甲亢的 85%)。
2. 多结节性甲状腺肿伴甲亢(毒性多结节性甲状腺肿)。
3. 甲状腺自主性高功能腺瘤。
4. 碘甲亢。
5. 垂体性甲亢。
6. 绒毛膜促性腺激素(hCG)相关性甲亢。

(三) 临床表现

高代谢症状:怕热、多汗、低热、体重减轻。伴多系统受累表现。

1. 皮肤 出汗、甲床分离和甲软化、色素沉着过度、瘙痒和荨麻疹、白癜风和斑秃、头发稀薄、胫前黏液性水肿

2. 眼部 凝视和下睑迟滞、突眼、眼肌功能损害、眶周和结膜水肿。

3. 心血管系统 心动过速、脉压增大、心律失常(如室上性心动过速、期前收缩、心房颤动等,偶有缓慢性心律失常)、肺动脉高压、心绞痛、脑卒中。甲亢心脏病:有甲亢病史,心脏方面可表现为心脏增大、心力衰竭(右心衰或右心衰为主的全心衰)、心律失常(心房颤动、心房扑动、室上性心动过速、频发室性期前收缩等)、可有类心绞痛样发作甚至心梗,但常规抗缺血治疗效果差;除外其他原因的心脏病,甲亢控制后心脏病情好转。

4. 代谢 / 分泌 低血清胆固醇和高密度脂蛋白、高血糖。

5. 呼吸系统 劳力型呼吸困难,较大的甲状腺肿可能造成气管阻塞,加重已有哮喘,肺动脉高压。

6. 消化系统 多食易饥、便次增多、吸收不良、脂肪泻 / 乳糜泻、肝功能异常。

7. 血液系统 贫血、白细胞总数及粒细胞数降低、血小板减少性紫癜。

8. 生殖系统 女性:月经稀发、闭经;男性:乳腺发育、性欲下降和勃起功能障碍。

9. 骨骼系统 高钙血症、骨质疏松、杵状指。

10. 神经精神系统 焦虑、失眠或淡漠、抑郁,腱反射活跃,舌、手指及闭睑细震颤。周围神经系统表现包括重症肌无力、肌病、周围神经病、腕管综合征、运动神经元病等。

淡漠型甲亢:少数老年患者高代谢的症状不典型,表现为情感淡漠、乏力、心悸、厌食、抑郁、嗜睡、体重明显减少,常伴有慢性肌病及甲亢性心脏病,易发生甲状腺危象。

甲亢性周期性麻痹:东方及南美洲青年男性多见,是一种获得性低血钾性周期性麻痹,临床上有发作性低血钾、对称性肢体软瘫,通常有诱因:剧烈运动后的休息、高碳水化合物摄入等。

（四）特殊体征

1. 甲状腺

（1）Graves 甲亢：弥漫性肿大，质地中等（病史较久或食用含碘食物较多者可坚韧），无压痛，可触及震颤，可闻及血管杂音。

（2）结节性甲状腺肿伴甲亢：可触及多个结节。

（3）自主高功能腺瘤：可触及孤立结节。

2. 少数病例下肢胫骨前皮肤可见黏液性水肿。

3. 眼部表现 特征性体征是眼球突出和眶周水肿。主要症状：眼部刺激感，过度流泪，寒冷、风或强光刺激可使其加重，眼部或眶后不适或疼痛，视物模糊，复视，视力受损。

（1）单纯性突眼：甲状腺激素增多→交感神经兴奋性增高、眼肌紧张性增高；无症状，轻度突眼（突眼度不超过 18mm），Stellwag 征（瞬目减少，炯炯发亮），上睑挛缩，眼裂增宽，von Graefe 征（双眼向下看时，由于上眼睑不能随眼球下落，出现白色巩膜），Joffroy 征（眼球向上看时，前额皮肤不能皱起），Mobius 征（双眼看近物时，眼球辐辏不良）。

（2）浸润性突眼：属眶后组织的自身免疫炎症，又称 Graves 眶病（GO）。①症状：眼内异物感、胀痛、畏光、流泪、复视、斜视、视力下降；②体征：眼球显著突出（突眼度多超过 18mm）；双侧多不对称，少数患者仅有单侧突眼；眼睑肿胀，结膜充血水肿；眼球活动受限，严重者眼球固定；眼睑闭合不全。

（五）辅助检查

1. 血清 TSH 和甲状腺激素测定

（1）TSH：诊断甲亢首选指标。原发甲亢 TSH 降低（<0.1mU/L），垂体性甲亢 TSH 不降低或升高。

（2）T_3、T_4：测定方法稳定，可重复性好，在甲状腺激素结合蛋白（thyroxin binding globulin，TBG）稳定的情况下可良好反映甲状腺功能。

影响 TBG 的因素：妊娠、服用雌激素→ TBG ↑；雄激素、糖皮质激素、低蛋白血症、严重肝病→ TBG 降低。

(3) FT_3、FT_4：不受 TBG 影响，更准确反映甲状腺功能，但测定方法相对不太稳定。

2. 甲状腺自身抗体

(1) 促甲状腺素受体刺激性抗体（thyroid stimulating antibody，TSAb）：Graves 病的致病性抗体，阳性可诊断 Graves 病，但测定复杂，未在临床广泛使用。

(2) TSH 受体抗体（TSH receptor antibody，TRAb）：对于甲亢患者，一般把 TRAb 阳性视为 TSAb 阳性。应用：病因诊断、判断预后、停药指标、预测新生儿甲亢。

(3) 甲状腺过氧化物酶抗体（thyroid perioxidase antibody，TPOAb）和甲状腺球蛋白抗体（thyroglobulin antibody，TgAb）：Graves 病患者的阳性率较高，是自身免疫病因的佐证。

3. ^{131}I 摄取　主要用于鉴别病因。

(1) 甲状腺功能亢进：^{131}I 摄取率增高，摄取高峰前移。

(2) 破坏性甲状腺毒症：^{131}I 摄取率降低。

(3) 采取 ^{131}I 治疗甲亢时，用于计算 ^{131}I 放射剂量。

4. 放射性核素显像　用于甲状腺结节性质判定。

(1) 热结节→高功能腺瘤、结节。

(2) 冷结节→无功能者。

5. 甲状腺 B 超　简单、易行，为甲状腺疾病的常规检查。能清晰显示甲状腺病变的大小、位置以及结节病变等；结合血流参数测定值，初步判定病变性质。

（六）诊断

1. Graves 病诊断必备条件　临床甲亢症状和体征；甲状腺弥漫性肿大；T_3、T_4↑，TSH↓；诊断辅助条件：伴有突眼或胫前黏液性水肿等；TRAb 或 TSAb 阳性。

2. 结节性甲肿 伴甲亢中老年患者多见;甲状腺肿病史;临床甲亢表现;甲状腺结节性肿大;T_3、T_4↑,TSH↓;可见多发热结节或冷热结节。

3. 自主功能性腺瘤 临床甲亢表现;甲状腺单结节,直径可在4cm以上;T_3、T_4↑,TSH↓;甲状腺扫描:腺瘤部位热结节,其余部位显影淡或不显影。

(七) 鉴别诊断

1. 亚急性甲状腺炎 发热、颈部疼痛,甲状腺激素升高与^{131}I摄取率低的分离现象;为自限性。

2. 安静型甲状腺炎 甲状腺无痛性肿大;病程呈甲亢-甲减-正常过程;甲亢阶段:^{131}I摄取↓;甲减阶段:^{131}I摄取↑。

3. 桥本甲状腺炎

(1) 桥本氏甲亢:兼有桥本甲状腺炎和甲亢,临床表现与Graves甲亢相似,但甲状腺质地较韧;血清TgAb和TPOAb高效价;TSAb占优势时表现为Graves病,TPOAb占优势时表现为桥本甲状腺炎或/和甲减。对抗甲状腺药物治疗反应敏感。

(2) 桥本假性甲亢(桥本一过性甲亢):破坏引起,一过性甲状腺毒症,^{131}I摄取降低。

(八) 治疗

1. 一般治疗 低碘饮食,注意休息,补充足够热量和营养;失眠较重者可给镇静催眠剂;心悸明显者给予β受体阻滞剂,如普萘洛尔10~20mg,3次/d,或美托洛尔25~50mg,2次/d。

2. 抗甲状腺药物(antithyroid drugs,ATD)治疗

(1) 常用药物

1) 甲巯咪唑(他巴唑,MMI):抑制甲状腺内碘的有机化过程→酪氨酸的碘化和偶联障碍→抑制甲状腺素合成。药物作用比丙硫氧嘧啶强10倍,且可长时间存留于甲状腺中。

2）丙硫氧嘧啶（PTU）：抑制甲状腺过氧化物酶活性→摄入到甲状腺细胞内的碘化物不能氧化成活性碘→减少甲状腺素的合成。还抑制周围组织中 T_4 向 T_3 转化，使 T_3 下降 10%~20%。

⑵适应证

1）症状较轻，甲状腺轻至中度肿大。

2）症状严重，需要先缓解甲亢症状。

3）年龄在 20 岁以下。

4）妊娠甲亢。

5）年老体弱或合并严重心、肝、肾疾病不能耐受手术者。

6）辅助 ^{131}I 治疗。

7）手术治疗前准备。

⑶治疗方案

1）起始剂量：轻度甲状腺肿、FT_4 水平为正常上限 1~1.5 倍的患者，初始剂量 MMI 5~10mg，1 次 /d 或 PTU 50~100mg/d；FT_4 水平为正常上限 1.5~2 倍的患者，初始剂量 MMI 10~20mg，1 次 /d 或 PTU 50~100mg，2 次 /d；中重度甲状腺肿、FT_4 水平 > 正常上限 2 倍以上的患者，初始剂量为 MMI 10~15mg，3 次 /d，PTU 100~150mg，3 次 /d，MMI 剂量 >20mg/d 的患者，可分次给药，持续 1~2 周，以尽量减轻胃肠道不良反应，后改为每日一次给药。

2）减量及维持：症状消失，血中甲状腺激素正常或接近正常（4~6 周）开始逐渐减量，每 4~8 周减量一次（MMI 减量 5~10mg、PTU 减量 50~100mg）→减至最小有效剂量维持治疗（MMI 2.5~10mg/d、PTU 50~100mg/d）→总疗程一般为 1.5~2 年。治疗过程中出现甲减或甲状腺明显增大时可酌情加用 L-T_4。

⑷停药指标：抗甲状腺药物规律治疗 1.5~2 年以上经评估后决定是否停药；甲状腺明显缩小及 TRAb 阴性

者停药后复发率低；停药时甲状腺仍较大或 TRAb 阳性者停药后复发率高，应再延长治疗。

(5) 不良反应

1) 常见不良反应：皮疹、皮肤瘙痒：予抗组胺药物，严重皮疹需停药，避免剥脱性皮炎；粒细胞减少：当中性粒细胞计数 >1.5 × 10^9/L 时通常毋需停药，减少 ATD 剂量、加用升白药物，甲亢病情未控制时也可引起粒细胞减少，需与用药前对比；中毒性肝病：多在用药后 3 周发生，PTU 偶可引起肝细胞坏死，MMI 可出现胆汁淤积性肝病。

2) 严重不良反应：粒细胞缺乏！立即停用 ATD，无菌隔离，广谱抗生素，G-CSF。

3) PTU 特异性副作用：ANCA 阳性；多数无症状，少数有 ANCA 相关小血管炎表现。停用 PTU 后多可恢复，少数重症需大剂量激素和免疫抑制剂治疗。

(6) 疗效评价：疗程长、治愈率较低、复发率较高；1/3~1/2 的患者可获得长期缓解。

3. ^{131}I 治疗

(1) 适应证

1) 对 ATD 过敏或出现其他不良反应。

2) ATD 疗效差或多次复发。

3) 有手术禁忌证或手术风险高。

4) 有颈部手术或外照射史。

5) 病程较长。

6) 老年患者（特别是有心血管疾病高危因素者）。

7) 合并肝功能损伤、合并白细胞或血小板减少、合并心脏病等。

(2) 禁忌证

1) 妊娠或哺乳妇女，未来 6 个月内计划妊娠的女性，青少年尽量避免使用。

2) 严重突眼症，特别是重度浸润性突眼。

3)甲亢病情严重者。

(3)治疗前注意事项

1)治疗前需先测定患者 ^{131}I 摄取率及有效半衰期。

2)投碘前至少 4 周避免摄入含碘丰富的食物、使用碘剂或含碘药物。

3)停用抗甲状腺药物:抗甲状腺药物,尤其是 PTU 会影响甲状腺摄碘作用,因此对轻、中度患者,在治疗前需停用抗甲状腺药物。

(4)治疗前用药

1)抗甲状腺药物:老年及重症患者(随甲状腺毒症加重时产生并发症风险增加,症状十分明显或 FT_4 水平 > 正常上限 2 倍),可考虑在治疗前应用 ATD 预治疗,治疗药物首选 MMI,治疗前至少 3d 需停用 MMI。

2)β 受体阻滞剂:用于控制心悸、心律失常、手抖等交感神经兴奋的症状。

(5)疗效:一般在服用放射碘后 3~4 周出现疗效;第一次治疗后 3~6 个月,大约 1/3 的患者可根据病情进行 2 次治疗,约 10% 患者需多次治疗;总有效率高达 95% 以上,临床治愈率达 85% 以上;复发率低于 1%;自发甲减年发生率 2%~3%,治疗后 10 年 50% 以上的患者会出现甲减。

(6)治疗后处理

1)抗甲状腺药物:重症甲亢或甲亢伴有并发或合并症者,治疗后 3~7d 恢复 ATD(推荐 MMI)治疗,同时联用 β 受体阻滞剂效果更好。

2)随访:每 4~6 周随访 1 次,病情稳定后每 3~6 个月随访 1 次。

3)对于出现甲减者,加用左甲状腺素。

4. 手术

(1)适应证

1)中重度甲亢长期药物治疗无效或疗效不佳或有

明显毒性反应。

2)停药后复发、甲状腺较大且不适合行 ^{131}I 治疗。

3)结节性甲状腺肿伴甲亢。

4)自主性高功能腺瘤。

5)甲状腺明显肿大,压迫邻近器官。

6)胸骨后甲状腺。

7)怀疑与甲状腺癌并存者。

8)儿童甲亢用抗甲状腺药物治疗效果差者。

9)妊娠甲亢需大剂量抗甲状腺药物方能控制症状者,可在妊娠中期进行手术治疗。

(2)禁忌证:重大共存疾病,包括心肺疾病或其他严重影响日常生活能力的疾病。

(3)术前准备:控制甲亢病情后方能手术,以降低术后出现甲亢危象的风险。

1)首选抗甲状腺药物 + 碘剂:术前先予抗甲状腺药物,控制甲状腺功能至正常→加用碘剂 2 周→手术。

2)普萘洛尔联合或不联合碘剂:术前 1 周应用普萘洛尔进行术前准备,可迅速减轻肾上腺素能症状,术后需继续给药 1 周。

(4)手术方式:一侧甲状腺全切,另一侧次全切,留 4~6g 甲状腺组织;也可行双侧甲状腺次全切除,每侧留 2~3g 甲状腺组织。

(5)疗效:疗程短,治疗率高(95%),复发率低(0.6%~9.8%),但甲减发生率明显增高。

(6)并发症:主要为甲减、甲旁减、喉头水肿、出血、喉返神经损伤。

(7)治疗后处理

1)低钙血症:补充钙和骨化三醇。

2)甲减:加用 L-T_4。

3)持续性甲亢:^{131}I 治疗。

（九）甲状腺危象

1. 诱因

（1）应激：感染、手术、创伤、精神刺激。

（2）重度甲亢未予治疗或治疗不充分。

（3）^{131}I 治疗后。

2. 临床表现

（1）甲亢症状急骤加重和恶化。

（2）高热或过高热、大汗、心动过速（心率≥ 140 次 / min）、烦躁、焦虑不安、谵妄、恶心、呕吐，腹泻，严重患者可有心衰、黄疸、休克及昏迷。

3. 实验室检查　可发现白细胞增多，电解质紊乱、肝肾功能异常。

4. 诊断　主要靠临床表现综合判断，高度疑似病例按危象处理。

5. 治疗

（1）去除诱因。

（2）监护：严密监测生命体征，出入量及电解质，注意保证足够热量及液体补充（3 000~6 000ml/d）。

（3）对症处理：高热者积极降温，必要时进行人工冬眠；有心衰表现者使用洋地黄及利尿剂。

（4）病因治疗

1）大剂量抗甲状腺药物：PTU，首选药物，可阻断外周组织中 T_4 向具有生物活性的 T_3 转换。首剂 600mg 口服或经胃管注入，继用 200mg，每 8h 一次；MMI，备选药物，首剂 60mg 口服或经胃管注入，继用 20mg，每 8h 一次。

2）无机碘：ATD 使用后 1h 后使用；复方碘溶液（Lugol 液）5 滴，每 6h 一次，应使用至少 240ml 液体稀释并与食物一起摄入，以避免胃肠道黏膜损伤；或碘化钠 1.0g，溶于 500ml 液体中静点，每日 1~3g。

3）糖皮质激素：地塞米松 2mg，每 6h 一次或静脉给予氢化可的松。

4) 普萘洛尔：无心衰者 40~80mg，q6h，有心衰者禁用。

上述治疗有效者病情在 1~2d 内明显改善，1 周内恢复，此后渐减量碘剂及地塞米松直至停药；效果不满意者可选用血浆置换、血液透析或腹膜透析，以迅速降低血浆中的甲状腺激素。

二、甲状腺功能减退症

（一）定义

因甲状腺激素合成和分泌减少，或组织利用不足（甲状腺激素抵抗）导致的全身代谢减低综合征。

（二）分类

1. 按发病年龄分类

(1) 发生于胚胎期或新生儿——呆小症。

(2) 发生于发育前儿童期——幼年型甲减，以生长发育障碍为主。

(3) 发生于成人：表现为以代谢和各系统功能减低为特点的临床综合征，严重者可导致“黏液性水肿”。

2. 根据病变部位分类

(1) 原发性甲减（甲状腺本身病变）：占全部甲减的 95% 以上。

(2) 中枢性甲减（下丘脑和垂体病变）：TSH 或 TRH 分泌减少所致。

(3) 甲状腺激素抵抗综合征：甲状腺激素在外周组织发挥作用缺陷所致。

3. 根据甲状腺功能减低的程度分类　临床甲减和亚临床甲减。

（三）病因

1. 原发性萎缩性甲减

(1) 获得性：①原发性特发性甲减；②甲状腺切除术

后;③甲状腺放疗后。

(2)遗传性:①甲状腺发育不全或异常;② TSH 受体缺陷;③特发性 TSH 无反应性甲减;④甲状腺 Gs 蛋白异常。

2. 原发性甲状腺肿大性甲减

(1)获得性:①桥本甲状腺炎;②地方性碘缺乏;③碘过多甲减等。

(2)遗传性:激素合成遗传性缺陷。

3. 暂时性甲减

(1)完整的甲状腺经甲状腺激素治疗后撤退。

(2)Graves 病甲状腺次全切后。

(3)亚急性或病毒感染后甲状腺炎。

(4)产后淋巴细胞性甲状腺炎。

(5)Graves 病 ^{131}I 治疗后。

4. 中枢性甲减

(1)获得性:①继发性(垂体性)甲减;②三发性(下丘脑)甲减。

(2)遗传性:单一 TSH 缺乏症或 TSH 结构异常。

5. 甲状腺激素作用抵抗。

(四)临床表现

发病隐匿,病程较长,可缺乏特异症状和体征;以机体代谢率减低和交感神经兴奋性下降为主要表现,早期病情轻者可没有特异症状。典型患者可有畏寒、乏力、手足肿胀感、嗜睡、记忆力减退、少汗、关节疼痛、体重增加、便秘、女性月经紊乱,或月经过多、不孕;儿童甲减往往表现生长迟缓、骨龄延迟;青少年甲减表现性发育延迟,也可以表现为假性性早熟;重症患者可以发生黏液性水肿昏迷。

(五)体格检查

典型患者:反应迟钝、听力障碍,皮肤干燥、粗糙、脱皮屑、皮肤温度低、水肿、手脚掌皮肤可呈姜黄色,毛发稀疏干燥，跟腱反射时间延长，脉率缓慢。累及心脏可以出现心包积液和心力衰竭。

（六）实验室检查

1. TSH　原发性甲减 TSH 增高，增高的水平与病情程度相关；亚临床甲减仅有 TSH 增高。

2. 血清 TT_4、FT_4、TT_3、FT_3　临床型甲减 TT_4、FT_4 均降低；TT_3、FT_3 早期正常，晚期降低。

3. TPOAb 和 TgAb　诊断自身免疫甲状腺炎的必备指标，其中 TPOAb 的意义较为肯定。

4. 其他检查　轻、中度正色素性贫血；血清总胆固醇升高；肌酶谱可以升高；部分病例血清泌乳素轻度升高。

（七）诊断

有相关甲状腺疾病的病史，如甲状腺手术、甲亢放射碘治疗、Graves 病、桥本甲状腺炎病史和家族史等；有甲减相关的临床表现；实验室检查 TSH、TT_4、FT_4 支持临床或亚临床甲减诊断。

（八）治疗

1. 治疗目标　临床甲减症状和体征消失，甲状腺功能维持在正常范围内。

(1) 根据患者的具体情况，如不同病因、孕妇、高龄患者等，设立不同的 TSH 目标。

(2) 继发于下丘脑和垂体的甲减，不能把 TSH 作为治疗指标，而把血清 TT_4、FT_4 达到正常范围作为治疗的目标。

2. 替代治疗药物

(1) 左甲状腺素钠（L-T_4）：首选治疗药物。

1) 剂量：取决于患者的年龄和体重：成年，1.6~1.8μg/(kg·d)；儿童，需要较高的剂量，约 2.0μg/(kg·d)；老年，需要较低的剂量，约 1.0μg/(kg·d)；妊娠时剂量需要增加 30%~50%；甲状腺分化型癌术后通常需要 TSH 抑制治疗，2.2μg/(kg·d)。

2）服药方法：小剂量起始，一般从25~50μg/d开始，每1~2周增加25μg，直到达到治疗目标。缺血性心脏病者起始剂量宜小，调整剂量宜慢，防止诱发和加重心脏病。

3）注意事项：腺垂体功能低减导致的继发性甲减患者常合并继发性肾上腺皮质功能不全，若直接给予甲状腺素可增加机体代谢率，诱发肾上腺皮质危象，因此应先应用肾上腺皮质激素替代治疗后再逐渐加用甲状腺素。

(2) 甲状腺片：每片40mg（含左甲状腺素及三碘甲状腺原氨酸，60mg与100μg L-T_4等效）；由于其内含甲状腺激素含量不稳定，T_3/T_4比值较高，易导致高T_3血症，因此仅作为备选药物短期使用，心脏病患者不宜使用。

3. 随访　治疗初期，每间隔4~6周测定甲状腺功能；治疗达标后，需要每6~12个月复查甲状腺功能。

（九）亚临床甲减

1. 主要危害　血脂代谢异常及其导致的动脉粥样硬化；发展为临床甲减；妊娠期亚临床甲减对后代智力的影响。

2. 治疗

(1) 指征：符合如下条件之一的亚临床甲减患者需要治疗干预：

1）TSH>10mIU/L。

2）TSH处于4.0~10mIU/L，同时合并甲状腺抗体阳性、甲状腺肿大或血脂异常。

(2) 治疗方法：低剂量L-T_4，TSH目标同临床甲减。

（十）黏液性水肿昏迷的诊断和处理

1. 临床表现　多见于老年患者，通常由并发疾病所诱发，预后差，死亡率达20%。出现渐进性嗜睡、精神异常，木僵甚至昏迷；皮肤苍白、低体温、心动过缓；可因呼吸衰竭和心力衰竭等死亡。

2. 诊断 有甲减病史，症状明显；存在黏液性水肿昏迷的临床表现；除外其他可引起昏迷的疾病，如糖尿病、尿毒症、神经系统病变等；血甲状腺激素水平严重低减。

3. 处理及治疗

(1) 监护及对症支持治疗：保温(但避免使用电热毯)；开放静脉、留置尿管；防治并发症：预防脑水肿，维持水电解质平衡，治疗伴发的心衰；保持呼吸道通畅、吸氧；去除诱因。

(2) 补充甲状腺激素：L-T_4，首剂静推 300~400μg → 50~100μg 每 6h 一次，静脉注射→可口服后改口服 / 管饲给药。

(3) 糖皮质激素：氢化可的松，静滴 200~400mg/d，清醒后逐渐减量、停药。

三、亚急性甲状腺炎

(一) 定义

最常见的自限性甲状腺疼痛疾病，由甲状腺的病毒感染或病毒感染后情况引发全身炎症反应及短暂疼痛的破坏性甲状腺组织损伤。

(二) 病因

1. 病毒 柯萨奇病毒、腮腺炎病毒、流感病毒、腺病毒等。

2. 非病毒疾病后 如 Q 热或疟疾等。

3. 遗传 易感性 HLA-B35 阳性者易感性高。

(三) 临床表现

1. 病毒感染后 1~3 周发病 有季节发病趋势，夏秋季高发，与肠道病毒高峰一致。

2. 甲状腺区特征性疼痛 单侧，向同侧耳、咽喉、下颌角、枕、胸背部等处放射，可扩展到对侧；触痛明显；少数声音嘶哑，吞咽困难。

3. 甲状腺肿大　弥漫或不对称轻 / 中度肿大，伴或不伴结节，质地较硬，无震颤及血管杂音。

4. 全身中毒症状　发热（低热或高热）；肌肉疼痛、疲劳、倦怠、咽痛等。

5. 与甲状腺功能变化相关的临床表现　见表 12-2-1

表 12-2-1　亚甲炎患者与甲状腺功能变化相关的临床表现

	甲状腺毒症期	甲减期	甲状腺功能恢复期
发病阶段	初期	中期	后期
发生率	50%~75%	25%	
时长	3~8 周至数月	数月	
症状	消瘦、怕热、心动过速等	水肿、怕冷、便秘等	症状消失
T_3、T_4 水平	增高	降低	正常
TSH 水平	降低	增高	正常
^{131}I 摄取率	常 <2%，与 T_3/T_4 增高呈双向分离	逐渐恢复至正常	

（四）实验室检查

1. ESR　早期增快，常 >50mm/h。
2. 甲状腺功能与碘摄取率变化　见表 12-2-1。
3. 血常规　白细胞早期可正常或轻度增高。
4. TgAb、TPOAb　阴性或水平很低。

5. Tg 水平明显增高，与甲状腺破坏程度相一致，且恢复很慢。

（五）诊断

诊断依据：①急性起病、发热等全身症状；②甲状腺疼痛肿大且质硬；③ESR 显著增快；④血清甲状腺激素浓度升高与甲状腺摄碘率降低双向分离。

（六）治疗

早期治疗，以减轻炎症反应及缓解疼痛为目的：

(1) 水杨酸及非甾体抗炎剂为首选，可抑制炎性介质释放，减轻组织损伤，缓解疼痛。

(2) 糖皮质激素适用于病情较重者，可迅速（24~48h 内）缓解疼痛，改善甲状腺毒症症状；初始泼尼松 20~40mg/d，维持 1~2 周，缓慢减少剂量，总疗程不少于 6~8 周；过快减量、过早停药易使病情反复。

(3) β 受体阻滞剂适用于甲状腺毒症明显者。

(4) 因甲状腺激素并未过量生成，因此一般不主张使用抗甲状腺药物治疗。

(5) 甲状腺激素用于明显功能减低者短期、小量使用（注：由于 TSH 降低不利于甲状腺细胞恢复）；永久性甲状腺功能减退需长期替代治疗。

（七）预后

多数患者可完全恢复，5% 发生永久性甲减。

四、慢性淋巴细胞性甲状腺炎

（一）定义

1912 年由日本学者 Hashimoto 首先报道，也称桥本病（Hashimoto’s disease，HT），以甲状腺淋巴细胞浸润、纤维化、滤泡上皮萎缩、嗜酸变为特征的自身免疫性甲状腺炎，是导致甲减的最常见病因。

（二）病因和发病机制

1. 遗传因素 HLA-B5、DR5 相关，30%~40% 的患

者有甲状腺疾病家族史。

2. 环境因素 高碘、压力、污染等。

3. 自身免疫因素 Th1免疫异常。

4. 可与其他自身免疫性疾病并存 如SLE、SS、自身免疫性肝病、恶性贫血等。

5. 其他 与出生的季节、乳腺癌、甲状腺恶性淋巴瘤有关。

（三）临床表现

1. 发病隐匿 早期无特殊表现。

2. 颈部增粗的表现 咽部不适、局部压迫等。

3. 甲状腺功能异常的表现 甲亢或甲减表现。

4. 特殊表现 桥本脑病、不孕、甲状腺淀粉样变、淋巴细胞性间质性肺炎等。

5. 合并症 淋巴瘤、其他自身免疫疾病等。

（四）辅助检查

1. 甲状腺功能 20%甲减，5%甲亢，余可正常。

2. 自身抗体 TPOAb、TgAb明显增高。

3. 甲状腺超声 甲状腺肿大呈弥漫性病变，可见低回声区域（可多发，不均）或甲状腺结节。

4. 细针穿刺活检 滤泡细胞嗜酸性变特征性改变，见浆细胞、巨细胞，背景较多淋巴细胞浸润。

5. 摄碘率 一般低于正常，早期可在正常水平；也可高于正常（合并Graves病）。只用于鉴别诊断和病期判断。

（五）诊断

1. 甲状腺肿大、韧、有时峡部大或不对称，或伴结节。

2. 具有典型的临床表现者，只要血中TgAb或TPOAb阳性，就可诊断。

3. 表现不典型者，需要有高效价的抗甲状腺抗体阳性才能诊断；同时有甲亢表现者，上述高效价的抗体持续存在半年以上。

4. 甲状腺穿刺活检方法简便，有确诊价值。

5. 超声检查对诊断本病有一定意义。

（六）治疗

目前尚无法根治。治疗目标为纠正甲状腺功能异常及缩小显著肿大甲状腺。

1. 饮食　适当低碘饮食，高碘饮食可加重 HT。

2. 轻度弥漫性甲状腺肿　无明显压迫症状，甲状腺功能正常者：毋需特殊治疗，可随诊观察。

3. 甲状腺肿大明显并伴有压迫症状者　采用 L-T_4 制剂治疗可减轻甲状腺肿。

4. 有甲减者　需采用甲状腺激素替代治疗。

5. 有甲亢者　不主张抗甲状腺药物治疗；主要为对症治疗，如普萘洛尔等，不用 ^{131}I 治疗及手术治疗。

6. 手术治疗　不主张手术治疗，有以下情况考虑手术：高度怀疑恶性病变或伴发肿瘤；压迫（如气管）明显，药物治疗无法改善；合并 Graves 病，反复发作。

7. 病因治疗　属于自身免疫性疾病，但不主张全身应用糖皮质激素等免疫抑制药物。

8. 仅抗体阳性的 HT 孕妇　不一定需要治疗，可观察；TSH 大于 2.5U/L，可慎用 L-T_4。

五、甲状腺功能正常的病态综合征

（一）定义

甲状腺功能正常的病态综合征（euthyroid sick syndrome，ESS），也称低 T_3 综合征，非甲状腺疾病综合征（nonthyroid illness syndrome）、非甲状腺本身病变，是由于严重疾病、饥饿状态导致的循环甲状腺激素水平的减低，是机体的一种保护性反应。

1. 能引起 ESS 的疾病　包括营养不良、饥饿，精神性厌食症、糖尿病、肝脏疾病等全身疾病。

2. 某些药物 也可以引起，例如胺碘酮、糖皮质激素、PTU、普萘洛尔、含碘造影剂等。

（二）发生机制

Ⅰ型脱碘酶（D1）（负责 T_4 外周脱碘转换为 T_3）活性抑制，Ⅲ型脱碘酶（D3）（促进 T_4 转换为 rT_3，T_3 脱碘形成 T_2）活性增强→血清 TT_3 减低，rT_3 增高。

（三）临床表现

原发病相关表现，没有甲减表现。

（四）实验室检查

1. 血清 TT_3 减低，rT_3 增高；疾病的严重程度一般与 TT_3 减低的程度相关。

2. 血清 TT_4 正常 / 轻度增高，FT_4 正常 / 轻度增高。

3. 血清 TSH 正常。

严重病例可出现 TT_4 和 FT_4 减低，TSH 仍然正常，称为低 T_3-T_4 综合征

患者基础疾病经治疗恢复以后，甲状腺激素水平可以逐渐恢复正常。在恢复期可以出现一过性 TSH 增高，需与原发性甲减相鉴别。

（五）治疗

治疗原发病，不需要给予甲状腺激素替代治疗。

（刘赫，审阅：王林杰）

第三节 下丘脑垂体疾病

一、垂体腺瘤

（一）分类

1. 按分泌功能 无功能瘤、功能瘤（包括分泌 GH、PRL、ACTH、TSH、LH/FSH 腺瘤及混合瘤）。

2. 根据肿瘤大小 微腺瘤（直径 <1cm）、大腺瘤（直径≥ 1cm）。

3. 按肿瘤生长方式　侵袭性、非侵袭性。

（二）垂体腺瘤特点

1. 患病率高，青壮年多，许多无临床意义。

2. 大多数微腺瘤不发展为大腺瘤。

3. 无功能瘤较功能性腺瘤多见。

4. 良性肿瘤占绝大多数，极少有恶性。

5. 是肿瘤，但仍保持与下丘脑部分生理性联系。

6. 下丘脑调节肽作用的药物不仅能部分抑制激素分泌，还能部分缩小肿瘤体积；

（三）临床表现

1. 功能性垂体腺瘤的临床表现

(1) 激素分泌过多表现

1) 泌乳素（PRL）瘤：女性，闭经 - 泌乳综合征；男性，性腺功能减退。

2) 生长激素（GH）瘤：巨人症、肢端肥大症。

3) 促肾上腺皮质激素（ACTH）瘤：库欣病。

4) 促甲状腺激素（TSH）瘤：继发性甲亢。

5) 促卵泡刺激激素 / 促黄体生成素（FSH/LH）瘤：性功能障碍。

6) 混合性：相应高分泌激素过多的临床表现。

(2) 垂体周边组织结构受压表现

1) 头痛。

2) 脑神经受压表现：视神经交叉受压→颞侧偏盲型视野缺损；海绵窦受累→动眼神经麻痹、海绵窦综合征。

3) 颅内压增高（垂体瘤向上压迫中脑导水管）。

4) 脑脊液鼻漏（垂体瘤向下突破鞍底）。

5) 尿崩症罕见。

(3) 其他垂体前叶功能受损表现：如继发性性腺、甲状腺、肾上腺皮质功能减退等。

(4) 垂体卒中：可分为寂静型和暴发型。无症状的寂静型或一过性头痛较多见；急性垂体卒中患者有典型表现：剧烈头痛、急性颅压升高、脑神经压迫、昏迷、垂体-靶腺功能减低等。

2. 无功能瘤的临床表现 没有激素分泌过多表现，余临床表现同功能性腺瘤；多于体检或出现压迫症状时发现。

（四）诊断

根据患者的临床表现、垂体前叶激素检查及影像学检查可作出相应诊断。诊断同时注意完善以下方面评价：

1. 垂体腺瘤的功能状态，激素过多引起的代谢紊乱、相关并发症。

2. 有无压迫症状及垂体卒中。

3. 有无其他垂体前叶功能低减表现。

4. 是否为 MEN 或其他基因突变相关的疾病如 McCune-Albright 综合征的一部分。

5. 肿瘤的大小、部位、生长方式。

（五）治疗

1. 治疗目的

(1) 消除或减少激素分泌过多，恢复内分泌功能，去除或减轻垂体肿瘤压迫。

(2) 纠正垂体-靶腺功能低减。

(3) 处理急、慢性并发症。

2. 治疗方法

(1) 手术治疗：经口鼻-蝶窦垂体腺瘤切除术；开颅垂体腺瘤切除术。

(2) 放射治疗。

(3) 药物治疗：多巴胺激动剂，如溴隐亭等；生长抑素类似物，如奥曲肽、兰瑞肽等；生长激素受体拮抗剂；靶腺激素替代治疗等。

3. 治疗方案选择

(1) PRL 瘤：常首选药物治疗(多巴胺激动剂，如溴隐亭等)，可使大多数患者血 PRL 水平降至正常，肿瘤缩小甚至消失，仅有少数患者，如药物抵抗、难以耐受药物不良反应或出现急性压迫症状者，需要进行手术或放射治疗。

(2) GH 瘤：首选经口鼻 - 蝶窦垂体腺瘤切除术；大腺瘤可先行生长抑素类似物治疗后再行手术治疗；若首次手术未缓解，可根据实际情况选择二次手术、放疗或生长抑素类似物治疗。

(3) ACTH 瘤：首选经口鼻 - 蝶窦垂体腺瘤切除术(见“内分泌疾病 - 肾上腺疾病 - 库欣综合征”)。

(4) TSH 瘤：首选手术治疗，术前建议应用生长抑素类似物控制甲状腺功能，同时可使部分大腺瘤体积缩小。

(5) 无功能瘤：若为微腺瘤，无压迫症状，可随诊观察；若为大腺瘤，出现压迫症状，建议手术治疗。

二、腺垂体功能减退症

(一) 定义

由于腺垂体分泌功能的部分或全部丧失导致的一系列临床表现。

(二) 病因

1. 原发性病变发生在腺垂体部位。

(1) 垂体缺血性坏死：希恩(Sheehan)综合征、糖尿病、其他血管性病变。

(2) 垂体区肿瘤：鞍内肿瘤、鞍旁肿瘤。

(3) 垂体卒中、原发空泡蝶鞍症、医源性、海绵窦栓塞。

(4) 感染、浸润性、代谢性、免疫性疾病累及腺垂体。

(5) 特发性：常为单一激素缺乏，偶见家族性。

2. 继发性

(1)垂体柄损伤:外源性、医源性、肿瘤或动脉瘤压迫。

(2)下丘脑及中枢神经系统其他部位病变:如肿瘤、结节病、组织细胞增多症、心因性侏儒、神经性厌食、营养性疾病、创伤等。

(三)临床表现

1. 垂体功能减低　通常按以下顺序发生:PRL → GH → LH/FSH → TSH 和 ACTH。临床上有生长激素缺乏,继发性性腺、甲状腺、肾上腺功能减退表现。

2. 鞍区肿瘤压迫的表现　可表现为头痛和视交叉受压、视野缺损。

3. 平时有严重垂体功能低减症状的患者　其腺体破坏一般已达 95% 以上,在应激状态下可能发生垂体危象。

(四)辅助检查

1. 垂体及其靶腺激素测定　包括性腺轴(FSH、LH、T、E2)、PRL、生长激素—IGF-1 轴(GH 兴奋试验、IGF-1)、甲状腺轴(TSH、FT_3、FT_4、TT_3、TT_4)、肾上腺皮质轴(ACTH、血皮质醇、尿游离皮质醇)。

2. 下丘脑分泌激素刺激试验　如 TRH、LHRH、GnRH、CRH 兴奋试验,反应差则提示病变在垂体(但上述药物在国内均不易获得)。

3. 影像学检查　是明确下丘脑 - 垂体区占位的主要方法,以 MRI 诊断价值最大。CT 扫描、视野检查、头颅 X 线平片等均能协助诊断。

(五)治疗

1. 症状治疗——激素替代　治疗原则是缺什么补什么;根据临床反应和实验室测定结果调整替代激素用量。

同时有甲状腺功能减退和肾上腺功能减退时,要先补充糖皮质激素后再加用甲状腺激素，以防止单独加用甲状腺激素后诱发垂体危象！

应激情况下，肾上腺皮质激素应加大剂量，不能口服的及时应用静脉糖皮质激素。

2. 病因治疗 在查明病因后针对病因进行治疗，如鞍区占位可行手术、放疗等，自身免疫性垂体炎可行糖皮质激素、免疫抑制剂治疗。

(六) 垂体危象

发生于腺垂体功能减退严重者，在应激情况下诱发。

1. 诱因 感染(最常见原因，70%)、劳累、激素替代治疗中断、突发性疾病(心脑血管疾病等)、手术外伤、镇静催眠药、饥饿、寒冷等。

2. 临床表现

(1)进入危象前期表现：厌食、恶心、呕吐的消化道症状；意识模糊、嗜睡或烦躁等精神、神志症状。

(2)危象表现：有低血糖昏迷、高热惊厥昏迷、低血压休克型、精神狂躁 - 昏迷、低体温昏迷、低血钠休克昏迷等。凡昏迷者，多有低血糖或严重低钠血症。

3. 治疗 纠正低血糖、补充应激量皮质激素、纠正休克和水、电解质紊乱、去除和治疗诱因。低体温性昏迷者注意保温、升温及甲状腺激素补充。

三、尿崩症

(一) 定义

尿崩症(diabetes insipidus，DI)是肾脏不能保留水分而造成的尿液排出过多，临床上主要表现为排出大量低渗透压、低比重的尿和烦渴、多饮。根据病变部位不同可分为由于抗利尿激素(antidiuretic hormone，ADH)分泌和释放不足导致的中枢性尿崩症(central diabetes insipidus，CDI)，或肾小管对抗利尿激素不起反应的肾性尿崩症。

（二）病因

1. 中枢性尿崩症

(1)下丘脑-垂体区的占位性病变或浸润性病变：包括①各种良性或恶性肿瘤性病变，原发的如颅咽管瘤、生殖细胞瘤等；继发的如肺或乳腺等转移癌、淋巴瘤、白血病等。②肉芽肿性、感染性或免疫性疾病：如结节病、组织细胞增多症、脑炎或脑膜炎（结核性、真菌性）、淋巴细胞性垂体炎等。③血管性或其他病变，如Sheehan综合征、动脉瘤、动脉粥样硬化等。

(2)头部外伤：常在发生CDI前有头部外伤史，鞍区MRI可发现垂体柄中断、局部变细。

(3)医源性：涉及下丘脑-垂体的手术后可发生不同程度的CDI。多数为一过性暂时性尿崩，多在2~3d内消失，术后尿崩症状持续3周以上不减轻者，可能成为永久性尿崩症。

(4)遗传性：目前已知可有X-连锁隐性遗传、常染色体显性遗传或常染色体隐性遗传。

(5)特发性：经仔细检查后排除了各种颅内病变和全身性疾病后才能谨慎考虑。

2. 肾性尿崩症

(1)遗传性：X连锁隐性遗传（*AVPR2*基因突变导致其编码的ADH受体V2结构异常）或常染色体隐性/显性遗传（水通道蛋白*aquaporin-2*基因突变）。

(2)获得性：可继发于多种疾病导致的肾小管损害：包括慢性肾脏疾病、电解质紊乱（如低钾血症、高钙血症）、多种药物（如锂剂、庆大霉素、头孢唑林钠等）。

（三）临床表现

1. 低渗性多尿　常突发多尿（成人>3.0L/d，儿童>2L/m^2，婴幼儿>100ml/kg·d），尿色清淡如水，烦渴、多饮、喜食冷饮，需间隔较短时间排尿和饮水，日夜尿量相伤;部分患者出现脱水、皮肤干燥、心悸、汗液及唾液减少,伴便秘、乏力、头痛、头晕、焦虑、失眠、烦躁、记忆力减退、消瘦,严重者可有电解质紊乱、视力下降。

遗传性 DI 常幼年起病,由于口渴中枢发育不全,可出现脱水及高钠血症,多饮、多尿症状的严重程度也因其遗传方式不同而不尽一致。

CDI 可伴有腺垂体功能减退症。当患者合并肾上腺皮质功能减退时,由于增加了非渗透性 AVP 分泌及减少了肾小球滤过率,多尿症状可较轻。而患者接受糖皮质激素补充治疗后,多尿症状反而加重。

2. 原发病的表现　CDI 可有原发病的临床表现,如颅脑外伤或手术所致的头痛、视力减退及其他中枢神经系统受损所致的症状和定位体征。肿瘤所致的 CDI 多因肿瘤压迫下丘脑、垂体所致,亦有头痛、视野缺损或原发肿瘤的临床表现。如颅咽管瘤可有头痛、视力减退、视野缺损、睡眠障碍、食欲改变、情绪波动、智力低下等下丘脑综合征表现。生殖细胞瘤可有性早熟等症状。

3. 并发症的表现

(1) 饮水过多、过快时,可发生水中毒,表现为头痛加剧、恶心呕吐、肌肉运动不协调,体温下降,精神错乱、惊厥、昏迷以至死亡。

(2) 因失水过多、过分禁饮、高热、昏迷、口渴中枢功能异常或发育不全致渴感消失,可以导致高钠血症、高渗状态,血浆渗透压可 >350mOsm/L。急性高渗性脑病多见于婴幼儿童,表现为呕吐、发热、呼吸困难、抽搐,重者昏迷死亡,死亡率高达 40% 以上。慢性高钠血症,多见于成年患者,表现为淡漠、眩晕、无欲、嗜睡、肌张力高、腱反射亢进、抽搐等。

(四) 辅助检查

1. 尿量　成人 >3.0L/d,儿童 >2L/m^2,婴幼儿 >100ml/(kg·d)为多尿,尿崩症患者尿量多可达 4~20L/d,

比重常在 1.005 以下，部分性尿崩症患者尿比重有时可达 1.010。

2. 血、尿渗透压　患者血渗透压正常或稍高（血渗透压正常值为 290~310mOsm/L），尿渗透压多低于 300mOsm/kgH_2O（尿渗透压正常值为 600~800mOsm/kgH_2O），严重者低于 60~70mOsm/kgH_2O。

3. 禁水加压素试验　尿崩症的定性、定位试验，其原理为：禁水后正常人和精神性多饮者尿量减少，尿渗透压和比重上升。CDI 因 AVP 缺乏，或肾性尿崩症对 AVP 无反应，在禁水后仍排出大量低渗透压、低比重尿，机体因脱水而血浆渗透压及血钠水平升高，此为定性试验。补充外源性垂体后叶素后可根据尿量减少、尿渗透压上升的程度评估肾对 AVP 的反应性来确定是中枢性还是肾性尿崩症，此为定位试验。

（1）试验方法：试验前行主动限水 1~2 周，以除外精神性多饮等因长期大量饮水导致 AVP 反馈性分泌不足或肾小管对 AVP 反应降低。根据患者最长可耐受不饮水时间估计禁水时间。禁水前测体重、血压、脉率、尿比重、尿渗透压及血浆渗透压，以后每小时留尿测尿量、尿比重和尿渗透压，待连续 2 次测尿比重相同或尿渗透压变化小于 30mOsm/kgH_2O（“平台期”）时，测定血浆渗透压，然后皮下注射水剂加压素 5U，再留取 1~2 次尿量和尿渗透压。整个试验过程中应严密监视患者生命体征，如患者血压下降、不安等症状加剧，应随时中止试验。特别是儿童青少年患者要注意禁水时间和生命体征。

（2）结果判读

1）正常人及精神性多饮患者禁水后尿量减少，尿比重增加，尿渗透压升高，可 >800mOsm/kgH_2O，而体重、血压、脉率及血浆渗透压变化不大。

2）CDI 患者禁水后尿量多不明显减少，尿比重、尿渗透压不升高，体重下降可 >3%，严重者可有血压下降，脉率加快，伴烦躁不安等精神症状。只有在补充了加压素后尿量才减少，尿比重、尿渗透压才增加。根据病情轻重可分为部分性尿崩症和完全性尿崩症，尿渗透压持续低于血渗透压者为完全性尿崩，高于血渗透压但 <600mOsm/kgH_2O，不能代偿血渗透压升高者为部分性尿崩。

3）肾性尿崩症患者禁水后尿液不能浓缩，注射加压素后亦无反应。

4. 病因筛查 需测定视力、视野、蝶鞍 X 线平片、头颅 CT、鞍区 MRI、肾脏影像学等，以进一步寻找 DI 病因，必要时可考虑行相关基因检测。

（五）诊断

尿崩症诊断的第一步是明确是否存在尿崩症，然后再确定其发病部位和病因。典型的尿崩症诊断不难，凡有烦渴、多饮、多尿及低比重尿者应考虑本病，进行禁水加压素试验及血、尿渗透压测定，多可明确诊断。如为 DI，应进一步鉴别其性质为完全性或部分性（具体标准参见上）。当 DI 诊断明确后，需进一步进行病因方面筛查，为疾病诊治的关键所在。

（六）鉴别诊断

应与其他原因所致的多尿相鉴别：

1. 渗透性利尿 如高尿糖、高尿钙等引起。

2. 精神性多饮 主要由精神因素引起烦渴、多饮而导致多尿和低比重尿，症状可随情绪而波动，并可伴有其他神经症状。经主动限水后行上述诊断性试验结果与正常人相同。

（七）治疗

1. 病因治疗 针对各种不同的病因积极治疗有关疾病。

2. 非药物治疗

(1) 监测尿量，保证足够入量，监测体重及血钠、血渗透压水平。部分 CDI 患者由于下丘脑病变导致渴感中枢受损，渴感消失，此时要准确记录患者尿量，量出为入，每日入量为尿量 +500~800ml，密切监测血钠及血渗透压水平，尽量避免高渗状态。

(2)低钠饮食。

(3)去除诱因：肾性尿崩症患者若考虑由药物引起，需停用，症状可能会逐渐改善。

3. 药物治疗

(1)抗利尿激素替代治疗：治疗中枢性尿崩症的一线药物，也可用于部分性肾性尿崩症。目前最常用为 1-脱氨 -8- 右旋精氨酸血管升压素(DDAVP)，是人工合成的精氨酸加压素的类似物，与天然 AVP 比较，抗利尿作用加强，无加压作用，副作用减少，为治疗 CDI 的首选药物，口服剂型，剂量视病情而定，对于婴儿和幼童或有中枢神经损害的患者在用药期间，需每日计算液体出入量，以保持适当的出入平衡。

(2)其他常用抗利尿药物(表 12-3-1)

表 12-3-1 其他常用抗利尿药物

药物名称	应用指征	原理	用法	注意事项	疗效
氢氯噻嗪	部分性中枢性尿崩症或肾性尿崩症	可能为利钠大于利水→轻度失盐，细胞外液减少→增加近曲小管对水分重吸收→尿量减少	儿童 2mg/(kg·d)；成人 25~50mg，tid	①长期服用可能会损害肾小管浓缩功能；②需长期补钾；③血糖、血尿酸升高	尿量减少约 25%~50%

续表

药物名称	应用指征	原理	用法	注意事项	疗效
氯磺丙脲	仅用于部分性中枢性尿崩症；可恢复渴感，对渴感缺乏的患者有一定治疗效果	刺激下丘脑视上核或垂体后叶→促进AVP的合成与释放；加强AVP对肾小管的作用，提高集合管对水的通透性；抑制PGE2合成(拮抗AVP作用)	0.125~0.25g，1次/d或2次/d	低血糖、白细胞减少、肝功能损害、低血钠或水中毒。与氢氯噻嗪合用可减少低血糖反应	服药24h后开始起作用，4d后出现最大作用，单次服药72h后恢复疗前情况；可使尿量减少25%~75%
卡马西平	同氯磺丙脲	同氯磺丙脲	0.1g，3次/d	头疼、恶心、疲乏、眩晕、肝损害与白细胞减低等	可使尿量减少25%~75%

（刘赫，审阅：王林杰）

第四节 肾上腺疾病

一、库欣综合征(皮质醇增多症)

(一)定义

由多种病因引起的以高皮质醇血症为特征的临床综合征。

(二)病因及分类

注意除外外源性糖皮质激素摄入病史;内源性皮质醇增多病因可分为 ACTH 依赖性和 ACTH 非依赖性两类(表 12-4-1)。

表 12-4-1 库欣综合征主要病因

病因
ACTH 依赖性库欣综合征
库欣病(即垂体性库欣综合征,以垂体 ACTH 腺瘤多见,腺癌、增生少见)——60%~70%
异位 ACTH 综合征(以肺部及纵隔肿瘤多见,根据病情进展情况分为显性和隐性)——10%~20%
异位 CRH 综合征——罕见
ACTH 非依赖性库欣综合征(肾上腺来源)
肾上腺皮质腺瘤——10%~20%
肾上腺皮质腺癌——2%~3%
双侧大结节性肾上腺增生(BMAH)——2%~3%
原发性色素性结节性肾上腺病(PPNAD)(罕见)
McCune-Albright 综合征(罕见)
假性库欣综合征
酒精中毒
肥胖
抑郁
药源性库欣综合征

（三）何种患者需要进行库欣综合征筛查

1. 临床上出现多种与库欣综合征相关的临床表现者，如宽大紫纹、皮肤变薄、易起瘀斑、向心性肥胖、多血质外貌、近端肌无力、女性月经紊乱及多毛等，并逐渐加重。

2. 出现与年龄不相称的骨质疏松、高血压者。

3. 儿童出现体重增加而身高增长减慢或停滞者。

4. 肾上腺意外瘤者。

（四）临床表现

长期皮质醇分泌过多导致水盐、糖、脂等代谢障碍及免疫抑制表现（表 12-4-2）。

表 12-4-2　库欣综合征临床表现

症状或体征	频率(%)	症状或体征	频率(%)
向心性肥胖	79~97	紫纹	51~71
多血质	50~94	水肿	28~60
糖耐量受损	39~90	背痛、病理性骨折	40~50
无力及近端肌病	29~90	多饮、多尿	25~44
高血压	74~87	肾结石	15~19
心理改变	31~86	色素沉着	4~16
易起瘀斑	23~84	头痛	0~47
女性多毛	64~81	突眼	0~33
月经稀少或闭经	55~80	皮肤真菌感染	0~30
阳痿	55~80	腹痛	0~21
痤疮	26~80		

特异性较高的临床表现：宽大紫纹（宽度 >1cm）、多血质、肌萎缩（近侧肢带肌）、瘀斑（无明显外伤）、骨质疏松（与年龄不匹配）、肾结石、皮肤变薄。

（五）诊断

分两步：第一步，确定是否为库欣综合征，即定性；第二步，明确库欣综合征病因，即定位。

1. 定性

(1)临床上存在皮质醇增多表现,目前无感染等应激因素,除外外源性糖皮质激素摄入。

(2)皮质醇分泌昼夜节律消失:0am 血皮质醇(F) >1.8μg/dl 有助于诊断(注意询问患者抽血时是否入睡,同时排除抽血不顺利等应激情况),敏感性 100%,特异性 20%。

(3)24h 尿游离皮质醇(UFC)升高(≥ 2 次):切点 > 正常值上限,敏感性 91-96%。尿量≥ 5L/d 可导致假阳性,GFR<60ml/min 可导致假阴性。

(4)小剂量地塞米松抑制试验不被抑制。

1)过夜 1mg 地塞米松抑制试验

方法:对照日 8am 血 F → 0am 服地塞米松 1mg → 次日 8am 血 F。

结果判断:服药后血 F<1.8μg/dl 可被抑制,≥ 1.8μg/dl 不被抑制(敏感性 >95%,特异性 80%)。

2)经典小剂量地塞米松抑制试验

方法:对照日 24h UFC、8am 血 F → 服地塞米松 0.5mg q6h × 2d →服药第 2 天留 24h UFC,第 3 天查 8am 血 F。

结果判断:服药后 24h UFC< 正常值下限,血 F<1.8μg/dl—可被抑制;服药后 24h UFC ≥正常值下限,血 F ≥ 1.8μg/dl—不被抑制。敏感性 >95%,特异性 >95%。

2. 定位

(1)ACTH:如 ACTH<10pg/ml,考虑 ACTH 非依赖性;ACTH>20pg/ml,考虑 ACTH 依赖性;ACTH 为 10~20pg/ml,建议行 CRH 兴奋试验。

(2)大剂量地塞米松抑制试验:大剂量地塞米松抑制试验与库欣综合征之间的关系见表 12-4-3。

1)过夜大剂量地塞米松抑制试验

方法:对照日 8am,血 F → 0am,服地塞米松 8mg → 次日 8am 血 F。

结果判断：服药后血 F< 服药前 50%—可被抑制，≥ 50% 不被抑制。

2）经典大剂量地塞米松抑制试验

方法：对照日 24h 尿 UFC、8am 血 F → 服地塞米松 2mg，每 6h 一次 ×2d →服药第 2 天留 24h 尿 UFC，第 3 天抽 8am 血 F。

结果判断：服药后 < 对照日的 50%—可被抑制，≥ 50% 不被抑制。

表 12-4-3　大剂量地塞米松抑制试验与库欣综合征之间的关系

病因	结果
垂体性	80% 被抑制，20% 不被抑制
异位 ACTH 综合征	大多数不被抑制，少数隐性者可被抑制
肾上腺来源	不被抑制，PPNAD 和 BMAH 表现为反常性增高

(3) 兴奋试验：CRH 兴奋试验（国内不易获得 CRH）。

结果判断：①垂体性：ACTH 和 F 呈高反应性（ACTH ≥ 50%，F ≥ 30%）；②异位 ACTH 综合征：ACTH 和 F 升高不明显（ACTH<50%，F<30%）。

(4) 影像学检查

1）鞍区 MRI（平扫 + 增强），因库欣病 90% 为微腺瘤，故有条件者建议行动态增强，可提高诊断微腺瘤的敏感性。

2）双肾上腺 CT：ACTH 依赖性者双侧肾上腺呈均匀性增粗；肾上腺皮质腺瘤（癌）者可见腺瘤（癌）占位性病变，同时患侧占位以外肾上腺组织和对侧肾上腺呈萎缩状态。

3）除外异位 CRH/ACTH 综合征：胸部 CT（平扫 + 增强）；生长抑素受体显像、^{18}F-FDG-PET/CT、全身弥散加权成像。^{68}Ga-DOTATATE-PET/CT 对于发现隐匿病灶有更高的敏感性。

(5) 有创检查：岩下静脉插管取血试验(IPSS)+DDAVP 兴奋试验。

1) 意义：鉴别垂体性和异位 ACTH 综合征，诊断库欣病的敏感性为 95%~99%，特异性为 95%~100%。建议在临床、生化、影像学检查结果不一致的 ACTH 依赖性 CS 患者中选用。

2) 方法：经股静脉插入导管至双侧岩下静脉相同位置；经导管同时取双侧取血测 ACTH(IPS)，同时抽取外周静脉血测 ACTH(P)。

3) 结果判读：兴奋前 IPS∶P ≥ 2∶1 或兴奋后 IPS∶P ≥ 3∶1 支持垂体性；否则支持异位 ACTH 综合征。

支持垂体性者，双侧 IPS 比值大于 1.4 的一侧提示可能为患侧。

(六) 库欣综合征并发症评价

1. 其他垂体前叶功能　①生长激素轴：GH、IGF-1；②性腺轴：FSH、LH、E_2、T；③甲状腺轴：TSH、FT_3、FT_4；④PRL。

注意：高皮质醇血症可直接抑制垂体前叶激素分泌，而不一定是 ACTH 腺瘤压迫造成！

2. 水盐代谢　监测血压、血钾。

注意：①异位 ACTH 综合征患者常表现为难以纠正的低钾血症；②库欣综合征患者的高血压、低血钾主要是由于皮质醇过多导致其发挥类盐皮质激素作用，因此使用醛固酮受体拮抗剂，如螺内酯对控制血压、提升血钾效果较好。

3. 血糖　糖耐量试验、HbA1c，有问题者监测指血血糖谱。

4. 血脂　TG、TC、LDL-C、HDL-C。

5. 骨代谢　血 Ca，P，ALP，PTH，游离 Ca、24h 尿 Ca，

P;骨密度;骨骼平片(头颅、肋骨、胸腰椎、骨盆等);骨痛明显或有骨折史者行全身骨 γ 显像,相应异常部位进一步行平片或 CT、MRI 检查。

6. 眼底　有无 DM、高血压相应眼底病变;若为垂体 ACTH 腺瘤,有无视力视野变化。

7. 大血管病变　心电图、超声心动图、大血管 B 超。

若为垂体 ACTH 腺瘤,需行除外 MEN1 检查,询问有无相应临床表现,完善实验室检查,如 PTH,游离 Ca,25-OH-D,血胃泌素,血胰高糖素等,若有异常提示,则进一步完善相关影像学检查。

(七) 治疗

1. 针对库欣综合征并发症　对症支持治疗为主。

2. 原发病治疗　主要手段包括手术、放疗及药物治疗。

库欣综合征的药物治疗主要包括以下类别:①抑制皮质醇合成或直接破坏肾上腺细胞,如米托坦、酮康唑、氨鲁米特等;②糖皮质激素受体拮抗剂:米非司酮;③影响神经递质和神经调质作用的药物:如生长抑素类似物、多巴胺受体激动剂、赛庚啶等。

(1) 库欣病

1) 首选垂体腺瘤手术。

2) 垂体放疗:起效慢,达最大效果时间:12~18 个月,作用持续若干年。

3) 若垂体 ACTH 腺瘤无法切除、切除后病情不缓解或复发,可考虑行靶腺,即双侧肾上腺切除以尽快缓解高皮质醇血症状态。

4) 药物治疗。

(2) 异位 ACTH 综合征:明确诊断,找到肿瘤是关键!

积极治疗原发肿瘤,根据不同病理类型可考虑行手术、放化疗等,在找不到原发灶或原发灶治疗效果欠佳时可切除双侧肾上腺或药物治疗控制症状和并发症。

(3)肾上腺来源

1)肾上腺皮质腺瘤:手术摘除。

2)肾上腺腺癌:尽可能手术切除;大剂量米托坦;放疗、化疗效果欠佳。

3)BMAH 或 PPNAD:根据皮质醇水平决定治疗。①皮质醇明显升高:双侧肾上腺全切或大部切。②皮质醇中等程度升高:先切除一侧肾上腺,若症状不缓解,切另一侧肾上腺。③亚临床库欣综合征:根据患者代谢异常情况决定是否行手术治疗,也可单纯对症治疗。

3. 围术期的处理

(1)纠正水、电解质、酸碱平衡、糖代谢异常。

(2)注意围术期糖皮质激素替代治疗,警惕术后急性肾上腺皮质功能不全的发生。

4. 术后糖皮质激素替代(如病情缓解)

(1)垂体 ACTH 腺瘤切除术后:泼尼松 1~2 个月。

(2)肾上腺腺瘤摘除术:氢化可的松或泼尼松,6~10 个月。

(3)双侧肾上腺切除者或垂体功能低减者:终身替代。

二、肾上腺皮质功能不全

(一) 定义

肾上腺皮质功能不全(adrenal insufficiency,AI)根据病变部位分为原发性和继发性两类。原发性慢性者又称为 Addison 病;继发性者主要由下丘脑 - 垂体病变引起 ACTH 分泌减少导致。

(二) 病因

1. Addison 病病因

(1)自身免疫性肾上腺炎(常合并其他自身免疫性疾病),为发达国家主要病因。

(2)肾上腺组织毁损或发育不良

1)感染:结核,为结核病高发地区的首要原因(包括我国);其他感染,如真菌、CMV、HIV 等少见。

2) 先天性肾上腺皮质发育不良。

3) 全身疾病的局部表现:恶性肿瘤(转移癌、淋巴瘤);肾上腺淀粉样变、结节病、POEMS 综合征、白血病。

4) 脱髓鞘疾病(肾上腺脑白质营养不良、肾上腺脊髓神经病)。

5) 药物影响类固醇的合成或破坏肾上腺组织,双侧肾上腺手术或放疗后。

6) 糖皮质激素合成酶缺陷(CAH 等)或 ACTH 抵抗。

2. 急性肾上腺皮质功能不全病因　全身性感染、脑膜炎球菌血症(华 - 佛综合征)、肾上腺出血(继发于原发性出血疾病或肾上腺静脉血栓)。

3. 继发性肾上腺皮质功能不全病因

(1) 长期糖皮质激素治疗(超生理剂量 >2 周)。

(2) 下丘脑 - 垂体疾病:鞍区肿瘤、自身免疫性垂体炎、鞍区转移癌、垂体手术 / 放疗后、缺血坏死 / 垂体卒中、浸润性疾病(结节病、组织细胞增多症)、空泡蝶鞍。

(三) 临床表现

1. 慢性 AI　疲乏、无力、易累;厌食,恶心,呕吐,便秘,腹痛,腹泻,嗜盐;头晕;关节肌肉疼痛;体重下降;原发性 AI 还可出现皮肤黏膜色素沉着;低血压,低钠血症,高钾血症,高钙血症,氮质血症,贫血,嗜酸性粒细胞增多。

2. 急性 AI(肾上腺组织的快速破坏或慢性代偿期的 AI 患者因急性应激引起)　恶心、呕吐、腹痛、腹泻;高热;脱水、严重低钠血症、严重低血压,甚至休克;低血糖;神志萎靡淡漠、嗜睡或烦躁不安,谵妄惊厥,甚至昏迷。

原发性 AI 出现危象的机会比继发性 AI 高。

3. 继发性肾上腺皮质功能低减症　可有如下临床表现特点:① 皮肤比较苍白,无皮肤黏膜色素沉着;② 常合并有垂体前叶其他轴系,如甲状腺轴、性腺轴功能低下的表现；③ 下丘脑 - 垂体占位病变还可有视野缺损、视力下降、头痛、垂体后叶功能受损致尿崩症。

（四）诊断

1. 相关临床表现。

2. 实验室检查

（1）低钠血症、高钾血症（因患者常有厌食、恶心、呕吐等消化道症状，导致钾摄入不足→血钾可正常或降低）、氮质血症、血象：贫血，中性粒细胞↓，淋巴细胞↑，嗜酸性粒细胞↑。

（2）8am 血 F：<3μg/dl，有诊断意义；>15μg/dl 可排除诊断。3~15μg/dl，必要时可行 ACTH 兴奋试验或胰岛素低血糖兴奋试验（兴奋后正常血 F 峰值大于 18μg/dl）。

（3）24h 尿 UFC 降低或在正常范围低限。

（4）RAS 系统：原发性：醛固酮（ALD）低于正常，肾素活性（PRA）升高。

3. 病因诊断

（1）ACTH：原发性：高于正常上限两倍以上；继发性：正常低限或低于正常。

（2）肾上腺自身抗体测定。

（3）肾上腺 CT/MRI：自身免疫性（双侧肾上腺变细）；结核性（双侧肾上腺增粗伴钙化）。

（4）肾上腺在 CT、B 超引导下的细针活检。

4. 治疗

（1）激素替代治疗

1）原发性 AI：肾上腺几乎完全损坏，既要补充糖皮质激素，又要补充盐皮质激素！

首选氢化可的松，成人剂量 15~25mg/d，儿童每日 10~15mg/m^2，分 2~3 次服用，晨起剂量最大。如与盐皮质激素联用，亦可选择泼尼松或泼尼松龙。

明显低血压者最好加用盐皮质激素 9α- 氟氢可的松 0.05~0.1mg/d，无须限制 NaCl 的摄入。

2）继发性 AI：糖皮质激素减少但盐皮质激素活性基本正常，只需糖皮质激素替代。

泼尼松：1.25~7.5mg/d，顿服或分两次。

肝功能异常者：泼尼松龙。

(2) 肾上腺危象的治疗

1）判断正确，取血用于测定皮质醇后及时开始治疗。

2）大剂量糖皮质激素：静脉注射琥珀酸氢化可的松 100mg →静点，第一个 24h 总量 200mg；病情多半在 24h 内获得控制，次日剂量即可减半，第 4~5 日减至维持量。

3）纠正低血容量和电解质紊乱，合并低钠血症患者注意控制血钠上升速度。

4）针对诱因的特殊治疗，如抗感染、外伤、出血的急诊处理等。

(3) 应激状态下激素剂量调整

1）一般应激，如发热、体温 38℃左右，小手术，小外伤：激素剂量增加 2~3 倍左右。

2）中等程度应激，如发热 39℃，中等手术，中等外伤：氢化可的松 50~100mg/d。

3）严重应激状态，如高热 40℃左右，大手术，严重外伤：氢化可的松 100~200mg/d。

(4) 存在某些合并症时激素用法

1）合并有甲状腺功能低减症：先补充糖皮质激素，此后再开始甲状腺激素。

2）同时应用利福平类抗结核药时（加快糖皮质激素代谢，减低药效）：糖皮质激素剂量加大 2~3 倍。

3）合并糖尿病：糖皮质激素替代不充分时，易出现低血糖。

(5) 肾上腺结核的抗结核治疗

1）无结核活动证据时，给予半年左右常规抗结核治疗。

2）有结核活动时给予正规的抗结核治疗。

(6)慢性AI激素替代疗效判断

1)主要观察指标:体重、体力、皮肤色素、血压、血钠、血钾等。

替代过量:体重过度增加;精神症状(欣快、失眠等);骨密度进行性下降。

替代不足:乏力,易疲劳;肤色继续加深;直立性低血压、低血钠、高血钾、血浆PRA升高。

2)ACTH及血F测定无判读价值。

(王曦,审阅:王林杰)

三、原发性醛固酮增多症

(一)定义

原发性醛固酮增多症(primary aldosteronism,PA)以高血压、低血钾、低血浆肾素及高血浆醛固酮水平为主要特征,因肾上腺皮质肿瘤或增生等原因引起的醛固酮分泌过多所致的继发性高血压。

(二)病因

目前已知有以下类型,即肾上腺皮质醛固酮分泌腺瘤(APA)、肾上腺皮质球状带增生(特发性醛固酮增多症,idiopathic hyperaldosteronism,IHA)、分泌醛固酮的肾上腺皮质癌、原发性肾上腺增生症、家族性醛固酮增多症(包括糖皮质激素可抑制性醛固酮增多症,GRA等)、异位醛固酮分泌腺瘤或癌等,其中以APA(35%)及IHA(60%)最为常见。

(三)临床表现

1. 高血压

(1)最早出现的症状,几乎见于每一病例的不同阶段。

(2)中等度血压增高,以舒张压升高为著。

(3)对常规降压药疗效差。

2. 低血钾、高尿钾　可能只存在于较严重的病例中。只有50%的腺瘤和17%的增生患者血钾小于3.5mmol/L,

是病程相对较长的提示，因此没有低血钾不代表不是原醛症！

血钾 3.0~3.5mmol/L 时，尿钾大于 25mmol/24h；或血钾小于 3.0mmol/L 时，尿钾大于 20mmol/24h，提示肾性失钾。

临床上表现为肌无力、发作性软瘫及周期性瘫痪等。长期低钾血症可引起肾小管空泡变性，可表现为口渴、多尿、夜尿增多等。心脏方面可表现为心律失常，心电图示 U 波或 ST-T 波改变。

3. 其他　低钾血症可导致细胞外液碱中毒→游离钙减少，促进肾脏排镁、排钙增加，均可导致手足抽搐、肢体麻木。

（四）诊断

1. 需满足如下条件

(1) 高醛固酮：醛固酮分泌增多并且不被高钠负荷引起的血容量增加所抑制。

(2) 低肾素：肾素分泌受抑制并且不因立位及低钠刺激而分泌增加。

(3) 皮质醇水平正常。

2. 诊断　分为两个步骤首先明确是否有高醛固酮、低肾素血症；然后确定其病因类型，即先定性，后定位。

(1) 定性检查

1) 选择需要进行筛查的患者：当高血压患者有如下表现时要注意筛查有无原发性醛固酮增多症。①持续性血压 >160/100mmHg、难治性高血压（联合使用 3 种降压药物，其中包括利尿剂，血压 >140/90mmHg；联合使用 4 种及以上降压药物，血压 <140/90mmHg）；②合并自发性或利尿剂所致低钾血症；③肾上腺意外瘤；④早发高血压或早发（<40 岁）脑血管意外家族史；⑤一级亲属诊断原醛的高血压患者；⑥高血压合并阻塞性呼吸睡眠暂停。

2) 筛选试验：坐 / 立位醛固酮、肾素比值（ARR）；

建议切点尚有争论:ARR ≥ 25 或 30 时,疑诊 PA!(ARR=ALD/PRA,醛固酮 ALD 单位 ng/dl,肾素活性 PRA 单位 ng/ml/h)。

测定前需注意:停用显著影响 ARR 测定的药物至少 4 周,包括螺内酯、依普利酮、阿米洛利、氨苯蝶啶;排钾利尿剂;甘草制剂;停用下述药物至少 2 周:β 受体阻滞剂,中枢性 α2 受体激动剂(如可乐定、α- 甲基多巴)、ACEI、ARB。

3)确证试验:常用试验包括口服高钠饮食试验、盐水输注试验、氟氢可的松试验及卡托普利抑制试验,各试验的优劣尚存争议。下面详细介绍北京协和医院常规开展的卡托普利试验。

A. 原理:卡托普利抑制血管紧张素转换酶,因此服用后正常人:血管紧张素Ⅱ(AT- Ⅱ)↓,ALD ↓;原醛患者 ALD 分泌呈自主性,服药前后无明显变化 ALD 无明显变化。

B. 试验方法:试验前 1d 留 24h 尿 K、Na、Cl,试验日空腹 8Am 测血压,卧位取血测血 K、Na、Cl、ALD、PRA、AT- Ⅱ,口服卡托普利 25mg,静卧 2h 后,10am 再抽血查 ALD、PRA 及 AT- Ⅱ及测血压。(门诊也可行坐位卡托普利试验)。

C. 结果判读:正常人,服用后醛固酮被抑制大于 30%;PA 患者,ALD 仍升高,PRA 仍被抑制。

(2)定位检查

1)肾上腺 CT 增强扫描:首选影像学检查,但因腺瘤通常较小,因此建议行薄层增强扫描及冠矢状重建扫描,以提高诊断的阳性率;CT 特点:分泌醛固酮腺瘤通常直径 <2cm,肾上腺增生可分为弥漫性和结节性,皮质癌直径常 >4cm;增强扫描多无明显强化。

2)肾上腺 MRI:对较小的肾上腺腺瘤的诊断阳性率低于 CT,通常不作为首选检查。

3）B超：分辨率相对较低且与操作者经验直接相关，因此不作为首选检查。

4）双侧肾上腺静脉采血（AVS）：经股静脉插管至双侧肾上腺静脉取血测定醛固酮/皮质醇比值，腺瘤侧血浆醛固酮水平较对侧明显升高，对APA和IHA的鉴别以及下一步治疗方案制订具有一定意义。仅在确诊原醛症且有手术意愿的患者中进行。

（五）治疗

1. 手术切除　醛固酮分泌瘤首选。建议手术前尽量维持血钾及血压在正常范围内，以降低手术风险。

2. 药物治疗　适用于APA患者术前准备、IHA及各种不能手术的APA患者的长期治疗。

（1）醛固酮受体拮抗剂：首选螺内酯（安体舒通），若血钾较低，初始剂量为20mg/d，可逐渐增加至100mg/d，分3~4次口服。根据血压、血钾调整剂量。副作用：男性乳房发育、阳痿、女性月经紊乱、高血钾等。CKD3期患者慎用，CKD4~5期禁用。如男性乳房发育等不良反应不能耐受，可换用依普利酮。

（2）其他保钾利尿剂：阿米洛利、氨苯蝶啶等对原醛症都有一定治疗效果，而不存在螺内酯所致的激素相关性不良反应。但由于其作用相对较弱，且无上皮保护作用，并不作为一线用药。

（3）其他降压药：ACEI、ARB可能对部分血管紧张素Ⅱ敏感的特醛症有一定治疗效果，而CCB主要用于降低血压，对醛固酮分泌并无明显抑制作用。主要用于单用螺内酯血压控制不佳者。

（4）钾制剂：若患者肾功能不全或不能耐受螺内酯的副作用时，可加用口服补钾制剂来纠正低钾血症。

（5）地塞米松：GRA患者可应用小剂量地塞米松以维持血压、血钾，药物剂量可根据血压、血钾情况调整。

（王曦，审阅：王林杰）

四、嗜铬细胞瘤和副神经节瘤

（一）定义

嗜铬细胞瘤（PCC）和副神经节瘤（PGL）合称为PPGL，是由神经嵴起源的嗜铬细胞产生的肿瘤，分布于肾上腺髓质、交感神经节或其他部位的嗜铬组织，这种肿瘤持续或间断地释放大量儿茶酚胺，引起持续性或阵发性高血压和多脏器功能异常及代谢紊乱。PPGL 中80%~85% 来源于肾上腺髓质，称为嗜铬细胞瘤，其余来源于肾上腺外的交感或副交感神经，称为副神经节瘤。PPGL 中 10%~17% 为转移性，35%~40% 为遗传性。

（二）临床表现

1. 高血压　可为阵发性、持续性或持续性高血压基础上的阵发性加重，常规降压药物治疗效果不佳。可因体位变换、压迫腹部、情绪激动、排尿排便等因素诱发，发作持续时间不等，发作频度不等，发作时血压可明显升高达（200~300）/（150~180）mmHg，可伴有头痛、心悸、大汗三联征，严重者可出现恶性高血压、高血压性脑病、眼底出血等严重并发症。

2. 直立性低血压　多数持续性高血压患者常伴有直立性低血压，少数患者有低血压甚至休克，或高血压与低血压交替出现。

3. 代谢异常　儿茶酚胺为升糖激素，大量释放可导致血糖升高，出现糖耐量异常或糖尿病；儿茶酚胺还能促进脂肪分解，升高血中 FFA 浓度，增加代谢率；少部分患者可出现发热、白细胞升高等表现。

4. 其他系统异常表现

（1）心血管系统：可有儿茶酚胺心肌病、心律失常、心绞痛、心梗或心衰等。

（2）消化系统：便秘、腹胀、腹痛、肠梗阻、胆石症等，如肿瘤位于盆腔或直肠附近，用力排便时因腹压升高可诱发高血压发作。

(3)泌尿系异常:病程长、病情重者因高血压可导致肾功能损害;位于膀胱的副神经节瘤可因排尿引起高血压发作。

(4)神经系统:部分患者在高血压发作时出现精神紧张、烦躁、焦虑,甚至恐怖或濒死感,部分患者出现晕厥、抽搐、症状性癫痫发作等神经精神症状。

(5)伴发其他内分泌疾病:可作为 MEN 的一部分,同时合并甲状腺髓样癌、甲状旁腺功能亢进等;若为 Von Hippel-Lindau 病或神经纤维瘤病 1 型的一部分,还可同时合并其他部位肿瘤的相关临床表现。

(三)实验室检查

1. 激素及代谢产物测定

(1)血和尿儿茶酚胺(CA):包括去甲肾上腺素(NE)、肾上腺素(E)、多巴胺(DA),大多数患者在高血压发作或不发作时的血、尿 CA 升高,一般高于上限 2 倍具有诊断意义,但少数阵发性高血压患者,在不发作时 CA 水平可正常,因此需收集高血压发作时的血、尿并进行多次测定。诊断 PPGL 的敏感性为 69%~92%,特异性为 72%~96%。

(2)尿香草扁桃酸(VMA)测定:VMA 是 NE 及 E 的最终代谢产物,敏感性相对较低。

(3)血和尿 3- 甲氧基肾上腺素(MN)及 3- 甲氧基去甲肾上腺素(NMN):MN 及 NMN 分别是 E 和 NE 的中间代谢产物,大多数 PPGL 患者的 MN、NMN 高于正常值 2~3 倍,其诊断敏感性为 95%~100%,特异性为 69%~98%。

注意:测定前避免摄取茶、咖啡、可乐、香蕉、吸烟等以避免产生假阳性。

2. 定位诊断

(1)CT 扫描:为首选无创性影像学检查,定位敏感性 88%~100%;CT 表现为圆形或椭圆形肿块,边缘多光滑,少数呈分叶状,体积通常较大,直径大于 5cm,强化明显,若内部有坏死，可呈现不均匀强化表现。

(2) B 超：敏感性不如 CT，可作为初筛定位手段。

(3) MRI：T_1 像等信号，T_2 像高信号（“灯泡征”）；主要用于探查颅底和颈部 PGL（敏感性 90%~95%）、有肿瘤转移者、需要减少放射性暴露或对 CT 造影剂过敏者。

(4) ^{131}I- 间碘苄胍（MIBG）显像：MIBG 可被 PPGL 瘤体组织特异性摄取，但不被正常嗜铬组织摄取，可同时进行 PPGL 定性及定位诊断，对 PCC 的诊断敏感性高于 PGL。注意：检查前 2~3d 需用碘剂封闭甲状腺以防止检查对甲状腺的破坏。

(5)生长抑素受体显像：PPGL 作为神经内分泌肿瘤，一部分患者瘤体细胞表现有生长抑素受体表现，因此生长抑素受体显像可为阳性，对 PGL 的诊断敏感性高于 PCC，可用来筛查转移性 PPGL 的转移灶。

3. 基因检测　PPGL 中约 50% 都存在相关基因的胚系突变，因此无论有无 PPGL 家族史以及相关综合征的临床提示，推荐所有 PPGL 患者进行基因检测。目前已知的相关基因已有近 20 种。对于恶性 PPGL 应首先检测 *SDHB* 基因。有遗传综合征（如 VHL 病、MEN-2、神经纤维瘤病 1 型等）表现者可直接行相关基因的检测。也可考虑直接选择基因芯片或全外显子测序等高通量检测方法。

（四）治疗

原则：一经诊断，先应用 α 受体阻断剂治疗，待血压和临床症状控制后再行手术切除肿瘤，以减少术中和术后风险。

1. 一般处理　注意休息，在心肾功能耐受的情况下加强能量及液体摄入，并增加钠盐摄入，意图增加体重，改善低血容量。

2. 并发症的对症处理　注意检查、控制血糖；去除诱发因素，保持排便通畅。

3. 药物

(1) α 受体阻断剂

1) 酚妥拉明：是短效、非选择性 α 受体阻断剂，作用迅速，半衰期短，故需多次静脉注射或持续静脉滴注，主要用于高血压危象或在术中控制血压。

2) 酚苄明：非选择性 α 受体阻断剂，但对 α1 受体的作用较 α2 受体强近百倍，半衰期为 12h，作用时间长，血压控制较平稳，用于术前准备的平均剂量为 0.5~1mg/(kg·d)。

3) 哌唑嗪、特拉唑嗪、多沙唑嗪均为选择性突触后 α1 受体阻断剂，半衰期短，方便灵活调整剂量，耐受性优于非选择性 α 受体阻断剂，但易导致严重的直立性低血压，因此要注意睡前服用，服药后尽量卧床休息，防止跌倒。

4) 乌拉地尔(压宁定)：对 α1 和 α2 受体均有阻断作用，还可激活中枢 5 羟色胺 -1A 受体而降低延髓心血管调节中枢的交感反馈作用，故降压时对心率无明显影响，可作为 PPGL 的术前药物准备治疗。

(2) β 肾上腺素能受体阻断剂：用 α 受体阻断剂治疗有效后，若出现持续性心动过速，可加用 β 受体阻滞剂，但绝不能在未用 α 受体阻断剂时单独或先用 β 受体阻断剂，否则可诱发心力衰竭或高血压危象。

(3) CCB：适用于 α 受体阻滞剂治疗后血压仍不达标者，以及伴有冠心病或儿茶酚胺心肌病的 PPGL 患者，不单独应用进行术前准备。

(4) 血管扩张剂：PPGL 高血压危象发作或术中血压持续升高时，可用硝普钠静点降压。

4. 术前准备　充分的标准：①血压控制正常或基本正常，无明显直立性低血压；②血容量恢复，即血细胞比容降低、体重增加、肢端皮肤温暖、微循环改善；③高代谢症群及糖代谢异常得到改善。术前药物准备时间存在个体差异，一般至少为 2 ~ 4 周，重者适当延长。

5. 手术治疗　在术前药物准备充分的情况下进行肿瘤切除手术。根据肿瘤大小、与周围脏器、血管比邻关系等选择剖腹手术或腹腔镜手术。

6. 核素治疗　^{131}I- 间碘苄胍治疗，可用于治疗转移性及手术不能切除的 PPGL 患者，常用剂量为 3.7-9.25GBq。

（五）PPGL 高血压危象处理

常见诱因包括手术前或术中挤压、触碰肿瘤、使用某些药物（如糖皮质激素、β 受体阻滞剂、甲氧氯普胺、麻醉药）以及创伤、其他手术应激等，应注意避免。

应注意维持血压以及血流动力学稳定，治疗上以使用静脉泵入 α 受体阻断剂或者硝普钠为主，也可用 ACEI 类药物，α 受体阻断剂可用压宁定。若心率持续增快，可考虑用短效 β 阻断剂。慎用利尿剂。若血压下降明显，可扩容。

1. 压宁定　可用 25mg × 4=100mg 加入盐水 30ml 静脉泵入，初始剂量可 12mg/h（6ml/h），维持剂量可 9mg/h（4.5ml/h）。

2. 硝普钠　可 50mg 加入 50ml 葡萄糖溶液中静脉泵入，可从 0.6ml/h（10μg/min）开始，可加量至 200~300μg/min。

（六）随访

所有 PPGL 都具有恶性潜能，建议终生随访。术后 2 周复查生化指标，以明确是否存在残余肿瘤；但术后生化指标正常并不能排除残留微小病灶可能；此后每 3 个月复查一次；第 1~3 年，每 6 个月复查一次；4 年后每一年复查一次；有远处转移者，每 3~4 个月复查一次；临床需要时可进行影像学检查。

（王曦，审阅：王林杰）

第十三章

神经系统疾病

第一节 神经系统专科体格检查

一、一般检查

神志是否清楚，查体是否配合，对答是否切题，言语是否流利，精神状态及粗测高级智能等。

二、脑神经

1. Ⅰ嗅神经　如无主诉可不查，如需要可使用有挥发性但无刺激性的物质（如香水、咖啡、薄荷水）。

2. Ⅱ视神经　视力和视野的粗测，眼底：正常视神经盘圆形或椭圆形、边缘清晰、颜色淡红、生理凹陷清晰、动脉色鲜红、静脉色暗红、动静脉管径比例 2∶3。

3. Ⅲ动眼、Ⅳ滑车、Ⅵ展神经　是否存在眼睑下垂、眼球运动是否受限、有无眼球震颤和复视；瞳孔大小、形态、直接 / 间接对光反射、调节反射、辐辏反射。

4. Ⅴ三叉神经

（1）感觉：分别检查三叉神经三支分布区域的感觉，比较双侧、中心及外周。

（2）运动：嘱患者用力咀嚼，触诊颞肌和咬肌，张口看下颌是否偏斜。

（3）角膜反射：向一侧注视，棉絮由侧方轻触注视方向对侧的角膜，引起双侧瞬目动作。

（4）下颌反射：微张口，拇指置于患者下颏正中，叩诊锤叩击手指。

5. Ⅶ面神经

（1）运动功能：观察双侧额纹、鼻唇沟、口角是否对称；嘱患者做闭目、皱眉、示齿和鼓腮动作。

（2）味觉：舌前 2/3 味觉。

6. Ⅷ前庭蜗神经

(1)耳蜗神经

1)Rinne 试验:振动的音叉放在乳突上(骨导)至听不到声音后音叉移动至同侧外耳道旁(气导),正常情况下气导 > 骨导。

2)Weber 试验:振动的音叉放在前额或颅顶正中。

检查结果分析见表 13-1-1

表 13-1-1　Rinne 试验及 Weber 试验

	正常	传导性耳聋	感音性耳聋
Rinne 试验	气导 > 骨导	骨导 > 气导	气导 > 骨导
Weber 试验	居中	偏患侧	偏健侧

(2)前庭神经:观察有无眼球震颤和平衡障碍等。

7. Ⅸ舌咽和Ⅹ迷走神经　注意患者的发音,询问有无吞咽困难和饮水呛咳,观察悬雍垂是否居中、双侧软腭抬举是否对称;咽反射:嘱患者张口发“啊”,压舌板轻触两侧咽后壁黏膜。

8. Ⅺ副神经　观察有无斜颈或塌肩,评估转头和耸肩的力量。

9. Ⅻ舌下神经　观察舌在口内有无舌肌纤颤,伸舌是否居中,有无舌肌萎缩。

三、运动系统检查

1. 肌容积观察　有无肌肉萎缩或假性肥大。
2. 肌张力检查　肌肉在静止松弛状态下的紧张度。
3. 肌力

0 级:肌肉无收缩活动。

1 级:肌肉有收缩但肢体不能运动。

2 级:肢体可水平运动。

3 级:肢体可抬起而对抗重力。

4 级:可对抗部分阻力。

5 级:正常肌力。

上肢轻瘫试验:患者平伸上肢、手心向下,数分钟后轻瘫侧上肢逐渐降低、掌心向外。

下肢轻瘫试验:患者仰卧,双侧膝、髋关节屈曲呈直角,数秒后轻瘫侧下肢逐渐下落。

四、共济运动

指鼻试验、快速轮替、跟-膝-胫试验和闭目难立征。

五、姿势和步态

偏瘫步态、痉挛性剪刀步态、慌张步态、醉酒步态和跨阈步态等。

六、不自主运动

观察有无震颤、舞蹈样动作、手足徐动等。

七、感觉系统检查

1. 浅感觉　痛觉(大头针)、触觉(一束棉絮)和温度觉。

2. 深感觉

(1) 运动觉:患者闭目,轻捏指、趾两侧上下移动。

(2) 位置觉:移动肢体至特定位置,嘱患者对侧肢体模仿。

(3) 振动觉:振动的音叉柄置于患者骨隆起处。

3. 复合感觉　需要对感觉障碍进行进一步检查时可选。

(1) 两点辨别觉:嘱患者闭目,用分开的钝头两脚规同时接触患者皮肤,逐渐缩小两脚间距至患者感受为一点为止。

(2)图形觉:嘱患者闭目,用竹签在患者皮肤上画简单图形,让其说出。

(3)实体觉:嘱患者闭目,用钢笔、手表等常用物体放在患者手中让其说出物体的大小、形状、名称。

八、反射检查

1. 深反射

(1)肱二头肌反射:反射中心为脊髓 $C_{5\sim6}$ 节段,经肌皮神经传导。

(2)桡反射:反射中心为脊髓 $C_{5\sim6}$ 节段,经桡神经传导。

(3)肱三头肌反射:反射中心为脊髓 $C_{6\sim7}$ 节段,经桡神经传导。

(4)膝反射:反射中心为脊髓 $L_{2\sim4}$ 节段,经股神经传导。

(5)踝反射:反射中心为脊髓 $S_{1\sim2}$ 节段,经胫神经传导。

(6)踝阵挛:是腱反射亢进的表现。

(7)Hoffmann 征:反射中心为脊髓 $C_7\sim T_1$ 节段,经正中神经传导,视为牵张反射亢进的表现。

2. 浅反射

(1)腹壁反射:上腹壁对应脊髓 $T_{7\sim8}$ 节段、中腹壁 $T_{9\sim10}$、下腹壁 $T_{11\sim12}$。

(2)提睾反射:反射中心 $L_{1\sim2}$,经生殖股神经传导。

(3)肛门反射:反射中心 $S_{4\sim5}$,传导为肛神经。

3. 病理反射　巴宾斯基征(Babinski 征,以钝器划压,自足跟向前至小趾跟部转向内侧)、查多克征(Chaddock 征,以钝器划压足背外下缘)。

九、脑膜刺激征检查

1. 颈强直程度　用下颏与胸骨柄间的距离表示。

2. 克尼格征（Kernig 征） 大小腿夹角 <135° 就产生明显阻力并伴有大腿后侧至腘窝部疼痛为阳性。

3. 布鲁津斯基征（Brudzinski 征） 屈颈时出现双侧髋、膝部屈曲为阳性。

十、自主神经功能检查

观察皮肤、毛发和指甲，询问括约肌功能、性功能，测量卧立位血压；皮肤划痕试验：可用于脊髓损伤水平的定位等，正常表现为数秒钟，先白后红；白色条纹持续时间超过 5min，提示交感神经兴奋性增加。红色条纹增宽，隆起，持续数小时，提示副交感神经兴奋性增加。

（韩菲，审阅：张遥）

第二节 缺血性脑卒中

一、概述

急性缺血性脑卒中（脑梗死）是最常见的脑卒中类型，占我国脑卒中的 69.6%~70.8%。急性期一般指发病后 2 周内。

二、急诊评估

1. 病史采集 询问症状出现的时间最为重要；神经功能缺损症状发生及进展特征，心脑血管危险因素，既往史，用药史等。

2. 体格检查 评估气道、呼吸和循环功能后，进行详细的神经系统体格检查，给予 NIHSS（美国国立卫生院脑卒中量表）评分，评估神经功能缺损的严重程度。

3. 辅助检查

（1）脑病变检查

1）头 CT 平扫：首选，急诊平扫 CT 可准确识别绝大多数颅内出血，并协助鉴别非血管性病变（如脑肿瘤）。

2）头 MRI（含 DWI+ADC 序列）：DWI 在症状出现数分钟内识别缺血灶，表现为高信号，对应的 ADC 序列表现为低信号。

（2）血管病变检查：颈动脉超声、TCD、MRA、CTA、DSA 等，有助于了解卒中发病机制及病因，指导选择治疗方法。

（3）常规实验室检查：血常规、肝肾功能、电解质、血糖、心电图及心肌酶、凝血。

三、急性缺血性脑卒中的诊断

1. 诊断标准

（1）急性起病。

（2）局灶神经功能缺损（一侧面部或肢体无力或麻木、口角歪斜、语言障碍、凝视等），少数为全面神经功能缺损。

（3）影像学出现责任病灶或症状体征持续 24h 以上。

（4）排除非血管性病因。

（5）脑 CT/MRI 排除脑出血。

2. 急性缺血性脑卒中诊断流程

（1）是否为脑卒中？排除非血管性疾病。

（2）是否为缺血性脑卒中？进行头 CT/MRI 检查排除出血性卒中。

（3）卒中严重程度？采用神经功能评价量表评估神经功能缺损程度（NIHSS 评分）。

（4）能否进行溶栓治疗？是否进行血管内机械取栓治疗？核对适应证及禁忌证。

（5）结合病史、实验室、血管检查进行病因分型：多采用 TOAST 分型，包括大动脉粥样硬化型、心源性栓塞型、小动脉闭塞型、其他明确病因型（包括凝血功能障碍、动脉夹层、血管炎、感染性疾病等）和不明原因型 5 型。

四、缺血性脑卒中的处理

1. 一般处理

(1)监测生命体征、体温,必要时予退热、抗生素、吸氧、气道支持及辅助通气。

(2)血压控制:多数缺血性卒中急性期血压升高,大多在卒中后24h内自发降低。国内指南推荐:①准备溶栓者应控制在收缩压<180mmHg、舒张压<100mmHg。②血压持续升高,收缩压≥200mmHg或舒张压≥110mmHg,或伴有严重心功能不全、主动脉夹层、高血压脑病者,可缓慢降压,严密监测血压。③卒中后病情稳定,若血压持续≥140/90mmHg,无禁忌证,可于起病数天后恢复使用发病前的降压药物或开始启动降压治疗。④脑卒中后低血压者应积极寻找原因,必要时扩容升压。

(3)血糖控制:血糖超过10mmol/L可予胰岛素治疗,低于3.3mmol/L时可予葡萄糖口服或注射。

2. 特异性治疗

(1)静脉溶栓及血管内介入治疗

1)首先评估时间窗,核对适应证、禁忌证。

2)静脉溶栓:rtPA,时间窗4.5h内;尿激酶,时间窗6h内。

3)血管内介入治疗(包括血管内机械取栓、动脉溶栓、血管成形术):结合发病时间、病变血管部位、病情严重程度综合评估后决定患者是否接受血管内介入治疗。

(2)抗栓

1)抗血小板:口服阿司匹林150~300mg/d,急性期后可改为预防剂量50~300mg/d;溶栓者在溶栓后24h开始抗血小板治疗。

2)抗凝:对大多数急性缺血性脑卒中患者,不推荐无选择地早期抗凝治疗。

(3)降脂稳定斑块治疗:他汀类药物。

(4)神经保护治疗。

3. 并发症的预防及对症处理

(1)脑水肿与颅内高压:甘露醇、甘油果糖,必要时请神经外科会诊是否行减压术。

(2)出血转化:症状性出血转化需停用抗栓药物,病情稳定后10d至数周开始抗栓治疗。

(3)癫痫:对症治疗。

(4)营养支持:饮水试验评估吞咽功能,必要时鼻饲补充营养。

(5)肺炎:早期处理吞咽困难,避免误吸,及时使用抗生素治疗。

(6)排尿困难及泌尿系感染:必要时留置导尿管,尿路感染者给予抗生素。

(7)深静脉血栓形成和肺栓塞:鼓励尽早活动避免深静脉血栓形成,已形成血栓者给予抗凝,有禁忌给予阿司匹林治疗。

(韩菲,审阅:张遥)

第三节 脑出血

一、概述

脑出血(intracerebral hemorrhage,ICH),通常指原发性脑实质出血,占全部脑卒中的10%~30%,以高血压性脑出血为最常见的原因。

二、病因

最常见的病因是高血压合并小动脉硬化,其他病因包括动静脉畸形、动脉瘤、脑淀粉样血管病、烟雾病

(moyamoya 病)、血液病、瘤卒中、抗凝/溶栓治疗、血管炎、静脉窦血栓形成等。

三、脑出血的初步识别

常在活动、情绪激动、突然用力时发病,部分患者亦可在安静状态下起病,50% 患者发病时出现头痛并很剧烈,常伴呕吐,可出现痫性发作,重者可出现意识障碍,临床表现可因出血部位及出血量不同而不同,参见脑卒中的初步识别。

四、诊断

1. 病史采集　询问发病时间、首发症状及症状进展情况。询问心脑血管病的危险因素,外伤史、用药史(是否使用抗栓药物),近期手术史(如颈动脉内膜剥脱,ICH 可能与术后高灌注有关),有无痴呆(淀粉样脑血管病),有无酗酒及其他不良嗜好,既往有无肝脏疾病、肿瘤及血液系统疾病。

2. 体格检查　评估生命体征,在完成气道、呼吸和循环功能评估后,进行详细的神经系统体格检查,可借助脑卒中量表评估病情严重程度(如 NIHSS 评分、Glasgow 评分等)。

3. 辅助检查

(1)实验室检查:包括血常规、肝肾功能、电解质、血糖、心电图及心肌酶、凝血。

(2)头 CT 平扫:首选,可准确识别绝大多数颅内出血。估算血肿量的简易公式:血肿量 =0.5× 最大面积长轴(cm)× 最大面积短轴(cm)× 层面数,扫描层厚 1cm。

(3)头 MRI GRE 序列:对少量出血或微出血十分敏感,协助病因的诊断。

(4)脑血管检查:MRA/CTA/DSA,筛查动静脉畸形、动脉瘤等；疑诊静脉血栓形成时应考虑行 MRV 或 CTV。

五、处理

1. 一般治疗　监测生命体征，必要时给予呼吸和循环支持。卧床休息，避免情绪激动、用力咳嗽，保持大便通畅。其他一般治疗同缺血性脑卒中。

2. 血压管理　应综合管理脑出血患者的血压，分析血压升高的原因。如收缩压 >220mmHg，应积极静脉应用降压药物；如收缩压 >180mmHg，可使用静脉降压药物控制血压，160/90mmHg 可作为参考的降压目标值。在降压治疗期间应严密监测血压，每隔 5~15min 进行 1 次血压监测。

3. 病因治疗

(1) 抗栓药物相关脑出血应立即停用抗栓药物：口服抗凝药（华法林）者，应尽快纠正 INR；应用普通肝素者，推荐使用硫酸鱼精蛋白治疗；溶栓药物相关脑出血可选择输注凝血因子和血小板治疗。

(2) 合并严重凝血因子缺乏或严重血小板减低者适当补充凝血因子或血小板。

4. 并发症治疗

(1) 颅内压增高：适度抬高床头，需要脱水降颅压时，应给予甘露醇静脉滴注，必要时可用呋塞米、甘油果糖或白蛋白，用量及疗程依个体化而定。

(2) 癫痫：有癫痫发作者应给予抗癫痫治疗；疑为癫痫发作者，应考虑持续脑电图监测，如监测到痫样放电，应给予抗癫痫药物治疗；不推荐预防性抗癫痫治疗。

5. 外科治疗　出现神经功能恶化或脑干受压的小脑出血者，无论有无脑室梗阻致脑积水的表现，都应尽快手术清除血肿；脑叶出血超过 30ml 且血肿距皮层表面 1cm 以内者,可考虑开颅清除幕上血肿或微创手术清除血肿。

（韩菲,审阅:张遥）

第四节 癫痫

一、概述

癫痫(epilepsy)是一组由不同病因引起的脑部神经元高度同步化活动,是具有自限性的异常放电所致,以发作性、短暂性、重复性及刻板性的中枢神经系统功能失常为特征。

二、常见病因

可采用 ABCDE 归纳如下:

1. Alcohol withdraw 酒精戒断。

2. Brain abnormalities 脑肿瘤、外伤、感染、自身免疫性、皮质发育异常。

3. Cerebral vascular disease 脑血管事件。

4. Drugs 青霉素、利多卡因、异烟肼、阿司匹林、三环抗抑郁药、可卡因、两性霉素、茶碱、毒品等。

5. Electrolytes and metabolics 低钠、低钙、低镁、低血糖、低氧、肝衰、肾衰、中毒(一氧化碳、重金属)、恶性高血压、Wernicke 脑病,遗传代谢病等。

三、癫痫发作的分类

国际抗癫痫联盟 2017 年更新了癫痫发作的新分类:根据最初的临床症状,结合脑电图进行局灶性、全面性和起源不明的分类(表 13-4-1)。

表 13-4-1 癫痫发作的分类

局灶性起源	全面性起源	起源未明
意识清楚 / 意识障碍		
运动症状发作	运动症状起病	运动症状起病
– 自动症	– 强直 - 阵挛	– 强直阵挛
– 失张力	– 阵挛	– 典型性痉挛
– 阵挛	– 强直	非运动症状起病
– 癫痫性痉挛	– 肌阵挛	– 行为终止
– 过度运动	– 肌阵挛 - 强直 - 阵挛	
– 肌阵挛	– 肌阵挛 - 失张力	
– 强直	– 失张力	
非运动症状发作	– 癫痫性痉挛	
– 自主神经发作	非运动症状起病(失神)	
– 行为终止	– 典型失神	
– 认知性发作	– 非典型失神	
– 情绪性发作	– 肌阵挛失神	
– 感觉性发作	– 眼睑肌阵挛伴失神	
局灶性进展为双侧强直阵挛		不能分类的发作

四、常见发作类型的临床表现

1. 全面性起源　多在发作初期即出现意识丧失，较常见的表现如下。

(1) 全身强直 - 阵挛性发作：早期出现意识丧失，随后分为三期。①强直期：全身骨骼肌强直收缩，双眼上翻或凝视，四肢强直，可因咀嚼肌收缩、牙关紧闭而致舌咬，10~20s 后进入阵挛期。②阵挛期：患者从强直转为阵挛。以上两期均伴有呼吸停止、血压升高、瞳孔扩大、唾液等分泌物增多。③发作后期：呼吸首先恢复，随后瞳孔、血压、心率恢复至正常，意识逐渐恢复。从发作到意识恢复约经历 5~15min。

（2）失神发作：表现为活动突然停止，呼之不应，发呆愣神，手中物体落地，或机械重复原从有简单动作，一般突发突止，醒后不能回忆，可继续先前的活动。每次发作持续数秒，每日发作可较频繁（数十至上百次）。

2. 局灶性起源　发作时可意识清楚，也可出现意识丧失。可表现为身体局部不自主抽动（运动性发作）、身体局部麻木 / 刺痛（感觉性发作）、上腹不适 / 恶心 / 呕吐 / 面色苍白 / 出汗（自主神经发作）、遗忘 / 情感异常 / 错觉（认知性发作、情绪性发作）；自动症为看似有目的，实则无目的的行为异常，如反复咂嘴、咀嚼、吞咽、摸索动作、自言自语、奔跑等。

五、辅助检查

诊断癫痫最重要的手段是脑电图。

六、鉴别诊断

1. 假性发作　非癫痫性的发作性疾病，是由心理障碍而非脑电异常引起的，发作时脑电图无相应的痫性放电和抗癫痫药物治疗无效是鉴别要点。

2. 晕厥　常有意识丧失、跌倒，持续时间短暂（多<30s），可有皮肤苍白、冷汗。

3. 短暂性脑缺血发作　常伴有高血压、糖尿病等危险因素，发作持续数分钟至数小时，临床症状多为功能缺失而非刺激（如感觉减退比感觉异常多，肢体瘫痪比抽搐多）。

七、癫痫持续状态

1. 定义 癫痫持续状态的定义一直在更新，近年来推出了临床上更为可行的定义：一次全身惊厥性癫痫发作持续 5min 以上，或出现两次以上的癫痫发作而在发作间期意识未完全恢复，即认为癫痫持续状态，需要积极进行抗癫痫治疗。

2. 癫痫持续状态的处理流程（图 13-4-1）

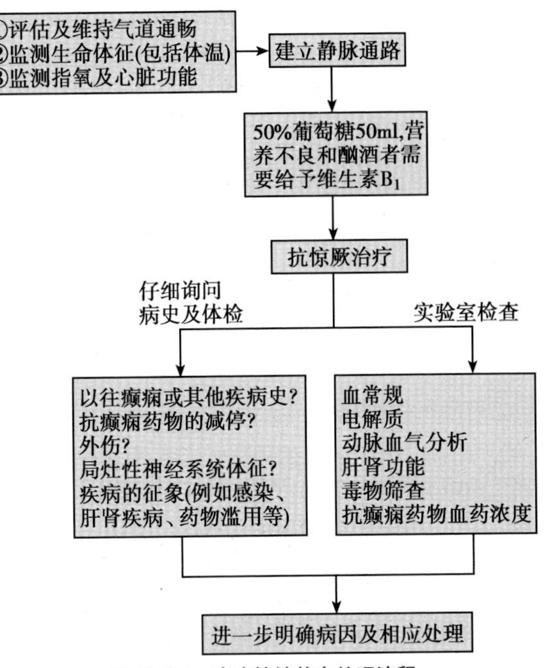

图 13-4-1 癫痫持续状态处理流程

3. 药物治疗流程(图 13-4-2)。

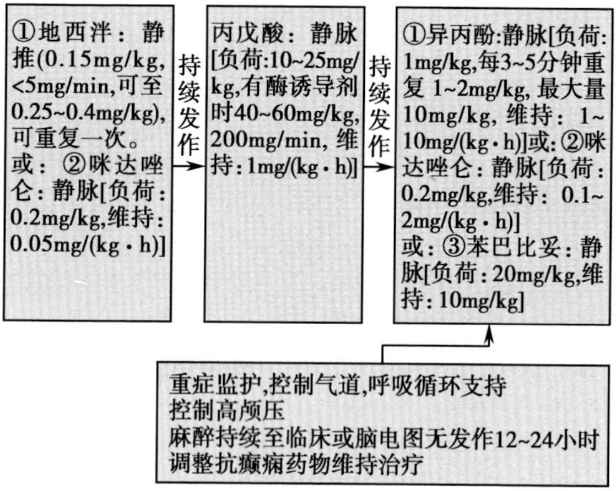

①地西泮：静推(0.15mg/kg,<5mg/min,可至0.25~0.4mg/kg),可重复一次。或：②咪达唑仑：静脉[负荷：0.2mg/kg,维持：0.05mg/(kg·h)]

→ 持续发作 →

丙戊酸：静脉[负荷:10~25mg/kg,有酶诱导剂时40~60mg/kg,200mg/min,维持:1mg/(kg·h)]

→ 持续发作 →

①异丙酚:静脉[负荷:1mg/kg,每3~5分钟重复1~2mg/kg,最大量10mg/kg,维持：1~10mg/(kg·h)]或:②咪达唑仑：静脉[负荷：0.2mg/kg,维持：0.1~2mg/(kg·h)]
或：③苯巴比妥：静脉[负荷：20mg/kg,维持：10mg/kg]

↑

重症监护,控制气道,呼吸循环支持
控制高颅压
麻醉持续至临床或脑电图无发作12~24小时
调整抗癫痫药物维持治疗

图 13-4-2 癫痫持续状态药物治疗流程

（韩菲，审阅：张遥）

第五节 周围神经病

一、概述及分类

周围神经疾病指周围运动、感觉和自主神经的结构和功能障碍。依据周围神经受累部位的分布特点，可分为对称性多发性神经病、单神经病、多数单神经病。

二、症状及体征

1. 运动功能障碍　肌肉无力、萎缩。

2. 感觉障碍　浅感觉障碍(感觉减退，疼痛，感觉异常),深感觉障碍(行走踩棉感)。

3. 自主神经功能障碍　排汗异常、尿便障碍、直立性低血压、皮肤营养改变等。

4. 腱反射减低或消失。

三、病史采集需关注的问题

1. 功能受损的种类　运动障碍、感觉障碍、自主神经功能障碍。

2. 无力的分布　远端为主还是近端为主；双侧是否对称；身体各部位的受累顺序。

3. 感觉障碍的性质　剧烈的疼痛 / 灼烧痛；深感觉障碍。

4. 病程　急性、亚急性、慢性、复发缓解性。

5. 是否有遗传倾向　家族史、生长发育史；骨骼异常（如弓形足、锤状趾等）。

6. 其他　是否合并系统性疾病、用药史、毒物接触史。

四、辅助检查

1. 电生理神经传导速度 + 针电极肌电图

(1) 脱髓鞘性病变：神经传导速度（NCV）远端潜伏期延长，神经传导速度减慢，复合动作电位波形离散，传导阻滞；继发轴索损害时可出现波幅降低。

(2) 轴索性病变：NCV 复合动作电位波幅减低，神经传导速度减慢不明显；肌电图表现为神经源性损害。

2. 其他协助判断病因的检查（根据临床情况选做）

(1) 免疫：炎症指标、抗核抗体、ANCA 等。

(2) 肿瘤：肿瘤筛查，抗 Hu-Yo-Ri 抗体，血尿免疫固定电泳等。

(3) 代谢：血糖、维生素 B_{12}、内因子抗体、甲状腺功能、毒物筛查等。

(4) 感染：莱姆抗体、麻风、HIV 等。

(5) 腰椎穿刺。

(6) 神经活检：有助于血管炎、M 蛋白相关周围神经病、部分遗传性周围神经病的诊断。

五、诊断

1. 定位诊断流程

(1)分布特点:单神经病、多数单神经病、神经根 - 丛病变、多发性神经病。

(2)功能障碍:运动神经、感觉神经、自主神经、混合。

(3)受累部位:髓鞘、轴索、髓鞘 + 轴索。

2. 定性诊断周围神经病的病因(MIDNIGHTS)。

M(metabolism):营养、代谢(糖尿病、长期饮酒、维生素缺乏、尿毒症等)。

I(inflammation):炎症(吉兰 - 巴雷综合征、多灶性运动神经病)。

D(degeneration):变性。

N(neoplasm):肿瘤(副肿瘤综合征、肿瘤直接浸润)。

I(infection):感染(莱姆病、麻风、HIV、带状疱疹、布氏杆菌病等)。

G(gland):内分泌(甲状腺功能异常等)。

H(hereditary):遗传(腓骨肌萎缩症、Fabry 病等)。

T(toxin/trauma):中毒 / 外伤(特殊用药、中毒、嵌压)。

S(systemic):系统性疾病(血管炎、干燥综合征、卟啉病、淀粉样变性、POEMS 综合征等)。

六、治疗

1. 病因治疗。

2. B 族维生素营养神经治疗。

3. 物理康复治疗。

(韩菲,审阅:张遥)

第十四章

会　诊

第一节　内科会诊的一般原则

一、会诊意义

会诊是协助其他科室解决临床问题的过程。因此，会诊医生都希望会诊目的尽量具体、明确、有针对性，并愿意和主管医生当面沟通。

二、会诊时限

会诊医师电话里简单询问患者情况，判断是否急会诊以及紧急的程度。常规会诊应在会诊申请接收后 48h 内完成。

三、收集信息

会诊医师不能依赖别人提供病史和临床信息，必须床旁看患者。没有看患者之前，只能提供笼统的建议。

四、会诊意见

会诊医生一定要留书面意见。会诊记录中毋需重复已有记录可循的临床资料。会诊意见应该简单明确而富有建设性，同时兼顾细节，避免泛泛而谈，尽量使用规范全称。制订诊疗计划时应考虑其可行性，尊重主管医师的决策，但也应关注关键处理的执行情况。会诊意见的详略情况，会随着申请医师的专业、临床经验和会诊的紧急程度而有所不同。

五、会诊立场

会诊医师应避免在主管医师不在场的情况下，向患者或家属发表有关病情的看法；也不要在未通知主管医师的情况下自己开医嘱。外科术前会诊的目的在于评估风险，最终是否手术由手术医师决定，因此不要写“可以手术”或“不能手术”之类的建议。

六、会诊随诊

会诊随诊可以更好地了解诊治的全过程，解决临床困境，积累临床经验。

（阮戈冲，审阅：夏鹏）

第二节　术前心脏评估及干预（非心脏手术）

一、概述

会诊医生需要根据手术紧急程度、手术危险分级、是否合并心脏不稳定情况等情况（表 14-2-1），综合评估风险，提供进一步检查和干预建议。

表 14-2-1　不稳定的心脏情况

ACS	不稳定心绞痛 CCS Ⅲ~Ⅳ级，1 个月内发生的心梗
失代偿 CHF	NYHA Ⅳ级，心衰急性加重
严重心律失常	高度房室传导阻滞（二度Ⅱ型、三度）、症状性室性心动过速、>100 次 /min 的室上性心动过速（包括心房颤动）、症状性心动过缓
严重瓣膜病	严重主动脉瓣狭窄、严重二尖瓣狭窄

手术危险度分级：

（1）低危手术（主要心脏不良事件（major adverse cardiac event，MACE）风险 <1%）：乳腺手术、整形手术、白内障手术、甲状腺手术等。

（2）中高危手术（MACE 风险 >1%）：主动脉 / 大血管手术、腹腔和胸腔手术、头颈手术、截肢术等。

二、术前心脏评估

术前无创评估主要关注三方面：左心室功能不全、心肌缺血、瓣膜异常。

1. 术前冠心病评估流程(图 14-2-1)　活动耐量的评估尤为重要，目前多以代谢当量表示(metabolic equivalents，METs)：

1MET：穿衣 / 吃饭 / 上厕所

4METs：携物上 2 层楼 / 跑 2 个街区

10METs：游泳 / 爬山 / 打球

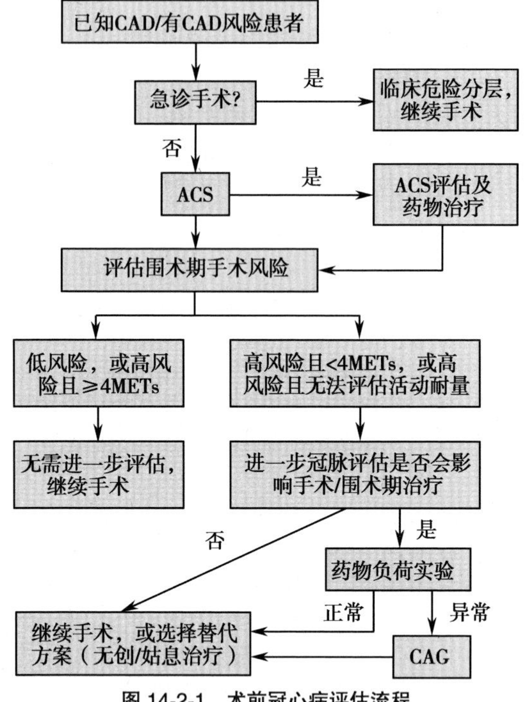

图 14-2-1　术前冠心病评估流程

2. 心脏瓣膜疾病 对于临床怀疑中重度瓣膜反流或狭窄的患者,若近1年未曾行超声心动图评估,或末次评估后临床症状和体征有明显变化,均建议术前行超声心动图评估。对于择期非心脏手术患者,若临床症状和瓣膜狭窄/反流程度已符合干预指征(修补或置换),建议先行瓣膜手术,来降低围术期风险。

3. 心脏起搏装置 手术电刀(尤其是单极电刀)可能会干扰起搏器正常工作,因此起搏器患者均建议术前心内科会诊,行"起搏器程控"。会诊医生会根据术野位置、起搏器模式、是否带除颤功能等情况进行评估和调整。

三、降低心脏风险的策略

1. 术前是否需要先行再血管化治疗,需咨询心内科医师。

2. 择期手术如需停用抗血小板药物,原则上应安排在:冠脉造影后2周/裸支架植入后1月/药物洗脱支架植入后1年。

3. 若在支架植入后4~6周内行急诊手术,建议继续双抗血小板治疗,除非经评估出血风险超过支架内血栓风险。

4. 是否停或减抗血小板药,需权衡出血和支架内血栓风险;若手术必须停用,需充分交代围术期血栓风险,术后尽早恢复。

5. β受体阻滞剂因基础病长期使用者,围术期应继续,不建议突然停药。

6. 他汀类药物长期服用者应继续,高危/血管手术患者,术前加用可获益。

(阮戈冲,审阅:吴炜)

第三节　围术期抗凝

一、评估血栓风险(表 14-3-1)

表 14-3-1　围术期血栓风险

风险	机械瓣	房颤	血栓栓塞(VTE)
高危	• 任何 MV • 球形或盘阀式 AV • 卒中 /TIA(6 个月内)	• CHA_2DS_2-VASc* ≥ 6 分(或 $CHADS_2$*5~6 分) • 卒中 /TIA(3 个月内) • 风心病	• VTE(3 个月内) • 严重易栓症(如 PC、PS 缺乏、APS)
中危	• 二叶型 AV+ ≥ 1 个危险因素(AF、卒中 /TIA 史、HTN、DM、CHF、>75 岁)	• CHA_2DS_2-VASc4~5 分(或 $CHADS_2$3~4 分) • 卒中 /TIA(3 个月以上)	• VTE(3~12 个月) • 非严重易栓症(如 Leiden 突变的杂合子) • 反复 VTE • 恶性肿瘤
低危	• 二叶型 AV+ 无危险因素	• CHA_2DS_2-VASc2~3 分(无卒中 /TIA)	• VTE(>12 个月、无危险因素)

注:* 详见“心脏疾病 - 心房颤动”

二、评估出血风险

1. 患者的出血风险　房颤患者可采用 HAS-BLED 评分(HTN;肝肾功能异常;卒中;出血史;INR 不稳定;老年;药物 / 酒精使用),≥ 3 分为高出血风险。

2. 手术本身的出血风险

(1)高风险:冠脉搭桥手术、换瓣手术、颅内 / 脊柱手术、主动脉瘤修补术、双膝关节置换术、TuPR、肿瘤根治术、PEG 植入、手术时间 >45min 等。

(2) 低风险：胆囊切除、子宫切除、膝 / 髋置换、疝修补、痔疮手术、皮肤 / 膀胱 / 前列腺 / 甲状腺 / 乳腺 / 淋巴结活检、白内障手术等。

三、围术期抗凝方案（表 14-3-2）

表 14-3-2 围术期抗凝决策

	低风险	高风险
低危		• 中断抗凝 ± 过渡
中 / 高危	• 继续抗凝	• 推迟择期手术，或 • 中断抗凝 + 过渡，或 • 中断抗凝 + 下腔静脉滤网

四、中断抗凝的时间（表 14-3-3）

表 14-3-3 围术期抗凝治疗方案

肝素	静脉使用时术前 4~6h 停用，皮下使用时术前 12~24h 停用
LMWH	术前 24h 停用，术后 48~72h 恢复
华法林*	术前 5d 停药，术后 12~24h 恢复
达比加群	肾功能正常：出血风险高时术前 2d 停用，术后 2~3d 恢复 出血风险低时术前 1d 停用，术后 1d 恢复 肾功能损伤：出血风险高时术前 4d 停用 出血风险低时术前 2d 停用
利伐沙班	出血风险高时术前 2d 停用，术后 2~3d 恢复 出血风险低时术前 1d 停用，术后 1d 恢复

注：* 可使用 INR 监测，必要时予维生素 K 拮抗。

五、过渡抗凝

1. 两类患者需要进行围术期过渡抗凝

(1) 机械瓣:MV;≥ 2 个机械瓣;非二叶型 AV;AV 伴 TIA/ 卒中 / 心内血栓 / 心脏栓塞。

(2) VTE:3 个月内;抗凝治疗中发生。

2. 过渡方案

(1) 华法林:术前 5d 停用,待 INR 降至目标值以下开始 LMWH 直至术前 24h。

(2) DOAC(Direct Oral Anticoagulant):如达比加群、利伐沙班毋需过渡抗凝。

(黄璨,审阅:吴炜)

第四节 围术期激素替代

一、是否替代

围术期是否替代需同时考虑患者 HPA 轴抑制情况、围术期感染风险及手术应激程度,决策见表 14-4-1。

表 14-4-1 围术期激素替代治疗决策

原激素使用	HPA 轴抑制情况	替代方案
• 泼尼松≤ 5mg qd,1 次 / 日 * • 泼尼松 <10mg qod 每 2 日 • 或总疗程 <3w	无抑制	毋需替代
• 泼尼松 5~20mg qd	不明确	必要时先评估 HPA 轴
• 泼尼松≥ 20mg qd,1 次 / 日且总疗程 >3w • 库欣综合征	明确抑制	考虑替代

注:* 或等效剂量其他糖皮质激素

二、替代方案(表 14-4-2)

表 14-4-2 围术期激素替代治疗具体方案

轻微应激	如疝修补术,可继续原每日激素剂量,毋需额外替代
中等应激	如关节置换术,当日早晨服用原剂量激素,术前琥珀酰氢化可的松 50mg,术后给予 25mg 每 8h 一次 ×24h,此后恢复原剂量激素
较大应激	如开胸心脏手术,当日早晨服用原剂量激素,术前琥珀酰氢化可的松 100mg,术后给予 50mg 每 8h 一次 ×24h,此后每日剂量减半至原剂量

(阮戈冲,审阅:夏鹏)

第五节 医疗职业暴露后的处理

一、医疗职业暴露的定义

医务工作者出现下面两种情况时,认为存在职业暴露。

1. 皮肤损伤,针刺伤或锐器割伤。

2. 黏膜或不完整的皮肤(如皮炎时)接触感染的血液、组织或体液。

下述分泌物或代谢物不与血液相混时,通常认为不具有传染性:鼻涕、唾液、痰液、汗液、尿液、呕吐物、粪便。

二、乙肝暴露后的处理(表 14-5-1)

表 14-5-1 乙肝职业暴露后的处理方案

暴露者的接种及应答状态	处理方案
未接种疫苗	HBIG[#]×1 并开始注射 HBV 疫苗
已接种疫苗	
有应答	不需治疗
无应答	HBIG×1 并开始注射 HBV 疫苗;或 HBIG×2[*]
应答状态不明	检测暴露者 HBsAb 水平,若 ≥10mIU/ml 则不需治疗;<10mIU/ml 则注射 HBIG×1 及疫苗加强针

注:HBIG,乙肝免疫球蛋白。HBIG 注射和 HBV 疫苗接种尽可能在暴露 24h 内。[#]乙肝免疫球蛋白,肌内注射 0.06ml/kg。[*]适用于曾接受两轮 3 剂 HBV 疫苗接种,而无应答者。

三、HIV 暴露后的处理

1. 预防性用药 暴露后建议在 2h 内进行预防性用药,最好不超过 24h;疗程 28d。

2. 用药方案

(1)首选方案:替诺福韦 300mgqd+ 恩曲他滨 200mg qd+ 拉替拉韦 400mg bid 或多替拉韦 50mg qd。

(2)次选方案:洛匹那韦 / 利托那韦 2 片 bid(每粒洛匹那韦 200mg、利托那韦 50mg),达芦那韦 / 考比司他 1 片 qd(每粒达芦那韦 800mg,考比司他 150mg)。

(3)合并肝肾功能下降者,可使用:齐多夫定 300mg

bid+ 拉米夫定 150mg bid。

3. 职业暴露后的监测 发生 HIV 职业暴露后立即、4 周、8 周、12 周和 6 个月后检测 HIV 抗体，一般不推荐进行 HIV p24 抗原和 HIV RNA 测定。

四、HCV 暴露后的随访

1. 发生 HCV 暴露后不建议用免疫球蛋白或抗病毒药物治疗。

2. 暴露后即刻获得患者的 HCV 抗体、HCV RNA 及暴露者的 HCV 抗体、HCV RNA 和 ALT，如果患者有 HCV 感染证据，暴露者需要在 4~6 周、6 个月复查 HCV 抗体、HCV RNA 和 ALT。

3. 如有 HCV 感染证据，立即开始相应治疗。

（阮戈冲，审阅：张黎）

第十五章

临床常用数据

第一节 临床常用静脉泵入药物用法

详见表 15-1-1。

表 15-1-1 临床常用静脉泵入药物用法

药品名称	原液浓度	用法	常用剂量	靶点 / 适应证	注意事项 / 副作用
硝酸甘油	5mg/1ml	50mg+NS 40ml 避光泵入	10~200μg/min（10μg/min=0.6ml/h）	扩冠脉、降血压	头痛、低血压、心动过速
硝普钠	50mg/ 支	50mg+5% GS 50ml 避光泵入	10~200 μ g/min（10μg/min=0.6ml/h）	扩血管、降血压	头痛、心动过速、氰化物中毒
乌拉地尔	25mg/5ml	原液泵入	1.2~4.8ml/h	选择性 α_1 肾上腺素受体阻滞剂 / 高血压急症	过敏
酚妥拉明	10mg/1ml	50mg+NS 40ml 泵入	2ml/h	非选择性 α 肾上腺素受体阻滞剂 / 嗜铬细胞瘤、咯血	低血压、反射性心动过速

续表

药品名称	原液浓度	用法	常用剂量	靶点 / 适应证	注意事项 / 副作用
尼莫地平	10mg/50ml	原液泵入	2.5~10ml/h	钙离子通道拮抗剂 /SAH 血管痉挛、急性脑血管病	低血压、肝损、胃肠道不适
尼卡地平	10mg/10ml	原液泵入	5~15ml/h	钙离子通道拮抗剂 / 高血压急症	低血压、呼吸困难、麻痹性肠梗阻
多巴胺	20mg/2ml	(kg×3) mg+NS 至 50ml 泵入	1~0μg/(kg·min) 1μg/(kg·min)=1ml/h	多巴胺受体激动剂 / 强心、抗休克	心律失常、呼吸困难、心绞痛
多巴酚丁胺	20mg/2ml	(kg×3) mg+NS 至 50ml 泵入	1~20μg/(kg·min) 1μg/(kg·min)=1ml/h	β1 肾上腺素受体激动剂为主 / 强心	心动过速、心绞痛、气短
异丙肾上腺素	1mg/2ml	3mg+NS 44ml 泵入	1ml/h	β 肾上腺素受体激动剂 / 缓慢心律失常	心动过速、心绞痛
去甲肾上腺素	2mg/1ml	(kg×0.3) mg+NS 至 50ml 泵入	0.1~2μg/(kg·min) 0.1μg/(kg·min)=1ml/h	α 肾上腺素受体激动剂为主 / 抗休克	严防药液外漏、心律失常、加重心肌缺血

续表

药品名称	原液浓度	用法	常用剂量	靶点 / 适应证	注意事项 / 副作用
肾上腺素	1mg/1ml	（kg × 0.3）mg+NS 至 50ml 泵入	0.1~2μg/（kg·min） 0.1μg/（kg·min）=1ml/h	α、β 肾上腺素受体激动剂 / 心源性休克、心搏骤停、过敏性休克	高血压、心律失常
胺碘酮	150mg/3ml	150~300mg 负荷量后 600mg+5%GS 38ml 避光泵入	5ml/h × 6h 减至 2.5ml/h 维持	Ⅲ类抗心律失常药 / 室上性和室性快速心律失常	禁用于甲亢、碘过敏、肺间质纤维化，会引起 QT 间期延长
利多卡因	200mg/10ml	原液泵入	1~3mg/min 1mg/min=3ml/h	ⅠB 类抗心律失常药 / 室性快速心律失常	呼吸抑制、低血压、心动过缓
艾司洛尔	200mg/2ml	0.5mg/kg 负荷量后原液泵入	50~300μg/（kg·min） 100μg/（kg·min）=3.6ml/h（BW=60kg）	选择性 β1 受体阻滞剂 / 高血压急症、控制心率	心动过缓、心衰、低血压、哮喘

续表

药品名称	原液浓度	用法	常用剂量	靶点 / 适应证	注意事项 / 副作用
地尔硫䓬	10mg/ 支	(kg×3) mg+NS 至 50ml 泵入	室上速 10mg IV 3min；高血压5~15μg/(kg·min) 1μg/(kg·min)=1ml/h	非二氢吡啶类钙离子通道拮抗剂 / 房扑、房颤、室上速、冠脉痉挛	心动过缓、房室传导阻滞、低血压
垂体后叶素	6U/1ml	首剂 12-18U 入壶后原液泵入	消化道出血 2~4ml/h 咯血 1~2ml/h	收缩血管平滑肌 / 咯血、消化道出血	心悸、心绞痛、腹痛、高血压
奥美拉唑（洛赛克）	40mg/ 支	80mg+NS 50ml 泵入	5ml/h	质子泵抑制剂 / 消化道出血、急性胃黏膜损伤	腹泻、呕吐
生长抑素	3mg/2ml	3mg+NS 48ml 泵入	首剂 4ml 静推后 4ml/h 泵入	消化道出血、急性胰腺炎、胰腺术后	潮红、恶心、呕吐
奥曲肽	0.1mg/1ml	0.5mg+NS 45ml 泵入	首剂 0.1mg 静推后 2.5ml/h 泵入		
地西泮	10mg/2ml	原液泵入	0.2~3ml/h	镇静、抗癫痫	嗜睡、成瘾、呼吸抑制

续表

药品名称	原液浓度	用法	常用剂量	靶点 / 适应证	注意事项 / 副作用
咪达唑仑	5mg/5ml	原液泵入	1~6ml/h	镇静、抗癫痫	嗜睡、低血压、呼吸抑制
丙泊酚	200mg/20ml	原液泵入	5~80μg/(kg·min) 10μg/(kg·min)=3.6ml/h(BW=60kg)	镇静、麻醉诱导	低血压、心动过缓、呼吸抑制、脂代谢紊乱
吗啡	10mg/1ml	50mg+NS 40ml 泵入	1~6ml/h	阿片受体激动剂 / 镇痛	恶心、呕吐、嗜睡、低血压、呼吸抑制
芬太尼	100μg/2ml	200μg+NS 6ml 泵入	1~5ml/h	阿片受体激动剂 / 镇痛	同上
MM 合剂(吗啡 + 咪达唑仑)	同上	吗啡 20mg+ 力月西 20mg+NS 18ml 泵入	1~10ml/h	镇静、镇痛、抗癫痫	同上

续表

药品名称	原液浓度	用法	常用剂量	靶点 / 适应证	注意事项 / 副作用
冬眠合剂（氯丙嗪 + 异丙嗪 + 哌替啶）	50mg/2ml 50mg/2ml 100mg/2ml	氯丙嗪 50mg+ 异丙嗪 50mg+ 哌替啶 100mg+NS 至 50ml 泵入	1~2ml/h	镇静、退热	同上
罗库溴铵	50mg/5ml	原液泵入	5~10μg/（kg·min） 5μg/（kg·min）=1.8ml/h（BW=60kg）	肌松剂	过敏、呼吸抑制
丙戊酸钠	400mg/ 支	1 200mg+NS 50ml 泵入	首剂 15mg/kg 静脉注射 >3min 维持 1~2mg/（kg·h） 1mg/（kg·h）=2.5ml/h（BW=60kg）	抗癫痫	过敏、血小板减少、肝损

注：GS，葡萄糖溶液；IV，静脉注射；kg，每千克体重；NS，生理盐水；SAH，蛛网膜下腔出血。

第二节 各系统评估

1. 美国麻醉学会(ASA)身体状况分级标准(表 15-2-1)

表 15-2-1 ASA 身体状况分级标准

分级	分级标准
Ⅰ	体格健康,发育营养良好,各器官功能正常
Ⅱ	除外科疾病外,有轻度并存病,功能代偿健全
Ⅲ	并存疾病严重,体力活动受限,但尚能应付日常活动
Ⅳ	合并严重疾病,丧失日常活动能力,经常面临生命威胁
Ⅴ	垂死的患者,如不接受手术,则无生存可能
Ⅵ	已宣布脑死亡患者,准备作为供体对其器官进行移植手术

2. 美国东部肿瘤协作组(ECOG)体力状况评分标准(表 15-2-2)

表 15-2-2 ECOG 体力状况评分标准

分级	体能状态
0	活动能力完全正常,与起病前活动能力无任何差异
1	能自由走动及从事轻体力活动,包括一般家务及办公室工作,但不能从事较重的体力活动
2	能自由走动及生活自理,但已丧失工作能力,日间不少于一半时间可以起床活动
3	生活仅部分自理,日间一半以上时间卧床或坐轮椅
4	卧床不起,生活不能自理
5	死亡

3. 心功能分级

(1)纽约心脏病协会(NYHA)心功能分级(表 15-2-3)

表 15-2-3 NYHA 心功能分级

分级	症状
Ⅰ	活动不受限,日常体力活动不引起明显的气促、疲乏或心悸
Ⅱ	活动轻度受限,休息时无症状,日常活动可引起明显的气促、疲乏或心悸
Ⅲ	活动明显受限,休息时可无症状,轻于日常活动即引起显著的气促、疲乏、心悸
Ⅳ	休息时也有症状,任何体力活动均会引起不适。如毋需静脉给药,可在室内或床边活动者均为Ⅳa 级;不能下床并需静脉给药支持者为Ⅳb 级

(2)急性心肌梗死患者的心功能 Killip 分级(表 15-2-4)

表 15-2-4 急性梗死患者的心功能 Killip 分级

分级	症状与体征
Ⅰ	无明显的心力衰竭
Ⅱ	有左心衰竭,肺部啰音 <50% 肺野,奔马律,窦性心动过速或其他心律失常,静脉压升高,有肺淤血的 X 线表现
Ⅲ	肺部啰音 >50% 肺野,可出现急性肺水肿
Ⅳ	心源性休克,有不同阶段和程度的血流动力学障碍

4. 监护室常用血流动力学参数及正常值(表 15-2-5)

表 15-2-5 监护室常用血流动力学参数

血流动力学参数	正常范围
心输出量 = 心率 × 每搏量（CO=HR × SV）	4~8L/min
心指数 = 心输出量 / 体表面积（CI = CO/BSA）	2.6~4.2L/（min·m^2）
平均动脉压 = 舒张压 +1/3（收缩压 - 舒张压）［MAP = DBP+1/3（SBP-DBP）］	70~100mmHg
中心静脉压≈右心房压≈右心室舒张末压（CVP ≈ RAP ≈ RVEDP）	6~12mmHg
肺动脉收缩压（PASP）	15~30mmHg
肺动脉平均压（PAP）	10~25mmHg
肺动脉楔压≈左心房压≈左心室舒张末压（PAWP ≈ LAP ≈ LVEDP）	6~12mmHg
外周血管阻力指数（SVRI）	1 200~1 800 dyne·s·cm^{-5}
全心射血分数（GEF）	25%~35%
心功能指数（CFI）	4.5~6.5L/min
肺循环阻力（PVR）	120~240dyne·s·cm^{-5}
舒张末期容积指数（GEDI）	680~800ml/m^2
胸腔血容积指数（ITBI）	850~1 000ml/m^2
每搏量变异（SVV）	≤ 10%
血管外肺水指数（EVLWI）	3~7ml/kg
肺血管通透指数（PVPI）	1.0~3.0
混合静脉血氧饱和度（SvO2）	70%~75%

5. 呼吸力学参数及正常值(15-2-6)

表 15-2-6 呼吸力学参数及正常值

呼吸力学参数	公式	正常范围
潮气量(tidal volume, V_T)	$V_T=V_D+V_{alveolar\ space}$	6~12ml/kg
分钟通气量(minute ventilation, V_E)	$V_E=V_T\times RR$	4~6L/min
死腔通气量(volume of dead space, V_D)	$V_D=V_T\times(PaCO_2-P_{expired}CO_2)/PaCO_2$	~150ml
静态肺顺应性(static compliance of the thorax, Cstat)	$Cstat=V_T/(P_{plat}-PEEP)$	50~100ml/cmH_2O
气道阻力(inspiratory resistance, Rinsp)	$Rinsp=(P_{peak}-P_{plat})/V_{insp}$	<10cmH_2O/(L·s)
肺泡氧分压(alveolar oxygen pressure, P_AO_2)	$P_AO_2=(760-47)\times FiO_2-(PaCO_2/0.8)$	100mmHg
肺泡 - 动脉氧分压梯度(alveolar-arterial oxygen gradient, $P_{A-a}O_2$)	$P_{A-a}O_2=P_AO_2-PaO_2$	5~25mmHg
动脉血氧含量(arterial O_2 content, CaO_2)	$CaO_2=1.34\times Hb\times SaO_2+0.03\times PaO_2$	200ml/L
氧输送(delivery of oxygen, DO_2)	$DO_2=CI\times CaO_2$	520~570ml/(min·m^2)
氧耗量(consumption of oxygen, VO_2)	$VO_2=CI\times(CaO_2-CvO_2)$	110~160ml/(min·m^2)
氧合指数(oxygenation index, OI)	$OI=PaO_2/FiO_2$	400~500mmHg

注:$V_{alveolar\ space}$ 肺泡腔通气量,P_{plat} 吸气平台压,P_{peak} 气道峰压,PEEP 呼气末正压,$P_{expired}CO_2$ 呼气末 CO_2 分压,V_{insp} 吸气流速。

6. 改善全球肾脏病预后组织(KDIGO)急性肾损伤分级(2012)(表 15-2-7)

表 15-2-7 急性肾损伤分级

分级	血肌酐标准	尿量标准
1	血肌酐升高≥ 26.4μmol/L 或增至基线值的 1.5~1.9 倍	<0.5ml/(kg·h)× 6~12h
2	血肌酐增至基线值的 2.0~2.9 倍	<0.5ml/(kg·h)× 12h
3	血肌酐增至基线值的 3 倍以上或绝对值≥ 354μmol/L 或开始进行肾脏替代治疗或年龄 <18 岁，eGFR 下降至 <35ml/(min·1.73m^2)	<0.3ml/(kg·h)≥ 24h 或无尿≥ 12h

7. 肾脏病预后质量倡议工作组(KDOQI)慢性肾病分期(2009)(表 15-2-8)

表 15-2-8 慢性肾病分期

分期	肾小球滤过率(ml/min)	描述
1	≥ 90	肾损伤，GFR 正常
2	60~89	肾损伤，GFR 轻度降低
3	30~59	GFR 中度降低
	3A 期：45~59	
	3B 期：30~44	
4	15~29	GFR 重度降低
5	<15 或透析	肾衰竭

第三节　临床用药参考

1. 肠内营养制剂(表 15-3-1)

表 15-3-1　常用肠内营养制剂种类

制剂	规格	适用人群	能量密度(kcal/ml)	成分特点	渗透压(mOsmol/L)	血清钾(mmol/L)	膳食纤维
安素	400g/桶	平衡型	1.0*	–	379*	24.4*	无
能全力(1.5)	500ml/瓶	平衡型	1.5	–	300	51.5	有
康全力	500ml/瓶	糖尿病	0.75	缓释淀粉	225	30.0	有
康全甘	500ml/瓶	脂代谢障碍	1.0	MCT#		38.5	无
百普力	500ml/瓶	胃肠功能不全	1.0	短肽	400	38.5	无
瑞素	500ml/袋	平衡型	1.0	–	250	32.1	无
瑞高	500ml/袋	高代谢	1.5	高蛋白高能量	300	60.0	无
瑞能	200ml/瓶	肿瘤	1.3	Ω-3脂肪酸	350	44.1	有
瑞代	500ml/瓶	糖尿病	0.9	缓释淀粉	320	27.4	有

注：* 按 6 勺(55.8g)配入 200ml 水计算；# 中链甘油三酯。

2. 肾功能不全时抗生素剂量调整(参考《热病:桑福德抗微生物治疗指南(第46版)》)(表15-3-2)

表15-3-2 肾功能不全时抗生素剂量调整参考表

	正常剂量(g)	90 ≥ GFR>50(ml/min)	10 ≤ GFR ≤ 50(ml/min)	GFR<10(ml/min)	血透	腹透	CRRT
厄他培南	1.0 qd	100%	50%(GFR< 30)	0.5 qd	同左,透后给药	0.5 qd	0.5~1.0 qd
亚胺培南	0.5 q6h	0.25~0.5 q6~8h	0.25 q8~12h	0.125~0.25 q12h	透后给药	0.125~0.25 q12h	0.5~1.0 q12h
美罗培南	1.0 q8h	100%	1.0 q12h(GFR 25~50) 0.5 q12h (GFR 10~25)	0.5 qd	透后给药	0.5 qd	1.0 q12h
头孢呋辛	0.75~1.5 q8h	100%	0.75~1.5 q8~12h	0.75~1.5 qd	透后给药	0.75~1.5 qd	0.75~1.5 q8~12h
头孢他啶	2.0 q8h	2.0 q8~12h	2.0 q12~24h	2.0 q24~48h	透后加1g	0.5 qd	1.0~2.0 q12~24h

续表

	正常剂量（g）	90 ≥ GFR>50（ml/min）	10 ≤ GFR ≤ 50（ml/min）	GFR<10（ml/min）	血透	腹透	CRRT
头孢哌酮/舒巴坦	1/0.5~ 2.0/1.0 q12h	100%	舒巴坦 1.0 q12h（GFR 15~30）	舒巴坦 0.5 q12h	透后加 1.5g		
头孢吡肟	2.0 q8h	100%	2.0 q12~24h	1.0 qd	透后加 1g	1.0~2.0 q48h	2.0 q12~24h
阿莫西林	0.25~0.5 q8h	100%	0.25~0.5 q8~12h	0.25~0.5 qd	透后给药	0.25 q12h	0.25~0.5 q8~12h
氨苄西林	1.0~2.0 q4~6h	100%	1.0~2.0 q8~12h（GFR 10~30）	1.0~2.0 q12h	透后给药	0.5~1.0 q12h	1.0~2.0 q8~12h
阿莫西林/克拉维酸	0.5/0.125 q8h	100%	阿莫西林 0.25~0.5 q12h	阿莫西林 0.25~0.5 qd	同左，透后加 1 剂		
哌拉西林/他唑巴坦	4.0/0.5 q6h	100%	2.0/0.25 q8h（GFR<20）	2.0/0.25 q8h	2.0/0.25 q8h，透后加 2.25g	2.0/0.25 q12h	2.0/0.25 q6h

续表

	正常剂量（g）	90 ≥ GFR>50（ml/min）	10 ≤ GFR ≤ 50（ml/min）	GFR<10（ml/min）	血透	腹透	CRRT
氨曲南	2.0 q8h	100%	50~75%	25%	透后加 0.5g	25%	50~75%
环丙沙星	0.4 q12h	100%	0.4 qd	0.4 qd	透后给药	0.4 qd	0.2~0.4 q12h
左氧氟沙星	0.75 qd	100%	20~49：0.75 q48h	GFR<20：首剂 0.75，然后 0.5 q48h	同左	同左	同左
利福平	0.6 po qd	100%	0.3~0.6 po qd	同左	同左	同左	同左
乙胺丁醇	15~25mg/kg qd	100%	15~25mg/kg q36~48h（GFR 10~30）	15~25mg/kg q48h	15mg/kgq48h 透后给药	15mg/kg q48h	15~25mg/kg qd
吡嗪酰胺	25mg/kg qd	100%	25mg/kg q48h（GFR 10~20）	25mg/kg q48h	25mg/kg q48h 透后给药	100%	100%

续表

	正常剂量(g)	90 ≥ GFR>50(ml/min)	10 ≤ GFR ≤ 50(ml/min)	GFR<10(ml/min)	血透	腹透	CRRT
万古霉素	1.0 q12h	100%	1.0 q24~96h	0.5 q2~3d	下次透析 1d 内 1.0，下次透析 2 天内 25mg/kd	0.5 q2~3d	0.5 q24~48h
替考拉宁	6mg/kg qd	100%	6mg/kg q48h	6mg/kg q72h	同左	同左	6mg/kg q48h
TMP~SMZ*	按 TMP：5~20mg/(kg·d)分次 q6~12h	100%	GFR 30~50：5~7.5mg/kg q8h；GFR 10~30：5~10mg/kg q12h	不推荐，若使用 5~10mg/kg qd	同左	同左	5mg/kg q8h
两性霉素 B	0.4~1.5mg/(kg·d)	qd	qd	q24~48h 或改用脂质体	无剂量调整		
氟康唑	0.1~0.4 qd	100%	0.05~0.2 qd	同左	0.1~0.4 qd 透后给药	0.05~0.2 qd	0.2~0.4 qd

续表

	正常剂量（g）	90 ≥ GFR>50（ml/min）	10 ≤ GFR ≤ 50（ml/min）	GFR<10（ml/min）	血透	腹透	CRRT
伊曲康唑 IV	0.2 q12h	100%	禁用于 Ccr<30ml/min 者				
伏立康唑 IV	6mg/kg q12h × 2 次，再 4mg/kg q12h	100%	改口服或停药		避免应用		
更昔洛韦 IV	5mg/kg q12~24h	2.5mg/kg q12（GFR 50~70）	2.5mg/kg qd（GFR 25~50） 1.25mg/kd qd(GFR 10~25)	1.25mg/kg 每周 3 次	同左，透后给药	1.25mg/kg 每周 3 次	
阿昔洛韦 IV	5~12.5mg/kg q8h	100%	5~12.5mg/kg q12~24h	2.5~ 6.25mg/kg qd	同左，透后给药	2.5~ 6.25mg/kg qd	5~10mg/kg qd

注：* 复方磺胺甲噁唑（TMP-SMZ）每片含磺胺甲噁唑 0.4g、甲氧苄啶 0.08g。Ccr，内生肌酐清除率；CRRT，连续性肾脏替代治疗；GFR，肾小球滤过率；IV，静脉注射；po，口服；qd，1 次 /d；q6h，每 6h 一次；q12h 每 12h 一次。具体药物剂量调整以药物说明书为准。

3. 肾功能受损毋需调整剂量的抗感染药物(参考《热病:桑福德抗微生物治疗指南(第46版)》)

(1)抗细菌药物:阿奇霉素、头孢曲松、米诺环素、多西环素、克林霉素、莫西沙星、利奈唑胺、替加环素、利福喷汀、异烟肼。

(2)抗真菌药物:卡泊芬净、伊曲康唑口服液、泊沙康唑口服液、伏立康唑胶囊。

(3)抗病毒药物:利巴韦林。

4. 老年患者不适当用药(Beers标准,2012版)(表15-3-3)

表 15-3-3 老年患者不适当用药列表

药物	使用建议
哌唑嗪、多沙唑嗪、特拉唑嗪	避免作为降压药物;直立性低血压风险较高,不建议作为高血压的常规治疗
胺碘酮、普罗帕酮、索他洛尔	避免使用抗心律失常药物作为房颤的一线用药;对于老年患者,控制心率比控制心律可更多获益
地高辛 >0.125mg/d	避免使用;在心衰患者中,高剂量地高辛没有更多获益反而增加毒性
速释硝苯地平	避免使用;导致低血压,增加突发心肌缺血风险
螺内酯 >25mg/d	避免用于心衰或 GFR<30ml/min 的患者;在老年心衰患者中增加高血钾的风险
甲氧氯普胺	避免使用,除非胃轻瘫;导致锥体外系反应,包括迟发运动障碍
阿司匹林 >325mg/d、双氯酚酸、布洛芬、吲哚美辛栓	避免长期使用,除非其他可选择的药物疗效不佳,并且患者应服用胃黏膜保护剂;增加消化道出血及消化性溃疡风险

续表

药物	使用建议
苯海拉明、异丙嗪	避免使用；易导致意识混乱、口干、便秘及一些其他抗胆碱类不良反应；使用苯海拉明作为严重变态反应的应急处理是合理的
阿普唑仑、艾司唑仑、地西泮、劳拉西泮	避免使用任何类型苯二氮䓬类的药物治疗失眠、烦躁或谵妄；增加老年人认知功能受损、谵妄、跌倒、骨折等风险

GFR，肾小球滤过率

5. 肝素用法

(1) 初始治疗：负荷剂量 60~80U/kg，维持剂量 12~18U/(kg·h)

(2) APTT 监测时间窗：每 4~6h 一次（初始治疗及调整肝素剂量后）、每 24h 一次（水平稳定后）（表 15-3-4）。

表 15-3-4 肝素剂量调整参照表

APTT	剂量调整
<40s	2 000U 静脉注射后泵速增加 2U/(kg·h)
40~44s	泵速增加 1U/(kg·h)
45~70s	毋需调整
71~80s	泵速降低 1U/(kg·h)
81~90s	暂停 30min 后泵速降低 2U/(kg·h)
>90s	暂停 60min 后泵速降低 3U/(kg·h)

6. 北京协和医院血药浓度监测(表 15-3-5)

表 15-3-5 北京协和医院治疗药物浓度检测范围

药物	有效浓度	中毒浓度
FK-506(他克莫司)*	5~10ng/ml	>15ng/ml
雷帕霉素(西罗莫司)	3~12ng/ml	>15ng/ml
环孢素 A(谷浓度)*	100~300ng/ml	>300~400ng/ml
万古霉素(谷浓度)	10~20μg/ml	>30μg/ml
地高辛	0.8~2ng/ml	>2.0~2.5ng/ml
卡马西平	4~12μg/ml	>20μg/ml
丙戊酸钠	50~100μg/ml	>100μg/ml
茶碱	5~15μg/ml	>20μg/ml
苯妥英钠	10~20mg/L	>20mg/L

注:* 他克莫司、环孢素 A 目标浓度在不同临床应用场景下有较大差异,具体可参考相关临床指南。

第四节 常用公式

1. 血浆渗透压 =2[Na]+[血糖]+[BUN]+[酒精](单位均为 mmol/L,正常范围 270~300mOsm/L)。

2. 血清阴离子间隙(AG)=[Na]-[HCO_3^-]-[Cl](正常值 8~12mmol/L)。

低白蛋白血症时校正 AG=AG +[40- 血清白蛋白(g/L)]× 0.25

△ AG =[AG-12]+[HCO_3^-](正常值 23-30mmol/L)

3. 低白蛋白血症时校正[Ca]= 实测[Ca]+[40- 血清白蛋白(g/dl)]× 0.02

4. 常用换算系数(表 15-4-1)

表 15-4-1　常用换算系数表

化验项目	传统单位	换算系数	SI 制单位
Ca	mg/dl	0.25	mmol/L
BUN	mg/dl	0.357	mmol/L
CR	mg/dl	88.402	μmol/L
UA	mg/dl	59.48	μmol/L
Tbil	mg/dl	17.10	μmol/L
Glu	mg/dl	0.055 51	mmol/L
CHO	mg/dl	0.025 86	mmol/L
TG	mg/dl	0.011 29	mmol/L
HDL/LDL-C	mg/dl	0.025 86	mmol/L

注:SI 制单位 = 传统单位 × 换算系数。

(魏冲、石穿,审阅:李骥)

主要参考资料

- 第一章

第三节

N Engl J Med, 2006, 355 (15): e16.

第四节

N Engl J Med, 2006, 355 (19): e21.

第五节

N Engl J Med, 2006, 355 (13): e12.

第六节

N Engl J Med, 2009, 361 (15): e28.

第七节

N Engl J Med, 2011, 364 (5): e7.

第八节

N Engl J Med, 2006, 354 (17): e16.

第九节

一

Lancet, 2015, 21 (386): 2069-2077.

三

N Engl J Med, 2008, 358 (26): e30.

四

N Engl J Med, 2007, 357 (24): e26.

五

床旁即时超声 . 北京 : 人民卫生出版社 , 2015

六

MMWR Recomm Rep, 2002, 51 (RR-10): 1.

J Cardiothorac Vasc Anesth, 2014, 28: 358.

● 第二章

第一节

神经病学 . 北京 : 人民卫生出版社 , 2005

协和内科住院医师手册 . 北京 : 中国协和医科大学出版社 , 2008

Emerg Med Clin North Am, 2010, 28: 439

第二节

神经系统疾病症候学 . 北京 : 人民卫生出版社 , 1979

临床诊断学 . 北京 : 人民卫生出版社 , 2005

Arch Neurol, 1997, 54: 1506

第三节

Acta Otolaryngol, 2011, 131: 228

Clin Med, 2010, 10: 402

Med Clin North Am, 2010, 94: 989

第四节

Heart, 2010, 96: 903

常见症状鉴别诊断学 , 北京 : 中医古籍出版社 , 2001: 207

An introduction to clinical emergency medicine, Cambridge University Press, 2005: 193

第五节

中华心血管病杂志 , 2019, 47 (2): 96-107

Eur Heart J, 2018, 39 (21): 1883-1948

J Am Coll Cardiol, 2017, 70 (5): e39-e110

第六节

Cardiol Clin, 2010, 28: 639

Curr Hypertens Rep, 2009, 11: 307

第七节

内科疾病鉴别诊断学 . 北京 : 人民卫生出版社 , 2014: 237

Am Fam Physician, 2011, 84: 527

第八节

Am J Respir Crit Care Med, 1999, 159: 321

协和呼吸病学 . 北京 : 中国协和医科大学出版社 , 2005: 143

第九节

Crit Care Med, 2000, 28: 1642

Am Fam Physician, 2005, 72: 1253

协和呼吸病学 . 北京 : 中国协和医科大学出版社 , 2005: 138

第十节

N Engl J Med, 2016, 375: 1544

Chest, 2018, 153: 196

中华结核和呼吸杂志 , 2016, 39: 323

第十一节

Gastroenterology, 2001, 120: 263.

Macleod's Clinical Examination, Oxford: Churchill Livingstone, 2013.

第十二节

Cochrane Database Syst Rev, 2007, 3: CD005660

Cope's Early Diagnosis of the Acute Abdomen, 22th edition, Oxford University Press, 2010

Yamada's Handbook of Gastroenterology, 3th edition, 2016

第十三节

Liver Int, 2008, 28: 592

Am J Gastroenterol, 2017, 112: 18-35

第十四节

Gastroenterology, 2007, 133, 1697

GastrointestEndosc Clin N Am, 2007, 17: 253

Chin J Dig Endosc, 2009, 26: 449

Yamada's Handbook of Gastroenterology, 3th edition, 2016

Pocket Medicine, 6th edition, 2016

第十五节

UCSF Hospitalist Handbook, USA, AgileMD, 2016

The patient history: evidence-based approach, USA, McGraw-Hill companies, 2005: 55.

Rosen's Emergency Medicine: Concepts and Clinical Practice, USA, Elsevier, Chapter 9, 97-102. e1.

第十六节

Pocket Medicine. 6th ed. Lippincott Williams & Wilkins, 2016

Harrison's Principles of Internal Medicine, 19th ed. New York, NY: McGraw-Hill Education, 2015

第十七节

Pocket Medicine. 6th edition. Lippincott Williams & Wilkins, 2016

The 5-minute clinical consult 2012. Lippincott Williams &

Wilkins, 2012
JAMA, 2015, 314: 1865-1866

● 第三章
第一节
Resuscitation, 2011, 82: 1387
Am J Crit Care, 2007, 16: 122
Neth J Med, 2009, 67: 266
PLoS One, 2019, 14: e0211133
第二节
Handbook of evidence-based critical care. 2nd ed. USA, Philadelphia, Springer, 2010: 665.
Crit Care, 1999, 3: R83.
第三节
Chest 2005, 127: 1397
Critical Care Handbook of MGH. 5th edition. Lippincott Willianms & Wilkins, Philadelphia, 2012
Anesthesiology, 2013, 118 (2): 257
第四节
Am J Cri Care, 2007, 16: 20
Respir Care, 2012, 57: 782
The ICU Book 4rd edition, Lippincott Willianms & Wilkins, Philadelphia, 2014: 1440-56
Handbook of Evidence-Based Critical Care 2nd edition, Springer, Berlin, 2010: 153
The Washington Manual of Critical Care, 2nd edition, Wolters Kluwer, Amsterdamm, 2013
Critical Care Handbook of MGH, 5th edition, Lippincott Willianms & Wilkins, Philadelphia, 2012
第五节
Chest 2007, 132: 2020
Intensive Care Med, 2007, 33: 575
The ICU Book. 3rd edition, Lippincott Willianms & Wilkins, Philadelphia, 2007: 3
Clin Exp Emerg Med, 2014, 1: 67

Curr Opin Crit Care, 2015, 21: 388

Critical care handbook of MGH, 6th edition, Lippincott Willianms & Wilkins, Philadelphia, 2016

第六节

Intensive Care Med, 2008, 34: 17

Intensive Care Med, 2017, 43: 304

Critical Care Handbook of MGH. 6th edition. Lippincott Willianms & Wilkins, Philadelphia, 2016

第七节

Handbook of Evidence-Based Critical Care. 2nd edition. Springer, Berlin, 2010: 117-121

Clinical Infectious Diseases, 2009, 49: 1

第八节

N Engl J M, 2007, 357: 1113

Crit Care Med, 2009, 37: 1595

Cri Care, 2011, 15: R6

JAMA, 2012, 307: 2526

第九节

Chest, 2006, 130: 597

Current Opinion in Critical Care, 2009, 15: 30

Handbook of evidence-based citical care. 2nd edition. USA, Philadelphia, Springer, 2010: 193

Clin Infect Dis, 2016, 63: e61

第十节

Chest, 2008, 134: 1092

Liver Transplantation, 2008, 14: S67

Handbook of evidence-based critical care. 2nd edition. Philadelphia, Springer, Berlin, 2010: 385

第十一节

肾脏病临床概览 . 北京 : 北京大学医学出版社 , 2010

Pocket medicine. 4th edition. USA, Lippincott Williams & Wilkins, Philadelphia, 2011

Continuous renal replacement therapy, Engl, Oxford University Press, Oxford, 2010

第十二节
Circulation, 2018, 138: e714

● 第四章
第一节
黄宛临床心电图学 . 6 版 . 北京 : 人民卫生出版社 , 2013
新概念心电图 . 3 版 . 北京 : 北大人民出版社 , 2007
Clincal Arrhythmology and Electrophysiology. USA: Saunders, 2009
Braunwald`s Heart Disease. 10th edition. USA: Saunders, 2015
第二节
The Echo Manual. 3rd ed. USA: Lippincott Williams & Wilkins, 2006
J Am Soc Echocardiogr. 2019 Jan; 32 (1): 1-64.
中华超声影像学杂志 , 2016, 25 (08): 645-666
第三节
Circulation, 2013, 128: 1280.
Eur J Heart Fail, 2016, 69: 1167.
J Am Coll Cardiol, 2016, 68: 1476.
J Card Fail, 2017, 23: 628.
中华心血管病杂志 , 2018, 46: 760.
第四节
Circulation, 2018, 138: e484.
Eur Heart J, 2018, 39: 3021.
中国心血管杂志 , 2019, 24: 24.
中华高血压杂志 , 2020, 28: 116.
Hypertension, 2020, 75: 1334.
第五节
中国循环杂志 , 2016, 31 (10): 937-953
Eur Heart J, 2016, 37 (39): 2999-3058
Circulation, 2019, 139 (25): e1082-e1143
第六节
Circulation, 2014, 130: 2354
Circulation, 2016, 133: 1135
Circulation, 2016, 134: e123
Eur Heart J, 2016, 37: 267

中华心血管病杂志 , 2017, 45: 359
Eur Heart J, 2018, 39: 119
中国介入心脏病学杂志 , 2018, 26: 181
中华心血管病杂志 , 2018, 46: 680
中华心血管病杂志 , 2019, 47: 766

第七节

Heart Rhythm, 2016, 13 (4): e136-e221

第八节

J Am Coll Cardiol, 2018, 72 (14): e19-e220

第九节

Circulation, 2019, 140 (2): e125-e151
Europace, 2016, 18 (11): 1609-1678
中国心脏起搏与心电生理杂志 , 2018, 32 (4): 315-368

第十节

Europace, 2013, 15 (8): 1070-118
Circulation, 2019, 40 (8): e382-e482

第十一节

J Am Coll Cardiol, 2017, 70 (2): 252-289.
Eur Heart J, 2017, 38 (36): 2739-2791.

第十二节

Circulation, 2020, 141 (6): e69-e92.
Heart Rhythm, 2019, 16 (11): e301-e372.
Circulation, 2016, 134 (23): e579-e646.
Eur Heart J, 2014, 35 (39): 2733-2779.
临床心血管病杂志 . 2018. 34 (5): 421-434.
中华心血管病杂志 , 2017, 45 (12): 1015-1032.
中华心血管病杂志 , 2017, 45 (9): 742-752.

- 第五章

第一节

北京协和医院呼吸内科诊疗常规 . 北京 : 人民卫生出版社 , 2004
诊断性可弯曲支气管镜应用指南 (2008 年版). 中华结核和呼吸杂志 , 2008. 31: 14
Curr Opin Pulm Med, 2005, 11: 417

第二节

北京协和医院呼吸内科诊疗常规. 北京: 人民卫生出版社, 2004

2010 年英国胸科协会内科胸腔镜指南解读 . 国际呼吸杂志, 2011, 31: 241

第三节

Computed tomography of the lung. New York: Springer-Verlag Berlin Heidelberg, 2007

Clin Radiol, 2015, 70: 446

协和呼吸病学 . 北京 : 中国协和医科大学出版社 , 2005

肺结节诊治中国专家共识 (2018 年版). 中华结核和呼吸杂志 , 2018. 41: 763

第四节

Fishman's Pulmonary Diseases and Disorders. 5th ed. New York: McGraw-Hill, 2015

北京协和医院呼吸内科诊疗常规. 北京, 人民卫生出版社, 2004

第五节

Harrison's Principles of Internal Medicine. 17th ed. New York: McGraw-Hill, 2008

BMJ, 2015, 351: h4520

Thorax, 2010, 65: ii4

第六节

NEJM, 2000, 342: 868.

Respiration, 2008, 76: 121.

Thorax, 2010, 65: ii18.

第七节

GOLD 2018

慢性阻塞性肺疾病诊治指南 (2013 年版). 中华结核和呼吸杂志 , 2013, 36 (4): 255-264

第八节

Global initiative for asthma. Global strategy for asthma management and prevention (updated 2017).

NEJM, 2010, 363: 2567

第九节

中国成人社区获得性肺炎诊断和治疗指南 (2016 年版). 中华结核和呼吸杂志 . 2016: 39: 253

Uptodate: Antibiotic studies for the treatment of CAP in adults
第十节
中华结核和呼吸杂志 , 2018, 41: 255
第十一节
Am J Respir Crit Care Med, 2013, 188: 733
第十二节
肺血栓栓塞症诊治与预防指南 . 中华医学杂志 . 2018: 98: 1060
急性肺栓塞诊断与治疗中国专家共识 (2015). 中华心血管病杂志 , 2016, 44: 197
Euro Heart J, 2014; 35: 303
第十三节
肺动脉高压筛查诊断与治疗专家共识 . 中华心血管病杂志 , 2007, 35: 979
Eur Respir J. 2019 Jan 24; 53 (1): 1801913
第十四节
NCCN Clinical Practice Guidelines in Oncology (NCCN Guidelines ®) Non-small cell lung cancer. Version 1. 2018-September 18, 2017.
NCCN Clinical Practice Guidelines in Oncology (NCCN Guidelines ®) Small cell lung cancer. Version 1. 2018-September 18, 2017.
第十五节
Interstitial lung disease in connective tissue disorders. Lancet, 2012, 380: 689

● 第六章
第一节
GastrointestEndosc, 2015, 81 (4): 781-94.
胃肠病学 , 2014, 19 (6): 354-356.
第二节
中华消化内镜杂志 , 2014, 31: 361
Cancer Epidemiol Biomarkers Prev, 2014, 23 (5): 700-713.
中华人民共和国国家卫生健康委员会 . 胃癌诊疗规范 (2018 年版).
Ann Oncol, 2016, 27 (suppl 5): v38-v49.

第三节

中华胃肠外科杂志 , 2018, 21 (10): 1081-1086.
J Natl ComprCancNetw, 2017, 15: 370-398

第四节

Gastroenterology, 2018, 154: 1096-1101
Gastroenterology, 2013, 144: 1272-1281
Am J Gastroenterl, 2013, 108: 1400-1415
中国急性胰腺炎诊治指南 (2013 年 , 上海)

第五节

Chin J Intern Med, 2005, 44: 637
Pancreas, 2007, 34: 279
Pancreas, 2018, 47: 459

第六节

Chin J Gastroenterol, 2007, 12: 488
Surg Clin North Am, 2006, 86: 1045
Dig Dis Sci, 2019, 019-05488-8
中华消化杂志 , 2018, 38: 292

第七节

BMJ, 2003, 326: 1372
Aliment Pharmacol Ther, 2005, 21: 201
Arch Intern Med, 2004, 164: 1054
J Am Coll Radiol, 2017, 14: s266
Eur J VascEndovascSurg, 2017, 53: 460

第八节

Gastroenterology, 2003, 123: 1367

第九节

JAMA, 2008, 299: 1166
Gastroenterology, 2007, 133: 818
Hepatology, 2009, 49: 2087
Hepatology 2013, 57: 1651

第十节

Aliment Pharmacol Ther, 2010, 31: 537
Hepatology, 2002, 35: 716
Hepatology, 2014, 60: 715

第十一节

Lancet, 2008, 371: 838

uptodate-topic 1239 version 39. 0

第十二节

Hepatology, 2008, 47: 1764

Aliment Pharmacol Ther, 2010, 32: 859

第十三节

Hepatology, 2005, 42: 1208

Hepatology, 2011, 53: 1020

第十四节

J Hepatobiliary Pancreat Surg, 2007, 14: 1

J Hepatobiliary Pancreat Sci, 2013, 20: 24

● 第七章

第一节

Brenner and Rector's the kidney, 10th edition, Elsevier, 2016

Oxford textbook of clinical nephrology. Oxford University Press, 2016

中华肾脏病杂志 , 2008, 24 (5): 355

第二节

Pocket companion to Brenner & Rector's the kidney. 10th ed. Philadelphia: Saunders, 2015

Oxford Textbook of Clinical Nephrology. 4th ed. Oxford University Press, 2016

第三节

KDIGO clinical practice guidelines for acute kidney injury, 2012

Oxford Textbook of Clinical Nephrology. 4th ed. Oxford University Press, 2016

第四节

肾脏病临床概览 . 北京 : 北京大学医学出版社 , 2010

Oxford Textbook of Clinical Nephrology. 4th ed. Oxford University Press, 2016

第五节

肾脏病临床概览 . 北京 : 北京大学医学出版社 , 2010

Pocket companion to Brenner & Rector's the kidney. 10th ed. Phil-

adelphia: Saunders, 2015
Oxford Textbook of Clinical Nephrology. 4th ed. Oxford University Press, 2016
EULAR/ERA-EDTA recommendations for the management of ANCA-associated vasculitis, 2016
Guidelines on the Use of Therapeutic Apheresis in Clinical Practice-Evidence-Based Approach from the Writing Committee of the American Society for Apheresis: The Seventh Special Issue, 2016
第六节
肾脏病临床概览 . 北京 : 北京大学医学出版社 , 2010
Oxford Textbook of Clinical Nephrology. 4th ed. Oxford University Press, 2016
中国成人肾病综合征免疫抑制治疗专家共识 , 2014
KDIGO Clinical Practice Guideline for Glomerulonephritis, 2012
第七节
肾脏病临床概览 . 北京 : 北京大学医学出版社 , 2010
Oxford Textbook of Clinical Nephrology, 4th ed, Oxford University Press, 2016
第八节
Pocket companion to Brenner & Rector's the kidney. 10th ed. Philadelphia: Saunders, 2015
肾脏病临床概览 . 北京 : 北京大学医学出版社 , 2010
Oxford Textbook of Clinical Nephrology, 4th ed, Oxford University Press, 2016
第九节
肾脏病临床概览 . 北京 : 北京大学医学出版社 , 2010
Pocket Medicine. 4th ed. PhiladelphiaLippincott Williams & Wilkins, 2011
Oxford Textbook of Clinical Nephrology. 4th ed. Oxford University Press, 2016
肾性贫血诊断与治疗中国专家共识 , 2018
中国慢性肾脏病矿物质和骨异常诊治指南概要 , 2019
第十节
肾脏病临床概览 . 北京 : 北京大学医学出版社 , 2010

Pocket Medicine. 4th ed. Philadelphia: Lippincott Williams & Wilkins, 2011

Goldman's Cecil medicine. 24th ed. Philadelphia: Elsevier Saunders. 2012

第十一节

一

Oxford Textbook of Clinical Nephrology, 4th ed, Oxford University Press, 2016

EULAR/ERA-EDTA recommendations for the management of adult and pediatric lupus nephritis, 2012

Kidney Int, 2018, 93 (4): 789-796.

三

Oxford Textbook of Clinical Nephrology, 4th ed, Oxford University Press, 2016

四

The evaluation of monoclonal gammopathy of renal significance: a consensus report of the International Kidney and Monoclonal Gammopathy Research Group. Nat Rev Nephrol, 2019, 15 (1): 45-59.

The Complexity and Heterogeneity of Monoclonal Immunoglobulin-Associated Renal Diseases. J Am Soc Nephrol, 2018, 29 (7): 1810-1823.

五

Oxford Textbook of Clinical Nephrology, 4th ed, Oxford University Press, 2016

六

肾脏病临床概览 . 北京 : 北京大学医学出版 , 2010

Oxford Textbook of Clinical Nephrology, 4th ed, Oxford University Press, 2016

● 第八章

第一节

Clinical Nutrition, 2003, 22: 321

J Parenter Enteral Nutr, 2011, 35: 16

JAMDA, 2016, 17: 767.

Clinical Nutrition, 2019, 38: 1-9
第二节
J Crit Care, 2016; 35: 110-114.
Clin Nutr, 2009, 28: 415
J Parenter Enteral Nutr, 2017, 41: 324-377
临床诊疗指南 : 肠外肠内营学分册 . 北京 : 人民卫生出版社 , 2009
第三节
Gastroenterology, 2011, 141: 74
Am J Gastroenterol, 2016, 111 (3): 315-34
临床诊疗指南 : 肠外肠内营养学分册 . 北京 : 人民卫生出版社 , 2009
第四节
NEJM, 2014, 371: 1434 & 2309
J Pharm Pract, 2011, 24: 17
第五节
Arch Intern Med, 1980, 140: 1639-1642
American Journal of Medicine, 1999, 106: 399-403
Nephrol Dial Transplant, 2014, 29 (Suppl 2): ii1-ii39
Am J Kidney Diseases, 2013, 61: 571-578
第六节
N Engl J Med, 2000, 342: 1493
第七节
Cri Care Med, 2008, 36; 3246
第八节
N Engl J Med, 1998, 339: 451
N Engl J Med, 2015, 373: 60-72.
Endocrine Connections, 2018, 7: R135-R146
第九节
Am J Med Sci, 2007, 334: 381
临床内分泌学 . 上海 : 上海科学技术出版社 , 2011
第十节
J Fam Pract, 2008, 57: 677
N Engl J Med, 2008, 359: 391

● 第九章
第一节
血液病诊断及疗效标准 . 4 版 . 北京 : 科学出版社 , 2018
实用内科学 . 15 版 . 北京 : 人民卫生出版社 , 2017
第二节
Blood, 2011, 117: 4425
中华医学杂志 , 2018, 98: 2233
血液病诊断及疗效标准 . 4 版 . 北京 : 科学出版社 , 2018
实用内科学 . 15 版 . 北京 : 人民卫生出版社 , 2017
哈里森内科学 - 血液系统疾病分册 . 19 版 . 北京 : 北京大学医学出版社 , 2017
第三节
实用内科学 . 15 版 . 北京 : 人民卫生出版社 , 2017
哈里森内科学 - 血液系统疾病分册 . 19 版 . 北京 : 北京大学医学出版社 , 2017
第四节
三
Am Fam Physician, 2004, 69: 2599
血液病诊断及疗效标准 . 4 版 . 北京 : 科学出版社 , 2018
Blood, 2013, 122: 1114
血液病诊断及疗效标准 . 4 版 . 北京 : 科学出版社 , 2018
实用内科学 . 15 版 . 北京 : 人民卫生出版社 , 2017
Blood, 2014, 124: 2804
中华血液学杂志 , 2013, 34: 276
血液病诊断及疗效标准 . 4 版 . 北京 : 科学出版社 , 2018
实用内科学 . 15 版 . 北京 : 人民卫生出版社 , 2017
四
Blood, 2018, 129: 2836
Br J Haematol, 2014, 164: 759
中华血液学杂志 , 2012, 33: 983
实用内科学 . 15 版 . 北京 : 人民卫生出版社 , 2017
第五节
Ann Intern Med, 2005, 142: 439
Adv Ther, 2008, 25: 842
Br J Clin Pharmacol, 2007, 64: 668

第六节
Blood, 2012, 120: 1185
中华血液学杂志 , 2017, 38: 1
血液病诊断及疗效标准 . 第 4 版 . 北京 : 科学出版社 , 2018
实用内科学 . 第 15 版 . 北京 : 人民卫生出版社 , 2017
第七节
NCCN Guidelines-Acute Myeloid Leukemia (Version 2. 2018)
NCCN Guidelines-Acute Lymphoblastic Leukemia (Version1. 2018)
Blood, 2016, 127: 2391
中华血液学杂志 , 2018, 39: 179
中华血液学杂志 , 2017, 38: 177
中华血液学杂志 , 2016, 37: 837
血液病诊断及疗效标准 . 4 版 . 北京 : 科学出版社 , 2018
实用内科学 . 15 版 . 北京 : 人民卫生出版社 , 2017
第八节
NCCN Guidelines-Myelodysplastic syndromes (Version 2. 2018)
中华血液学杂志 , 2014, 35: 1042
血液病诊断及疗效标准 . 4 版 . 北京 : 科学出版社 , 2018
第九节
Blood, 2013, 122: 872
中华血液学杂志 , 2016, 37: 633
血液病诊断及疗效标准 . 4 版 . 北京 : 科学出版社 , 2018
CA Cancer J Clin, 2009, 59: 171
Blood Rev, 2016, 30 (6): 453
Blood, 2007, 109: 5104
CA Cancer J Clin, 2009, 59: 171
Blood Rev, 2016, 30 (6): 453
Am J Clin Pathol, 2010, 133: 602
中华血液学杂志 , 2016, 37 (10): 833
Blood, 2011, 117: 3494
CA Cancer J Clin, 2009, 59: 171
Blood Rev, 2016, 30 (6): 453
中华血液学杂志 , 2019, 40 (11): 1
Mayo Clin Proc, 2010, 85: 158

Blood. 2009, 114: 3736
Cancer, 2007, 110: 955

第十节

二

Blood, 2011, 117: 5019
N Engl J Med, 2010, 363: 653
Radiol Clin North Am, 2008, 46: 175
血液病诊断及疗效标准 . 4 版 . 北京 : 科学出版社 , 2018
中国临床肿瘤协会 (CSCO) 淋巴瘤诊疗指南 2020

三

Br J Haematol, 2009, 147: 22
J Clin Pathol, 2011, 64: 520
Clin Lymphoma Myeloma, 2009, 9: 53

四

Blood, 2010, 116: 3705
中华血液学杂志 , 2018, 39: 353
血液病诊断及疗效标准 . 第 4 版 . 北京 : 科学出版社 , 2018
中国临床肿瘤协会 (CSCO) 淋巴瘤诊疗指南 2020

第十一节

一

Blood, 2009, 114: 38.
Blood, 2002, 97: 2900.

二

Br J Haematol, 2011, 154: 32
Blood, 2011, 117: 4691
Ann Oncol, 2010, 21: v155
Ann Oncol, 2008, 19: ii55
Lancet Oncol, 2014, 15: e53
中华内科杂志 , 2020, 29 (5): 341

三

Br J Haematol, 2009, 147: 22
Mayo Clin Proc, 2009, 84: 685

四

N Engl J Med, 1997, 336: 1202
Blood, 2009, 114: 3147

Mayo Clin Proc, 2006, 81: 693
Br J Haematol, 2015, 168 (2): 207
五
Am J Hematol, 2011, 86: 591
Blood Rev, 2007, 21: 285
中华血液学杂志 , 2015, 35: 1065
第十二节
一
Curr Opin Rheumatol, 2010, 22: 561.
Immunol Allergy Clin North Am, 2008, 28: 293.
Hematology, 2005, 10: 104.
二
Arch Dis Child, 2009, 94: 904.
Pediatr Rev, 2011, 32: 218.
Cancer Treat Rev, 2010, 36: 354.
第十三节
二
Blood, 2011, 117: 4190
Blood, 2010, 115: 168
Lancet, 2009, 373: 1562
Ann Intern Med, 2007, 146: 25
Chest, 2009, 135: 1651
N Engl J Med, 2006, 355: 809
Am J Med, 2005, 118: 21S
肝素诱导的血小板减少症中国专家共识 (2017)
三
Pediatr Clin North Am, 2008, 55: 357
Pol Arch Med Wewn, 2009, 119: 403
Mayo Clin Proc, 2006, 81: 679
Am J Obstet Gynecol, 2009, 201: 12
Blood, 2009, 114: 1158
第十四节
Crit Care Med, 2007, 35: 2191
N Engl J Med, 1999, 341: 586
Blood Rev, 2011, 25: 33

Br J Haematol, 2009, 145: 24
第十五节
Lancet. 1999, 353: 1167
Br J Haematol, 2009, 146: 369
Am J Med, 2011, 124: 290
第十六节
Eur J Cancer, 2009, 45: 228
Oxford Handbook Of Oncology 3rd edition, Oxford University Press, 2010
哈里森肿瘤学手册 . 北京 : 人民军医出版社 , 2010
第十七节
The Elsevier Pocket Guide to Oncology Drugs & Regimens. Elsevier, 2006
抗肿瘤药物手册 . 北京 : 北京大学医学出版社 , 2007
第十八节
Oxford Handbook Of Oncology. 2002
哈里森肿瘤学手册 . 北京 : 人民军医出版社 , 2010
第十九节
Mayo Clin Proc, 2006, 81: 835
Lancet Oncol, 2005, 6: 15
第二十节
Lancet, 2011, 377: 2236
Ann Intern Med, 2008, 148: 141
Anesthesiology, 1996, 84: 1243
BMJ, 1996, 312: 823
第二十一节
Mayo Clin Proc, 2010, 85: 838
Am J Med Sci, 2010, 340: 301
Neurology, 2011, 76: 2089

● 第十章
第一节
协和医学杂志 . 2010; 1: 49-52
第二节
中华结核和呼吸杂志 . 2014; 37: 744-47

中华临床免疫和变态反应杂志 . 2011; 5: 83-7
中国医学科学院学报 . 2009; 31
第三节
中华医院感染学杂志 , 2018, 28: 3192-99
Clin Microbiol Rev, 2006, 19: 788-802
第四节
Mandell, Douglas, and Bennett's Principles and Practice of Infectious Diseases. 8th edition. Philadelphia: Elsevier, 2015
内科学感染科分册 . 北京 : 人民卫生出版社 , 2016
Curr opin pharmacol, 2006; 6: 486-90
第五节
中华传染病杂志 , 2017, 35: 641-655
Chin Med J (Engl), 2013, 126: 808-812
Infect Dis Clin North Am, 2007, 21: 867-915
第六节
中华血液学杂志 , 2016, 37: 353-359
N Engl J Med, 2007, 357: 2601-2614.
Clin Infect Dis, 2009, 48: 265-273
第七节
N Engl J Med, 2009, 361: 1560-1569
N Engl J Med, 2014, 370: 1532-1540
第八节
Int J Urol, 2018, 25: 175-185
第九节
Circulation, 2015, 132: 1435-1486.
第十节
N Engl J Med, 2011, 364: 2016-2025
桑福德抗微生物治疗指南 (新译第 46 版). 北京 : 中国协和医科大学出版社 , 2017
第十一节
Cochrane Database Syst Rev, 2009, 8 (3): CD004439
Clin Infect Dis, 2015, 61 (6): e26-e46
第十二节
中华内科杂志 , 2017, 56 (6): 453-459
Clin Infect Dis, 2016, 62 (4): e1-e50

Clin Infect Dis, 2016, 63 (4): e1-e60
第十三节
Lancet, 2016, 387: 1211-1226
第十四节
中华实验和临床感染病杂志 (电子版), 2015, 9: 570-589
中华传染病杂志 , 2020, 38: 9-28
Cecil Medicine. 23rd edition. Philadelphia: Saunders, 2007
第十五节
中华内科杂志 , 2018, 57: 1-18

● 第十一章
第一节
北京协和医院医疗诊疗常规——风湿免疫科诊疗常规 . 北京 : 人民卫生出版社 , 2012.
Kelley and Firestein's Textbook of Rheumatology. 10th edition. Philadelphia: Elsevier, 2017.
Rheumatology Secrets, 2017, 3E.
Nat Rev Rheumatol, 2018, 14 (5): 290-302.
第二节
Kelley and Firestein's Textbook of Rheumatology, 10th edition. Philadelphia: Elsevier, 2017
第三节
一
Arthritis Rheum. 2010, 6 (9): 2569-2581.
Kelley and Firestein's Textbook of Rheumatology, 2017, 10th Edition.
中华内科杂志 , 2018, 57 (4): 242-251.
二
Ann Rheum Dis, 2011, 70 (1): 25-31.
Arthritis Rheumatol, 2016, 68 (2): 282-298.
Ann Rheum Dis, 2017, 76 (6): 978-991.
Ann Rheum Dis, 2016, 75 (3): 499-510.
三
Ann Rheum Dis, 2015, 74 (10): 1789-1798.
中华内科杂志 , 2016, 55 (11): 892-899.

第四节
Lancet, 2007, 369: 587
Arthritis Rheum, 1999, 42: 1785
中华风湿病学杂志 , 2010, 14: 342
Ann Rheum Dis, 2008, 67 (2): 195
Arthritis Rheum, 2012, 64 (8): 2677
第五节
J Thromb Haemost, 2006, 4: 295
N Engl J Med, 2018, 378: 2010
第六节
中国医学科学杂志 : 英文版 , 2005 (3): 190-193
风湿免疫科医师效率手册 (第 2 版). 北京 , 中国协和医科大学 , 2010
Ann Rheum Dis, 2017, 76: 9-16
Rheumatology, 2017; 56: 24-48
Rheumatology (Oxford), 2017, 56 (10): e24-e48.
Nat Rev Rheumatol, 2016, 12 (8): 456-471.
第七节
中华风湿病学杂志 , 2010, l14, 12: 828-831.
Ann Rheum Dis, 2017, 76 (12): 1955-1964.
第八节
Ann Rheum Dis, 2013, 72: 1747
Ann Rheum Dis, 2017, 76: 1327
第九节
一
Arthritis Rheum, 2013, 65: 1-11
二
Arthritis Rheum, 1990, 33: 1129
Ann Rheum Dis, 2009, 68: 318-323
三
Arthritis Rheum, 1990, 33: 1122
Arthritis Rheum, 2012, 4 (64): 943-954
四
Arthritis Rheum, 1990, 33: 1088
2011 年中国结节性多动脉炎诊断和治疗指南

五

Arthritis Rheum, 1990, 33: 1101

Ann Rheum Dis, 2016, 75: 1583-1594

六

Arth Rheum, 1990, 33: 1094

Medicine, 2009, 88: 236

八

J Eur Acad Dermatol Venereol, 2014, 28 (3): 338-347

Ann Rheum Dis, 2018, 0: 0-11

第十节

J Clin Immunol. 2018, 38 (1): 129-143.

J Rheumatol, 1992, 19 (3): 424.

● 第十二章

第一节

中华糖尿病杂志 , 2018, 10 (1), 4-67.

中华糖尿病杂志 , 2013, 5 (8), 449-461.

中华内分泌代谢杂志 , 2017, 33 (1), 1-10.

Diabetes Care, 2019, 42 (Suppl 1). S1-193

第二节

中国甲状腺疾病诊治指南 (2007 年 4 月版)

成人甲状腺功能减退症诊疗指南 (2017 年 2 月版)

^{131}I 治疗格雷夫斯甲亢指南 (2013 年 4 月版)

协和内分泌和代谢学 . 北京 : 科学出版社 , 2000

Williams Textbook of Endocrinology. 11th ed. Philadelphia: Elsevier, 2008

第三节

协和内分泌和代谢学 , 北京 : 科学出版社 , 2000

Williams Textbook of Endocrinology. 11th ed. Philadelphia: Elsevier, 2008

第四节

一

Williams Textbook of Endocrinology. 13th ed. Philadelphia: Elsevier, 2016.

中华医学杂志 , 2016, 96 (11): 835-840.

中华内分泌代谢杂志 , 2012, 28 (2): 96-102.
J Clin Endocrinol Metab, 2008, 93 (7): 2454-2462.
J Clin Endocrinol Metab, 2008, 93 (5): 1526-1540.
二
协和内分泌和代谢学 . 北京 : 科学出版社 , 2000.
Williams Textbook of Endocrinology. 13th ed. Philadelphia: Elsevier, 2016.
J Clin Endocrinol Metab, 2016, 101 (2): 364-389.
Endocr J, 2016, 63 (9): 765-784.
三
协和内分泌和代谢学 . 北京 : 科学出版社 , 2000.
Williams Textbook of Endocrinology. 13th ed. Philadelphia: Elsevier, 2016.
中华内分泌代谢杂志 . 2016, 32 (3): 188-195.
J Clin Endocrinol Metab, 2016, 101 (5): 1889-916.
四
协和内分泌和代谢学 . 北京 : 科学出版社 , 2000
Williams Textbook of Endocrinology. 13th ed. Philadelphia: Elsevier, 2016.
中华内分泌代谢杂志 , 2016, 32 (3): 181-187.
J Clin Endocrinol Metab, 2014, 99 (6): 1915-1942.

- 第十三章

第一节
神经病学 . 北京 : 人民卫生出版社 , 2015
第二节
中华神经科杂志 , 2018, 51 (9): 666-682
Stroke, 2018, 49 (3): e46-110
第三节
中华神经科杂志 , 2015, 48 (6): 435-443
第四节
神经病学 . 北京 : 人民卫生出版社 , 2015 年第 3 版
Epilepsia, 2017, 58 (4): 512-521.
第五节
神经病学北京 : 人民卫生出版社 , 2015 年第 3 版

● 第十四章
第一节
Arch Intern Med, 2007, 167: 271
第二节
Circulation, 2014, 130: 2215-2245.
Eur Heart J, 2014, 35: 2383-2431.
第三节
Chest, 2012, 141 (2 Suppl): e326S
J Am Coll Surg, 2018, 227 (5): 521
第四节
Uptodate last updated Mar19 2019
Anesthesiology 2017; 127 (1): 166
第五节
Infect Dis Clin N Am, 2016, 30 (3): 729
Chin J Intern Med, 2018, 57 (12): 867
CID, 2017, 64 (1): 92